全国中等中医药教育规划教材

推　拿　学

（供中医药类专业用）

主　编　周　力
副主编　周晓良
编　者　（以姓氏笔画为序）
王德瑜　吉传旺　来　忠
吕选民　周　力　周晓良
唐成林
主　审　付国兵

中国中医药出版社
北　京

图书在版编目（CIP）数据

推拿学/周力主编．—北京：中国中医药出版社，2002.8（2020.9 重印）
全国中等中医药教育规划教材
ISBN 987 - 7 - 80156 - 351 - 4

Ⅰ．推… Ⅱ．周… Ⅲ．推拿学 - 专业学校 - 教材 Ⅳ．R244.1

中国版本图书馆 CIP 数据核字（2002）第 033615 号

中国中医药出版社出版

发行者：中国中医药出版社
（北京经济技术开发区科创十三街 31 号院二区 8 号楼 电话：64405750 邮编：100176）
（邮购联系电话：84042153 64065413）
印刷者：廊坊市祥丰印刷有限公司印刷
经销者：新华书店总店北京发行所
开 本：787 × 1092 毫米 16 开
字 数：480 千字
印 张：20
版 次：2002 年 8 月第 1 版
印 次：2020 年 9 月第 15 次印刷
书 号：ISBN 987 - 7 - 80156 - 351 - 4
定 价：58.00 元
如有质量问题，请与出版社发行部调换。（010-64405510）
HTTP：// WWW. CPTCM. COM

前　言

为适应全国中等中医药教育发展的需要，根据教育部和国家中医药管理局组织制订的中等中医药专业目录和各专业教学计划，在国家中医药管理局指导下，由全国中医药职业技术教育学会组织编写了全国中等中医药教育规划教材。本次编写出版的教材有《中医基础学》《中药学》《方剂学》《人体解剖生理学》《药理学》《诊断学基础》《中医内科学》《外科学》《中医妇科学》《儿科学》《针灸学》《推拿学》《针灸推拿学》《中医伤科学》《内科学》《中医基础护理学》《内科护理学》《外科护理学》《妇科护理学》《儿科护理学》《常见急症处理》《中医学概要》《卫生防疫概论》《常用护理技术》等中医类专业主干课程教材共24门。

本次教材是在国家中医药管理局1988年统一组织编写出版的中等中医药教材基础上重新编写的全国中等中医药教育规划教材。进入21世纪，我国职业教育有较大的发展，人才培养模式、教学内容和课程体系的改革不断深入。为适应新形势的需要，本套教材编写出版遵循了坚持以市场为导向，岗位需要为前提，综合职业能力为基础，强化专业目标，淡化学科意识，突出职业教育特点等基本编写原则，根据中等中医药人才培养目标的要求，在教材编写形式和内容方面都有了较大的改进，在教材编写的组织管理、质量评价和出版发行上亦体现了改革意识，引入了竞争机制。为了保证本套教材的质量，国家中医药管理局科技教育司和全国中医药职业技术教育学会多次召开有关教材编写出版的会议，认真学习了教育部《关于制定中等职业学校教学计划的原则意见》等文件，制定下发了《中等中医药教育教材建设的指导性原则》《中等中医药专业教材编写基本原则》《中等中医药教育教材建设管理暂行办法》和《中等中医药教材出版基本原则意见》等相关文件，成立了各专业教材编审委员会和教材建设办公室，加强了对教材编写出版的组织与管理，力求提高本套教材质量，更好地为中等中医药教育和中医药人才培养服务。

鉴于本次教材编写从组织管理、运行机制到编写要求与内容都进行了较大改革，因此，存在不足之处在所难免，希望中等中医药教育战线的教育工作者和广大读者在使用过程中，提出宝贵意见，以利再版修订时日臻完善。

全国中医药职业技术教育学会

2002年4月27日

编写说明

本教材是国家中医药管理局科技教育司和全国中医药职业技术教育学会组织编写的。供全国中医药中等教育中医医疗、中西医结合针灸推拿、中医骨伤等医疗类专业使用。各专业可根据教学大纲对本课程的不同要求选用。

《推拿学》是针灸推拿专业的专业骨干科目，也是一门重要的中医临床学科。本教材由全国数所中医院校的专业课教师，在总结多年推拿临床与教学经验的基础上，广泛听取多方面意见而编写成书。

本书在编写上遵从中等中医药教育的特点，强调与其他相关学科的横向联系，注重推拿的应用价值，突出理论对实践的指导，力求将系统的推拿知识实用化，使学生充分掌握推拿学的基本知识、基本理论与操作技能。本教材分为上篇、中篇、下篇三大部分，共十四章内容。上篇为推拿基础篇，系统介绍推拿的基本概念、基本功法、基础性手法、推拿的作用、常用诊法和常用穴区等相关知识；中篇为推拿治疗篇，根据推拿临床治疗的常见病种，按伤科病症、内科病症、儿科病症、康复病症、其他病症等分数章逐病介绍，侧重各病症的诊断和治疗方法的应用；下篇为预防保健篇，以结合社会需求，选择性地介绍一些常用的预防性推拿方法，突出推拿强身健体作用的使用及规范操作方法。

本书各章的编写人员是：第一章、第六章由周力（重庆市中医学校）编写；第二章、第十三章由王德瑜（湖南省中医药学校）编写；第三章由吉传旺（江苏省海安针灸推拿学校）编写；第四章、第五章、第九章由来忠（安徽省中医药学校）编写；第七章、第十一章由周晓良（重庆万县中医药学校）编写；第八章、第十章由吕选民（陕西省渭南中医药学校）编写；第十二章、第十四章由唐成林（重庆市中医学校）编写。教材在编写过程中得到各位领导和专家的热情帮助指导；北京中医药大学附属东方医院付国兵主任对本教材进行了审定；主编单位黄剑老师参加了本书的统稿校对工作；同时，本书在编写中参阅借鉴了部分专家、学者的研究成果和论著，在此一并表示衷心的感谢！

由于水平所限、时间仓促，书中存在许多不足之处，恳请各位同仁批评指正。

编者

2002 年 2 月

目 录

上篇 基础篇

中篇　治疗篇

下篇 预防保健篇

上篇 基础篇

第一章 推拿学概述

推拿作为一种医疗方法，在人类几千年的发展历史中，为人类的健康发挥了不可磨灭的作用，随着社会的发展，人们在重新认识非药物疗法的优越性时，对于推拿这一传统的不药而愈的自然医疗方法，越来越重视，并逐渐形成了推拿学独特的学科体系。

第一节 基本概念

简单地说，推拿就是以人疗人的方法，作为一种非药物自然疗法、物理疗法，的确由来已久，有学者赞之为“元老医术”。正是因为其跨越几千年的时空，对它的称谓，也有了许许多多的变化，诸如：案抚、按跻、跻摩、摩挲、折技、眦搣、扶形、按摩等。过多的名称，说明了这种医疗方法在认识上的不确定性，但随着临床与理论的不断发展，按摩、推拿成为两种最常用的称呼而时至今日。

一般认为按摩、推拿均是临床应用中最常用的、最具代表性的手法，相对而言，推法和拿法较之按法和摩法，在操作形式和动作技巧上体现更多的外延与内涵，因此，推拿之名更易为现代人所接受。现代人在认识生命机体时，认为人体是有序的系统稳定结构。但人体不像晶体那样是封闭的有序结构，而是一种只有与外界不断进行能量或物质交换（新陈代谢），才能维持其稳定的有序结构。因为这种结构需要从外界吸取和消耗能量，同时又将代谢产物（例如：热）发散到外界去，这种结构在系统论观点中称为“耗散结构”。这种结构是一个开放系统，符合中医精气学说的主题，反映出气的升、降、出、入形式。要保持这种耗散结构的稳定和有序，在以手法医疗的过程中，就必须既考虑主体

（术者）对客体（被施术者）施力、作功的“入”，又考虑客体反馈与耗散的“出”，或可理解为推进与拿取的有机结合。从另一个方面看，在手法医疗的过程中，中医触诊的内容在推拿学科中较之其他临床学科，体现得更为充分。许多施术者在诊疗过程中，通过触摸所得到的信息，相对比从被施术者的口述信息中，了解的更准确、更细致，甚至更全面。从科学方法论看，复杂事物往往给人以现象，只有通过分析、还原才能逐步认识其不同层次的本质。

推拿一词，也正是在长期的医疗实践与理论探索中，既能真正反映上述认识观点，又能完整体现出学科特性的名称。分而言之，推：具有推动、推广、推移、推求、推究、归纳、演绎和推法（手法）之意；拿：具有握持、摄入、取得和拿法（手法）之意；合而论之，推拿又能表达上与下、进与出、聚与散、收与放的动态平衡。基于这样的思路，现代人强调推拿不同于古已有之的其他称呼，而赋予了推拿新的概念。推拿，是指主体（术者）运用手法，在客体（被施术者）体表的特定部位和穴位，进行感知和调整体能状态、以及预防和治疗疾病的一种医疗方法。推拿学，是以中医理论为指导，结合现代医学知识，研究推拿方法对人体进行诊治、调理和预防的机制、作用及方式的一门系统学科。推拿学因其高度强调操作的技能、技巧，以及中医经络腧穴理论在医疗过程中的重要指导价值，而使其成为中医学中重要的临床学科之一。

按摩一词，与推拿有相同之意，而且被许多人认知为推拿的古称。按法是单纯的向下用力，即所谓“按而留之”，摩法则是在体表作环形摩擦，属平动的范围。以此手法代言学科之名，似有远古时代以手的抚摸和摩擦，使疼痛和寒冷减轻或消失的无意识的医疗活动之意。故当今推拿医生多将按摩理解为预防性推拿的范围，因其轻柔缓和之性，甚合推拿温法、补法的要领，而更推崇其养生保健方面的临床价值，诸如保健按摩、美容按摩、运动按摩等。

导引，在古代是一种与按摩相互配合的医疗方法，表现为对病人既作按摩，又引导病人做身体的各种活动，以消除疾病。随着历史发展的变化，按摩与导引逐渐形成两种各有侧重的防治方法。按摩即以手法操作为主，来达到医疗或保健的目的；导引则逐渐发展为有规律的身体活动及呼吸运动（即吐纳术），其中前者又逐渐形成当前的民族形式的医疗体操，如易筋经、八段锦、太极拳等；后者则有如现在的气功。尽管如此，这些医疗体操和气功的应用，仍常常需要与推拿手法配合进行。在推拿手法治疗之后，也多选择医疗体操来增强身体素质，以提高和巩固疗效。而且，施术者本身也常借助于气功及医疗体操来提高自己的体质，加强手法的应用效果。导引与手法治疗原本同源，虽发展成不同的防治疾病方法，但二者仍应相互配合，才能相得益彰。

第二节　推拿发展简况

推拿是人类最古老的一种疗法，早在药物疗法之前出现。

在远古时代，原始人在艰辛的生活中，每遇寒冷、伤痛、疾病，就本能地抚揉按摩，正是这些纯属条件反射性的物理疗法，或是自我救护和同伴间的相助行为，孕育了按摩疗法的最初起源。

一、中国推拿史略

从我国有文字记载的年代到汉代，按摩疗法应用广泛，且逐渐形成了一门临床科目，在殷商时代的甲骨卜辞中已有关于按摩的点滴资料；在太史公司马迁的《史记》中也明确记载了运用按摩治病的史实；在马王堆三号墓出土的《五十二病方》的医著中，记载了按摩手法十多种，且涉及治疗的病种较为广泛；在《汉书·艺文志·方技略》中记载，有一本名为《黄帝岐伯按摩十卷》，这应当是我国最早的按摩专著，可惜早已失传。《黄帝内经》是中医学理论奠基著作，它对推拿医学的发展也作出了历史性的贡献。在《素问·血气形志》中云："形乐志苦，病生于脉，治之以灸刺。形乐志乐，病生于肉，治之以针石。形苦志乐，病生于筋，治之以熨引。形苦志苦，病生于咽嗌，治之以百药。形数惊恐，经络不通，病生于不仁，治之以按摩醪药"。这是首次明确地将按摩作为一种疗法，一门学科提出，其学科名称至今仍在延用。《黄帝内经》还阐述了推拿治疗的机制，诸如温经散寒、活血补血、舒筋通脉等作用。

自汉末三国到魏晋时代，按摩疗法在临床中又得到进一步的发展，表现在按摩的具体手法的丰富多样，及膏摩法的提出与广泛应用。《金匮要略》中首次提到了"膏摩"一词；三国名医华佗的膏摩方，通过以后的《肘后救卒方》《诸病源候论》《千金方》《外台秘要》等著作得以保存流传；《刘娟子鬼遗方》均有膏摩法的应用记载。《肘后备急方》的拈脊骨皮法（捏脊法）、抄腹法（颠簸疗法）等，在今日推拿临床仍常用不衰。

隋唐时期，是按摩学和按摩术发展的一个鼎盛时期，最明显的特点是按摩得到政府认可和按摩教学的开展。在隋代的"太医署"和唐代的"太医院"，这种集医疗与医学教育于一体的中央级医学院，专门设置按摩科，确定按摩博士、按摩师等级，以培养按摩生，在唐代又增加"按摩工"这一职称。隋唐按摩学的发展成就是多方面的，反映在隋·巢元方《诸病源候论》、唐·孙思邈《千金方》、唐·王焘《外台秘要》等医学著作中，均对当时的按摩疗法作了具体记载和全面总结；同时，还引进国外的"天竺按摩法"，将中华按摩随佛教向国外传播；倡导养生按摩。

宋元时期，宋太医局取消了隋唐按摩科设置，按摩疗法暂时走入低谷。《宋史·艺文志》记载的《按摩要法》（一卷）等按摩专著，均惜失传。但在这期间的各种医学著作中，如《太平圣惠方》《圣济总录》《儒门事亲》《世医得效方》等，均有关于按摩推拿的资料。

明清时期，按摩发展又出现了新高潮。明初太医院重设按摩科，按摩教育的再度兴起，是按摩走向兴盛的重要标志；提出"推拿"之名，逐渐广为人知，终于成为公认的专业名词；刊印了一批按摩专著，如《小儿按摩经》《厘正按摩要术》等；《小儿按摩经》可算是我国现存最早的按摩专著，它的问世和一批小儿推拿专著的诞生，标志着小儿推拿体系的建立；吴谦主修的《医宗金鉴》对"正骨八法"的详细论述，使推拿手法成为骨科正骨的主要手段。明代后期，太医院再次取消按摩科，同时，手法在临床实践中的意外时有发生，已引起当时医学界的重视，如张介宾在《类经》中指出："今日按摩之流，不知利害，转用刚强手法，极力困人，开人关节，走人元气，莫此为甚。"历史的教训，至今值得我们深思。

推拿学的腾飞，是在新中国成立以后。全国成千上万所医院逐步设立了推拿科（按摩科），有的已成为推拿（按摩）专科医院；广开推拿教育，既有普及知识性的，又有高层次的，特别是在许多中医药大学（学院）建成推拿系，招收本科生和推拿专业研究生；推拿学术活动日臻昌盛，成立了各种研究所、研究会、推拿学会，召开各省市、片区及全国性的学术交流会，推出了一大批高质量的科研论文和综合性推拿专著。这些作为，强有力地促进了推拿学全面而深入的发展。

二、国外特色推拿方法

国外在推拿、按摩方面的进展同样日新月异，随着推拿、按摩领域的广泛交流，许多有特色的推拿、按摩方法展现在我们面前，这里简要介绍几种。

日本指压疗法：日本指压疗法是以单手或双手的手指或手掌面，运用六种形式指压机体的一定部位来治疗疾病的一种推拿方法。此疗法总原理是以生物学、物理学、心理学、哲学等为基础，使失衡的人体身心方面的机能达到平衡。

肌疗法：又称为触发点肌疗法，是对肌肉痛点施加压力的一种治疗伤痛的推拿方法。肌疗法在美国及欧洲的一些国家较为盛行。认为肌疗法作用原理有两种：一种认为，人体产生的六类解痛物质的参与；另一种认为是电效应。肌疗法主要通过痛点效应调节机体，缓解疼痛而达到治疗疾病之目的。那些在肌肉组织上小的敏感点，很可能是身体各部位疼痛的原因，这些肌肉敏感点上的疼痛远比患者感觉疼痛的部位上的疼痛强烈得多，故使肌疗法有别于其他的治疗方法。

伸展疗法：伸展疗法是通过伸展牵拉肌群、肌腱和韧带，以降低结缔组织紧张性和促进体液循环以达到治病为目的的一种推拿方法。伸展疗法推拿理论认为，人体的神经传导、淋巴回流和血液循环无障碍，则表明人体是健康的。如身体患病，那么人体的这些机能也受到影响，结缔组织受阻和紧张，即肌肉疼痛，伸展疗法可减轻结缔组织压力，使身体恢复正常状态，缓解疼痛，并可治疗内脏病变。

极性疗法：极性疗法是调整人体能量，使之平衡的一种推拿方法。极性疗法认为宇宙万物都是由不同速度的能量运动构成，人类也是由动能构成。人体的健康舒适与人体生命能量的平衡、振动和适当的定向流动有直接关系。事实上，疼痛及不适是一种能量流动停滞或堵塞的确切信号，并且认为，机体的自然抵抗力逐渐自动积累，会加速纠正患者的不适。能量运动得越好，就越能吸收个人健康所需要的东西，机体的自愈能力就越强。极性疗法不是治疗疾病，而是调节人体能量，当机体能量平衡时，疼痛和痛苦可能会减轻，所以疼痛都是能量阻滞的结果，能量畅行则疼痛缓解。

生物能量疗法（Reichian 疗法）：是通过精神疗法配合手法按摩、呼吸和运动，帮助患者恢复身体的知觉，释放压抑的情绪，使患者达到一种高潮反应的治疗方法。其原理为人的思想不能和身体分开，精神治疗不能仅仅只通过谈话，也需要双手，以使病人紧张的肌肉组织得到缓解，使被压抑的情绪得以释放。

以上的几种推拿方法，都不同程度地反映出推拿治疗对人体深层组织，以及能量、心理的治疗调节作用，同时，也注重各种方法的综合效果。

第三节 推拿学的基本内容

推拿学是一门跨学科的应用科学，涉及中国传统医学和现代医学的许多学科。其主要内容有如下几个部分。

1. 推拿基础知识 推拿基础知识主要介绍推拿学的一些基础理论及相关知识。主要内容有：推拿的相关概念；推拿发展的历史概况和代表著作；推拿的基本对象；推拿功法，主要介绍练功特点、要求、注意事项及具体修练方法；推拿常用的诊断方法；推拿常用部位和穴经及相关治疗等。

2. 推拿手法学 推拿手法学主要介绍推拿手法的概念、命名、分类和要求；不同推拿流派在手法上的特点；各类常用推拿手法的动作要领、练习方法、临床应用；手法在人体实际操作中的综合运用等。

3. 治疗性推拿 治疗性推拿包括推拿对各系统疾病的治疗，主要讨论在中西医基础理论指导下，对临床各类病症的推拿诊疗。常见的推拿诊治疾病分见于临床各科，如伤科病症、内科病症、外科病症、妇科病症、五官科病症、康复病症、儿科病症等。

4. 预防性推拿 预防性推拿主要探讨调整人体机能状态，养生与保健，以及各种能达到预防疾病目的的推拿方法，如足部按摩、手穴按摩、运动按摩、成人保健按摩、小儿保健按摩、自我保健按摩、以及海外健身按摩方法等。

5. 推拿实验学 推拿实验学主要探讨推拿手法的操作技能实验研究；推拿力学实验研究；推拿调理、治疗和预防疾病的机制之实验研究；推拿手法的比较性实验研究；推拿动物实验研究方法等相关内容。

6. 辅助推拿要素 辅助推拿要素探讨的主要内容是：推拿介质的选择和应用（包括膏摩的临床作用等）、推拿医患体位的选择与优化（包括施术用床、椅、凳的设计结构改进）；推拿辅助工具的临床应用；推拿与热敷、火罐等方式的结合应用；推拿与导引的配合等。

7. 推拿古籍选读 推拿古籍选读将从推拿发展史各个不同阶段，选取若干有代表性的医著或推拿专著的章节来学习。通过学习，可对推拿发展及其经典著作等基本知识有深刻的了解，同时也可以更好地指导临床。

第四节 推拿的基本对象

随着推拿学的发展、推拿对象也逐渐扩大。

一、治疗性推拿适宜群体

治疗性推拿的概念是指主体对客体实施推拿，是以消除客体的疾病原因、解除疾病的症状、减轻或缓解疾病痛苦为目的的推拿。

1. 运动系统疾患：包括急、慢性的软组织损伤，如颈椎病、落枕、肩关节周围炎、胸腰椎后关节紊乱、急性腰扭伤、慢性腰肌劳损、腰椎间盘突出症、四肢关节的扭伤、部分滑囊炎、腱鞘炎等等。

2. 内科疾患：包括中医心、肺、肝、脾、肾各系统适宜推拿的病症，如感冒、失眠、胸痹、风眩、肺咳、胃脘痛、肠郁、胆胀、癃闭等等。

3. 儿科疾患：包括多数儿科病症，如发热、咳嗽、腹泻、疳病、夜啼、小儿肌性斜颈等等。

4. 康复疾患：包括各种疾病的后遗症，通过推拿治疗使病情稳定、减轻症状、减少并发症、缓解痛苦，达到康复目的。如偏瘫、脊髓损伤、骨与关节损伤、糖尿病、烧灼病、肌萎缩等等。

5. 其他疾患：包括妇产科、五官科等相关疾病，如痛经、绝经前后诸症、喉痹、尪痹等。

二、预防性推拿适宜群体

预防性推拿的概念是指推拿的客体可以不是病人，而是健康人群、亚健康人群；或是推拿的目的不是为了解除病痛、消除病因，而是以提高生活质量、身体素质为目的的一种推拿方式。

1. 一般常人：主要针对成人紧张工作后身心的松弛，精力的休养、调整与恢复；在生物力（能）作用下，正常人身体机能状态得到良性调节、阴阳平衡；对体质虚弱者，可提高脏腑功能，改善身体状况。

2. 儿童：主要针对小儿组织、脏腑功能低下，采用合理推拿手法，促进其消食、强体、益智；或保健眼部；或增强肢体灵巧性等等。

3. 妇女：常见的方式有美容保健按摩、健胸保健按摩、减肥保健按摩、妊妇保健按摩等。

4. 老人：主要针对老年人脏腑组织功能退化，以减缓衰老，促进代谢，提高代偿功能，增强抗病能力。

5. 运动员：主要针对运动员平时训练、调整状态、比赛前期、比赛间隙、比赛之后的不同情况，达到不同的保健目的。

三、推拿禁忌对象

推拿手法具有比较广的临床适用范围，但也存在着明显的禁忌症，概括起来包括以下几个方面。

1. 恶性肿瘤部位：一般不应使用手法，以防止肿瘤细胞的扩散与转移，使病情加重。

2. 骨折部位：不能贸然使用手法，以免引起骨折部位的错位，造成神经、血管以及周围软组织的损伤，或成为开放性骨折。骨折经手法复位或骨折经包扎固定后在骨折部位的远端应用轻柔手法，能促进骨折愈合，减少骨折后遗症的发生。

3. 正在出血或内出血的部位：不宜用手法治疗。即使四肢关节扭伤，局部肿胀疼痛，也应先作冷敷止血，待内出血停止后，方可用手法治疗，以免加重局部出血，带来不良后果。脑出血的患者，在病人生命体征稳定后方可进行康复训练。

4. 皮肤疾病（湿疹、癣、脓肿等）患处：一般不可作手法治疗。

5. 皮肤破损、水火烫伤患处：不能行手法治疗，以免引起局部感染。局部扭伤，同时伴有皮肤破损者，应在创面愈合后，再作手法治疗。

6. 骨与关节结核患者：不宜手法治疗，以免造成进一步损伤。

7. 化脓性关节疾患：不宜用手法治疗，以免加重病情。

8. 妇女妊娠期、月经期：腰骶部和腹部不宜作手法治疗，也不宜在四肢感应较强的穴位处取强刺激手法，其他部位需要手法治疗，也应以轻柔手法为宜，以免发生流产和出血过多。

9. 剧烈运动后、极度劳累、饥饿状态等，或极度虚弱者：不宜立即作手法治疗，以免发生晕厥现象。

10. 醉酒后神志不清者：一般也不宜立即作手法治疗。

四、推拿意外的预防及处理

作为中医良好的防治疾病方法，在一般情况下推拿治疗不用药，副作用小，治疗时没有太多环境和条件的制约，因此，目前国际上对这一古老疗法的兴趣也与日俱增。但在实践中，如果医者手法不熟练，基本知识水平不高，那么很容易产生推拿意外。因此，有必要对推拿意外中常见的问题，如软组织损伤，休克，骨、关节损伤，神经系统损伤，内脏损伤的预防及处理，以及在推拿中的禁忌问题，进行介绍。

（一）软组织损伤

人体中除骨、关节外，皮肤、皮下组织、肌肉、肌腱、韧带、关节囊、滑液囊等，均称之为软组织。在推拿治疗中常因手法使用不当或热敷时动作不熟练而引起软组织损伤。常见的软组织损伤有皮肤损伤、烫伤、皮下出血、椎间盘等组织损伤。

1. 原因：用蛮力，手法生硬，不规范的急速不均匀擦法，时间长而猛烈的掐法，过久的指揉法等都会令皮肤损伤，甚至皮下出血（导致皮下出血除了与手法生硬有关外，与患者的血小板低下和血管脆性增加有关）；热敷温度过高、时间过长，或在热敷时、热敷后再在局部施用手法，则容易引起皮肤烫伤、损伤；对颈、腰段脊椎使用过度旋转、侧屈、挤压类手法，引起椎间盘等组织损伤，出现颈、腰部疼痛加剧，甚至有明显的骨髓、神经根受压症状。

2. 临床表现：皮肤损伤者，患部常先有较明显的灼热感或剧痛，然后出现皮肤表层不同程度的破损；热敷后局部皮肤轻度红肿，无水泡，干燥，常有烧灼感，类似于Ⅰ度烫伤；若热敷后局部出现水泡，去表皮后创面湿润，创底鲜红、水肿，有剧痛和感觉过敏，这已类似于浅Ⅱ度烫伤；皮下出血可出现局部疼痛、微肿，皮下常见有大小不等的瘀斑，出血局部皮肤张力增高，有压痛，关节运动可因疼痛而受限制；椎间盘损伤后，原有病痛加剧，运动障碍明显，出现保护性姿势和体位，局部深压痛、叩击痛，以及受损椎间盘相对应的神经根支配区有疼痛、麻木、乏力、肌力减弱、皮肤知觉减退为主的症状和体征。

3. 预防及处理

（1）加强手法基本功训练，正确掌握各种手法的动作要领，提高手法的熟练程度。适当使用介质。

（2）皮肤损伤时，要保持伤口的清洁，局部可涂红药水或紫药水，一般不需包扎，数日后可痊愈。

(3) 热敷时，要注意对患部肤色的观察以及注意患者的反映，热敷时或热敷后，局部切忌再用任何手法。对烫伤的患部，可外涂玉树油或蓝油烃。

(4) 皮肤出血时，预防中要注意手法的强度，要由轻而重，以病员能忍受为原则，如疑患者患血友病或已明确患血友病，则不能作推拿治疗。在处理时，可局部加压包扎或用冰袋冷敷，也可用中药止血剂调成糊状外敷。

(5) 椎间盘损伤的预防，要注意脊椎旋转、侧屈、屈伸类被动运动手法，一定要在正常的生理范围以内，不可经常或反复使用脊椎的旋转复位法。对已发生椎间盘损伤的处理时，应绝对卧床休息，轻者经卧床休息后，病痛可缓解；重者可针对性选用镇痛剂、神经营养剂，并加适量镇静剂。经以上处理疼痛症状仍不能缓解者，可选用局部封闭治疗或用脱水剂、激素静滴治疗。有典型脊髓受压症状，而经以上疗法无效者，应考虑手术治疗。

（二）休克

休克是一种急性组织灌注量不足而引起的临床综合征，也是临床各科严重疾病中常见的并发症。其共同特征是有效循环量不足，组织和细胞的血液灌注虽经代偿仍受到严重的限制，从而引起全身组织和脏器的血液灌注不良，导致组织缺氧、微循环瘀滞、脏器功能障碍和细胞的代谢功能异常等一系列病理生理改变。

1. 原因：患者因空腹、过度疲劳或剧烈运动后即刻接受推拿治疗，或患者初次接受推拿，情绪紧张；重手法的长时间刺激，如踩法等。

2. 临床表现：血压下降，收缩压降低至 12kPa（90mmHg）以下，脉压差小于2.67 kPa（20mmHg），面色苍白，四肢湿冷和肢端紫绀，浅表静脉萎陷，脉搏细弱，全身无力，尿量减少，烦躁不安，反应迟钝，神志模糊，甚至昏迷。

3. 预防及处理

(1) 预防　注意在患者空腹、过度疲劳、剧烈运动以后不予推拿治疗；不可粗暴用力，慎用重手法治疗，且在患者能忍受的范围进行；如踩法，要选择好治疗对象，年龄轻，体格健壮，无明显脊椎骨质病变，无内脏器质病变者，以免造成脊椎损伤和脏器损伤，同时，要加强对患者的观察，恰到好处。

(2) 处理　发生休克现象，立即终止手法的不良刺激，让患者取平卧位，不用枕头，腿部抬高 30°，注意保暖和安静，尽量不要搬动；同时给予开天门、分阴阳、揉内关、掐中冲诸穴；做好患者抗休克治疗的准备，如吸氧和保持呼吸道畅通，建立静脉通道，维持水、电解质和酸碱平衡，血管扩张剂的应用，维护心、肺、肾脏正常功能等；必要时请内科会诊。

（三）骨、关节损伤

骨、关节损伤主要包括骨折和脱位两大类。当组织受到直接、间接或重复暴力等外伤情况时，则容易造成骨折和脱位。在临床上由于存在技术和认识方面的不足，同样也可能造成医源性骨、关节损伤。

1. 原因：推拿手法过于粗暴；对正常关节活动认识不清，治疗手法的掌握欠准确、不规范或超越正常关节活动度的活动关节手法；因误诊，即便是很轻的手法也会造成病理性骨折和医源性骨、关节损伤。如骨结核被误诊时，治疗中易出现骨、关节的损伤。

2. 临床表现：骨折患部出现疼痛、肿胀、功能障碍等症状，大多数患者有不同程度的移位，引起肢体或躯干外形改变，而产生畸形；由于骨折端相互触碰或磨擦而产生骨擦音；如骨干部无嵌插的完全性骨折，则会出现假关节活动。关节脱位后，患部会肿胀、疼痛。因推拿因素而引起的脱位属外伤性脱位，伤后立即出现功能障碍，畸形明显，每一种脱位都可出现特有的畸形，且不能改变。若畸形可改变，多是近关节骨折或脱位合并严重骨折。

3. 预防及处理

（1）仔细检查、确诊疾病，排除某些推拿禁忌病种，如骨结核、骨肿瘤等。

（2）熟知各个关节的解剖结构以及正常运动幅度，在操作过程中做到心中有数。

（3）手法宜柔和，不要蛮横用力；运动关节，幅度应由小而大，循序渐进。

（4）发生骨折、脱位，要立即复位、固定，必要时请骨科会诊；可用中药熏洗等方法，尽早进行功能锻炼。

（四）神经系统损伤

神经系统包括中枢神经系统和周围神经系统。由于在推拿治疗中所治疗的部位和手法的不同，造成的伤害也不一样。轻则造成周围神经、内脏神经的损伤；重则可造成脑干、脊髓的损伤，甚则造成死亡。在推拿临床上常见的神经系统损伤疾病有：膈神经损伤、腋神经及肩胛上神经损伤、蛛网膜下腔出血。

1. 原因：颈部旋转复位法使用不当易造成颈部脊髓和脊神经损伤，从而引起膈神经受损；强行做颈椎侧屈的被动运动，则易引起腋神经及肩胛上神经损伤；具有脊髓血管畸形的患者，在脊柱局部损伤或手法过于粗暴引起畸形血管局部发生血液流变学改变，也可直接引起血栓形成或出血，出现蛛网膜下腔出血现象。

2. 临床表现：膈神经损伤时出现膈肌痉挛、呃逆；一侧膈神经麻痹时，该侧膈肌失去活动能力，引起轻度呼吸功能障碍；双侧膈神经麻痹或不完全麻痹时可出现呼吸困难，咳嗽、咯痰也会发生困难；当膈肌麻痹时，其他呼吸肌与颈肌均被动参与呼吸；膈神经内有感觉神经，所以膈神经受刺激，可产生右侧肩部疼痛（牵涉性痛），因而可能被误诊为肩关节的病变。腋神经、肩胛上神经损伤时，立即出现单侧肩、臂部阵发性疼痛、麻木，肩关节外展功能受限，肩前、外、后侧的皮肤感觉消失，日久三角肌、冈上肌可出现废用性萎缩。蛛网膜下腔出血会出现突发性原有症状加重，双下肢乏力、麻木疼痛，继而可出现双下肢瘫痪；当蛛网膜下腔内出血未能及时控制时，还会出现尿潴留和肢体感觉障碍平面上升，甚至呼吸困难的危象出现。

3. 预防及处理

（1）提高手法的技巧和准确性，不要过度地曲伸、旋转侧屈颈椎，以免颈部神经损伤。膈神经损伤时，应避免劳累和运动锻炼，通过增加腹式呼吸来弥补膈肌瘫痪；可口服维生素 B_1 25～50mg，每日 3 次。

（2）避免颈部侧屈的被动运动，尤其是猛烈而急剧的侧屈运动，侧屈幅度控制在 45°。腋神经、肩胛上神经损伤时，患者应充分休息，便于神经功能的恢复；局部轻手法推拿受损肌群，被动活动各关节，尽量减少肌肉萎缩并预防关节挛缩；可口服维生素 B_1 25～50mg，每日 3 次，ATP 20～40mg，每日 3 次。

（3）对有出血倾向、凝血酶原缺乏或有动脉血管硬化的患者要避免对其脊椎部位重手法治疗。蛛网膜下腔出血时，应减少搬动，避免加剧出血，尽可能就地抢救；50% 葡萄糖 40～60ml（内加 VitC 500mg，$VitB_6$ 25mg）静注，每日 2 次，或 20% 甘露醇、或山梨醇

250mg 快速静滴；每日 1～2 次，以降低椎管内压。必要时，可用 VitK 抗凝治疗。

（五）内脏损伤

内脏包括消化器官、呼吸器官、泌尿器官和生殖器官，这四个系统的器官大部分位于胸、腹腔内。推拿治疗不当可造成内脏损伤。常见的内脏损伤疾病有：胃溃疡出血及穿孔、闭合性肾挫伤。

1. 原因：消化道溃疡患者在饱餐后，或在溃疡出血期接受了生硬推拿手法治疗，可引起胃壁的挫伤和粘膜裂伤；强大蛮力可间接作用于肾脏，使肾挫伤，以及在肾区使用不恰当的叩击、挤压类重手法，致肾脏造成闭合性损伤。

2. 临床表现：溃疡穿孔较小，受伤初期可有全身症状和腹膜刺激症状，有剧烈腹痛、呕吐，呕吐物内可含有血液，易于发生休克，体征见腹肌强直（尤以上腹部为显著）伴有压痛，肠蠕动音消失，肝浊音界也可消失，X 线透视检查，应发现膈肌下有积气；单纯性闭合性肾挫伤临床症状较轻，仅有腰部疼痛和暂时性血尿，很少触到腰部肿块或血肿；较严重肾挫伤，表现为休克、血尿、腰部疼痛剧烈、患侧腰肌强直，并有包块触及，大剂量静脉肾盂造影（不加腹压）和 B 超检查对本病均有诊断意义。

3. 预防及处理

（1）对于胃溃疡出血及穿孔，预防中应不宜在饱餐后作腹部推拿治疗；溃疡病患者近期内有反复出血现象，不宜推拿治疗；溃疡病患者，龛影不规则，溃疡直径大于 2.5cm，不宜推拿治疗。出现出血及穿孔时，应根据临床症状和患者年龄，选择保守疗法或手术治疗。根据病情需要，观察血压、脉搏、体温、小便量；预防脑贫血，可采用平卧位或头低足高位；有剧烈呕吐者，应禁食，并注意呼吸道通畅；有烦躁者，可酌情使用非那根、安定等镇静剂，如安特诺新 10mg，每 6 小时 1 次，肌注；VitK 38mg，每日 2 次，肌注；应积极准备输血、输液。必要时，应考虑手术治疗。

（2）预防肾挫伤，在肾区禁用重手法和叩击类手法，尤其是棒击法的刺激；对腰痛要辨证论治，选择恰当的手法。肾挫伤时，应每日检查尿常规，连续观察对比，观察血尿变化，直至肉眼血尿停止，注意肾区包块增大或缩小；卧床休息，避免过早活动而再度出血；应注意抗感染治疗和止血。可选用对羟基苄胺 0.3～0.4g 加入 5% 葡萄糖注射液静滴，或用安特诺新 10mg，每 6 小时肌肉注射 1 次。

第五节　辅助推拿要素

一、推拿介质

何谓介质？介质也称之为“媒质”、“递质”，也就是介于医者的手与病人皮肤之间，对推拿起辅助作用的物质。可以作为介质的物质较多，其性能的优劣有差异，所起作用也不同。在治疗时，让介质充分涂抹于暴露的治疗部位，通过手法使之最大限度地发挥治疗作用。

选用介质，必须注意：选用的物质应该有利于操作；应选用保护患者皮肤，对皮肤无害的物质；应选用有药物作用的介质。以上三方面都具备的介质，且性能较明显者，应优先选用。

常用的介质有：

膏剂：冬青膏、各种中药膏药等。

粉剂：滑石粉、松花粉、爽身粉等。

酊剂：舒和酒、各种药酒等。

油剂：按摩油、传导油、肉桂油、麻油、松节油、红花油、冬青油、万花油等。

水剂：清水、薄荷水、姜汁、葱汁、药醋等。

二、推拿与其他疗法的配合

推拿疗法与其他疗法一样，都不是万能的医疗方法。推拿对部分疾病可以单独完成医疗任务，对多数疾病需要与其他疗法配合，这种配合，有时以推拿为主，有时以其他疗法为主。不论以何种疗法为主，应根据病情需要，针对性地选择，不可固执偏见，排斥其他。临床上推拿除与口服及注射药物配合应用外，常与以下几种治疗相配合。

1. 中药湿热敷的配合：中药湿热敷，古称“药熨”。推拿后配合中药湿热敷，可以加强祛风散寒、温经通络的作用。

为保持湿热敷的一定温度，又不致烫伤，常用数条毛巾交换使用，局部维持热敷时间10～20分钟，若需要局部快速而持久地充血，可先涂外擦止痛药水于皮肤上，再敷热毛巾，并用掌拍法在毛巾上拍打5～10次。禁止在毛巾上用推、揉、按、拿等手法，以免局部破皮。热敷的毛巾要拧干水分，温度以病人能忍受为度，防止烫伤和晕倒，尤其对于皮肤感觉迟钝的病人更应注意。

2. 与体疗锻炼的配合：推拿是被动运动，体疗是主动运动。体疗锻炼是在医生指导下，病人自我锻炼的一种医疗方法。例如对损伤后肢体功能障碍的病人，开始可以手法治疗为主，逐渐过渡为体疗锻炼为主。有些疾病单靠推拿疗效很慢，与体疗结合起来，疗效就很显著。如手法治疗肩周炎，有无配合体疗，疗效大不一样。体疗能充分调动和发挥病人战胜疾病的积极性，增强与疾病作斗争的信心和毅力，对于巩固疗效，恢复健康，保健防病，延年益寿等都有良好的作用。

3. 与针灸的配合：推拿后若遗留局部疼痛反应，可配合针刺治疗。如腰腿痛、肩周炎、胃脘痛等。推拿后配合针灸，既可增强手法疗效，又可减轻疼痛。

4. 与温热水疗的配合：运动功能障碍性疾病，推拿配合温热水疗，利用水的浮力和理化作用，有利于肢体活动，增进推拿疗效。温热水疗后配合推拿，病人全身肌肉松弛，血液循环改善，组织对手法的敏感性增强，有利于手法深透和增进推拿疗效。推拿之后做温热水疗，一般相隔1～2小时为佳。

5. 与磁光电疗的配合：急性扭挫伤推拿后配合磁疗或TDP照射，可以加强止痛、消炎、消肿的作用，减少手法的不良反应。对于其他一些疾病，如风湿性关节炎、颈椎病、乳腺炎等，推拿后配合磁疗、TDP等，也有加强止痛消炎的功效。推拿与磁光电疗的配合应用，前途广阔，有待研究。对急性关节肿胀，皮下瘀血的患者不宜用TDP照射

6. 与外敷药膏的配合：急慢性软组织损伤，推拿后可选用药膏外敷。损伤初期一般用消瘀止痛膏；中后期用膜韧膏；伴有寒湿痹痛者，用三色敷药膏；陈旧性软组织损伤，有寒湿伤筋、骨节酸痛、经络不利者，外涂温经通络膏。

7. 与小针刀疗法的配合：小针刀疗法是通过解除软组织粘连或肌肉挛缩达到治疗的目的。它可以把软组织粘连剥离开来，使其部分或完全恢复原来的功能状态，同时也可以疏通原病区的阻滞，流畅病区的气血。推拿与小针刀配合对损伤后遗症疗效显著。

三、推拿工具

常见的推拿工具应该包括：推拿治疗巾、毛巾、治疗床、治疗椅、治疗凳等，现在还有常见的各类推拿治疗棒、“T”形锥、各种推拿拍子、槌子等物品。

推拿工具毕竟是推拿辅助因素，但如果设计使用合理，对推拿疗效的提高，将大有帮助。为此，现在也越来越受到广大推拿医家的重视。

第二章 推拿功法

推拿功法历史悠久，与我国古老的“导引”有着极深的渊源。早在两千多年前，我们的祖先在生产劳动和抗病斗争中，创造出了“导引”、“按跻”的防治疾病方法。当时“导引”的含义，即是“摇筋骨、动肢节、长气血”，具有治疗和强身防病的作用。春秋战国时，著名哲学家庄子在《刻意篇》中记载：“吐故纳新，熊经鸟伸，为寿而矣，此导引之本、养形之人，彭祖寿考者之所好也。”《内经》又云：“中央者其地平以湿……故其病多痿厥寒热，其治宜导引按跻，故导引按跻者，亦从中央出也。”均指出：导引不仅能强身，而且能治病，并且早已为古代医家所重视。其后，由“导引”演化而生的各种练功方法名目繁多，练功之法也随着时代发展兴衰而起落，而练功与中医的推拿、针灸、骨伤科、气功等学科形成了密不可分的关系。

第一节 推拿练功要领

推拿专业人员已通过实践认识到练功的重要性，目前把推拿练功归纳起来主要分为：身体基本素质的训练、推拿专业练功和传统功法的训练三个部分。练功的方法又分为：徒手练习和器械练习两种。其推拿练功的基本要领是一致的。

一、推拿练功的基本内容

练功的内容包罗万象，同时各流派、各门派，对练功的内容也都作了不同的规定。推拿专业人员的练功大致可从二方面进行训练：即身体基本素质的训练、推拿专业基本功和传统功法的训练。具体方法有徒手和器械训练两种。

1. *身体基本素质的训练*：通过一定形式的锻炼，如跑步、纵跳、下蹲起、哑铃、杠铃等，从而增强肢体的力量、速度、耐力、灵敏性和柔韧性，使身体各个方面都得到协调发展，以适应练功的要求，保证练功的进行。

2. *推拿专业练功的训练*：是在身体基本素质训练的基础上，为进一步适应推拿专业人员的素质而进行的一定形式的推拿专业基本功的训练。如站桩、指功、臂功等，进一步提高身体各部分肌肉的柔韧性、协调性和灵活性，增强内脏机能，为从事推拿专业打下坚实的基础。

3. 传统功法的训练：是我国历史遗留下的优秀功法，如易筋经、少林内功等。对强身健体有一定的医疗保健作用。

二、推拿练功的特点

推拿练功有很好的健身强体、防治疾病的作用，它对人体肌肉力量以及内脏机能都有明显的锻炼和提高，具有如下特点：

1. 动作明确，锻炼全面：推拿医生工作的性质，为推拿医生以主动的方式采用各种手法帮助病人进行被动运动而达到治疗目的。为达到此目的，推拿医生必须具备良好的身体素质和指力、臂力及腰腿力量，这就需要一个自我锻炼的过程。推拿练功中，一方面选取徒手练功方法可以使身体的素质和力量得到锻炼；另一方面，选取有针对性的器械锻炼，能在短时间内使练功者腰肌、腿部肌肉、臂力和指力有明显的增长。

2. 重“意”、“气”，强调“内劲”：根据中医气血学说，“气是生命之本”，人体四肢百骸、五脏六腑无不赖于经脉运行之气血以充养，气血充养才能维持正常生命活动，从而使气血畅旺、身体强盛。推拿临床工作的特殊性质，更要求推拿医务人员具有“阴平阳秘”的健康状态。所以推拿练功法中强调蓄养气机、充实精血。而要达到这种良好的生理状态，则需要“外练筋骨皮，内练精气神”等，才能做到“以意领气，以气贯力”，使人体产生所谓的“内劲”。我国传统的功法，就能使人体产生这种“内劲”，“内劲”不仅能使人体的生理功能得到最好发挥，有益于自身，而且还可在对他人推拿时产生积极的，甚至是意想不到的作用。

3. 医练结合，增强疗效：古人云：“上工治未病，下工治已病”。推拿临床工作中，正是按照这一说法，不仅重视疾病的治疗，而且更加注意预防疾病的发生和发展，尤其是在传统练功中亦有着很好的体现。其中一些动作，很适合病人练习，有利于消除疾病，是一种扶正祛邪和调动病员积极性的好方法。如前推八匹马、倒拉九头牛一类动作，两手自胁肋两侧向前推出，使中气蓄行于中焦，故能健脾和胃，促进胃肠功能，使摄纳增加，化生有源，气血充沛。

三、推拿练功的要求

练功虽是一种强身健体、防病治病的一种锻炼方法，但也是一种体力活动，怎样才能适当地进行练功，防止损伤和保证充沛的体力及良好的效果，有以下几个方面的要求。

1. 练功的运动量：推拿练功要想取得理想的效果，除了科学地、系统地安排练习内容外，还必须因人而宜地安排各自适宜的运动量。

练功运动量是指人体在练功过程中所能完成的生理负荷量。运动量组成的因素应包括强度、密度、时间、数量和练功项目特性等，改变这些因素中的任何一个因素，都会使练功效果受到影响。强度是指练功过程中运动的程度，这个要求以练功者自身体质及生理适应程度而定，不可一概而论。密度是指单位时间内重复练习的次数，训练中常以密度作为一个因素来表示运动量的大小，所以密度在运动量中反映时间与次数的关系，也是运动量中一个重要的环节。时间因素是指在一次练功中，应考虑练功的总时间、单一功法完成的时间，上一次练习与下一次练习之间的间隔时间。数量是指一次练功中重复练习的量或练习的总量，练功中没有一定的数量就没有一定的质量，也就是没良好的效果。练功项目特性是指推拿练功方法对人体的影响作用，所以在安排练功运动量时也应考虑这个因素。

运动量诸因素间是相互依存的，只有在全面考虑这些因素的基础上，才能因人而宜，因地制定适合自身情况的运动量，从而保证良好的效果。

2. *练功前的准备活动*：一般地说，进行准备活动的目的，是在练功前通过各种练习进一步提高中枢神经系统的兴奋性使它达到适宜水平，加强各器官系统的活动，克服各种功能活动的惰性，为正式练功做好准备，这样可以使人体在正式练功一开始，就能较快地进入练功紧张状态，防止肌肉、韧带等的损伤。

练功前的准备活动往往先采用一些包括走、跑、跳、徒手操和全身各关节、各方向最大范围的放松运动。这样能普遍提高中枢神经系统的兴奋性、全身的物质代谢水平、各器官系统的功能活动以及肌肉韧带的柔韧性和弹性，并使体温略微升高，这些都将有助于练功效果的提高。准备活动持续时间的长短、强度的大小应适当，不必做得太久，防止引起疲劳，一般在正式练功之前有 2～3 分钟的间隔较为适宜。

3. *练功后的结束活动*：结束活动又叫整理活动，可消除疲劳，是促进体力恢复的一种方法。在各种运动之后，进行整理运动可使人体更好地由紧张的运动状态过渡到安静状态。练功中能量消耗较大，需要供应大量氧气，尤其是器械练功过程中，运动剧烈，肌肉活动常常是在缺氧的情况下进行的，这样，练功后，内脏器官还得继续工作，以补偿练功时缺少的氧气。如果练功结束不做整理运动而突然静止下来，身体的静止状态首先就妨碍了强烈的呼吸动作，影响氧气的补充，同时也必然影响静脉血回流，心脏血液的输出量因而减少，血压必然降低，造成暂时性脑贫血而产生一系列不良反应。因此，整理运动并不是可有可无的，而是在练功后一定要做的活动。一般来说，整理运动包括呼吸运动和较缓慢的全身运动，量不可太大，并且逐步由大到小，并尽量使肌肉主动放松，使内脏器官及肌肉等逐渐恢复到常态。

4. *练功的营养卫生*：人体进行练功与营养的关系是非常重要的。营养是构成机体组织的物质基础，练功则可以增强机体的功能，两者科学地配合，可有效地促进身体发育和提高健康水平。一般地说，推拿练功训练过程中，要适当增加蛋白质食物的摄入，诸如鸡蛋、鱼、肉等动物性蛋白质食物。但需注意练功后进食的时间，因为练功时人体血液比较集中于运动器官，胃肠等消化系统处于相对缺血和抑制状态，消化功能减弱，如果练功结束即进食，尤其是富含蛋白质的食物就不能很好消化。因此，练功结束后一般应休息 30 分钟以上再进食为佳，这样合理地摄取营养和掌握适当的进食时间，才会有益于身体，确保练功的效果。

四、推拿练功的注意事项

1. 首先要端正态度，树立信心，明确锻炼的目的，要有不怕困难，勤学苦练，持之以恒的精神。

2. 练功前应认真做好准备活动，以防止肌肉、韧带、关节在运动中出现损伤。

3. 练功时应专心一致，排除杂念，养成全神贯注的习惯，以防止产生不良后果。

4. 练功一般宜在清晨，选择空气新鲜、无污染、避风的场所进行。

5. 练功时要求动作准确，姿势舒适自然，呼吸均匀、平稳、缓慢、意守丹田，不可屏气。

6. 练功时要求宽衣松带，不要穿太紧或太厚的衣服，宜穿运动鞋或布鞋，以保证呼吸均匀，气血通畅，同时应注意保暖，忌汗后当风。

7. 过饱或过饥，均不宜练功。

8. 女子经期，应酌情练功。

9. 练功结束时，应做全身或局部的整理放松运动，以消除疲劳，促进体力恢复。

10. 严格遵守个人运动卫生制度。

第二节　身体素质训练

推拿人员的身体素质训练，是建立在全面身体素质锻炼的基础上，为适应从事推拿专业工作的需要，有针对性地进行力量、耐力、灵活性、协调性和柔韧性的锻炼，是保证从事推拿专业工作人员具有适应这项工作的基本素质和条件的一项训练方法。进行锻炼的方法一般可分为徒手、器械和推拿专业锻炼几类。

一、徒手练习

（一）跑步

跑步是一种最普遍的运动项目，方法很多，从事推拿专业的人员主要可选择中长跑、高抬腿跑等。

1. 中长跑　一般为 400 ~ 1500m，每天坚持跑，要求有一定的速度和耐力。坚持进行中长跑的人，能增强自身体质和内脏器官的功能。同时还能培养吃苦耐劳、战胜困难的优良品质。

2. 高抬腿跑　身体保持正直或稍向前倾，两臂和两肩放松，自然摆动，足尖落地，跳起时大腿与地面平行，小腿自然下垂，每次 1 ~ 2 分钟，分 3 组进行练习。此项运动可提高肌肉爆发力和增强耐力，从而增强体质和内脏功能。

（二）纵跳

主要选择屈膝下蹲跳和蛙跳。

1. 屈膝下蹲跳　要求两手叉腰，先尽量屈膝下蹲，然后迅速蹬地，身体向上跳起，双腿伸直。跳时吸气，下蹲时呼气。每次 1 ~ 2 分钟，分 3 组练习。这个动作主要用以锻炼下肢肌群的力量和灵活性，增加肺活量。

2. 蛙跳　上身尽量保持正直，向前跳时，应尽力跳出最大距离，跳出时吸气，还原时呼气，每次连续跳 50 ~ 100m，分 3 组练习。这个动作主要是提高下肢的爆发力和耐力，以及改善内脏器官的功能。

（三）俯卧撑

以指、掌和脚尖作为着力部位，开始时，先以掌撑进行俯卧撑锻炼，然后随着功力加深，逐渐改成五指撑、三指撑（拇指、食指、中指）、二指撑（拇指、食指），进行前臂的屈伸。一般可根据自己的能力选择练习的次数，初练者每次以 5 ~ 20 次为度，分 3 组练习，逐渐增加，这样能达到锻炼胸大肌、前臂肌群和增强臂力和指力的作用。

（四）仰卧起坐

仰卧在地板上，双手交叉抱头，下肢自然伸直，然后，上身离地弯曲坐起，使头尽量靠近下肢（下肢不可离开地面，初学者可要旁人帮忙按住下肢），再挺胸徐徐向后倒下还原为1次。根据自身的能力而做，每天增加1次，坚持练习，积少成多；或10~30次为1组，分3组练习。

（五）下蹲

双脚自然开立，与肩同宽，两脚平行，双手叉腰，身体直立，然后，屈髋屈膝下蹲，稍停，再站起还原为1次，根据自身的能力而做，每天增加1次，坚持练习，积少成多；或50~100次为1组，分2~3组练习。

二、器械练习

器械练习是借助于体育训练器械，根据推拿操作的特点有重点地锻炼肌肉的一种方法。它的对象主要是推拿医务人员，因此它不完全同于体育锻炼，而有专门的训练方法。一般说来，主要训练与推拿有关肌肉的肌力，增强与推拿有关关节的柔韧性，避免损伤性骨化。由于在推拿操作过程中，上肢的要求比下肢高，手指的要求比前臂高，而拇指、食指、中指的要求更高些，因此，有必要重点选择指力、腕力及前臂肌力的训练。由于推拿操作需要的力量主要是耐力而不是爆发力，这就要求与“易筋经”等功法紧密结合，以满足推拿临床的需要。

（一）指力锻炼

握力器锻炼法，分为掌握法和指握法。主要锻炼大、小鱼际肌和手指肌肉的肌力，尤其是能锻炼拇指的肌力。

1. *掌握法*　以大鱼际和其余四指进行一紧一松的握放动作，一握一放为1次，一般20~50次为一组，逐渐增加，分3组练习。以局部酸胀、疲劳为度。

2. *指握法*　以拇指和其余四指第一节，或第二节，或第三节进行一紧一松的握放动作，一握一放为1次，一般20~50次为一组，逐渐增加，分3组练习。以局部酸胀、疲劳为度。

（二）腕力锻炼

1. *杠铃、哑铃锻炼法*　分为反握弯举、腕弯举。主要锻炼前臂后群伸肌、伸指肌群的肌力，同时使前臂旋内的力量加大。还可使前臂前群屈腕、屈指肌群的肌肉发达。

（1）反握弯举　两脚自然开立，两手下垂体侧与肩同宽，手背向前正握持杠铃或哑铃（重量可根据个人承受力选择适合自己的重量），然后，身体直立，持铃时前臂弯曲至胸前，稍停，再循原路放下还原为1次，重复上述动作。杠铃10~12次为1组，哑铃12~15次为1组，分3组练习。

（2）腕弯举　坐于凳上，两手掌心向前持杠铃或哑铃，将前臂放在大腿上，进行前臂的弯曲，稍停，然后原路返回为1次，重复上述动作。杠铃10~12次为1组，哑铃12~15次为1组，分3组练习。

2. *卷绳器锻炼法*　两手正握卷绳器两端，两臂伸直向前举起至肩平，或使两臂置于桌面，使垂吊的重物离开地面，随即双手交替用力，以腕力将重物慢慢卷起。待重物卷至近棍时，使手腕向外翻转，一卷一放为一次，重复上述动作（图2-1）。10~15次为一组，以局部酸胀为度，分三组练习。主要锻炼腕关节的力量和灵活性。

（三）臂力锻炼

1. 哑铃、杠铃锻炼法

（1）正握弯曲　双脚自然站立，双手掌心向前，握住哑铃或杠铃（重量可根据个人承受力选择适合自己的重量）提起，身体直立，持铃屈臂弯起至胸前，稍停，顺原路放下为1次。主要锻炼上臂肱二头肌、肱肌、喙肱肌等屈肌群。

（2）侧平弯举　双脚自然开立，双手持哑铃向两侧平举，与肩相平，拳心向上，持铃屈臂弯起至哑铃处于肩峰上方，稍停，顺原路放下为1次（图2－2）。主要锻炼上臂肱二头肌、肱肌、喙肱肌等屈肌群。

（3）侧平举　双脚自然开立，双手持哑铃向两侧平举成一直线，掌心向下，上肢伸直，稍停，直臂原路还原至体侧为1次，主要锻炼三角肌等外展肌。

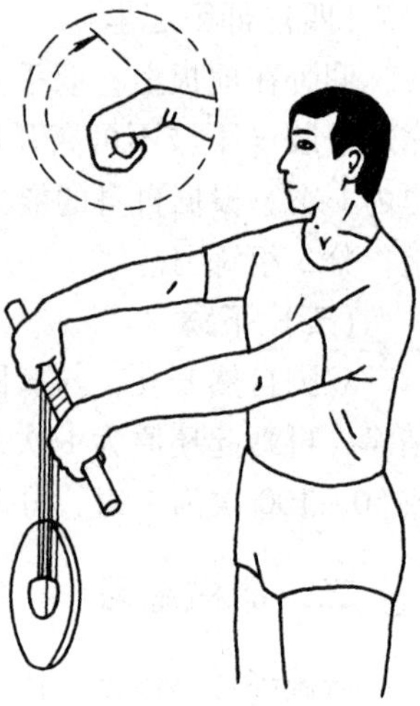

图2－1　卷绳器锻炼法

（4）回旋弯举　两手持哑铃下垂于腿前，使右手掌心向前，左手手背向前，随即双手同时向右侧提起至前臂靠近肩前时，左右手掌心相对，向左侧落下，同时右手手背向前，左手手掌心向外，向左侧落下，同时右手手背向前，左手掌心向前，落至左腿前，接着从左侧举起至肩前与上法相对（图2－3）。

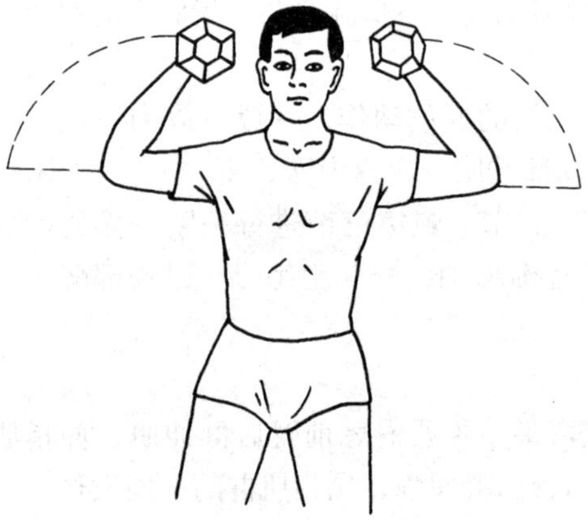

图2－2　侧平弯举

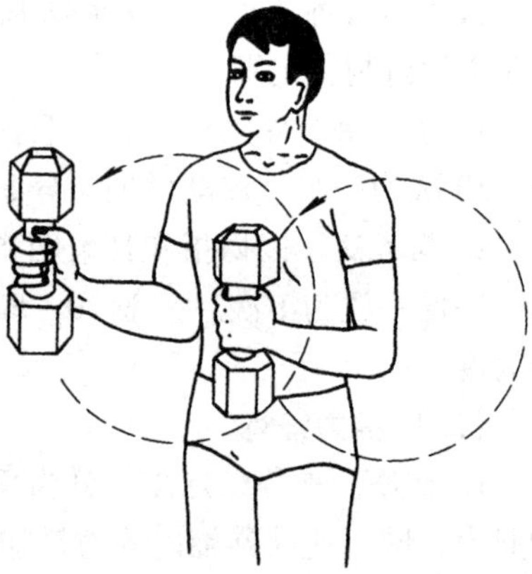

图2－3　回旋弯举

（5）站立臂屈伸　两脚分开，比肩稍宽，双手握住哑铃或杠铃至头后方，进行双臂伸直，随即屈臂使哑铃或杠铃落下至颈后，再使杠铃向上举起，稍停为1次，重复动作。主要锻炼上臂肱三头肌等伸肌群。

（6）俯立臂屈伸　两脚自然开立，俯身向前，使上体与地面平行，右手或左手掌心向前持哑铃，上臂提起至与上体平行，紧贴体侧，前臂放松下垂，另一手支撑在凳上或左（右）膝盖上，随即持铃向后上方举起至前臂与上臂成直线，同时使左手腕向上翻转，稍停，循原路放下还原（图2－4）。

（7）俯立侧平举　两脚自然开立，两腿伸直，上体前屈与地面平行，臀部稍向右移，重心落在脚掌上，两臂下垂于腿前，拳眼向前持哑铃，上体伸直挺胸，头稍抬起，随即直臂持铃向两侧举起与肩平，稍停，直臂持铃原路还原（图2-5）。

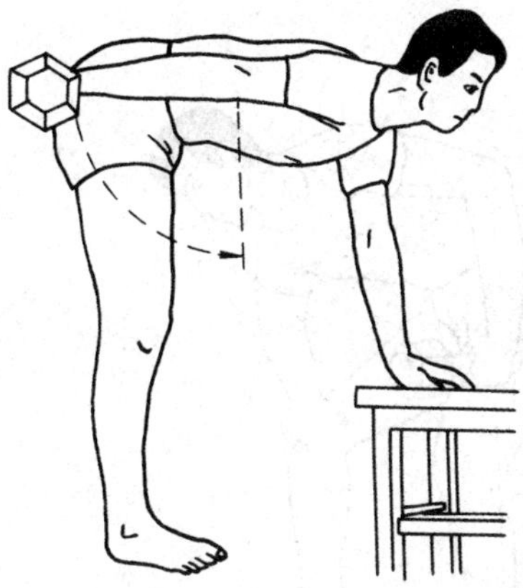

图2-4 俯立臂屈伸

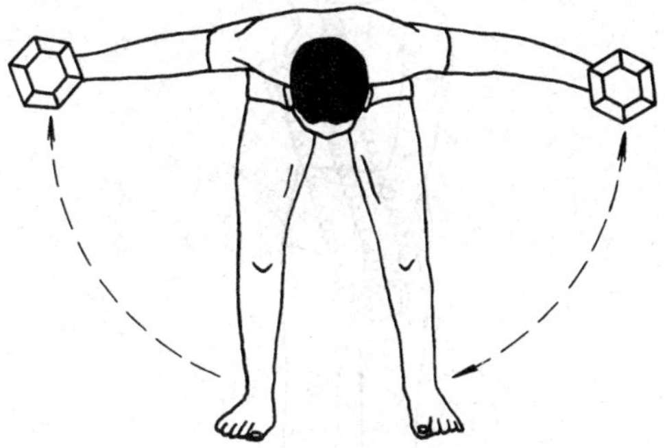

图2-5 俯立侧平举

以上动作，哑铃12~15次为1组，杠铃10~12次为1组，分3组练习。

2. 拉力器锻炼法

（1）单手前臂屈伸 脚稍开立，一只脚踏住拉力器手柄的一端，一只手向外握住另一端手柄，使上臂紧贴体侧，屈臂，拉开拉力器（图2-6），力量为15~25kg，然后，放松落下为1次，15~20次为1组，左右交替练习，分3组练习。主要锻炼肱二头肌的力量。

（2）双手水平拉开 双脚稍平行开立，双手抬起与地面平行，分别握住拉力器手柄的两端，然后，双手用力水平拉开，力量为10~25kg，使上肢在一直线上，再顺原路还原为1次。15~20次为1组，分3组练习。主要是锻炼肱三头肌等伸肌群的肌力。

（3）站立臂背后伸 两脚稍开立，右手（或左手）在颈后屈臂握住拉力器的一端手柄，左手伸直，掌心向后置于左腿（或右腿）后握住手柄的另一端，随即右手（或左手）向上拉起并伸直（图2-7），两手交替进行。

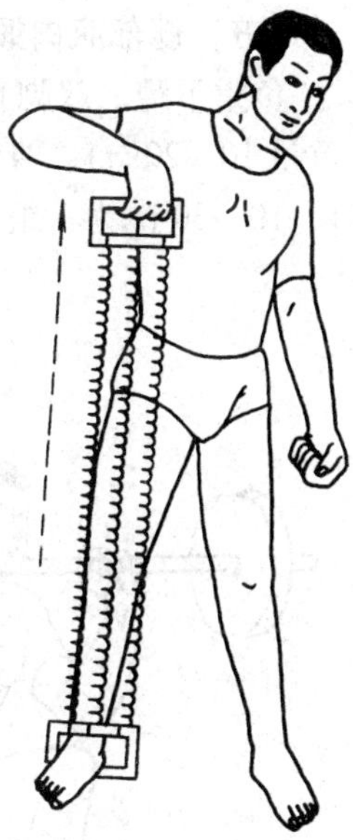

图2-6 单手前臂屈伸

（四）背部肌群锻炼

1. 单杠锻炼法 主要是引体向上，双手正握或反握，双手抓杠，两脚离地，身体下垂伸直，以背阔肌的收缩力量，将身体往上拉起，使下颌过杠，再使身体缓缓下降还原为1次。视个人具体情况而定，一般要达到10~15次为1组，分1~3组练习。可锻炼背阔肌，同时可增加肱二头肌、胸大肌的肌力。

2. 哑铃划船 两脚开立，一手握哑铃，拳眼向前，上体前屈与地面平行，两腿自然伸直，挺胸，头稍抬起，手臂放松下垂于腿前，随即使哑铃略向后拉，另一手支撑在膝盖或凳上（图2-8），然后屈臂将哑铃沿腿前提起至小腹侧面，使背阔肌收紧，稍停，沿原路还原，用单手做划船动作。12~15次为1组，分3组练习。主要锻炼背阔肌的肌力。

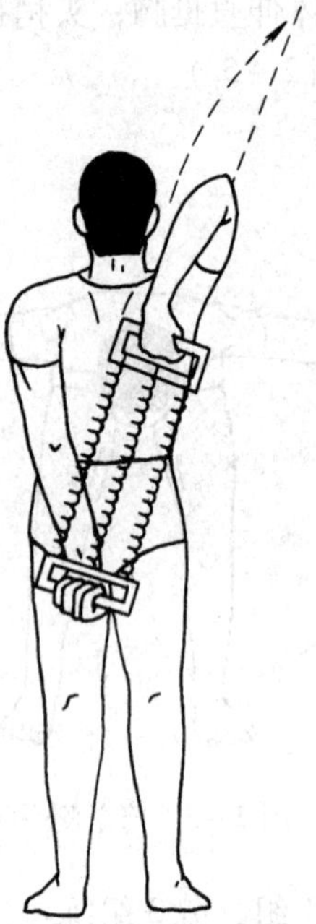

图2－7 站立臂背后伸

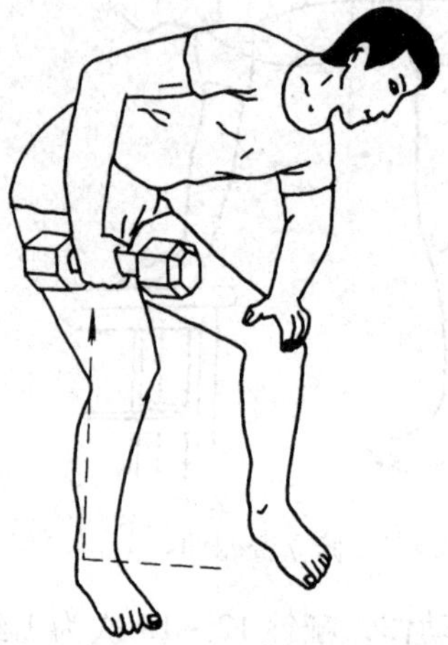

图2－8 哑铃划船

（五）腿部肌肉锻炼

负重下蹲　双脚自然开立，与肩同宽，两脚平行，双手抓起杠铃置于颈后肩背上（重量10～20kg），身体直立，然后，屈髋屈膝下蹲，稍停，再站起还原为1次（图2－9），10～30次为1组，分2～3组练习。

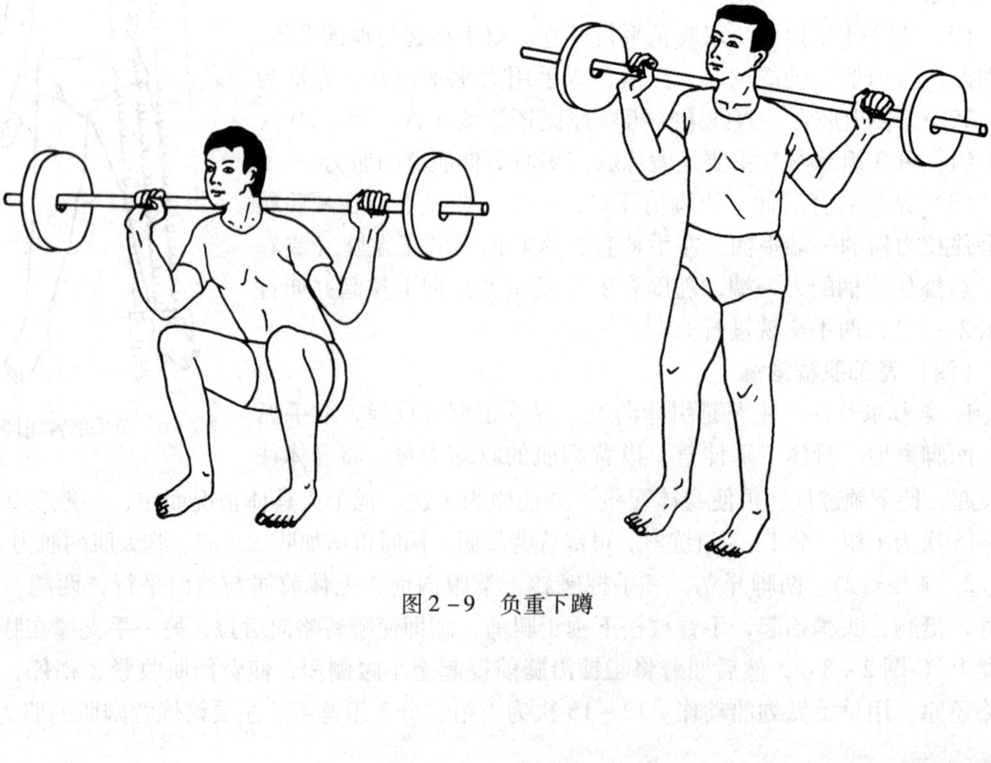

图2－9 负重下蹲

三、推拿专业练功的训练

推拿专业人员，除了进行身体基本素质训练外，为更好地学好推拿手法，为临床打下坚实的基础，必须有针对性地进行某些推拿练功的练习，以便掌握手法“持久、有力、均匀、柔和”的特征，并达到“深透”的目的。这里主要介绍在沙袋上的练功（一般沙袋可用河沙与锯末屑1：1配置，各3kg。或用绿豆大的铁沙5kg，装成一个正方形的沙袋）。

1. 站桩：双脚分开与肩同宽，脚尖内扣成内八字，两臂自然下垂，掌心向内；身体正直，目视前方，身体放松，自然呼吸，约5分钟。然后，转掌心向后，两臂向前缓缓抬起与肩平，翻掌心向上，屈肘收手经腰际向外，再向前划弧，翻掌向下，两臂略收回，置于体前，手掌自然伸直，掌心向下，同时微屈膝下蹲成高马步站桩式（图2－10），约5～10分钟。然后，深吸气，双臂从体侧划弧至头顶，再深呼气，双手从体前下落为1次，做3次收功。

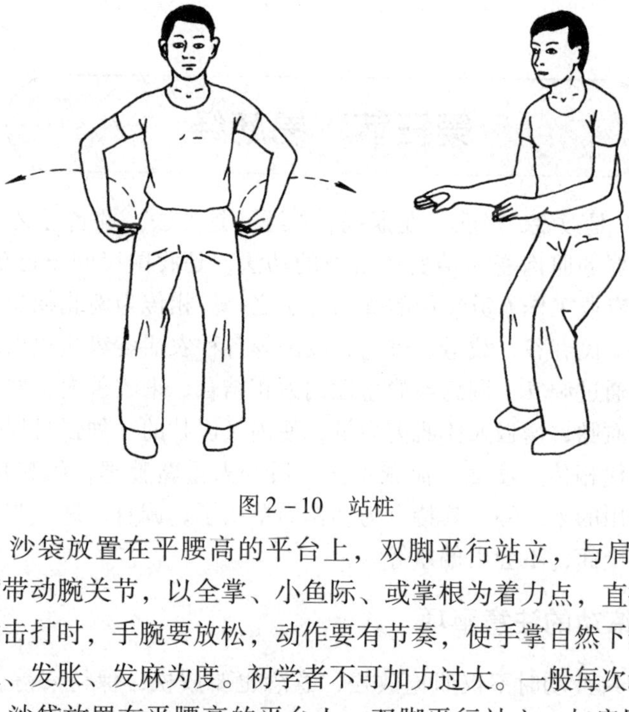

图2－10 站桩

2. 掌击沙袋：沙袋放置在平腰高的平台上，双脚平行站立，与肩同宽，身体正直，沉肩垂肘，以前臂带动腕关节，以全掌、小鱼际、或掌根为着力点，直接打击沙袋，两手可交替进行。练功击打时，手腕要放松，动作要有节奏，使手掌自然下落，击打沙袋，反复练习。以手发红、发胀、发麻为度。初学者不可加力过大。一般每次练5～15分钟。

3. 指击沙袋：沙袋放置在平腰高的平台上，双脚平行站立，与肩同宽，或端坐在凳子上，身体正直，沉肩垂肘，腕关节放松进行屈伸，以中指、或五指指端为着力点，直接打击沙袋，两手可交替进行。练功击打时，手腕要放松，动作要有节奏，使手指指端自然下落，击打沙袋，反复练习。以手指发红、发胀、发麻为度。初学者不可加力过大。一般每次练5～15分钟。

4. 提拿沙袋：双脚平行站立，与肩同宽，身体正直，沉肩垂肘松腕，五指向下，以拇指与其余四指指腹直接抓起沙袋，两手交替或同时进行。练功时动作要有节奏，力量要均匀、柔和，由轻到重，反复练习，频率不宜过快，一般每次练1～2分钟，分3组练习。

5. 掌击打悬吊沙袋：把沙袋悬吊，中心与肩平，双脚平行站立，与肩同宽，身体正直，若锻炼右手，则把右手从体侧平开，用腰发力，带动上肢整体运动，以全掌、或掌根击打沙袋，反复练习。以手指发红、发胀、发麻为度。初学者不可加力过大。一般每次练5～15分钟。

6. 一指禅推法：主要练习指端推和螺纹面推。

按照动作要领在按摩包上进行练习，分组练习，每组100～500次，也可按每组练习约3～5分钟，分3～6组练习；逐步过渡到人体上练习（方法参推拿手法章节）。目的主要是锻炼手法的持久、有力、均匀、柔和，从而达到“深透”的要求。

7. 㨰法：主要练习掌背㨰和掌指关节㨰（同一指禅推法）。

8. 振颤法：主要练习指振和掌振法。

以中指或掌着力于按摩包或人体穴位上，肘微屈，前臂静止用力，使肌肉强力收缩，发出快速而强烈的振颤，集功于中指并传递到机体，在施术部位可产生温热感和舒松感，振颤频率每分钟可达600次。练习时，可分组练习，每组振颤持续15秒钟，分6组练习，间歇休息时，可活动前臂及腕关节以放松前臂肌肉，随着时间的推移，每组持续的时间逐渐延长。

第三节 易筋经

易筋经，“易”是改变，“筋”是肌肉，“经”是方法，顾名思义，易筋经就是一套通过锻炼将松弛萎弱的肌肉变为结实的肌肉的功法，是我国民间早已流传的健身锻炼方法，现在亦是推拿专业工作人员常用的练功方法之一。相传为南北朝少林和尚达摩祖师所创，原是仿效劳动人民舂谷、载运、进仓、收囤等各种农活姿势演化出来的一套形象的锻炼动作。其目的是通过调气、调息与静止性用力相结合，来改善内脏器官的功能，活动四肢关节，畅通周身血脉，增强人体肌肉力量，使内外俱壮的一种强身保健的锻炼方法。易筋经历史悠久，历代相传、演变，流派繁多，后经人重新整理，编排成现在的以姿势大方，步伐与拳掌并用的十二势。其特点为动作简单明了，调身、调气与调息相结合，且不受场地限制，锻炼全面，不会出偏差等。

一、易筋经练功的注意事项

1. 松静自然：练此功时不仅肌肉放松，意念也要放松，保持安静，这样对消除脑力和体力的疲劳帮助极大。但松紧是相对的，要松中有紧，紧中有松。若全身肌肉僵硬或松弛无力，则效果不大，只有松紧结合，才能促进人体的血液循环和新陈代谢，使肌肉的营养得到改善，力量得到加强。

2. 意守丹田：就是微微用意想着丹田（脐下3寸），排除杂念。意守丹田有助于形成腹式呼吸，增强内脏器官的功能活动，同时有助于使头部和胸部放松，血液下行，使下盘牢固，做到上虚下实，动作灵活自如。但必须注意不可过分用力，否则会适得其反，造成精神紧张，甚至引起不良后果。

3. 腹式呼吸：易筋经一般采用腹式呼吸，以加深呼吸和增强内脏器官功能。腹式呼吸有顺腹式和逆腹式呼吸两种。吸气时腹部凹下，胸部外展，呼气时腹部凸起，胸部收缩，这叫做逆腹式呼吸，反之，为顺腹式呼吸。这两种腹式呼吸都可用，但作为强壮身体，增强气力，多采用逆腹式呼吸。结合腹式呼吸进行静止性用力时，必须做到不急不躁，力求自然，不可鼓劲用力。不求速效，呼吸次数和程度要循序渐进。吸气时用鼻徐徐将新鲜空气吸入肺部，充实胸腔，同时压迫横膈下降，使腹部也得到充实；呼气时，一般用口（也可用鼻）把体内浊气缓缓排出。若强硬呼吸，则膈肌上下激烈起伏运动，对内脏不利。初练时，呼吸可短些，久练后会自然深长。

4. 循序渐进，持之以恒：易筋经大多要求配合呼吸，用内劲做动作，而且要求全身和四肢都随着内劲运动，因此运动强度和运动量较大，必须循序渐进。练功的时间、次数及动作的强度，都要因人、因时、因地而异，不可勉强过量。初练时一次可练几个动作，作完一式后休息一下再接着练。同时要有恒心和信心，一年四季，风雨阴晴，均需坚持不懈，方能达到锻炼的目的。

二、易筋经的练习方法

易筋经历史悠久，经过历代相传、演变，流派繁多，这里选用的是以姿势多变，拳掌并用的“十二势”。

第一势 韦驮献杵（图2－11）

【原文】

立身期正直，环拱手当胸。气定神皆敛，心澄貌亦恭。

【预备】

并步，两目平视前方，头如顶物，口微开，舌头抵上腭，下颏微向里收，神情安详。含胸，直腰拔背，蓄腹收臀，提肛松肩，两臂自然下垂于身体两侧，中指贴近裤缝，屈膝，不可挺直，两脚相靠，足尖并拢。

【动作】

1. 左脚向左平跨出一步与肩等宽，两膝微挺，五趾着地。两臂同时外展至水平，掌心向下（注意：肘腕不可硬挺）。

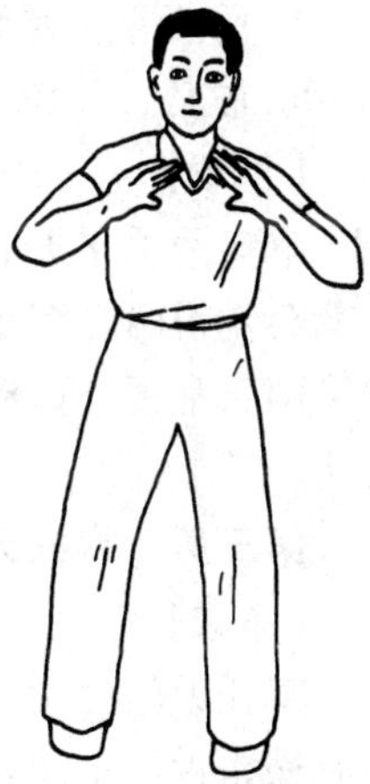

图2－11 韦驮献杵

2. 两掌心向前，慢慢合拢。曲肘，两臂与腕徐徐内收，腕、肘、肩相平，十指相对。

3. 两臂内旋，指尖对胸（与天突穴相平）。

4. 两臂徐徐拉开，双手在胸前抱成球状，略垂肘，掌心内凹，十指微屈，指端相对，距离约4～5寸。身体微向前倾。

5. 收势，先深吸气，然后徐徐呼出，并徐徐放下两手。

【要领】

本势两足之距与肩等宽，全身放松，上身端正直立略前倾，两肩松开。两目平视，半开半闭，这样可起到澄心、敛神的作用。如果眼上视则心神上浮，下视则心神下降，不得平稳。头如顶物，口微开，舌尖顶上腭，紧吸慢呼，臀部微收，少腹含蓄，两膝微弯，两掌心相对，这样能使肺脏上下左右位置适中，升降开合自如，从而达到气定的要求。气定则心境澄清，神意内敛。

第二势 横胆降魔杵（图2－12）

【原文】

足趾挂地，两手平开，心平气静，目瞪口呆。

【预备】

同韦驮献杵。

【动作】

1. 左脚向左平跨一步，与肩同宽，两手用力下按，掌心朝地，指端向前，肘须挺直，两目平视。

2. 两手翻掌上提至胸，拇指外侧着力，徐徐向前推出，高于肩平。

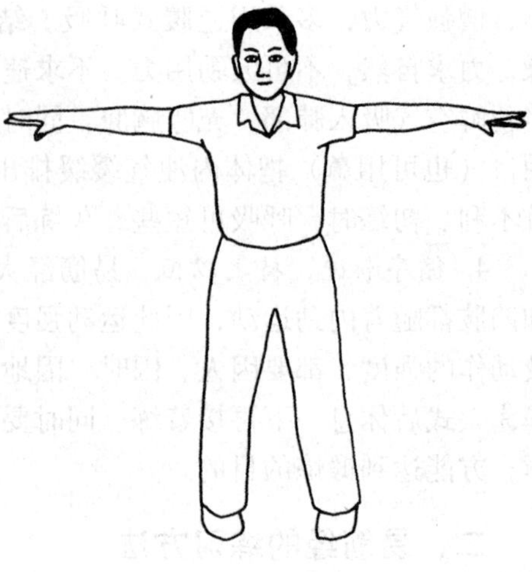

图2－12 横胆降魔杵

3. 两手同时向左右分开，以拇指外侧着力为主。两臂伸直呈一字分开。肩、肘、腕相平。翻掌，掌心向下。

4. 膝挺直，足跟提起，前掌着地，两目圆睁，咬牙切齿。

5. 收势，先深吸气，然后徐徐呼出，并慢慢放下两手及两足跟，闭目片刻。

【要领】

本势两手平开，与肩一字平，两足跟提起，脚尖着力是关键。这样就会觉得两肩沉重，才能心平气静，其外部征象就是“目瞪口呆”。如果两目乱视，口动气粗，那会适得其反，甚至导致站立不稳，徒劳无功。

第三势 掌托天门（图2－13）

【原文】

掌托天门目上视，足尖着地立身端，力周腿胁浑如植，咬紧牙关不放松，舌可生津将腭抵，鼻能调息觉心安，两拳缓缓收回处，用力还将挟重看。

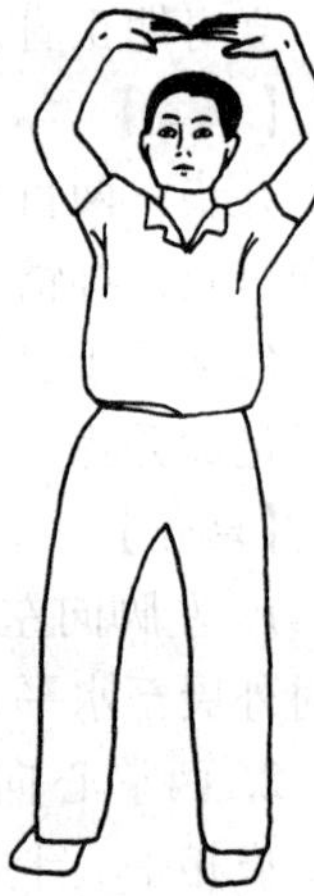

图2－13 掌托天门

【预备】

同韦驮献杵。

【动作】

1. 左脚向左横跨一步，与肩同宽，平心息气。

2. 两手同时上提至胸前，旋腕转掌，四指并拢，掌心向下、内凹，两手之指端相距1～2寸，不高于肩。

3. 两手上举过头，同时翻掌，掌心朝天，两手之指端相距约1寸，四指并拢，拇指外分，两手之虎口相对成四边形。

4. 头向后仰，两目注视掌背，两膝微挺，足跟提起，前掌着实，咬牙致耳根有振动感。

5. 收势，同韦驮献杵。

【要领】

本势中两目上视掌背，不需过分仰头，必须从天门观两手背。初学者一时难以做到，这需要一个过程。如果不守此意，过分仰头，势必头昏脑胀，且站立不稳。脚尖着地要求至足跟不能再升为止，但初练者可不抬足跟。足跟抬起时要微微向两侧分开些，使三阳之气血上升，合络督脉。督脉阳气均衡，背后三关自然流畅，姿势也就平稳了。此外，全身要充分放松，使气血随心所指。两臂切忌贯力，否则不能持久，提肛、咬牙、舌抵上腭以通督任二脉。

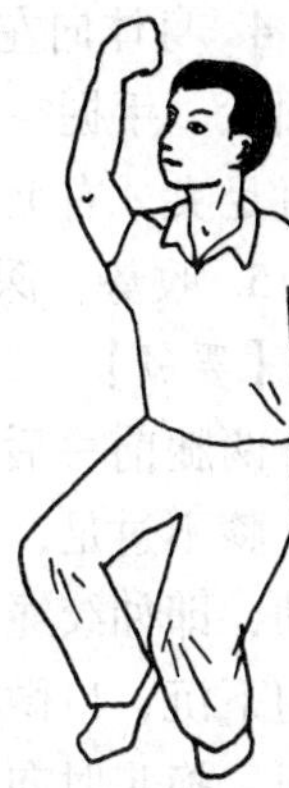

图2－14 摘星换斗

第四势 摘星换斗（图2－14）

【原文】

只手擎天掌覆头，更从掌中注双眸，鼻端吸气频调息，用力回收左右侔。

【预备】

同韦驮献杵。

【动作】

1. 右足向前跨半步，两足相隔一拳，成前丁后八式。双手同时动作，左手握空拳，靠于腰眼，右手垂于右大腿内侧。

2. 左腿弯曲下蹲，右足尖着地，足跟提起离地约2寸，身体不可前倾后仰，不可左右歪斜。

3. 右手五指微握如钩状，屈腕沿胸向上举起，至身体右侧，离前额右侧约1拳。

4. 右手指端向右略偏，头同时略向右侧抬起，双目注视掌心，紧吸慢呼，使气下沉，两腿前虚后实，但须虚中带实，实中带虚。

5. 收势，紧吸慢呼，同时还原至立正姿势。左右交换，要求相同。

【要领】

本势单手高举，五指须微微捏齐，屈腕如钩状，离前额约1拳。肘向胸前，指端向外，头微偏，松肩。两目注视掌心是关键。舌抵上腭，口微开，呼吸调匀，臀微收。前腿虚中带实，负重量约30%～40%；后腿实中求虚，负重量约60%～70%。换步时，前足向后退半步，动作左右相同。

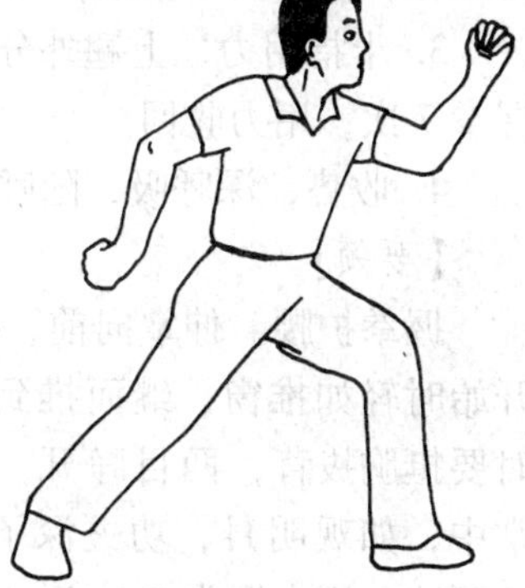

图2－15 倒拽九牛尾

第五势 倒拽九牛尾（图2－15）

【原文】

两腿后伸前屈，小腹运气空松，用力在于两膀，观拳须注双瞳。

【预备】

同韦驮献杵。

【动作】

1. 左腿向左平跨一步（较比肩宽），足尖内扣，屈膝下蹲成马裆势，两手握拳护腰。随势上身略前俯，松肩、直肘、昂头，目前视。

2. 两拳上提至胸前，由拳化掌，成抱球势（上身同韦驮献杵）。随势直腰，肩松肘屈，肘略低于肩，头端平，目前视。

3. 旋转两掌，使掌心各向左右（四指并拢朝天，拇指外分，成八字掌）。随势徐徐向左右平分推，至肘直。松肩、挺肘、腕背屈，肩、肘、腕相平。

4. 身体向左侧转，成左弓右箭（面向左方）。两上肢同时动作，左上肢外旋，屈肘成半圆状，手握空拳用力，掌心对面，高不过肩，双目注拳，拳高约与肩平。肘不过膝，膝不过足尖，右上肢内旋向后伸，作螺旋劲，上身正直，塌腰收臀，鼻息调匀。

5. 收势，深呼吸，徐徐呼气，同时还原成立正姿势。左右交换，姿势相同。

【要领】

两腿前弓后箭，前肘、拳微屈，似半弧形，手不过眉，肘不过膝，膝不过足，后肘微屈，拳向内旋。两肩膀松开蓄劲内收，作螺旋劲，即如绞绳状。双目注于拳中（内视劳宫），上身略向前俯，重心向下沉，口微开舌抵上腭，鼻息调匀，少腹藏气含蓄，运气归内丹田，换步时向左转，左右相同。

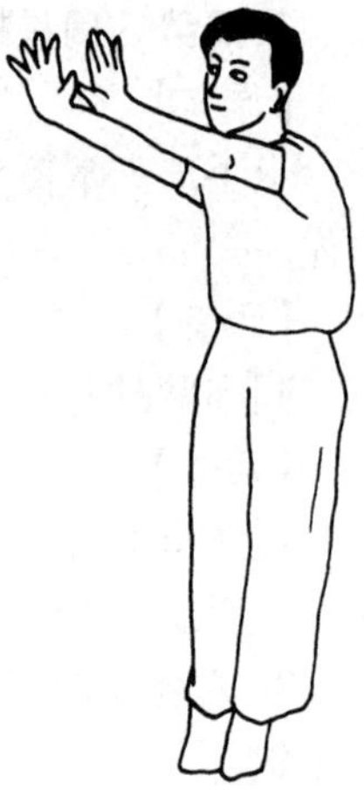

图 2－16 出爪亮翅

第六势 出爪亮翅（图 2－16）

【原文】

挺身兼怒目，推手向当前，用力收回处，功须七次全。

【预备】

同韦驮献杵。

【动作】

1. 护腰势，两手握拳提至腰侧，掌心向内。

2. 两手缓缓上提至胸变掌，拇指外侧着力，掌心向上，向前推出，掌侧相距 2 寸，高于肩平，两手缓缓旋腕翻掌，拇指相接，四指并拢，肩、肘、腕、掌相平。两手十指用力外分，使劲贯于指端，两目平视，头如顶物。

3. 十指用力，上翘外分，肘直腕曲，两目视指端，挺胸，足踏实，膝含蓄，气欲沉，握拳 7 次，用力收回。

4. 收势，深呼吸，随呼收势。

【要领】

握拳护腰，伸掌向前，拇指外侧着力，高与肩平，开始时轻如推窗，继而推到极点则重如推山倒海，这时要挺胸拔背，两目睁开，不许眨眼，集中心念于两掌中，如观明月，功夫深了，当会感觉有月在前，但不可追。用力握拳 7 次后，再用力收回。收拳时要吸气，推掌时要呼气，犹如海水还潮，落汐归海。

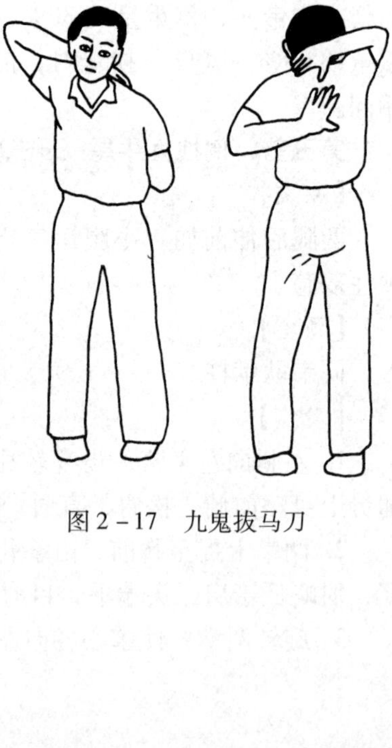

图 2－17 九鬼拔马刀

第七势 九鬼拔马刀（图 2－17）

【原文】

侧首弯肱，抱顶及项，自头收回，弗嫌力猛，左右相轮，身直气静。

【预备】

同韦驮献杵。

【动作】

1. 右手上举过头，掌心朝天，肘关节伸直，指端向左，左手下按，掌心向地，指端向前。

2. 左手旋臂向右背下按，掌心朝地，指端向右。

3. 右手屈肘旋腕，掌心向下，抱住颈项，头略向前俯，左手翻掌，掌心向背。

4. 颈部用力上抬，使头后仰，右手掌用力下按，肘弯须尽力向上，使二力抗争，两目左平视，背后五指欲紧按。

5. 收势，深呼吸，随呼收回。左右交换，要求相同。

【要领】

上举下按，肘部欲直，上举之掌，指端向对侧，掌心朝天，旋腕翻掌，抱颈用力下按，头后抬用力与之抗争，目须平视对侧。下按之掌，指端向前，掌心朝地，而后按背则指端向对侧，五指紧按背部。左右轮换，身直气静。

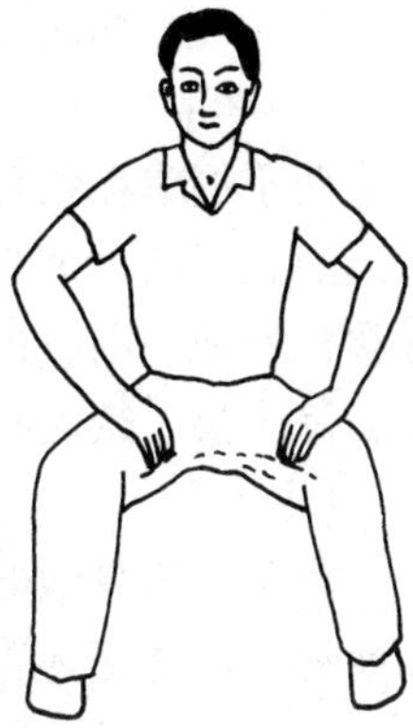

图 2－18　三盘落地

第八势　三盘落地（图 2－18）

【原文】

上腭坚撑舌，张眸意注牙，足开蹲似踞，手按猛如拿，两掌翻齐起，千斤重有加，瞪睛兼闭口，起立足无斜。

【预备】

同韦驮献杵。

【动作】

1. 左足向左横开一步，两足之距较肩为宽，足尖微向内收。屈膝下蹲，两手叉腰。

2. 两掌心朝上如托物，沿胸徐徐上托与肩平，高不过眉，两手相距 1 尺左右。

3. 两掌翻转掌心朝下，慢慢下覆，五指自然分开，虎口朝内，如握物状，悬空于膝盖上部（或虚掌置于膝盖），上身稍向前俯。

4. 上身转内正直，前胸微挺，后背如弓，两肩松开，两肘向里裹，两目直视，口咧牙龇，提肛。

5. 收势，深呼吸，随呼收势。

【要领】

前胸微挺，后背如弓，两肘略向里内旋，头如顶物，两目直视，舌抵上腭，口微开，鼻息调匀，提肛，重心放在两脚，膝屈 90°，不过足尖，意守丹田。

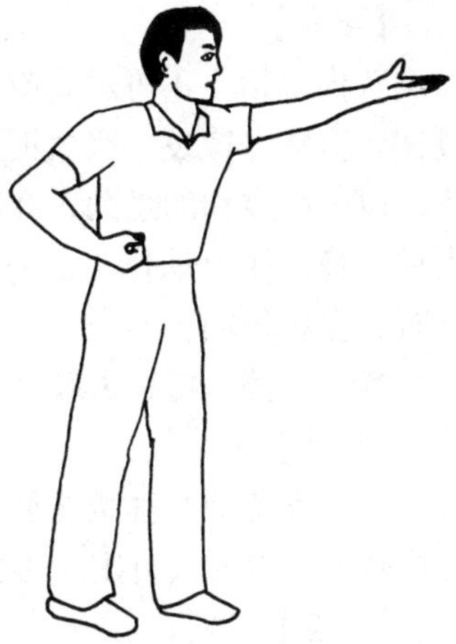

图 2－19　青龙探爪

第九势　青龙探爪（图 2－19）

【原文】

青龙探爪，左从右出，修士效之，掌平气实，力周肩背，围收过膝，两目注平，息调心谧。

【预备】

左腿向左平跨一步，两足之宽约与肩等宽，两手成仰拳护腰势。身立正直，头端平，目前视。

【动作】

1. 左上肢仰掌向左前上方伸探，掌高过头顶，随势身略向左转侧，面向左前方，松肩直肘，腕勿屈曲，右拳仍作仰拳护腰势。目视于掌，两足踏实勿移。

2. 由上势，左手大拇指向掌心屈曲，双目视大拇指。

3. 左臂内旋，掌心向下，俯身探腰，随势推掌至地。膝直，足跟勿离地，昂首，目前视。

4. 左掌离地，围左膝上收至腰，成仰拳护腰势。左右交换，要求相同。

5. 收势，深呼吸，随呼收势。

【要领】

两手握拳在腰侧，左从右出拳化掌，目注掌平勿过眉，拇指内屈四指并。肩松肘直气实掌，俯身探腰推及地，围收过膝足勿移，左右轮换要求同。

第十势　饿虎扑食（图2-20）

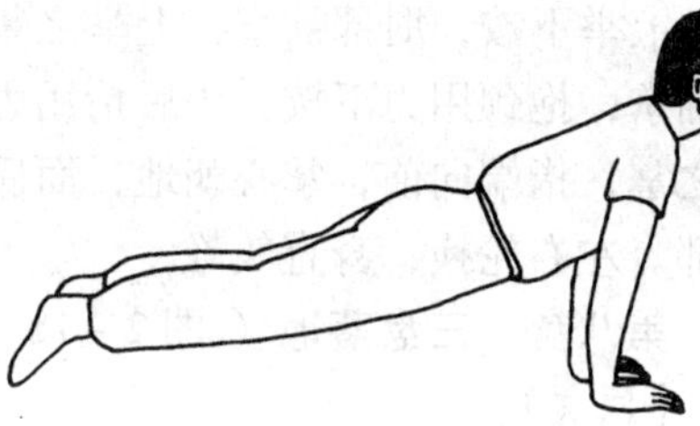

图2-20　饿虎扑食

【原文】

两足分蹲身似倾，屈伸左右腿相更，昂头胸作探前势，偃背腰还似砥平，鼻息调元均出入，指尖着地赖支撑，降龙伏虎神仙事，学得真形也卫生。

【预备】

同韦驮献杵。

【动作】

1. 左足向左跨出一大步，右足稍向左偏斜，前弓后箭成左弓步。

2. 两手向前，五指着地，掌心悬空，后足跟略微提起，头向上抬。

3. 前足收回，足背放于后足跟上，胸腹微收，抬头。

4. 全身后收，屈膝屈髋，臀部突起，两肘挺直，头略低；再向前运行，约离地2寸，此时两肘弯曲，右足尖着地，全身向前，然后两肘伸直，上体抬起，头昂起，臀部略塌，成波浪形往返动作，势如饿虎扑食。

5. 收势，随呼吸徐徐起立，左右交换，要求相同。

【要领】

头向上抬，不可过高或过低，两目注视前方，两肘和两膝伸直时不能硬挺，切忌用力过猛，应蓄力待发，吸气时全身向后收缩，臀部突起，胸腹内收，以一股柔和的悬劲，在呼气时将身向前推送（吸起呼落），力求平稳，往返动作，切勿屏气，应量力而行，紧吸慢呼，换步时，左右相同。

第十一势　打躬击鼓（图2-21）

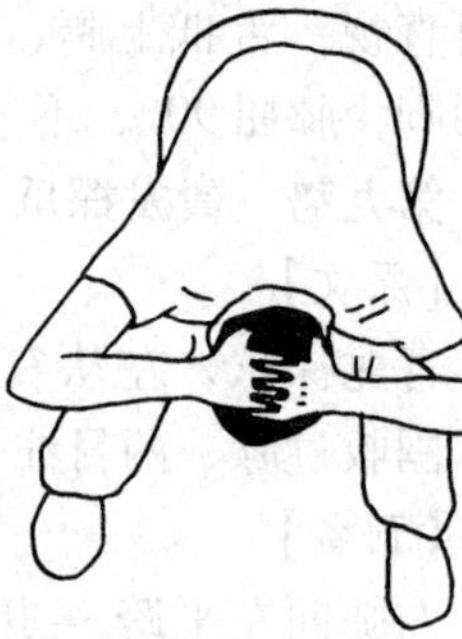

图2-21　打躬击鼓

【原文】

两手齐持脑，垂腰至膝间，头惟探胯下，口更啮牙关，掩耳聪教塞，调元气自闲，舌尖还抵腭，力在肘双弯。

【预备】

同韦驮献杵。

【动作】

1. 左足向左横开一步，与肩等宽，足尖内扣。两手仰掌徐徐向左右而上，成左右平举势。头如顶物，目向前视，松肩直肘，腕勿屈曲，立身正直，腕、肘、肩相平。

2. 上势屈肘，十指交叉相握，以掌心抱持后脑。勿挺腹凸臀。

3. 由上势，屈膝下蹲成马裆势。

4. 膝弯腰俯身，两手用力使头尽向胯下，两膝不得屈曲，足跟勿离地。与此同时左右各鸣天鼓 24 次。

5. 收势，直腰，松手，随呼吸放下。

【要领】

两手掌心抱头，十指相握，力与项争，足勿移，膝不屈。两腿下蹲，上身欲挺，打躬前俯，使向胯，两膝勿挺力在肘弯，舌抵上腭，气不可屏，与此同时左右各鸣天鼓 24 次。

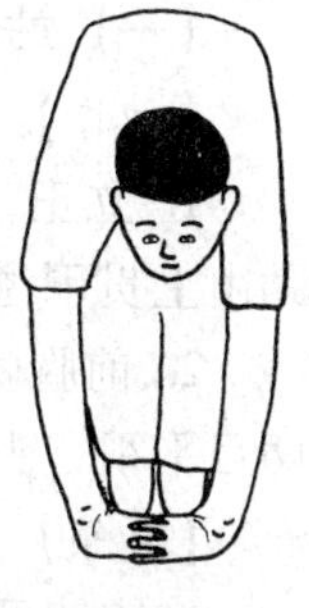

图 2－22 掉尾摇头

第十二势 掉尾摇头（图 2－22）

【原文】

膝直膀伸，推手至地，瞪目昂头，凝神一志，起而顿足，二十一次。左右伸肱，以七为志。

【预备】

同韦驮献杵。

【动作】

1. 两手仰掌由胸前徐徐上举过头顶，双目视掌，随掌上举而渐移。身立正直。

2. 由上势，十指交叉相握，旋腕反掌上托，掌心朝天，两肘伸直，目向前平视。

3. 由上势，仰身，腰向后弯，上肢随之而往，目上视。

4. 由上势俯身向前，推掌至地，昂首瞪目，膝直，足跟勿离地。

5. 收势，随呼吸徐徐收势。

【要领】

十指交叉相握，上举肘须直，身向前俯，掌须直推至地，以膝直、肘直为要；昂首、瞪目。

第四节 少林内功

少林内功是内功推拿的组成部分，相传亦是达摩根据少林武术动作所演化。原为武林强身的基本功，经历代辗转相传，清末传至山东李树嘉时，已形成一种练功配合推拿治疗疾病的推拿流派。

少林内功的锻炼方法有别于一般气功，它不强调吐纳意守，而是讲求以力贯气，所谓“炼气不见气，以力带气，气贯四肢”，在锻炼中要求两下肢用“霸力”，就是用足力气，以五趾抓地，足跟踏实，下肢挺直，脚尖内收，两股用力内夹，躯干要挺拔，做到挺胸，收腹，含颏。上肢在进行各种锻炼时，要求凝劲于肩、臂、肘、腕、指，呼吸自然，与动作相协调，练时力达于四肢腰背，气随力行，注于经脉，使气血循行畅通，荣灌四肢九窍、五脏六腑，使阴阳平复，气血充盈，因而能扶正健体，祛除病邪。少林内功锻炼时，还必须注意的是虽然周身肌肉静止性用劲，但呼吸要自然，不能屏气，即所谓“外紧内松”，运动时要做到刚中有柔，刚柔相济。

少林内功锻炼时全身紧张用力。久之习练，可使食欲增加，睡眠沉实。现代科学认识到这种功法可以促进新陈代谢，增强消化功能，并使神经系统的功能得到调节。

一、基本裆势动作图解

（一）站裆势（图2－23）

【动作】

1. 立正，左足向左跨一步，宽于肩部，足尖略收成内八字，五趾着地，运用霸力，劲由上贯下注足。

2. 前胸微挺，后臀要蓄，两手后伸，挺肘伸腕，肩腋莫松，四指并拢，拇指外分，两目平视，头勿左右盼顾，精神贯注，呼吸随意。

【要领】

三直四平。三直：臂、腰、腿。四平：头、肩、掌、脚，两脚内扣，运用霸力。夹肩、挺肘、伸腕、翻掌、立指。挺胸收腹，舌抵上腭，呼吸自然，两目平视。

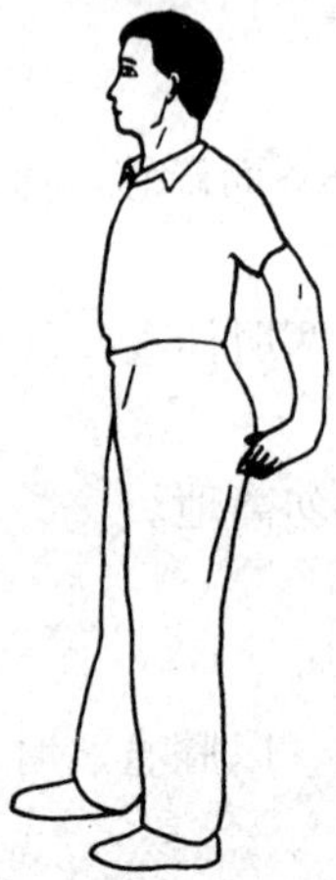

图2－23　站裆势

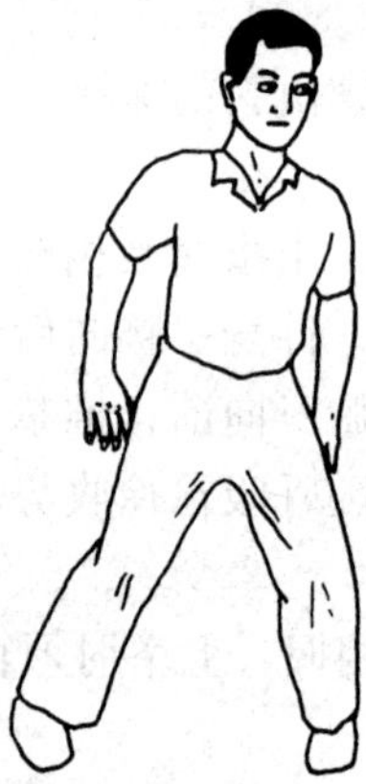

图2－24　马裆势

（二）马裆势（图2－24）

【动作】

1. 立正，左足向左平开一步，屈膝下蹲，足踵距离较肩为宽，两膝和脚尖微向内扣，两脚跟微向外蹬，足尖成内八字形。

2. 两手后伸，肘直腕伸，拇指分开，四指并拢，或两手平放两胯处，虎口朝内。上身挺胸，收腹微微前倾，重心放在两腿之间，头如顶物，目须平视，呼吸随意。

【要领】

沉腰屈膝，挺胸收腹，两目平视，呼吸自然。

（三）弓箭裆势（图2－25）

【动作】

1. 立正，身向右旋，右足向右前方跨出一大步，距离可根据自己身体高矮取其自然；在前之右腿屈膝半蹲，膝与足成垂直线，足尖微向内扣；左腿在后，膝部挺直，足略向外撇，脚跟必须着地，成前弓后箭之势。

2. 上身略向前俯，重心下沉，臀须微收，两臂后伸，挺肘伸腕，掌根蓄劲（或两手叉腰），虎口朝内，蓄势待发，全神贯注，虚领顶劲，呼吸随意。

【要领】

前弓后箭，重心下沉，挺胸收腹，呼吸随意。

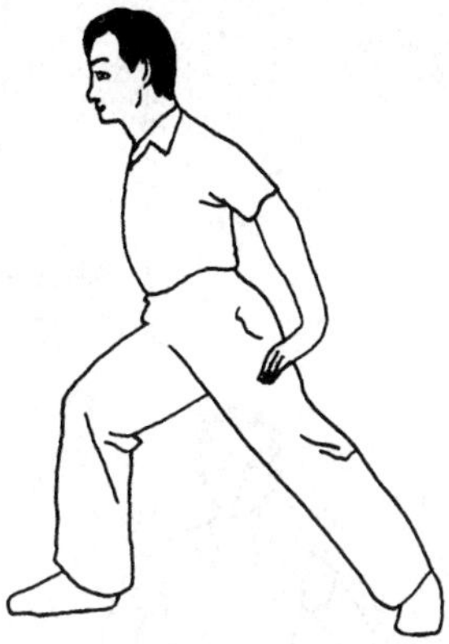

图 2－25 弓箭裆势

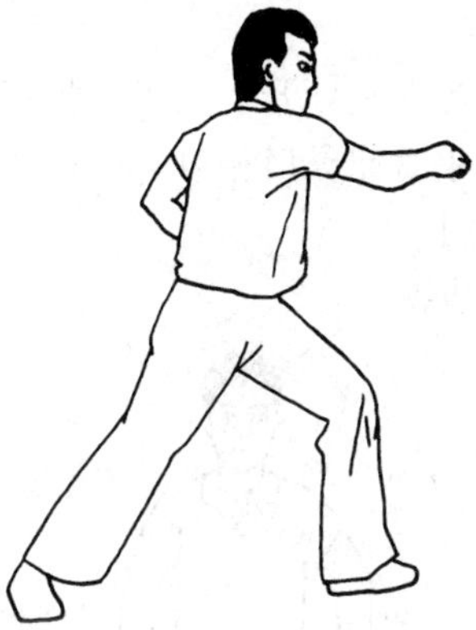

图 2－26 磨裆势

（四）磨裆势（图 2－26）

【预备】

右弓步，上身略向前俯，重心下沉，臀微收，两手仰掌护腰。

【动作】

1. 左手化俯掌屈肘向右上方推出，掌根及臂外侧运动徐徐向左方磨转，同时身随其意向左旋转，右弓步演变成左弓步，左手变仰掌护腰。

2. 右手化俯掌屈肘向右上方推出，掌根及臂外侧运动徐徐向左方磨转，同时身随其意向右旋转，左弓步演变成右弓步，右手变仰掌护腰。

【要领】

前弓后箭，重心下沉，上肢蓄力，徐徐磨转。

（五）亮裆势（图 2－27）

【预备】

同弓箭裆势。

【动作】

1. 两手由上亮掌，指端相对，掌心朝上，目注掌背，上身略前俯，重心下沉。

2. 换步时向后转，两掌收回由腰部向后，左右同之。

【要领】

上举亮掌，目注掌背，换步后转，两掌收回。

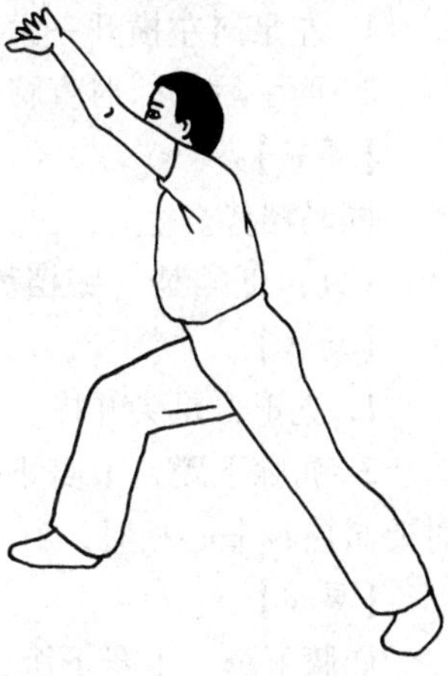

图 2－27 亮裆势

（六）并裆势（图 2－28）

【动作】

1. 立正，两足跟微微向外蹬，足尖并拢，五趾着实，用力宜匀。

2. 两手挺肘伸腕，微向后伸，掌心朝下，四指并拢，拇指外分，目须平视。

【要领】

同站裆势。

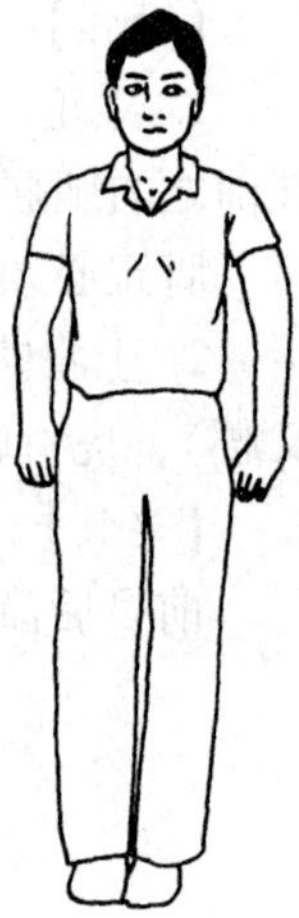

图 2－28 并裆势

（七）大裆势（图 2－29）

【动作】

1. 左足向左分开一大步，膝直足实。

2. 两手后伸虎口相对，四指并拢，肘直腕伸。

【要领】

同站裆势。

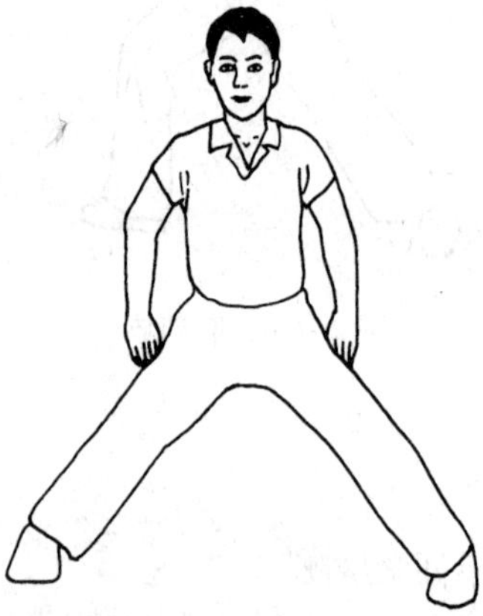

图 2－29 大裆势

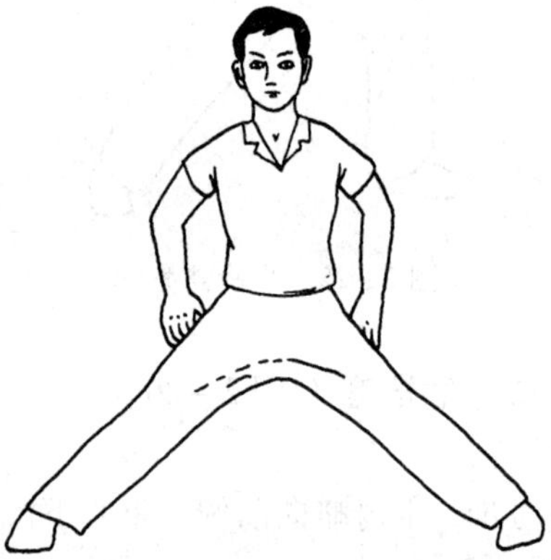

图 2－30 悬裆势（大马裆势）

（八）悬裆势（大马裆势）（图 2－30）

【动作】

1. 左足向左横开一大步，屈膝半蹲，两足距离较马裆宽。

2. 两手后伸，肘直腕伸，四指并拢，拇指外分，动作与马裆相同，故又称大马裆。

【要领】

同马裆势。

（九）低裆势（蹲裆势）（图 2－31）

【动作】

1. 立正，足尖并拢，五趾着地，足跟外蹬，呈内八字。

2. 屈膝下蹲，上身下沉，臀部后坐不可着地，故有蹲裆之称，同时两手握拳前举，肘要微屈，拳心相对，目须平视。

【要领】

屈膝下蹲，上身下沉，臀不着地，握拳上举，拳心相对，两肘微屈。

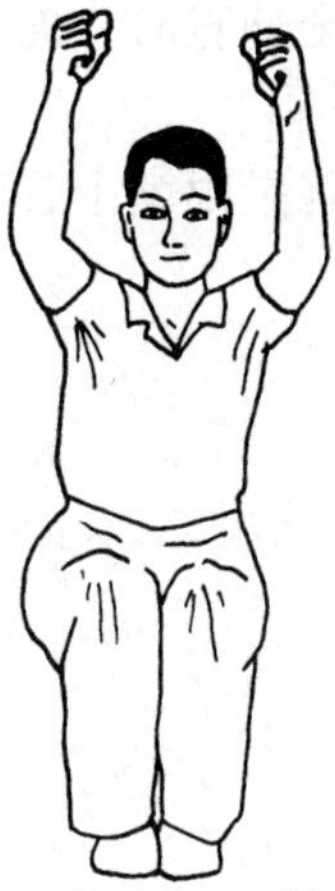

图 2－31 低裆势（蹲档势）

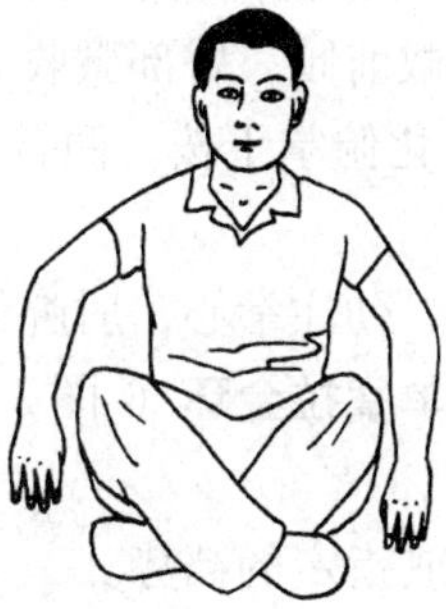

图 2－32 坐裆势（坐盘势）

（十）坐裆势（坐盘势）（图 2－32）

【动作】

1. 两脚交叉，盘膝而坐，脚外侧着地，上身微向前俯，故称之为坐盘功架。

2. 两手掌心朝下，腕要伸，使身平衡，两目平视。

【要领】

盘膝而坐，脚侧着地，上身微前俯。

二、常用功式动作

第一势 前推八匹马（图 2－33）

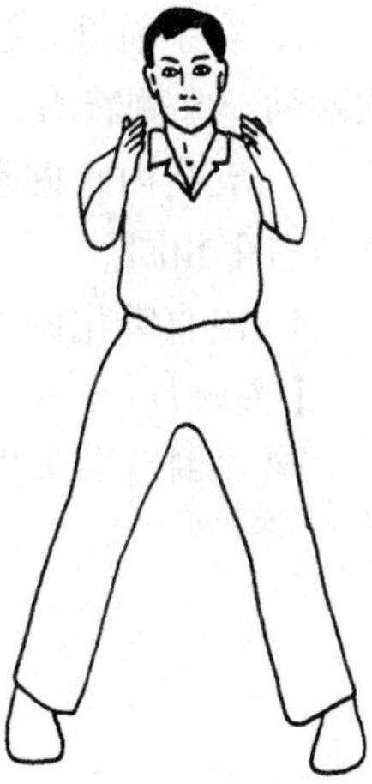

图 2－33 前推八匹马

【预备】

站好站裆或指定的裆势。

【动作】

1. 两手屈肘，直掌于两胁。

2. 两掌心相对，拇指伸直，四指并拢，蓄劲于肩臂指端，使两臂徐徐运力前推，以肩与掌成直线为度。胸须微挺，臂略收，头勿盼顾，两目平视，呼吸随意。

3. 手臂运动，拇指上翘，其余四指指端力求与手臂成直线，慢慢屈肘，收回于两胁。

4. 由直掌化俯掌下按，两臂后伸，回原裆势。

【要领】

指臂蓄力，立指运气慢推，两目平视，呼吸自然。

第二势 倒拉九头牛（图 2－34）

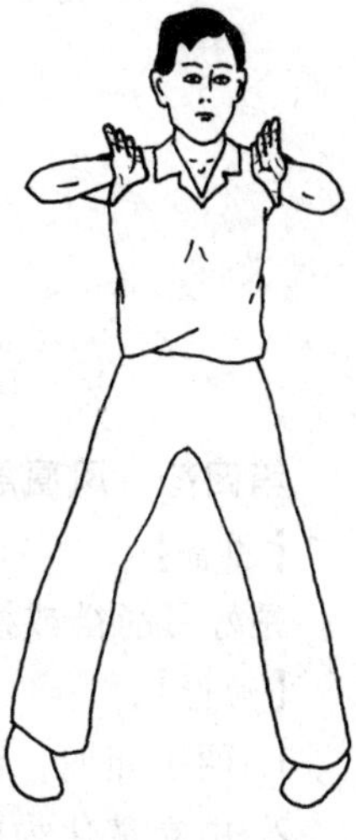

图 2－34 倒拉九头牛

【预备】

站好站裆或指定的裆势。

【动作】

1. 两手屈肘，直掌于两胁。

2. 两掌沿两肋前推，边推边将前臂渐渐内旋，手臂完全伸直时，虎口正好朝下。四指并拢，拇指用力外分，腕、肘伸直，力求与肩平。

3. 五指向内屈收，收掌化拳如握物状，劲注拳心，旋腕拳眼朝上，紧紧内收，化直掌于两肋，身微前倾，臀部微收。

4. 由直掌化俯掌下按，两臂后伸，恢复原裆势。

【要领】

直掌旋推，劲注拳心，肘腕伸直，力求肩平，紧紧后拉。

第三势　单掌拉金环（图2-35）

【预备】

站好站裆或指定的裆势。

【动作】

1. 两手屈肘，直掌于两肋。

2. 右手前推，边推边将前臂内旋，虎口朝下，掌心朝外，四指并拢，拇指外分，臂欲蓄劲，掌侧着力，肘腕伸直，松肩，身体正直，两目平视，呼吸随意。

3. 五指内收握拳，使劲注拳心，旋腕，拳眼朝上，紧紧内收，化直掌护肋。左手动作与右手相同。

4. 由直掌化俯掌下按，两臂后伸，恢复原裆势。

【要领】

同"倒拉牛头牛"。

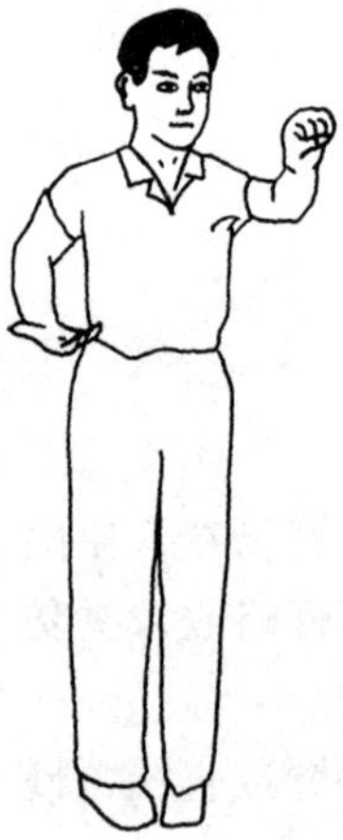

图2-35　单掌拉金环

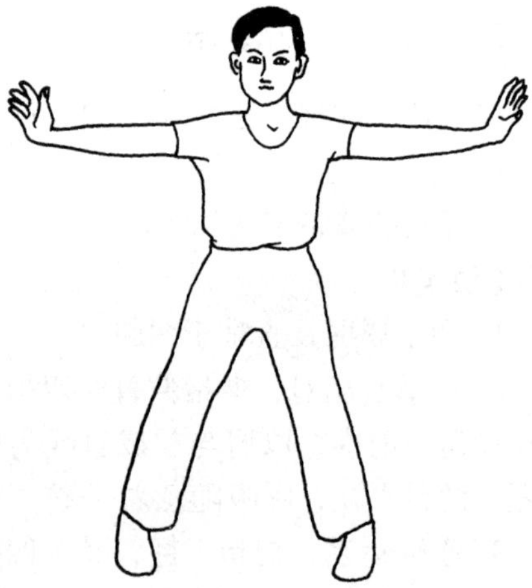

图2-36　凤凰展翅

第四势　凤凰展翅（图2-36）

【预备】

站好弓箭裆或指定裆势。

【动作】

1. 两手屈肘，徐徐至上胸成立掌交叉。

2. 由立掌化为俯掌，缓缓用力向左右外分，两臂尽力伸直，形如展翅，四肢并拢，拇指外分，指欲上翘，头如顶物，两目平视，上身微倾，切勿抬肩，呼吸随意。

3. 两掌旋腕，屈肘内收，两侧蓄劲着力，徐徐收回，使掌心逐渐相对，处于胸前交叉立掌。

4. 由上胸之立掌化俯掌下按，两臂后伸，恢复原裆势。

【要领】

立掌交叉，用力外展，颈如开弓，肩肘腕平，蓄劲内收。

第五势 霸王举鼎（图2－37）

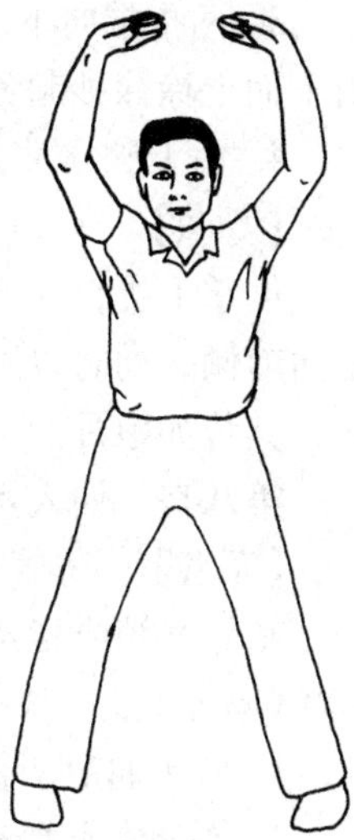

图2－37 霸王举鼎

【预备】

站好弓箭裆势或指定的裆势。

【动作】

1. 两手屈肘仰掌于腰部。

2. 仰掌缓缓上托，掌心朝天，过于肩部掌根外展，指端由左右内旋转，虎口相对，犹托重物，徐徐上举，肘部要挺，指端相对，四指并拢，拇指外分，两目平视，呼吸自然。

3. 旋腕翻掌，指端朝上，掌侧相对，拇指外分，蓄力而下，渐渐收回腰部。

4. 在腰部之仰掌化俯掌下按，两臂后伸同原裆势。

【要领】

仰掌上托，过肩旋腕翻掌，指端相对，挺肘上举，回收旋腕翻掌直下，指端朝上，掌侧相对。

第六势 顺水推舟（图2－38）

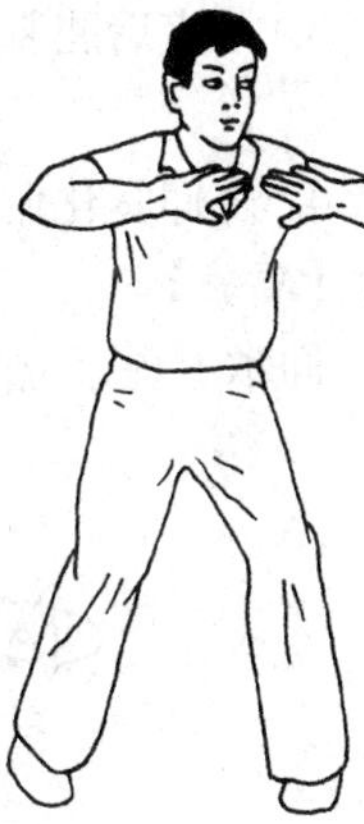

图2－38 顺水推舟

【预备】

站好马裆或指定的裆势。

【动作】

1. 两手屈肘，直掌于两胁。

2. 两直掌运动徐徐向前推出，边推边掌根外展，虎口朝下，四指并拢，拇指外分，由外向内旋转，指尖相对，肘欲伸直，腕欲屈曲，似环之形，头勿低，身勿倾，力求掌肘肩平。

3. 五指慢慢向左右外旋，恢复直掌，四指并拢，拇指运劲后翘，指端着力，屈肘蓄力而收，置于两胁。

4. 由直掌化俯掌下按，两臂后伸，同原裆势。

【要领】

直掌运劲慢推时，旋腕指尖相对，挺肘形似推舟。

第七势 怀中抱月（图2－39）

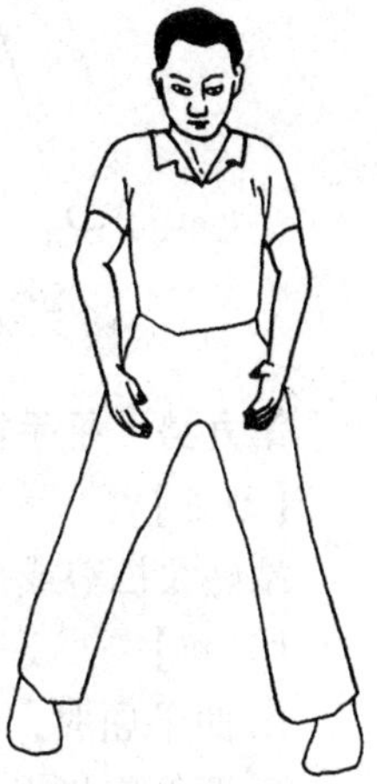

图2－39 怀中抱月

【预备】

站好悬裆或指定的裆势。

【动作】

1. 两手屈肘，仰掌于腰部。

2. 两仰掌由腰部上提，化立掌在上胸交叉，缓缓向左右外分，肘欲直，指端朝左右，掌心朝前须与肩平。

3. 两指端向下，掌心朝内，慢慢蓄劲，上身略前倾，两手势如抱物，由上而下，再由下而上徐徐抄起，仍直掌回收上胸交叉。

4. 由上胸立掌化俯掌下按，两臂后伸，同原裆势。

【要领】

仰掌上提，立掌交叉，左右外分，掌心朝前，腕肘肩平，指端向下，掌心朝内，上身略向前倾，同时以胸大肌、背阔肌、大圆肌以及二头肌等为主，将两臂由下而上徐徐抄起，其势如抱月。

第八势　仙人指路（图2－40）

【预备】

站好并裆或指定的裆势。

【动作】

1. 两手屈肘，仰掌于腰部。

2. 右仰掌上提至胸前立掌而出，四指并拢。拇指伸直，手心内凹呈瓦楞掌，肘臂运劲立掌向前推出，力要均匀。

3. 推直后屈腕握拳，蓄劲内收，边收边外旋前臂，仰掌手腰部，左掌动作与右掌相同。

4. 由仰掌化俯掌下按，两臂后伸，同原裆势。

【要领】

仰掌上提，立掌胸前，手心内凹，如同瓦楞，臂指运劲，用力前推，旋腕握拳后拉。

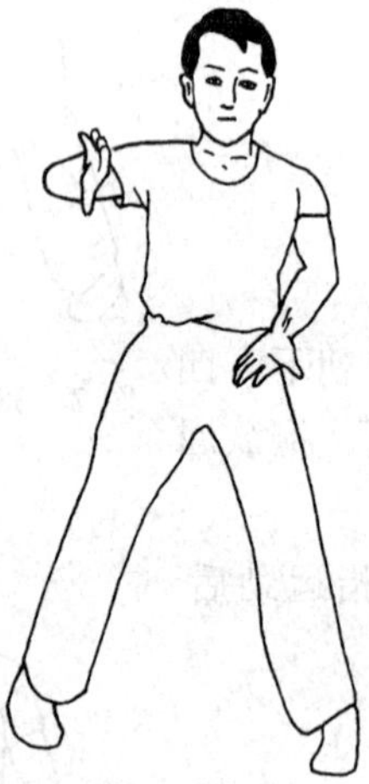

图2－40　仙人指路

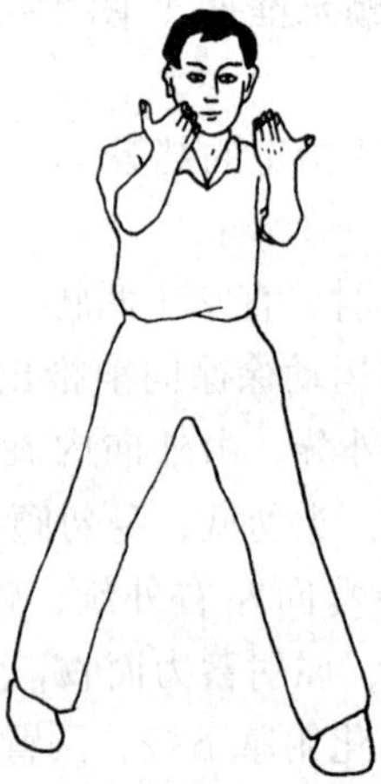

图2－41　平手托塔

第九势　平手托塔（图2－41）

【预备】

站好大裆势或指定的裆势。

【动作】

1. 两手屈肘，仰掌于胁部。

2. 两仰掌慢慢向前运劲推出，边推边拇指向左右外侧倾斜，保持掌平运行，犹如托物在手，推满后手与肩平。

3. 拇指运劲向左右外侧倾斜，四指齐着力，屈肘缓缓蓄劲收回，处于两胁。

4. 由仰掌化俯掌下按，两臂后伸，同原裆势。

【要领】

仰掌运劲前推，大指外下倾斜，肘直掌平托物。

第十势 运掌合瓦（图2－42）

【预备】

站好大裆势或指定的裆势。

【动作】

1. 手屈肘，仰掌于腰部。

2. 右手由仰掌化俯掌，运劲于臂贯指向前推足，肩欲松开，肘欲伸直，指端朝前，掌心向下，蓄力待发。

3. 左手旋腕变仰掌徐徐收回，待近胸时左仰掌即变俯掌在右仰掌上交叉，掌心相合，慢慢向前推出。掌心向下，右仰掌下按，两臂后伸，同原裆势。

【要领】

仰掌运劲前推，肩松肘直，指端朝前。

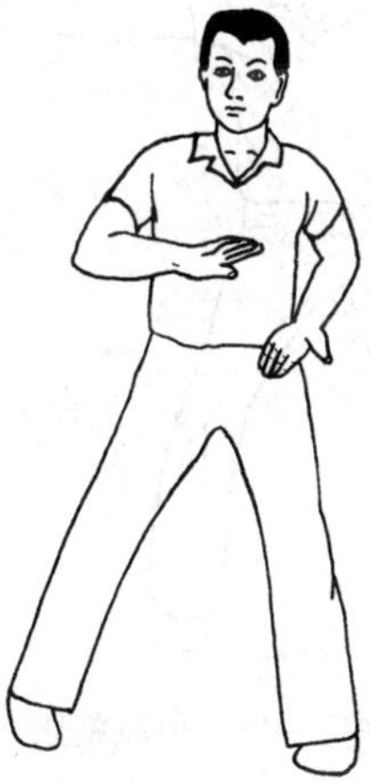

图2－42 运掌合瓦

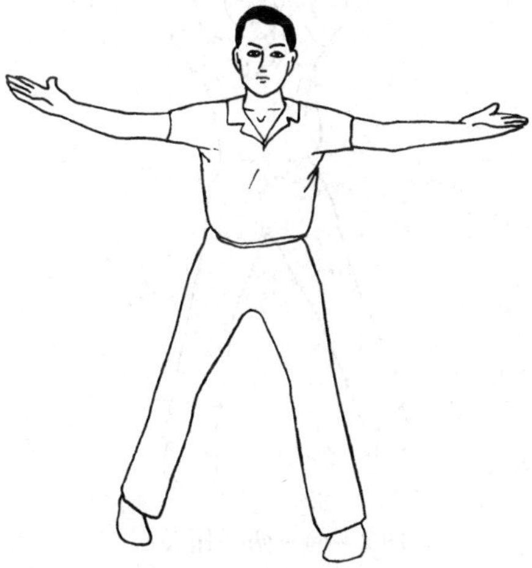

图2－43 风摆荷叶

第十一势 风摆荷叶（图2－43）

【预备】

站好弓箭裆或指定的裆势。

【动作】

1. 两手屈肘，仰掌于腰部。

2. 两手屈肘，掌心向上，四指并拢，拇指伸直，向前上方推出，至胸部左掌在右掌上相叠，运劲向前推足，然后即缓缓向左右外分，肩肘掌须平成直线形，拇指外侧着力含蓄，使两手平托成水平线，头如顶物，目欲后伸，呼吸随意。

3. 两仰掌慢慢合拢，右下左上，交叉相叠，再收于腰部。

4. 由仰掌化俯掌下按，两臂后伸，同原裆势。

【要领】

仰掌交叉前推，外旋挺肘拉开，肩肘腕掌平齐。

第十二势　两手托天（图2-44）

【预备】

站好悬裆或指定的裆势。

【动作】

1. 两手屈肘，仰掌于腰部。

2. 两手仰掌上托，掌心朝天，缓缓上举。指端着力，肩松肘直，两目平视，头如顶物。

3. 掌根外旋，四指并拢分向左右，蓄力徐徐而下，至胸部旋腕变仰掌收回护腰。

4. 由仰掌化俯掌下按，两臂后伸，同原裆势。

【要领】

仰掌上托，掌心朝天，指端运动，松肩挺肘，两目平视。

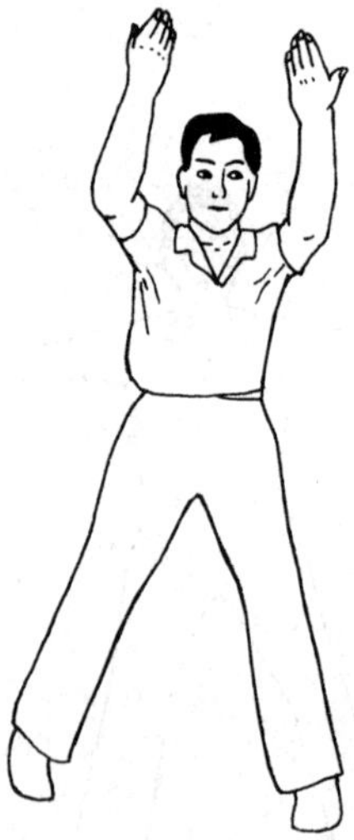

图2-44　两手托天

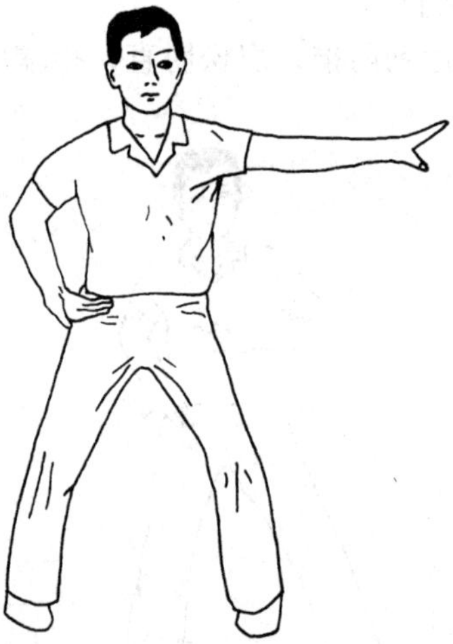

图2-45　单凤朝阳

第十三势　单凤朝阳（图2-45）

【预备】

站好并裆势或指定的裆势。

【动作】

1. 两手屈肘，仰掌于腰部。

2. 左仰掌旋腕变俯掌，屈肘向胸之左上方运力外展，再缓缓运向右下方，屈肘运动上抄作半圆形，收回护腰。

3. 右手动作与左手相同，唯方向相反。

4. 由仰掌化俯掌下按，两臂后伸，同原裆势。

【要领】

旋腕化掌，蓄力外展，缓缓下运，形似半圆。

第十四势　海底捞月（图2-46）

【预备】

站好大裆势或指定的裆势。

【动作】

1. 两手屈肘，仰掌于腰部。

2. 两手仰掌上提，经胸徐徐高举，并向左右推分，旋腕翻掌，掌心朝下，同时腰向前俯，腿不可屈，脚用霸力，两掌由上而下逐渐相拢，掌心向上似抱物，蓄劲待发。

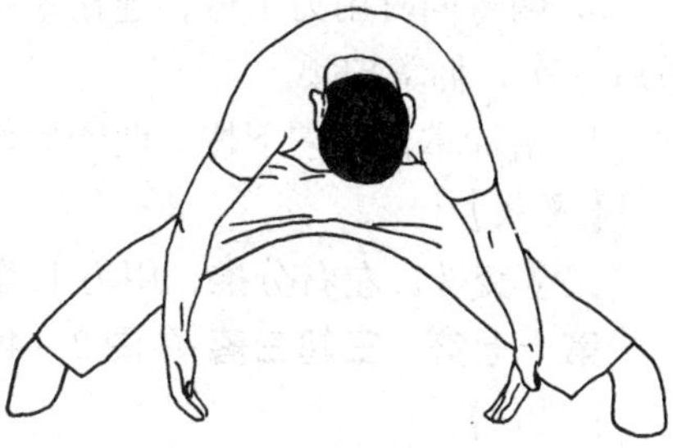

图 2-46 海底捞月

3. 两臂运劲，掌心指端着力，慢慢抄起，用抱力缓缓提到胸部成仰掌护腰，上身随势而直，目须平视。

4. 由仰掌化俯掌下按，两臂后伸，同原裆势。

【要领】

仰掌上提，胸上高举，左右分推，旋腕翻掌，腰俯腿直，掌心腿直，掌心向上，似如抱月，两臂运劲，指端着力，慢慢抄起。

第十五势 顶天抱地（图 2-47）

【预备】

站好大裆势或指定的裆势。

【动作】

1. 两手屈肘，仰掌于腰部。

2. 仰掌上托，过于肩部旋腕翻掌，掌根外展，指端内旋相对，徐徐上举，待推足后，旋腕翻掌，慢慢向左外分下抄，同时身向前俯，两掌逐渐合拢，拇指外分，两掌相叠（右掌在上）。掌背尽量靠底待发。

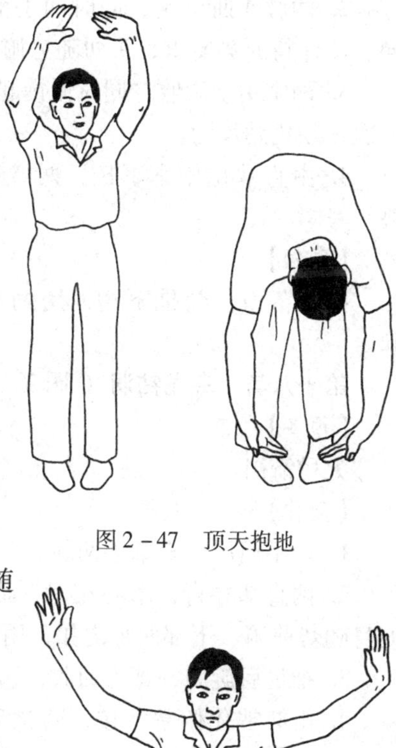

图 2-47 顶天抱地

3. 两掌如抬重物缓缓提到胸部成仰掌护腰，上身随势而直，目须平视。

4. 两仰掌化俯掌下按，两臂后伸，同原裆势。

【要领】

仰掌上托，过肩旋腕翻掌，掌心朝上，指端相对，两翻掌外分下抄，身向前俯，两掌合拢相叠，如抱物上提。

第十六势 力劈华山（图 2-48）

【预备】

站好弓箭裆势或指定的裆势。

【动作】

1. 两手屈肘，在上胸部成立掌交叉（左在右上或右在左上）。

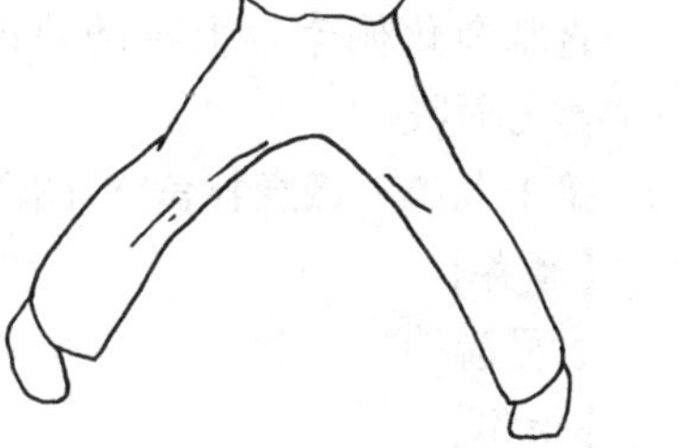

图 2-48 力劈华山

2. 两立掌缓缓向左右分推，两肩松开，肘部微曲，四指并拢，拇指后翘，掌心向前，力求成水平线。

3. 两臂同时用力下劈，连接3次，头勿转侧摇动，两目平视，待劈完最后一次，仰掌护腰。

4. 由仰掌化俯掌下按，两臂后伸，同原裆势。

【要领】

立掌交叉，左右分推，用力下劈，两目平视。

第十七势　三起三落（图2－49）

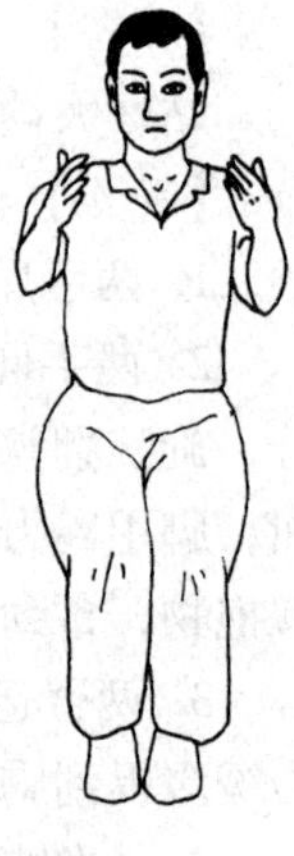
图2－49　三起三落

【预备】

站好并裆势或指定的裆势。

【动作】

1. 两手屈肘，直掌于两胁。

2. 两膝屈曲下蹲，同时两手前推，掌相对，四指并拢，拇指运劲后伸。须保持原势要求，头勿随势俯仰摇动，两目平视。

3. 两掌用劲后收，同时慢慢起立，待立直时两掌正好收至两胁，往返三次，须用劲均匀。

4. 由直掌化俯掌下按，两臂后伸，同原裆势。

【要领】

指臂蓄力，前推下蹲，用劲后收，随之立起。

第十八势　乌龙钻洞（图2－50）

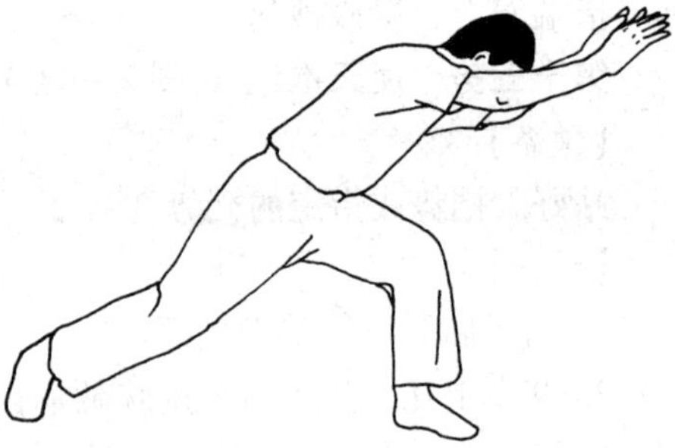
图2－50　乌龙钻洞

【预备】

大弓箭裆。

【动作】

1. 两手屈肘，直掌于两胁。

2. 两直掌并行，掌心相对，徐徐前推，边推边掌心向下逐渐化成俯掌，指端向前，上身随势前俯。下部两足内扣，用霸力而蓄。

3. 推足后旋腕，蓄力而收，边收边掌心慢慢朝上，由俯掌化仰掌护腰。

4. 由仰掌化俯掌下按，两臂后伸，同原裆势。

【要领】

直掌渐化俯掌，上身随势前俯，推足渐化仰掌蓄力而收。

第十九势　饿虎扑食（图2－51）

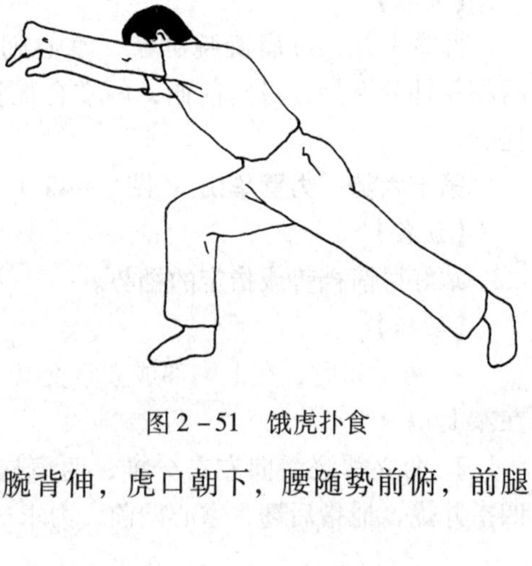
图2－51　饿虎扑食

【预备】

大弓箭裆。

【动作】

1. 两手屈肘，两手仰掌护腰。

2. 两仰掌化直掌前推，同时两前臂内旋，两腕背伸，虎口朝下，腰随势前俯，前腿得势后，腿使劲勿松。

3. 五指内收握拳，旋腕，拳眼朝天，屈肘紧收，成仰掌护腰。

4. 由仰掌化俯掌下按，两臂后伸，同原裆势。

【要领】

仰掌旋推，腰向前俯，劲注掌心，屈肘紧收。

第五节　医疗练功

它是一种医嘱，是中医学中防治疾病的特殊手段和重要内容。

一、医疗练功对机体的作用

1. 提高内脏器官机能，改善病理生理过程。
2. 促进运动器官功能的恢复。
3. 发挥机体的代偿潜力。
4. 增强体质，提高免疫机能。

二、医疗练功方法选择的原则

练功方法有很多，可以单一方法练习，也可几种练功方法组合练习；可选动作难度简单的，也可选复杂的；可徒手练习，也可用器械练习；可练历史留下来的经典功法，也可练现代的保健操。但总的原则是根据患者的疾病种类、病情程度、全身体质状况以及年龄、性别等，选择不同的练功方法。在此，仅简单介绍几种对常见疾病有普遍意义的功法。

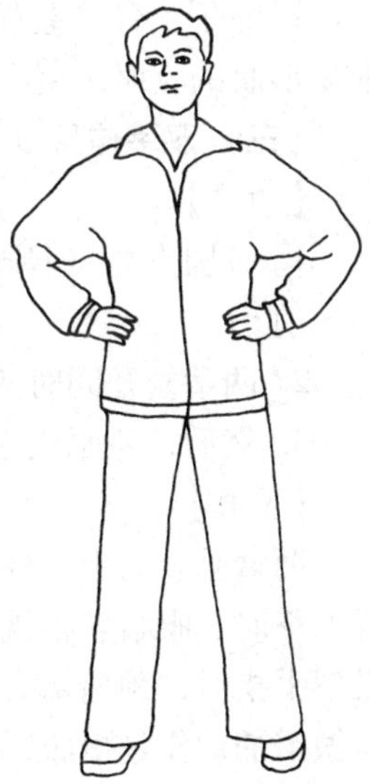

图2－52　颈项争力

三、医疗练功功法简介

第一套　防治颈肩痛的练功法

（一）颈项争力（图2－52）

【动作】

1. 双腿平行站立，双手叉腰，目视前方。

2. 头向左右旋转、左右侧偏和抬头望天、低头看地六个方位的运动，活动时，目视活动方向。

【要领】

头在旋左、旋右、抬头、低头时，要尽可能加大动作幅度，使其活动力主要在颈后部斜方肌上，一般的标准是左右旋转达60°，前屈时下颏触及胸骨柄，后伸时约45°。颈部肌肉要有酸胀感。容易做错的动作是头旋左、旋右时，上身也跟着转动；抬头、低头时，挺腹或弯腰。

【作用】

主要锻炼颈部周围的肌肉、韧带，放松颈椎关节，使其正常的平衡不受到破坏。用于急性扭伤（落枕）、慢性颈部软组织疾病（颈椎病等）。

（二）左右开弓（图2－53）

【动作】

1. 分腿平行站立与肩同宽，两手抬至胸前，双手掌相对成圆形。

2. 两手左右分开至体侧，同时双手握拳，头向左转，眼跟手走。

3. 动作要缓慢，双手握拳分开时，尽量使背部肩胛骨靠拢，然后，还原成双手胸前球势。

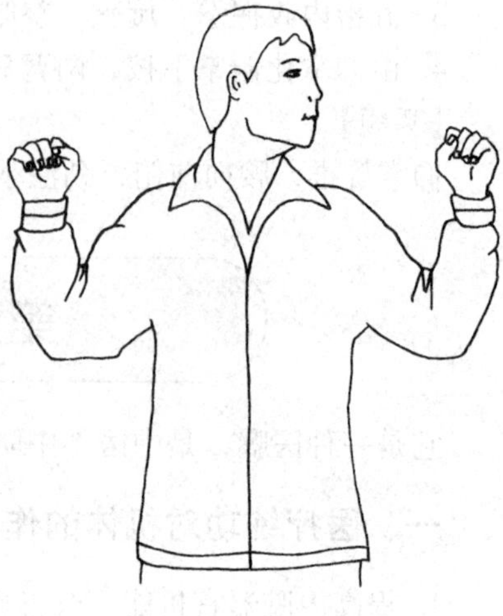

图2－53 左右开弓

【要领】

前臂与地面垂直，臂用力后伸，背部两肩胛骨尽可能接近。容易做错的动作是在做臂后伸动作时，两肘部向后顶或抬起过高以及两臂伸直。此外，臂用力后伸时要防止挺腹。当挺胸目视远处时，颈项、肩、背部肌肉有酸胀感，并可以放射至两臂肌群，同时胸部有舒畅感。

【作用】

锻炼颈、肩、上背部的肌肉和肩带关节的活动功能，特别是增强菱形肌的收缩作用。用于颈椎病、肩周炎、背部筋伤。

（三）双手伸展（图2－54）

【动作】

1. 分腿直立与肩同宽，屈肘于体侧，手轻握拳，拳高于肩，拳心向前。

2. 两拳松开同时两臂上举，掌心向前，抬头，眼视患侧手指。

3. 然后，还原成立正姿势，如此反复做。

【要领】

两臂垂直向上，伸展到最高点，同时挺腹，脚跟不能提起。两臂上举时，眼睛轮换视左右手，放下时，身体要随之放松。当抬头眼望手指时，颈肩部有酸胀感，收腹挺胸时，腰部亦有酸胀感。容易做错的动作是挺腹，两臂上伸时与地面不垂直或躯干前倾、侧弯等。

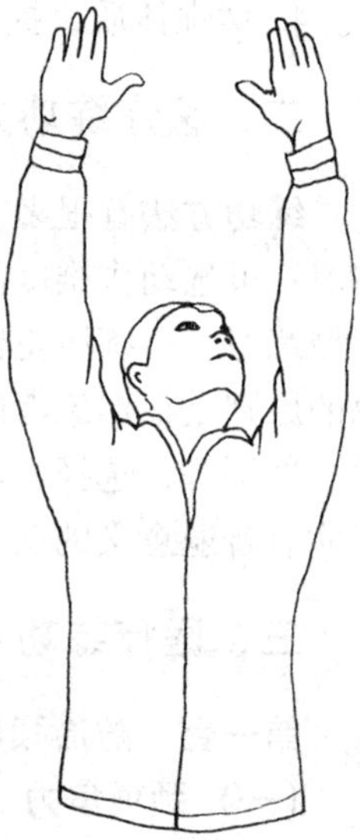

图2－54 双手伸展

【作用】

主要是锻炼肩背部的肌肉，如冈上肌等。主要用于颈、肩、背及腰部酸痛，肩关节功能障碍，如上臂提举不便等。

（四）开阔胸怀（图2－55）

【动作】

1. 分腿直立与肩平行，两手交叉于腹前，手背向前。

2. 双臂从体前向上举至头顶，然后经体侧划弧下落与肩平。

3. 再翻掌朝下，缓缓下落，双手在体前交叉，眼睛始终跟手走。

【要领】

两臂向上及外展时，要充分动用内劲，才能使肩关节活动达到预期的效果，此外，要

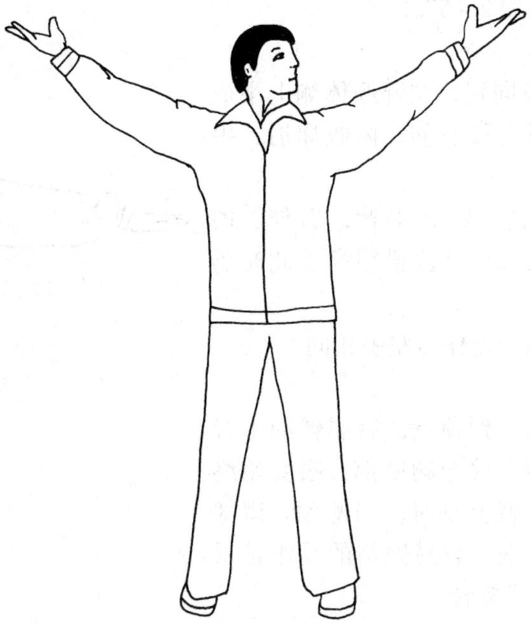

图 2－55 开阔胸怀

注意不能屈臂、挺腹，眼要先看手背，两臂分开后，眼始终看着手心，直至还原成立正姿势为止。两臂上举时，颈、肩、腰有酸胀感。

【作用】

主要锻炼颈、肩部大小圆肌、肩胛下肌、喙肱肌等肌肉韧带，用于肩周炎、颈、肩、腰部的筋伤，如肩周炎等。

（五）展翅飞翔（图 2－56）

【动作】

1. 腿分开直立，与肩同宽，两臂屈肘经体后侧成“展翅”样，肘高于肩，手下垂，手背相对，眼看肘，随之向前。

2. 两臂下落时，两手在脸前成立掌，掌心相对。

3. 两臂徐徐下按，还原成立正姿势。

【要领】

两上臂后伸，两肘后顶，由肘关节及前臂沿体后、侧上升，再由上臂外展前屈至体前。这时两肘在体前要高于两肩平于眉梢，最后双臂内收，两手由屈腕转为伸腕立掌，在体前下按，还原成立正姿势。另外还需注意眼先视肘部，两手下放时，目视前方。其次，动作时还要防止耸肩，或两上臂后伸上提时两手贴腰背部。肩部有酸胀感，两肋也有酸胀感。

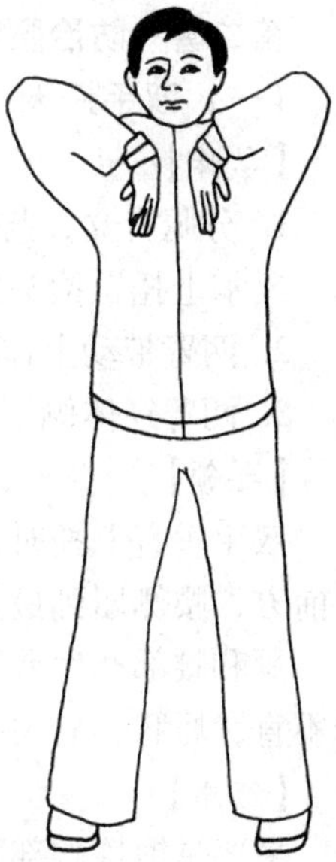

图 2－56 展翅飞翔

【作用】

主要是针对肩关节的环转活动而设计，它是从推拿中的摇法演变而来，变被动活动为主动活动的锻炼动作。适应于肩关节僵硬及上肢活动功能障碍，如肩周炎等。

(六)铁臂单提(图2-57)

【动作】

1. 分腿直立,与肩同宽,左臂经体侧上举成托掌,眼视手背,同时右臂后伸、内收屈肘,手背紧贴腰骶部。

2. 左臂经体侧下落,眼看手背,后伸、内收、屈肘,手背紧贴腰部,其位置须高于此时仍贴在腰骶部的右手。

3. 然后换成右臂做,动作与左手相同。

【要领】

手臂上举时尽可能举到顶点,后屈臂的手背要放在腰骶部,并逐渐上移至胸椎部,眼要始终看着上举的手背。当手臂上举时,同侧颈、肩部有酸胀感,并觉胸部舒畅。容易做错的动作是手臂上举不直,上体侧弯或旋转。

【作用】

主要锻炼肩胛下肌、大小圆肌、背阔肌等肌力,加强上臂的旋后功能。适应于肩关节僵硬、活动不便,颈、肩、腰痛及胃脘胀满。

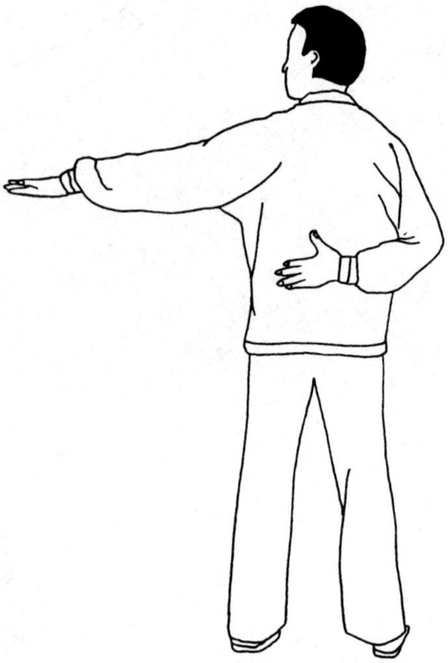

图2-57 铁臂单提

第二套 防治腰背痛的练功法

(一)双手托天(图2-58)

【动作】

1. 分腿直立,与肩同宽,手交叉于上腹,掌心向上。两臂上提至额部,反掌上托,抬头挺胸,掌心向上。

2. 两臂带动上体向左侧屈一次,然后,再屈一次。

3. 两臂经体侧下落还原成立正姿势,再做另一侧。

【要领】

双手垂直上托时,腰肌要放松,以便符合松紧相结合的原则,上身面向前方,腰侧屈到最大的限度,肩关节和髋关节固定,不要转体,两腿直立。颈和腰部产生酸胀感,并放射至肩、臂、手指。容易做错的动作是两臂不直,屈膝,肩关节与上肢成角或转体等。

【作用】

主要是锻炼腰部两侧的肌肉和骶棘肌、腰方肌、背阔肌等,使脊柱得到拔伸、侧屈,起到正骨理筋的效应。适应于颈、腰僵硬,肩、肘关节及脊柱活动不便,脊柱侧弯等。

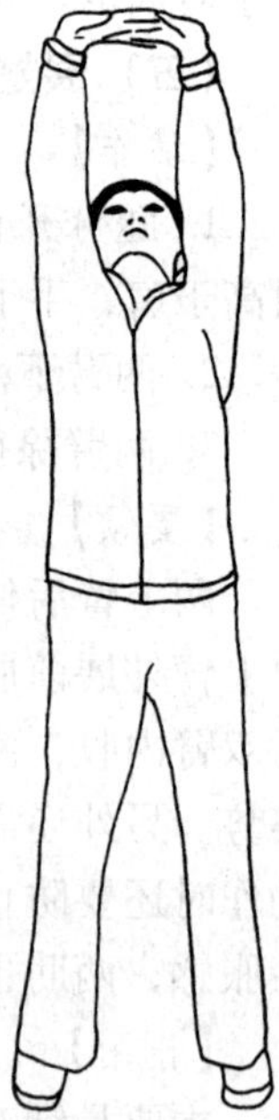

图2-58 双手托天

(二)转腰推掌(图2-59)

【动作】

1. 双腿平行站立与肩同宽,双手握拳抱于腰间。

2. 右手由拳变掌,从腰间向前推出,掌心朝前,同时,上身左转,

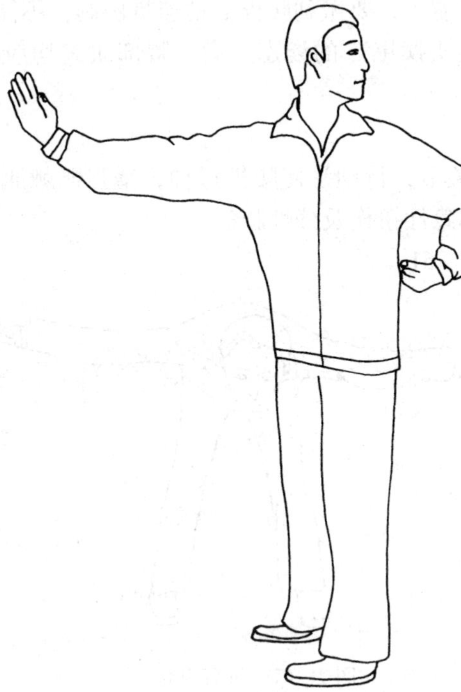

图 2－59 转腰推掌

左肘向左侧方顶与右臂成直线，眼视左后方。

3. 然后换左手做，方法与右手相同，再缓慢双手从腰间放下到两侧。

【要领】

上身正直，不能前倾后仰，转腰同时一臂向侧推掌，另一臂屈肘尽量向侧顶，使腰部旋转达到最大幅度，这时两臂成一直线，两腿要伸直，转腰时，眼向后看。当推掌转体时，腰、肩、颈、背有酸胀感。容易做错的动作是上身不直，向前倾斜，重心向左右移动，或两臂不成直线。

【作用】

主要是锻炼腰椎两侧的肌肉，如多裂肌等，以及腰椎体旋转能力，达到增强腰肌，提高腰椎稳定性，有助于矫正腰椎侧弯。用于颈、腰痛伴有手臂麻木、肌肉萎缩等。

（三）叉腰旋转（图 2－60）

【动作】

1. 双腿平行站立与肩同宽，两手叉腰。

2. 两手依次用力推动骨盆，向左、前、右、后、左，作顺时针方向环绕运动。

3. 然后，换一方向，作逆时针方向环绕运动。

【要领】

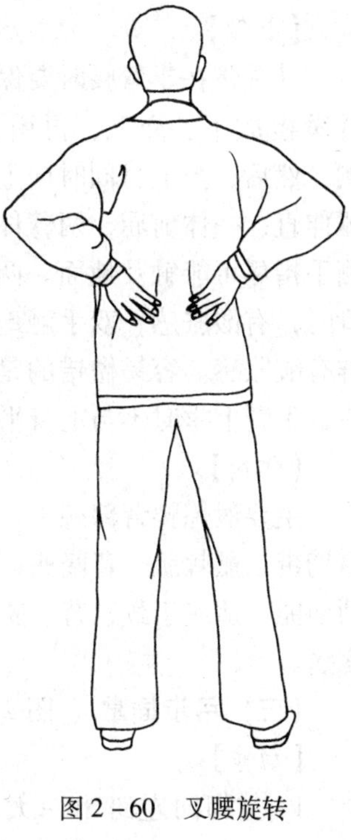

图 2－60 叉腰旋转

腰部过伸转动的幅度要尽可能大，骨盆与腰椎转动时，头部及上身的活动幅度尽可能小，要做到腰椎活动连贯协调，不能断断续续，并注意两腿伸直，不能屈膝或做成“摇头摆尾”的姿态。肩、腰部肌肉均应放松，要有张有弛，以达到松紧结合。

【作用】

主要是滑利4、5腰椎关节，特别是使腰椎过伸，增强骶棘肌肌力，有利于保持或矫正腰椎生理弧度。用于腰部急性扭伤及慢性腰痛。

（四）展臂弯腰（图2－61）

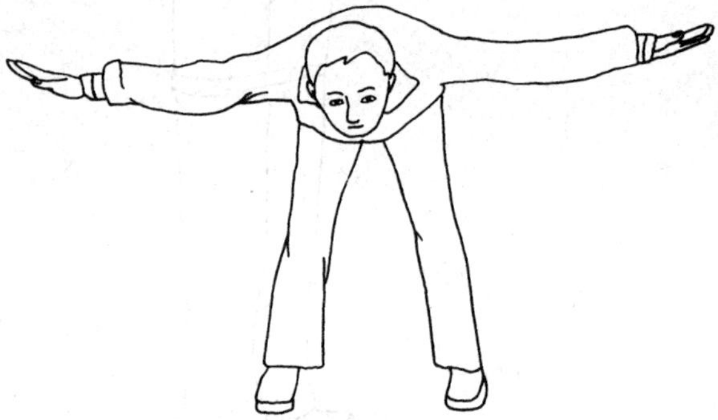

图2－61　展臂弯腰

【动作】

1. 分腿平行站立与肩同宽，两手于腹前交叉。两臂前上举至头顶，抬头挺胸收腹。

2. 两臂经体侧下落至平举，转掌心向下，两手翻掌同时上身挺腰前屈。

3. 两臂体前交叉，然后站立起身。

【要领】

其关键在于弯腰时要保持两侧及肩部平行和放松，并与上身同时前弯及注意抬头，手臂缓慢放下、交叉，再由两臂上提至耳侧，然后，与上身同时向上挺直，还需两腿伸直，一体前屈，两臂体前交叉时，两侧手指尽可能触及地面。两臂上举眼视手背时，有酸胀感，双手触地时，两腿后肌群有酸胀感。容易做错的是上臂紧张、低头，手臂上举时不与上身平行。

【作用】

主要锻炼腰背部棘上、棘间韧带、后纵韧带、骶棘肌、背阔肌以及腰椎关节活动功能。适应于颈、背、腰部筋伤的酸胀疼痛。

（五）弓步插掌（图2－62）

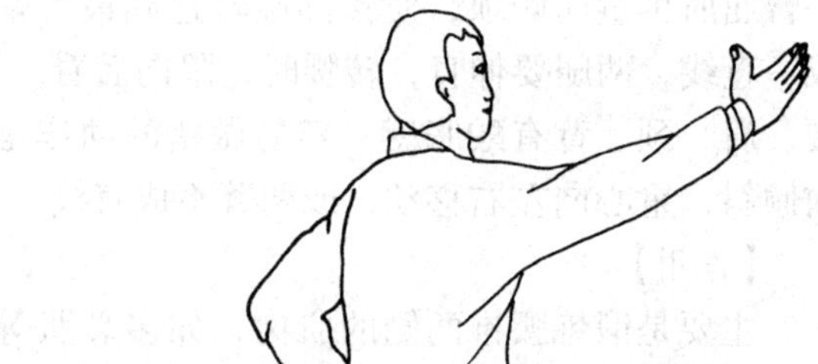

图2－62　弓步插掌

【动作】

1. 左脚向左跨出一大步，身体左转成左弓箭步，双手握拳抱于腰部。

2. 右拳变掌从腰间向前插掌，大拇指朝上，其他手指朝前。

3. 然后，身体右转成右弓箭步插左掌，方法与右手相同。

【要领】

两腿开步要大，弓步要稳，上身保持正直，插掌手臂的大拇指尖高度要与头顶相平，后腰挺直，踝关节不能转动，同时另一手臂屈肘向后顶，然后两臂在相反方向使用内劲，在腰部即能做出旋转力矩来，加强腰部肌肉的得气感，即要求做到三直，即腰直、腿直、臂直。容易做错的动作是弓步小，上身前倾，插掌臂过高或过低，后腿屈曲及踝关节内旋等。

【作用】

本法是从推拿手法中的扳法演变出来的，主要锻炼腰、臀、腿部的肌肉韧带及脊椎旋转功能，有利于矫正脊椎小关节紊乱、滑膜嵌顿等。主要用于颈、肩背及腰的脊椎小关节紊乱。

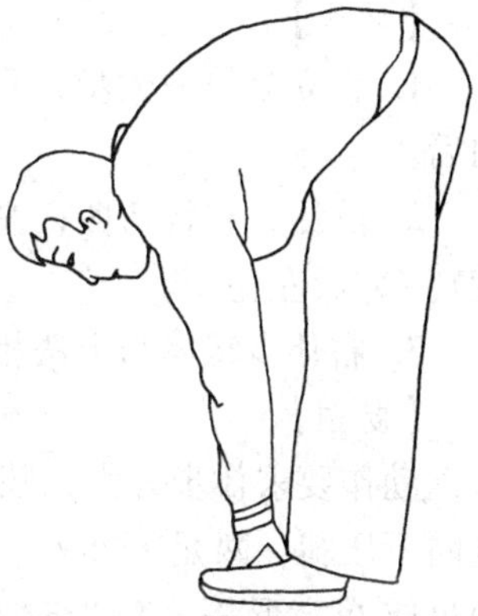

图 2－63 双手攀足

（六）双手攀足（图 2－63）

【动作】

1. 立正，双手手指交叉于上腹前，掌心向上，两手经脸前翻掌上托至头顶，目视手背。

2. 上身弯腰前屈，掌心朝下按住足背。

3. 然后，翻掌心朝上，起身使身体正直。

【要领】

要求上身前屈，同时抬头，两臂紧靠耳旁，徐徐攀足，然后稍一停顿，再还原成立正姿势，并须注意两腿要伸直，两掌要尽可能触及足背，动作连贯协调。两臂上举时，颈、腰部有酸胀感受，当弯腰手掌触脚背时，腰、腿部有酸胀感。容易做错的动作是先双手下攀，然后上身前屈，两个动作不在同时进行或屈膝低头。

【作用】

主要是牵伸腰椎部棘间韧带、棘上韧带、后纵韧带及锻炼骶棘肌、背阔肌、腰大肌以及下腿部的肌肉等。适应于腰、腿软组织劳损，转腰不便，脊椎侧突，腿部酸痛麻木及屈伸不便等。

第三套 防治臀腿痛的练功法

（一）左右转膝（图 2－64）

【动作】

1. 上身前屈，屈髋屈膝，两手手指相对扶膝，目视前下方。

2. 双手推动膝关节作左、前、右、后、左的顺时针方向环绕运动。

3. 然后，再逆时针方向环绕运动。

【要领】

转膝时宜缓慢连贯有劲地进行，环转幅度尽可能要大。在转膝时，膝、踝关节内要有酸胀感。容易做错的动作是只做前后屈

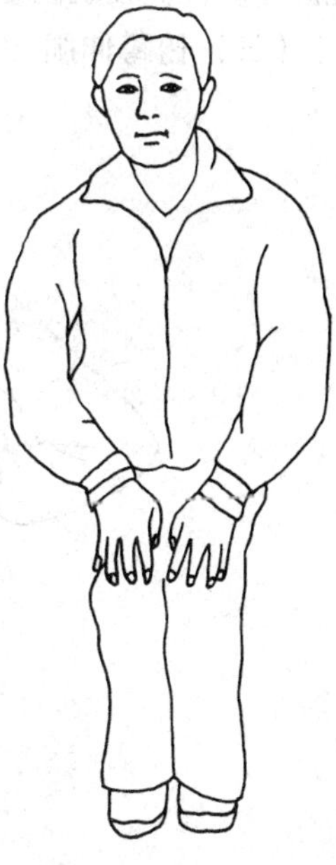

图 2－64 左右转膝

伸，转动时脚跟提起、快慢不匀或两足分开。

【作用】

主要是滑利下肢三大关节，特别是锻炼膝关节的活动功能，并能加强股四头肌及小腿部肌肉的力量。有利于增进膝关节内外侧韧带的柔韧性，提高膝关节的稳定作用。适应于膝、踝关节酸痛、无力，膝关节内外侧副韧带损伤等。

（二）仆步转体（图2－65）

【动作】

1. 直立分腿一大步，双手叉腰，掌心向下，拇指向后。

2. 然后，右腿弯曲，左腿成仆步，同时上身向左旋转45°成左仆步。

3. 右仆步转体与上法相同。

【要领】

动作要求仆步开大，膝盖与足尖垂直，上身尽可能向下压腿，两足开步小，下蹲不够低，上身倾斜，两足成八字形等。仆步时伸直腿的内收肌群有酸胀感，弯曲腿的股四头肌有酸胀感。

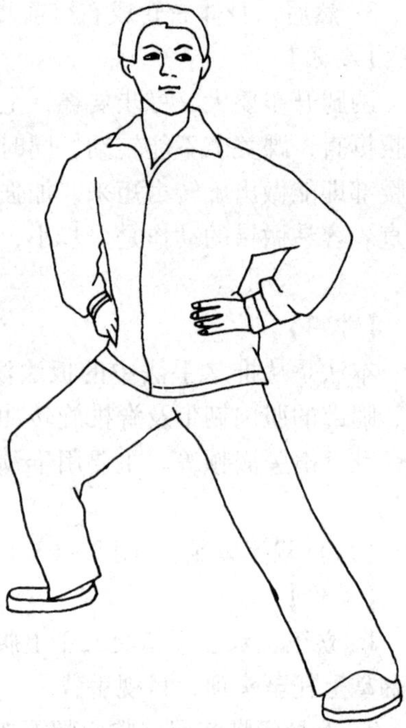

图2－65 仆步转体

【作用】

主要锻炼内收肌和股四头肌肌力，加强下肢的外展内收功能，提高髋关节的稳定性。适应于腰、臀、腿痛，髋、膝、踝关节活动不利，内收肌劳损，下肢肌肉萎缩，行走不便，如梨状肌综合征、中风偏瘫等。

（三）俯蹲伸腿（图2－66）

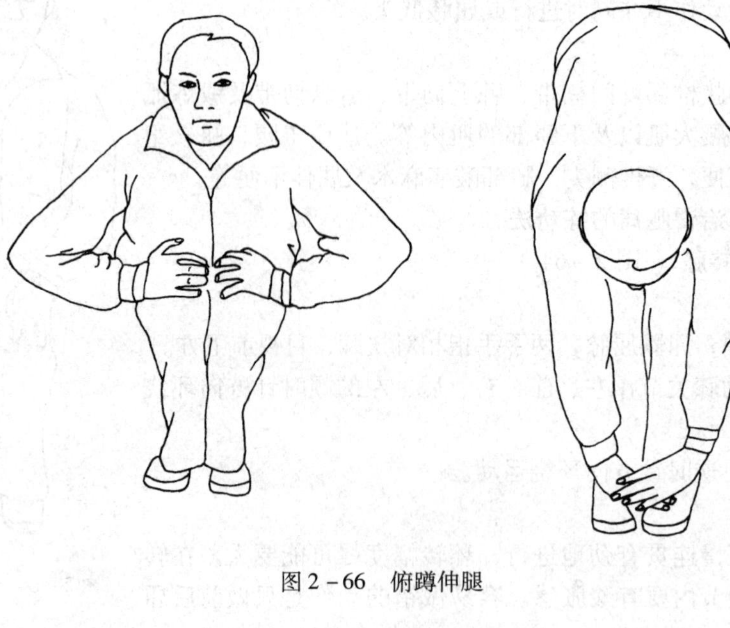

图2－66 俯蹲伸腿

【动作】

1. 立正，上身前屈，两手扶膝腿伸直，屈膝全蹲，两手扶膝，指尖相对。

2. 然后，两手掌贴脚背，再伸直两腿。

3. 再起身使身体正直，两手放于体侧。

【要领】

两腿并拢，下蹲时臀腿部肌肉尽可能放松，目视前方，伸腿时，两腿伸直，两手尽可能按住脚背，全蹲时，大腿的前肌群及膝关节有酸胀感，伸直时，大小腿的后肌群酸胀感加重。容易做错的动作是，两足分开，下蹲时臀部及足跟抬起，低头或体位不正确。

【作用】

本节动作是从推拿手法中演变出来的，主要是锻炼臀大肌、股二头肌、半膜肌、半腱肌以及腓肠肌的肌力，因此，对髋、膝关节活动不便，下肢屈伸困难而引起的下肢萎缩及坐骨神经痛有良好疗效。

（四）扶膝托掌（图2-67）

【动作】

1. 分腿直立宽于肩成中开步，上身前屈，右手扶左膝。

2. 上身挺直，屈双膝成马步，左臂经体前上举成托掌，目视手背。

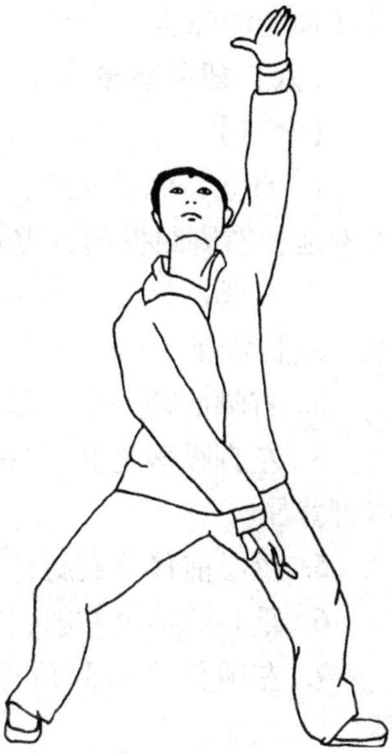

图2-67 扶膝托掌

3. 上身前屈，两腿伸直，左手扶右膝，与右手交叉，再做右手。

【要领】

两腿分开，步开宽于肩，扶膝手贴在膝关节处。当小视手背时，颈、肩、腰、腿部均有酸胀感。容易做错的动作是马步开得过小，上身倾斜，屈肘，臀部突出，腰部不正。

【作用】

主要锻炼股四头肌的力量，加强下肢三大关节的稳定性。适应于颈、肩、腰、腿酸胀痛及下肢肌肉萎缩等。

（五）胸前抱膝（图2-68）

【动作】

1. 立正，左脚向前一步，身体重心移至左腿，右脚跟提起，同时两臂前上举，手心向前，抬头挺胸。

2. 两臂经体侧下落，同时提右膝，双手紧抱右膝于胸前，左腿伸直。

3. 还原成立正姿势，再换右脚做。

【要领】

上肢上举伸直同时抬头，抱膝尽量向胸部靠拢，重心要稳定。当抱膝时，支撑腿的后肌群及抱膝的前肌群均有酸胀感。容易做错的动作是起步太大，上肢屈曲，抱膝时弯腰，立腿呈屈膝，引起上肢摇晃

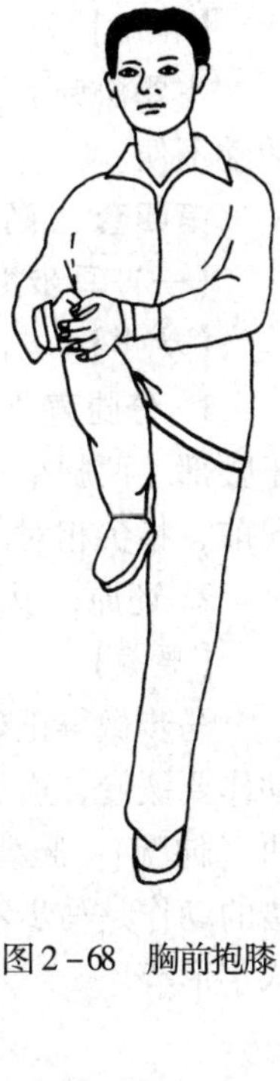

图2-68 胸前抱膝

不稳。

【作用】

本节动作主要是锻炼臀大肌及下肢伸肌群的力量，提高人体平衡能力，加强髋关节的屈伸功能，适应于髋关节酸痛及屈伸功能障碍。

（六）雄关漫步（图2－69）

【动作】

1. 直立，两手叉腰，大拇指朝后，左腿前进一步，足跟先着地，右脚跟提起，重心移到左腿。

2. 右脚跟落地，稍屈右膝，重心后移至右腿，左脚跟着地，左脚背屈。

3. 右脚前跨一步，重心移至右腿，左脚跟提起。

4. 左脚跟落地稍屈左膝，重心移至左腿，右脚跟着地，右脚背屈。

5. 重心前移至右腿，左脚跟提起。

6. 重心后移至左腿，左腿屈膝，右脚跟着地。

7. 左腿伸直右脚后退一步，稍屈右膝，重心后移至右腿。

8. 还原成立正姿势，第二个八拍右脚前进一步开始。

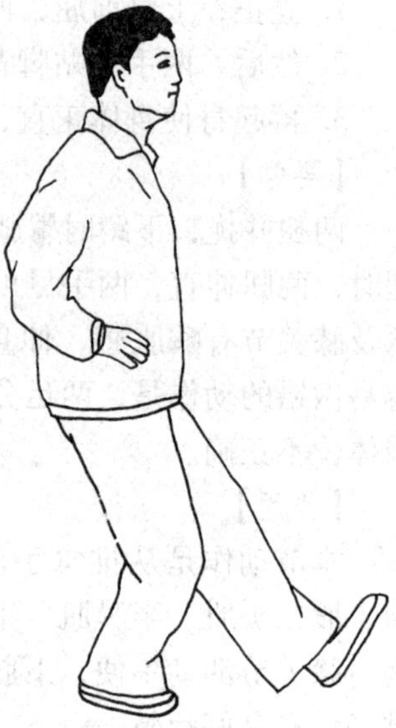

图2－69 雄关漫步

【要领】

虚步和实步要分清，上身保持正直，挺胸，面向前方，重心随着实步移动，虚步一足必须背屈。重心在左腿时，左腿及右踝酸胀，重心在右腿时，右腿及左踝酸胀。容易做错的动作是步子不分虚实。

【作用】

主要协调下肢肌肉功能，适应于下肢酸痛，关节活动不便。

第四套　防治四肢关节疼痛的练功法

（一）马步推掌（图2－70）

【动作】

1. 分腿直立，稍宽于肩，成中开步，两手握拳于腰部。两腿呈马步，同时两臂内旋向前推掌，掌心向前，指尖相对。

2. 还原，反复练习。

【要领】

马步做得正确，上身要挺直，双手向前推掌时，动作要缓慢、连贯、用劲，不能屈肘，腕关节尽力背曲（伸腕）。腕背及两腿股四头肌有酸胀感。容易做错的动作是马步不正确，如身体前倾、歪斜、两足呈八字形等。

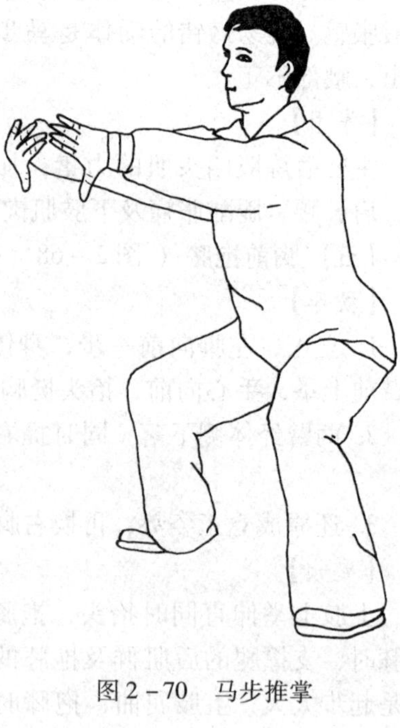

图2－70 马步推掌

【作用】

主要是锻炼上肢的肘、腕、指关节及下肢髋、膝、踝、趾关节活动，特别是加强腕、肘及膝关节的韧带、肌腱的作用，同时增加了臂力和腿力。适应于四肢关节酸痛，特别是膝关节酸痛。

（二）歇步推掌（图2－71）

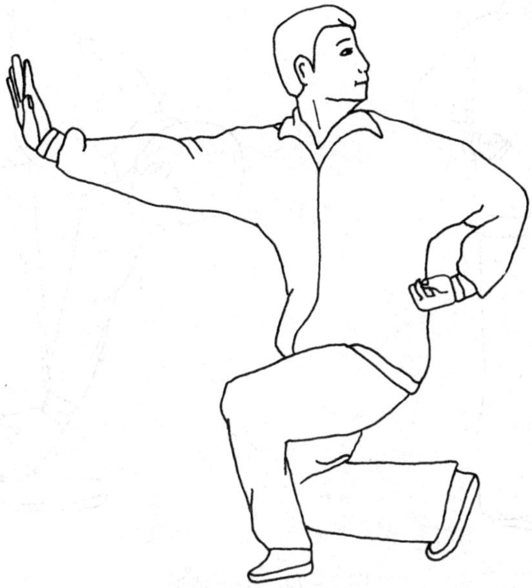

图2－71 歇步推掌

【动作】

1. 分腿直立，稍宽于肩，两手握拳于腰部。上身左后转，右足内旋45°，左足外旋180°。

2. 下蹲成歇步。

3. 右手向右侧推掌，左肘向左侧顶，目视左侧。

4. 还原成站立姿势后，再反方向做。

【要领】

要求歇步做得正确，膝、踝关节和腿部有明显酸胀感。由于歇步动作的难度较高，初练者不易把身体重心保持在人体的中轴上，常发生腿部摇摆不定、身体歪斜等情况，故锻炼时主要掌握重心。

【作用】

主要是锻炼下肢三大关节（髋、膝、踝）屈伸运动。适应于四肢关节及颈、肩、腰、腿酸痛。

（三）上下疏通（图2－72）

【动作】

1. 直立，两手轻握拳于腰部，拳心向上。右手上托，掌心向上，目视手背。

2. 上身向左转90°。

3. 上身前屈，同时右手从髋部用掌心摸到左脚外侧。

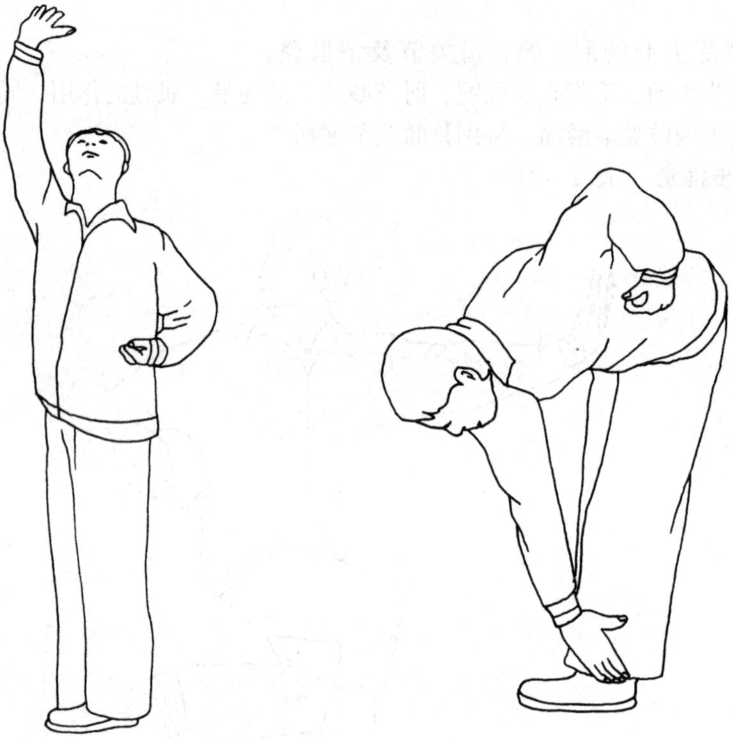

图 2－72　上下疏通

4. 上身右转，同时右手掌抚摸两脚背沿右腿外侧。

5. 还原成立正姿势，反方向再作。

【要领】

托掌时上身要正直，眼看手背，转腰时不能屈肘，弯腰时要抬头，两足并拢。肩、背、腰、腿有酸胀感。容易做错的动作是呼吸与动作不配合，屈膝、提臂不直，身体歪斜。

【作用】

通过活动四肢关节，疏导全身气血，使上下通达以治其本。适应于肩、背、腰、腿酸痛。

（四）转体回头（图 2－73）

【动作】

1. 直立分腿一大步，两手握拳于腰部。上身向左后转，右足内旋45°，左足外旋150°。

2. 屈左膝成弓步。

3. 右臂向前方推掌，与右腿成直线，左肘向后顶，向左转体回头。

4. 还原成立正姿势，反方向再作。

【要领】

要求在转体回头，手臂向前向上伸展时，肘

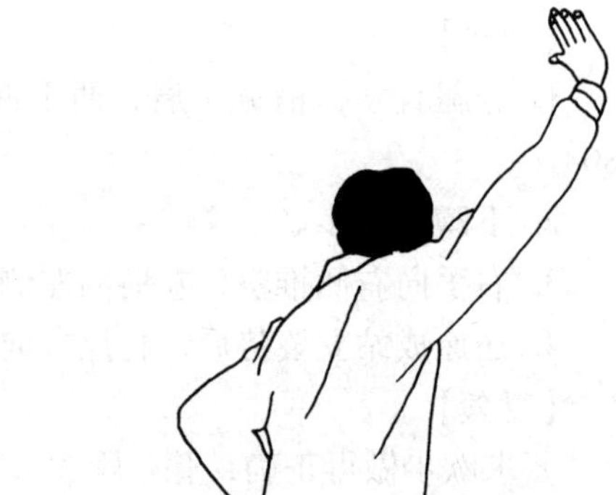

图 2－73　转体回头

部不能屈曲，弓步要做得正确。在另一侧下肢要伸直，不可屈膝，足跟要着地。颈、肩、腰、腿有酸胀感。容易做错的动作是足跟悬空，身体歪斜。

【作用】

主要锻炼上肢腕、肘关节以及下肢膝、踝关节的功能，以及上下肢各关节的协调作用。适应于四肢关节及颈、肩、腰、背酸痛。

（五）左右蹬腿（图2－74）

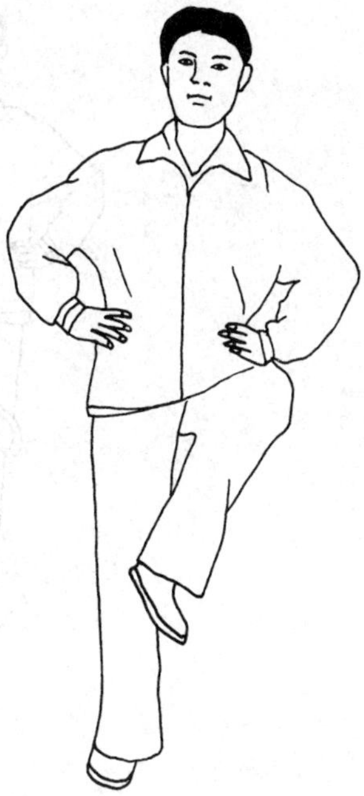

图2－74 左右蹬腿

【动作】

1. 分腿直立，稍宽于肩，两手叉腰，大拇指向后，左腿屈膝上提，然后向右前下方蹬腿。

2. 还原成立正姿势，换右腿做。

【要领】

在蹬腿时掌握好身体重心，缓缓连贯地进行，才能使经络系统调节功能得到提高，气随血行，畅通无阻，收到“气至效至”的结果。要求腿部有酸胀感。容易做错的动作是站立不稳，身体歪斜，重心掌握不好，踢腿时，足背屈不够等。

【作用】

主要滑利下肢膝、踝、跖、趾关节，并增强下肢各组肌肉力量，适应于髌下脂肪垫劳损、膝关节酸痛、下肢各关节活动不利及肌肉无力、萎缩等。

（六）四面踢毽（图2－75）

【动作】

1. 直立，两手叉腰，大拇指向后。踢左膝同时内脚背上踢。

2. 提右膝同时内脚背上踢。

3. 左外脚背屈膝上踢。

4. 右外脚背屈膝上踢。

5. 提左膝前踢。

6. 提右膝前踢。

7. 屈左膝，脚跟后踢同步。

8. 屈右膝，脚跟后踢同步。

【要领】

充分利用内劲，使下肢各组肌肉得到全面发展，并增强肌力，要求腿部有酸胀感。容易做错的动作是身体歪斜，站立不稳，下肢踢腿无力。

【作用】

主要是锻炼髋、膝、踝三大关节的前、后、左、右各个角度活动功能，同时增强各关节的稳定作用，适应于髋、膝关节，下肢无力等。

第五套 防治内脏功能紊乱的练功法

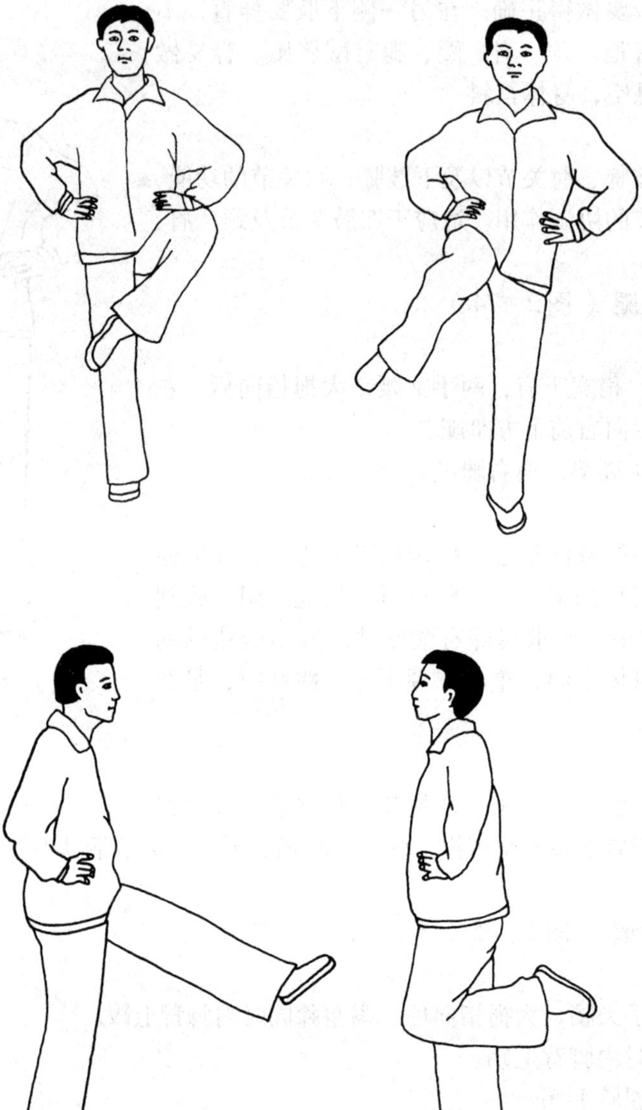

图2－75　四面踢毽

人体躯干部胸腹腔内有心、肝、脾、肺、肾、及胃、肠等器官。它们都具有不同的功能，一旦发生病变，常可出现多种不同的功能紊能现象，并引起相应的病症。本套练功法适应于以下几种疾病：

1. 高血压：大都是原发性，部分继发于肾或内分泌等系统疾病。40岁以上的年龄组比较多见，好发于肥胖或魁梧体型。患者常有头晕、头痛、眼花、上肢麻木、心悸、气急等，病程晚期可并发脑血管及冠状动脉硬化。

2. 冠心病：由于冠状动脉粥样硬化使心脏供血不足，因而出现胸闷、心悸、心前区紧压感、气急等，并可发生心绞痛。

3. 胃肠功能紊乱：本病属于功能性的疾病，常表现为腹胀、嗳气、嗳酸、食欲减退、消化不良、腹泻、便秘等症状。

4. 神经官能症：可表现为各个系统功能紊乱，较常见的症状有头昏、头痛、眼花、耳鸣、失眠、健忘、神经过敏、焦虑，以及心悸、气急、乏力等。

本套练功法是针对上述疾病而设计的。通过自我按摩经络穴位，活动四肢关节，调节脏腑功能，促使体内气血运行畅通，以达到改善内脏功能的目的。

（一）摩面理头

【动作】

1. 用中指分推前额，再按揉太阳穴，然后从地仓往上经迎香、鼻通、睛明、攒竹、阳白，至太阳穴，进行两揉一按。

2. 指掌面进行螺旋式的旋摩面部，从中向外、从下向上。

3. 五指按揉、捏拿头部从头前侧至头枕部的风池穴。

4. 用指甲从前向后进行干梳头，再左右手交替捏拿颈肌。

【要领】

用指按揉时要求穴位要准，力量以得气即可，同时在操作时心要静，排除杂念，呼吸自然，让头面部有温暖、舒适感。

【作用】

通过自我按摩能疏通经络，调和气血，起到止痛、安神、聪耳、明目的作用。主要是针对神经衰弱、失眠、头晕、心悸、迎风流泪等。

（二）按摩胸腹

【动作】

1. 以双手掌面从胸部向腹部进行轻轻的抚摩。

2. 两手相叠于上腹部（左手掌心压在右手掌背上）进行环旋的揉摩，幅度由小到大，进行顺时针或逆时针操作。

3. 进行深呼吸，两手掌按住腹部肚脐，手随着腹部起伏进行按压。

【要领】

思想集中，手向下或旋摩时动作要缓慢，按压腹部时，随呼吸进行操作，即按压时腹部凹陷，放松时腹部隆起。注意不要用力过猛，深呼吸要慢、匀、长，不可闭气。

【作用】

可以疏通胸腹部的经络，提高肝、胃、脾等诸脏腑的功能，起到调理脾胃、疏通气机的作用。用于胃肠功能紊乱、食欲不振、慢性腹泻、胃痛、便秘、妇女小腹痛等。

（三）转腰正脊

【动作】

1. 分腿直立，稍宽于肩。右掌上举抱住颈项部，左臂内旋，手背贴于腰部，同时身体向左旋转，头也左转眼视后方。

2. 然后，换手，左掌上举抱住颈项部，右臂内旋，手背贴于腰部，同时身体向右旋转，头也右转眼视后方。

【要领】

转动时呼吸自然，缓慢进行，使颈项、腰背部肌肉有紧张感。

【作用】

疏通督脉、膀胱经的气血运行。适应于头晕、头痛、失眠、心悸、腰痛等。

(四) 托掌提膝

【动作】

1. 立正，两手握拳于腰部，然后，重心移至左脚，左手向上举，并翻仰掌上托，右拳变掌向下按，同时屈髋提右膝。

2. 还原立正姿势后，重心移至右脚，右手向上举，并翻仰掌上托，左拳变掌向下按，同时屈髋提左膝。

【要领】

要求腿功要好，能站稳，对初学者不一定要做得符合标准，只要能坚持锻炼即可，另外，在托掌时身体不可偏斜。

【作用】

做这一动作时，由于胸腹部肌肉得到牵伸，增大横膈活动的幅度，有提高心肺功能、改善气血运行、调理三焦的作用。适应于眩晕、气短、多汗、食欲不振、脘腹胀痛、大便溏泻、腰脊四肢筋骨酸痛等。

(五) 转腰俯仰

【动作】

1. 两手翻掌上托（虎口相对张开，目视手背）。

2. 两臂经体侧下落，两手叉腰（大拇指向前，左右中指尖向后），上身向左后转，目视后方。

3. 然后，上身向右后转，再进行前俯和后仰。

【要领】

转体和俯仰时，呼吸要自然，动作要缓慢，注意两腿不要弯曲、动作与呼吸相协调。

【作用】

利用转腰锻炼腹壁及腰部肌肉，起到调理脾胃、固肾强腰的作用。适应于肾气虚弱、疲乏、头晕、眼花、耳鸣等。

(六) 展臂舒胸

【动作】

1. 两掌向下，两臂经体前交叉，然后上举，抬头提脚跟，同时吸气。

2. 两臂下落经体前原路返回，足跟落地，同时呼气。

【要领】

两臂交叉经体前上举时，两臂要直，同时须提足跟，呼吸缓慢均匀、深长自然。

【作用】

主要是扩胸运动，通过展臂提足跟，起到提高心肺功能、消除疲劳的作用。适应于呼吸不畅，胸闷、气急、气管炎等呼吸系统或循环系统疾患。

第三章 推拿手法

推拿手法，是指以手或肢体某一部位，按规范动作刺激受术者体表或活动其肢体，使其机体产生各种效应，从而达到治病、康复、保健目的的各种操作方法。推拿手法具有技巧和功夫的特性，又具有治病、康复、保健的作用，它不等同于简单的日常行为动作，也有别于粗暴的强拉硬扳。

推拿手法应具备持久、有力、均匀、柔和、深透、连贯、协调七个方面的基本要求。所谓持久，是指手法在应用中，应根据需要持续操作一定的时间；有力，是指手法在应用中，应该具有适宜的力量，其力量大小的掌握视受术者年龄、体质、病情及受术部位等具体情况而定；均匀，是指手法在反复操作同一动作时，应具有节律性，并且频率、力量始终保持一致；柔和，是指手法动作要轻快自如，不能生硬蛮动；深透，是指手法的力量要达到应受刺激的位置，使机体能产生预计的效应；连贯，是指两种以上不同手法连续操作时，动作先后连接要自如，衔接要自然；协调，是指多种手法分别在同一受术者体表操作时，要运用有序，配合得当。这些基本要求之间互相联系，相辅相成。因此，要掌握好手法操作技能，必须经过较长时间训练和一定时间的岗位实践才能达到。

推拿手法种类繁多，因时代变迁、地域相隔等多种原因，手法命名较为混乱。有同一种操作方法而名称不一者；也有名称相同而操作方法不同者。传统手法的命名，有依据动作形态而命名的，如按法、摩法、擦法等；有按手法作用而命名的，如开法、理法等。目前一般采用以动作形态命名的方法，对暂不能选择较准确行为动词或动作词组来命名的一些手法，仍沿用传统的较通用的名称。

第一节 基本手法

基本手法也叫单式手法，是指手法的操作以某一单独基本动作为主的推拿手法，它们是推拿的基础手法。按照手法的刺激方式及动作形式分为：按压类手法、摩擦类手法、捏拿类手法、搓揉类手法、滚压类手法、振动类手法、拍击类手法、活动关节类手法八类。

一、按压类手法

按压类手法是以压抑动作为主，从受术部位表面向深部垂直施加压力的一类手法。包括按法、点法、掐法、肘压法、一指禅推法。

（一）按法

用拇指指腹或掌面由受术部位表面向内部逐渐垂直施加压力，按而留之，称按法。

【操作程序】

1. 拇指按法

（1）拇指伸直，以指腹接触受术部位或穴位，其余四指半握拳，或以四指指尖附着于外侧附近皮肤，起稳定拇指作用。

（2）向受术部位内部逐渐垂直施加压力，并保持一定时间（图3－1）。

（3）若单指指力不足时，可用另一手拇指指腹叠按于施术拇指指背，协同用力增加力量。

2. 掌按法

（1）五指自然伸直，使掌面伸平。背屈腕关节，以全掌面接触受术部位。

（2）全掌（也有主要以掌根）向受术部位逐渐垂直施加压力，使力量向组织内部渗透，形成压力刺激，并保持一定时间。

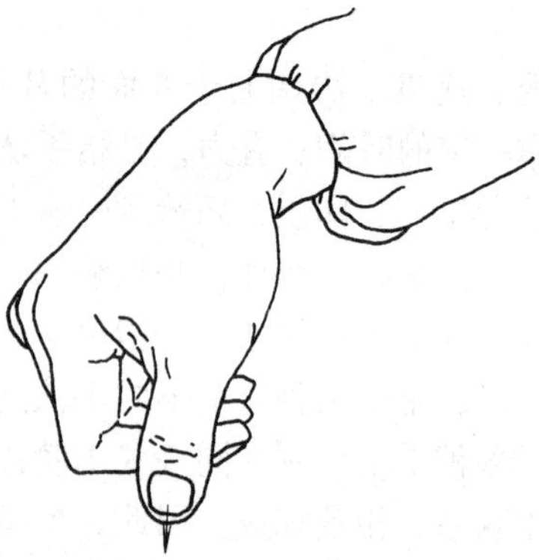

图3－1 拇指按法

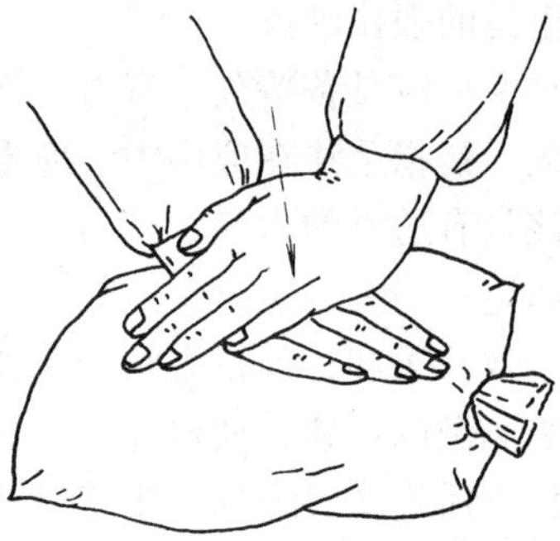

图3－2 掌按法

（3）减轻压力，复原到开始姿势，再重复下压。单手压力不足时，可用另一手掌叠于原手背上增加力量。或将肘关节伸直，使前臂与掌垂直，身体前倾，增加力量（图3－2）。

【注意事项】

1. 用力要由轻到重，逐渐增加，不宜用迅猛暴力，以免造成组织损伤，或使患者形成保护性肌紧张，影响力量深透。

2. 在逐渐加力过程中，注意使力量向组织内深透，以病人有酸、胀、麻、热等感觉为度。用力方向不宜改变。

3. 对年老体弱及骨质疏松者，在背部施用掌按法时力量宜轻。

4. 操作结束时，不宜突然松手，应逐渐减轻压力，离开皮肤。

【临床应用】

拇指按法临床应用较广，主要适用于穴位及反应压痛点。具有行经气、散血瘀、止疼痛的作用。按穴位一般具有该穴位的主治作用。临床应用时，可与指揉法协同应用，以增强其刺激量和柔和感，用于治疗一些疼痛性病症及气滞性病症。

掌按法因接触面大，主要适用于腰背及下肢部，具有温中散寒，疏松筋经等作用。配合擦法等用以治疗各种急慢性腰肌劳损、腰背部及下肢肌肉紧张性疼痛，功能性脊柱侧突或后突畸形等病症。

（二）点法

以拇指指尖或屈指指间关节向受术部位垂直施加压力，称点法。

【操作程序】

1. 拇指点法

（1）拇指远节指腹按于食指中节桡侧缘，形成握空拳状。

（2）拇指指尖按压于受术部位，向其内部垂直施加压力，形成较强的压力刺激（图3-3）。

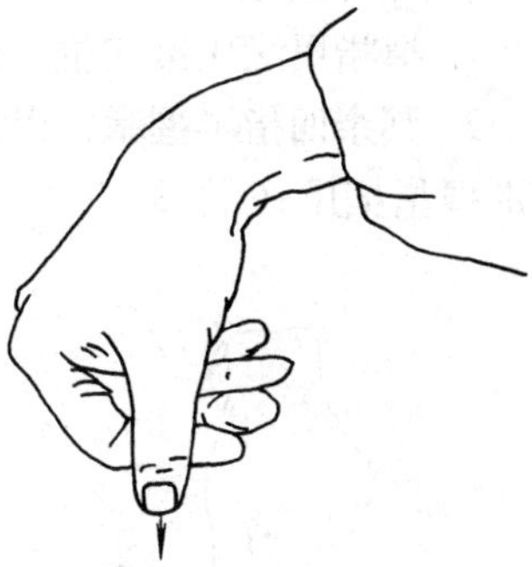

图3-3 拇指点法

2. 屈拇指点法

（1）手握拳，以拇指指端抵于食指中节桡侧缘，使拇指指间关节屈曲。

（2）以拇指指间关节桡侧突起处按压于受术部位，向其内部垂直施加压力，形成较强的压力刺激（图3-4）。

3. 屈食指点法

（1）四指屈曲，拇指屈曲后以其远节尺侧缘紧抵住食指指甲部，形成拇指屈曲在外的握拳状。

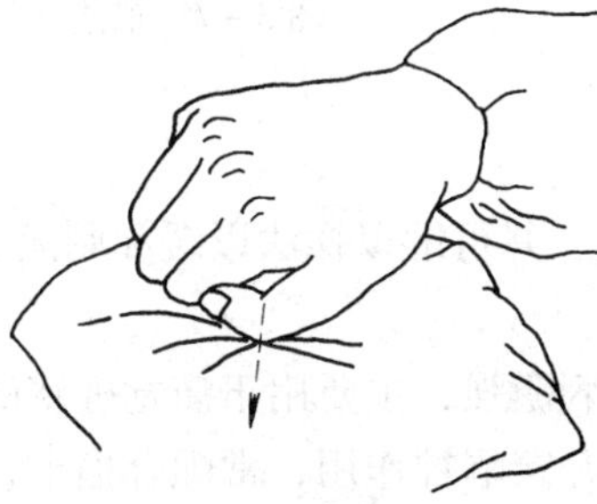

图3-4 屈拇指点法

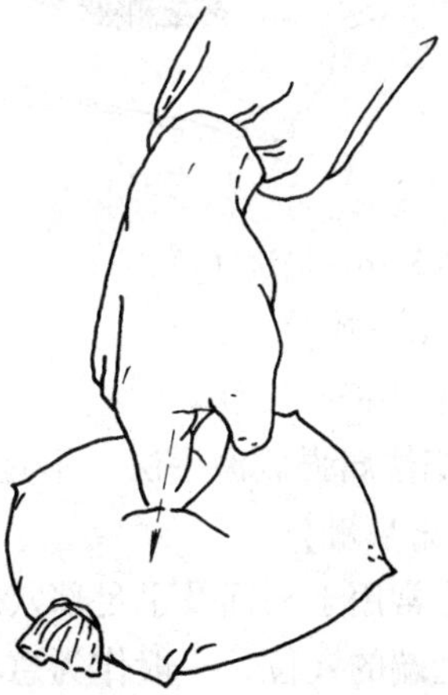

图3-5 屈食指点法

（2）以食指近端指间关节突起处按于受术部位，向其内部垂直施加压力，形成较强的压力刺激（图3-5）。

【注意事项】

1. 操作拇指点法时，拇指远节指腹必须紧按于食指中节桡侧，以免形成晃动或形成拇指指间关节屈曲。

2. 屈指点法以屈曲的指间关节刺激受术部位，手法刚健强硬，压强大，刺激强，力量宜由轻到重，并注意控制，不宜机械地粗暴用力。年老体弱及孕妇慎用。

【临床应用】

点法具有着力点小，力量集中，刺激强的特点，主要适用于穴位，尤其适合于需要强刺激才能达到治疗效果的穴位及关节周围，故有“以指代针”之称。具有镇静止痛，开闭通塞，解除痉挛等作用。足部按摩的一些常用手法，大都由点法演变而来。

（三）掐法

以拇指甲缘压刺穴位形成强刺激，称掐法，也称切法、爪法。

【操作程序】

1. 拇指甲缘压准穴位，向其内部垂直方向施加力量，形成强刺激。

2. 其余四指半握拳，以食指中节桡侧缘稳定拇指（图3－6），或四指垫于穴位对侧辅助拇指掐压（图3－7）。

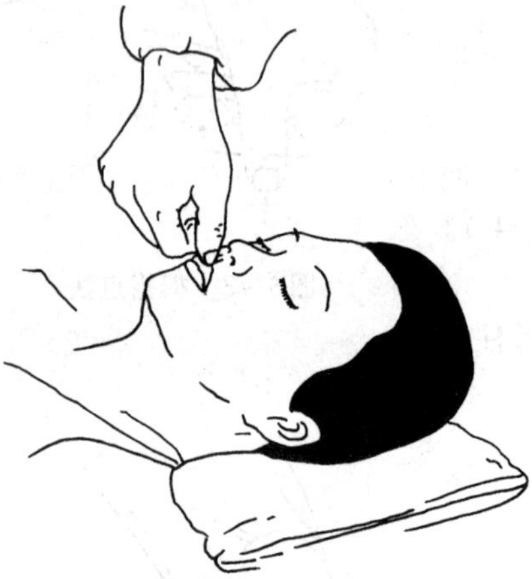

图3－6　掐法（1）

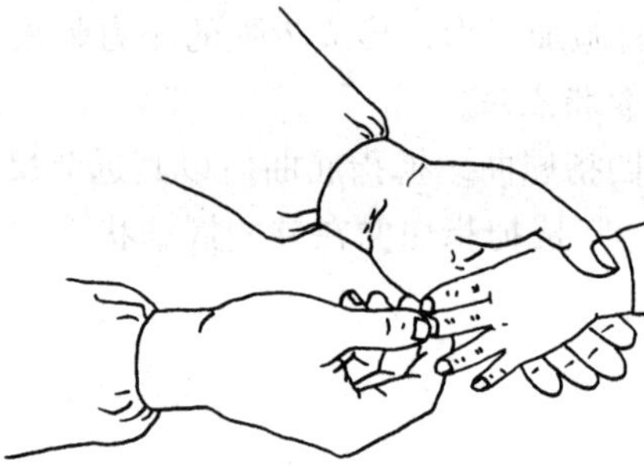

图3－7　掐法（2）

【注意事项】

1. 不要掐破皮肤。

2. 掐法属强刺激手法，不宜反复使用，中病即止，并可继以揉法以缓和刺激。

【临床应用】

本法常用于头面及手足部穴位，因其着力点小，刺激强，主要用于痛觉敏感的人中穴及肢体远端的穴位，一般作为急救手法。掐人中具有开窍醒神作用，常配合掐十宣、老龙等穴用于治疗各种原因引起的晕厥、昏迷。小儿推拿常配掐解溪、前承山等穴，用于治疗高热惊厥。掐四横纹、板门穴配合捏脊、摩腹、按揉足三里，常用于治疗小儿消化不良、营养不良及免疫功能低下等疾病，有类似中医儿科“割治疗法”的作用。

（四）肘压法

屈肘后以尺骨鹰嘴部向受术部位内部垂直施加较大的压力，形成强刺激，称肘压法。

【操作程序】

1. 屈肘、握拳、前臂外旋，拳心向内，以尺骨鹰嘴部着力于受术部位。

2. 上半身前倾，向受术部位内部垂直施加压力，形成较强刺激（图3－8）。

【注意事项】

1. 本手法力量大、刺激强，操作时应作有间歇的按压，不宜持续用力。

2. 施加压力要稳重和缓，不宜突然粗暴用力，以免患者形成反应性肌紧张，影响力量深透。

3. 年老体弱、骨质疏松者应注意控制压力，以患者能忍受和不形成损伤为度。

4. 操作时患者俯卧位，宜在胸前垫一软枕，使下压的反作用力分散。

【临床应用】

本法因力量大、刺激强等特点，适用于腰、臀、大腿后侧等肌肉厚实部位。具有疏筋通络等作用，常与㨰法、掌揉法配合用于治疗慢性腰肌劳损、纤维组织炎、脊柱小关节紊乱、强直性脊柱炎、梨状肌损伤等疾病。

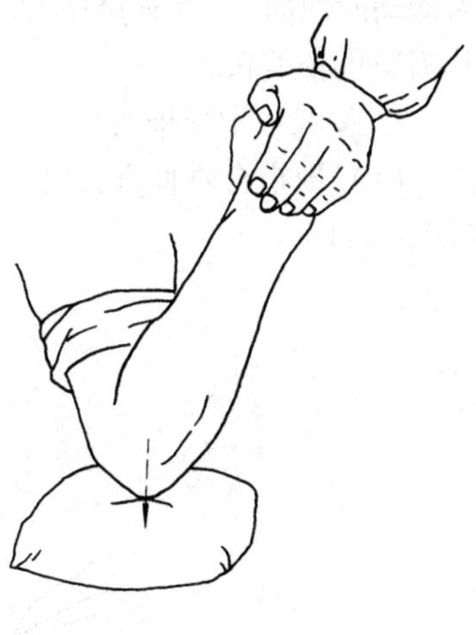

图 3-8　肘压法

（五）一指禅推法

用拇指指腹、指尖、桡侧偏峰按于受术部位或穴位，通过在屈腕姿势下的前臂摆动，对施术部位产生节律均匀、轻重交替的压力刺激，称一指禅推法。

【操作程序】

1. 指腹一指禅推法

（1）拇指自然伸直，其余四指握空拳，腕关节屈曲 90°～100°，以拇指指尖接触受术部位或穴位（图 3-9）。

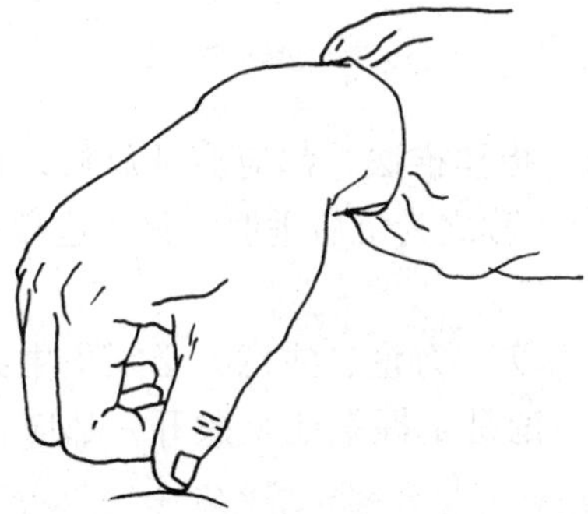

图 3-9　指腹一指禅推法（1）

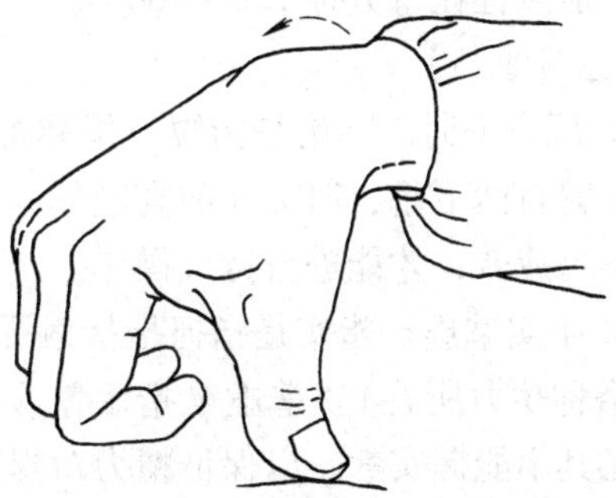

图 3-10　指腹一指禅推法（2）

（2）在肩部放松、上臂下垂、前臂旋前的基础上，通过肘关节屈伸，使前臂摆动。

（3）前臂向外摆动时拇指的接触部位由指尖过渡至指腹（图 3-10），前臂向内摆动时还原到动作开始的位置。如此均匀、有节律地摆动，使拇指指腹对施术部位形成轻重交替、持续不断的压力刺激。摆动频率掌握在每分钟 120～160 次。

（4）向外摆动为主动，力量大于向内摆动的力量。在摆动过程中，可使拇指指腹在向下加力时在受术部位产生较小的移位。

（5）另外，也有在上述操作方法基础上加以变化的操作方法，称指尖推法，即以拇指尖接触受术部位，在前臂摆动的同时，拇指指间关节随之屈伸（向外摆动时伸直，向内摆动时屈曲）。这种操作方法，由于多了一个关节参与活动，力的传导多了一次缓冲，其刺激也较柔和。

2. 偏峰一指禅推法

（1）拇指自然伸直，其余四指自然撒开，腕关节微屈，以拇指桡侧部接触受术部位（图 3－11）。

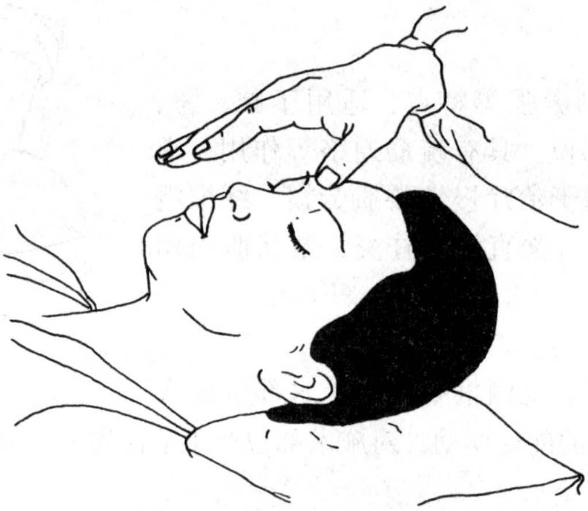

图 3－11 偏峰一指禅推法

（2）在肩部放松、上臂下垂、前臂旋前的基础上，通过肘关节屈伸使前臂摆动。

（3）通过前臂内、外摆动，腕关节作被动内收、外展活动，并带动拇指掌指关节形成小幅度的屈伸活动，使拇指桡侧对受术部位形成轻重交替的柔和的持续压力刺激。摆动频率一般掌握在每分钟 120～160 次。

【注意事项】

1. 沉肩垂肘。不论是指腹一指禅推法还是偏峰一指禅推法，都应肩部放松，自然下沉，上臂自然下垂，肘关节的高度低于腕关节的高度，称之为沉肩垂肘。只有这样上肢肌肉才不易疲劳，才能进行持久操作。

2. 指实掌虚。指实是指拇指接触受术的部位要着实，力量、注意力必须集中到这一点（俗称功力所在）。掌虚是指手掌及其余四指，不论是半握拳还是撒开，都应自然放松，尤其不能握实拳，以保证精力对拇指的专注。

3. 松腕。指腹一指禅推法腕关节应屈曲，偏峰一指禅推法腕关节微屈。两者在操作时都必须注意使腕关节放松，一般要求放松到腕关节能随着前臂摆动而被动地形成内收、外展活动。

4. 一指禅推法力量中等，其力的来源与沉肩、垂肘、指实有直接关系，操作时各个关节都处于屈曲或半屈曲状态，所以力的传导为间接传导，缓冲环节多，上肢每一块肌肉的活动都会对拇指的压力产生影响。要准确地掌握力量，做到轻而不浮，重而不滞，移动得心应手，必须经过较长时间的练习才能做到。因此，本手法一般先在米袋上及人体训练后，才能施用于临床。

【临床应用】

本手法刺激量中等，接触面较小，手法柔和深透，适应部位较广，全身各部基本上都适用。以经络、穴位、头面、胸腹应用较多。在经络、穴位施用，具有该经络、穴位的主治作用。内、外、妇、儿、伤科许多病症常选用本手法。本法常配合㨰法用于治疗肩关节周围炎、颈椎病、脑血管意外后遗症、强直性脊柱炎、风湿性关节炎、腰椎间盘突出症、坐骨神经炎等。配合按、揉、摩法用于治疗胃炎、胃十二指肠溃疡等引起的上腹部疼痛，胃肠功能紊乱，消化不良，慢性结肠炎，痛经，慢性盆腔炎等。配合拇指平推法、理筋法用于治疗踝关节、腕关节组织损伤及腰背部软组织损伤等。尤以治疗头痛、失眠、面神经炎、高血压病及消化系统疾病等见长。

附：缠法

指禅推法的摆动频率每分钟超过200次，即称缠法。缠法多用于颈部疾患及外科感染，如疖、痈初起。有活血散瘀、生肌托毒的作用。目前临床上主要用于颈部，常与指振法配合治疗扁桃体炎、咽喉炎等。

二、摩擦类手法

摩擦类手法，是手或物品按在受术部位皮肤上平行移动，以滑动摩擦为主要刺激方式的一类手法。主要包括摩法、运法、推法、擦法、抹法、扫散法、刮法。

（一）摩法

以手指或手掌在受术部位皮肤上沿环形线作滑动摩擦，称摩法。

【操作程序】

1. 四指摩法

（1）四指并拢，自然伸直。以四指中节、末节指腹附着于受术部位。

（2）腕关节放松，肩肘关节连续协调屈伸带动前臂、腕运动，使四指指腹在受术部位形成环形的研摩（图3－12），频率每分钟120次左右。

2. 掌摩法

（1）手掌自然伸平，腕关节微背屈，以掌面平置于受术部位。

（2）通过肩、肘、腕关节的协调动作，使掌面在受术部位形成环形滑动摩擦（图3－13），频率每分钟80次左右。

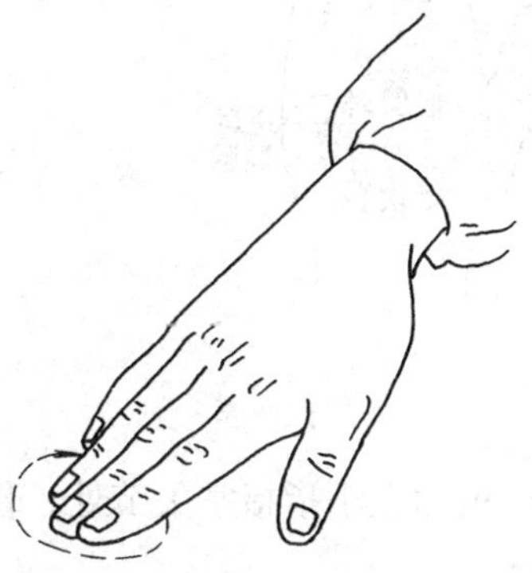

图3－12 四指摩法

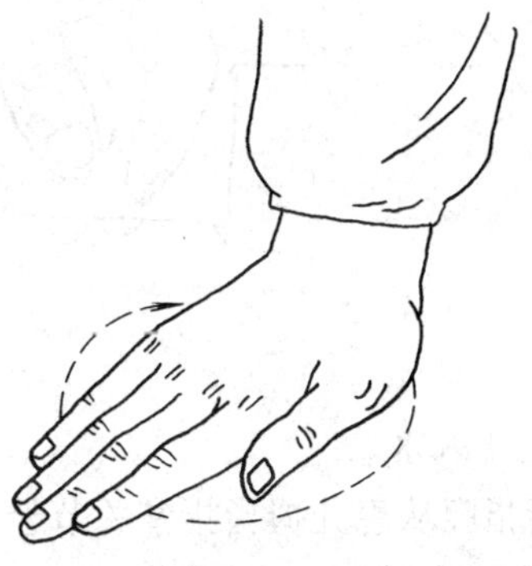

图3－13 掌摩法

【注意事项】

1. 指摩法力量较轻，腕关节应放松，自然屈曲在150°左右。形成环形研摩动作的力量来源于前臂，不是由腕关节主动运动形成的，这样手法显得轻快、柔和。

2. 掌摩法腕关节微背屈，主要以掌心、掌根部接触受术部位皮肤。作环形摩擦时肩、肘、腕关节动作要协调。

【临床应用】

摩法刺激柔和舒适，适用于全身各部，以胸腹部运用较多。

掌摩腹部具有和中理气，消积导滞，调节胃肠蠕动功能等作用。常与一指禅推法、揉法配合用以治疗腹胀、腹泻、便秘、消化不良等胃肠道病症。

掌摩下腹部具有温宫调经，补益肝肾等作用。常配合一指禅推下腹部和擦腰骶部等手法用以治疗遗尿、痛经、闭经、功能性阳痿、遗精等病症。

四指摩膻中、中府穴及胸胁部具有宽胸理气，宣肺止咳等作用。常配合拍背、拍胸部等手法，用以治疗支气管炎及肺气肿等引起的咳嗽、呼吸困难、哮喘等症状。

摩法在四肢、腰背部应用常与揉法配合，具有活血散瘀作用。用以治疗外伤瘀肿后期或风湿、类风湿性疼痛。

古代运用摩法，常根据病情在受术部位涂以各种不同性能的膏药，以增强手法治疗效果，称为“膏摩”或“药摩”，汉、唐时期应用极广。目前推拿临床上选用的一些介质如姜汁、葱白汁、冬青膏及伤科手法后运用的外敷膏药即由其演化发展而来。

（二）运法

以拇指指腹在受术部位沿弧形或环形线作滑动摩擦，称运法。

【操作程序】

1. 运八卦

（1）左手握持患儿四指使其手掌展开，右手拇指指腹按于患儿手掌八卦穴上，食指与中指夹住患儿腕部，无名指和小指抵住其手背固定其手掌。

（2）肩、肘、腕放松，右手拇指沿八卦穴环形线作周而复始的推摩（图3－14）。

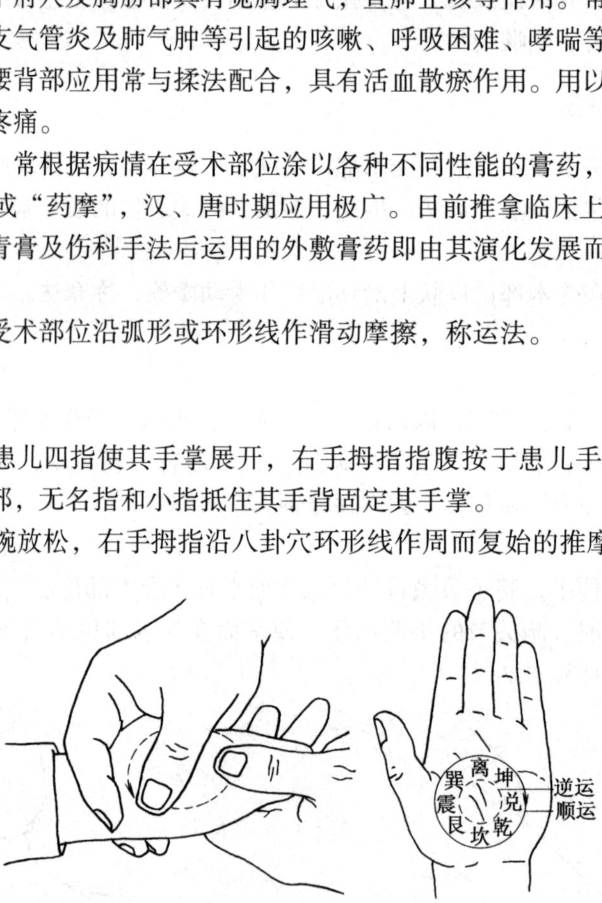

图3－14 运八卦

2. 运土入水

拇指指腹从患儿拇指指掌关节经大鱼际、掌根、小鱼际至小指指掌关节处，作弧线推摩（图3－15）。

3. 运水入土

拇指远节指腹从患儿小指指掌关节经小鱼际、掌根、大鱼际至大拇指指掌关节处，作弧线推摩（图3－16）。

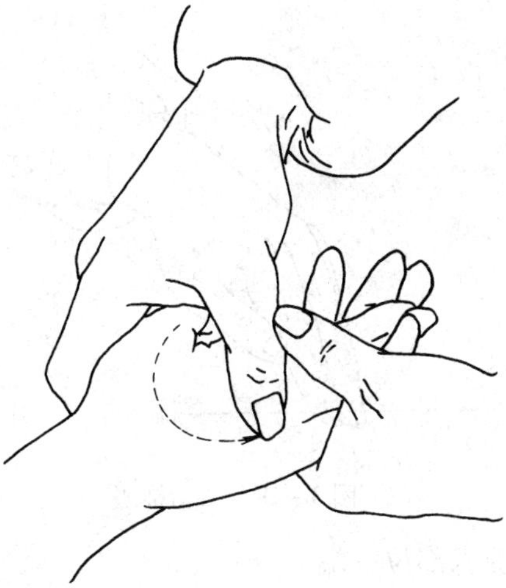

图 3－15 运土入水

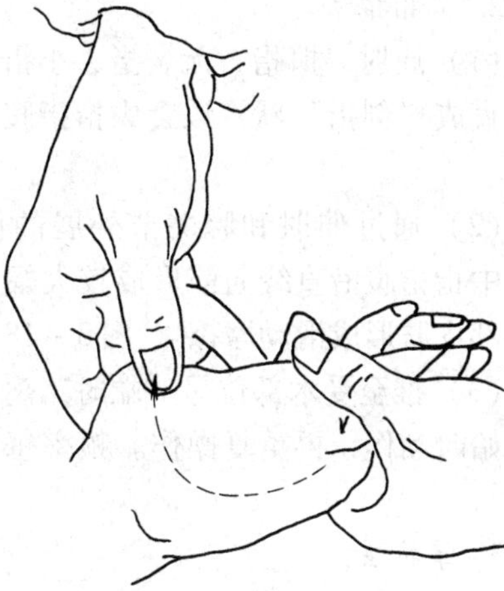

图 3－16 运水入土

以上三种操作方法，频率一般都在每分钟 100 次左右。

【注意事项】

手法宜轻不宜重，宜缓不宜急，要在皮肤表面作旋绕滑动摩擦，不要与皮肤形成静止摩擦而带动皮下深层肌肉组织活动。

【临床应用】

运法主要用于治疗儿科病症。

运八卦有宽胸利膈，理气化痰，行气消食作用。常配合旋推“肝经”、揉板门、揉中脘等，用以治疗消化不良引起的腹胀、腹泻、呕吐等症。

运土入水有清热利尿，滋补肾水作用。常用于治疗急性肠炎引起的水泻，泌尿道感染等病症。

运水入土有健脾助运，润燥通便作用。常用于配合治疗慢性肠炎，消化不良，营养不良等病症。

（三）推法

以肢体按压在受术部位沿直线向前作单向的推动，形成滑动摩擦，称推法。

【操作程序】

1. 拇指推法

（1）拇指伸直并与四指分开，拇指指腹或桡侧面按于受术部位一端，四指并拢附着于其外上方，稳定拇指。

（2）拇掌关节屈曲，使拇指指腹或桡侧面沿直线向前推移，与受术部皮肤形成滑动摩擦（图 3－17）。

（3）拇指推至受术部位另一端时，离开皮肤，复原到开始动作，再重复操作。频率为每分钟 120 次左右。

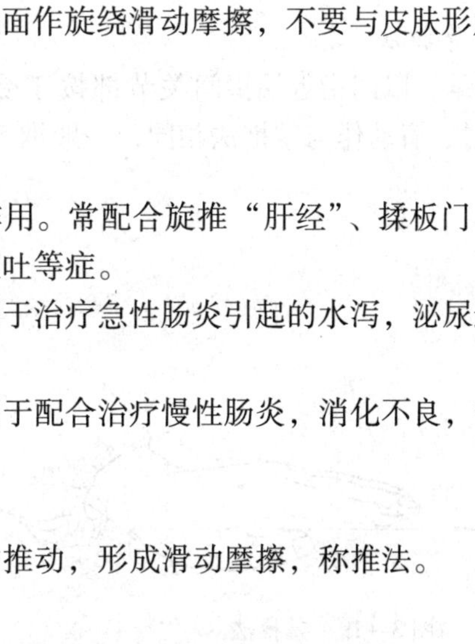

图 3－17 拇指推法

2. 二指推法

(1) 屈肘，拇指、无名指、小指屈曲，食、中指伸直成“剑指”状。以食中指指腹按于受术部位一端。

(2) 通过伸肘和腕关节外展的协调动作，使食、中指指腹沿直线向前形成较大幅度的推移，与受术部皮肤形成滑动摩擦（图3－18）。

(3) 推至受术部位另一端时，离开皮肤，复原到开始时动作，再重复操作。频率每分钟120次左右。

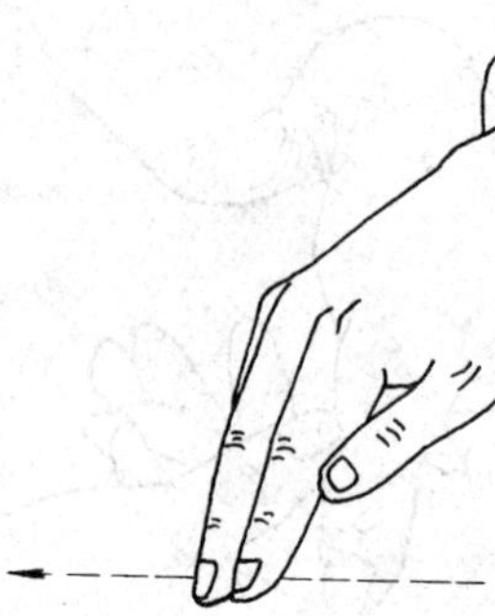

图3－18 二指推法

3. 掌推法

(1) 屈肘，手掌平展，指尖向前，以掌面按于受术部位一端。

(2) 通过伸肘和肩关节前屈的协调动作，使手掌沿直线向前推移，与受术部位皮肤形成滑动摩擦（图3－19）。

(3) 推至受术部位另一端时，离开皮肤，复原到开始时动作，再重复操作。一般推5～10遍。

4. 拳推法

握拳，以四指近端指间关节部按于受术部一端，向前推移，形成滑动摩擦（图3－20）。肘、肩动作与掌推法相同，一般推5～10遍。

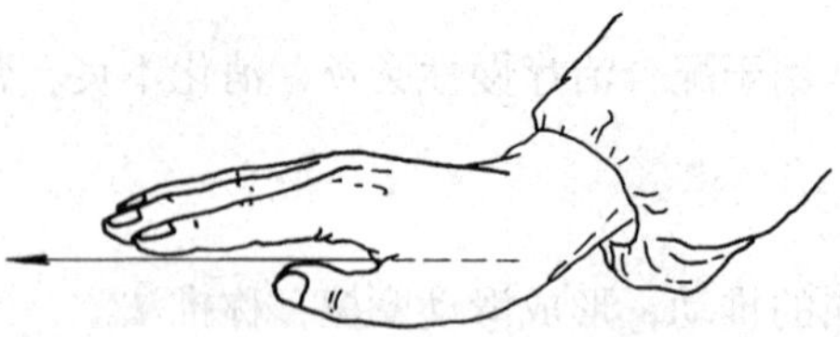

图3－19 掌推法

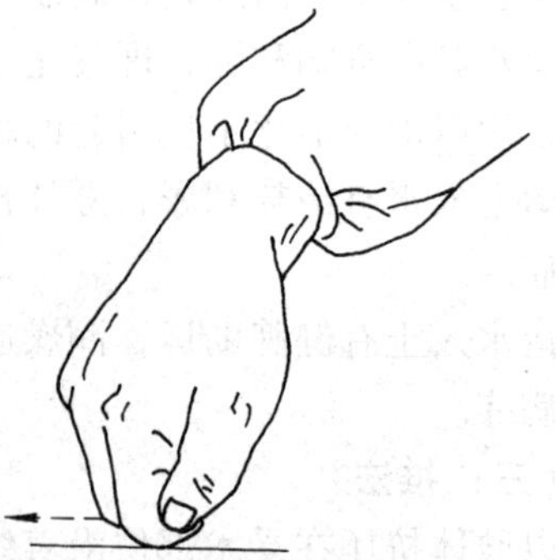

图3－20 拳推法

5. 肘推法

(1) 屈肘，以肘关节尺骨鹰嘴突起部（肘尖）按于受术部位一端。

(2) 通过肩关节外展及上半身一同位移的协调动作，使肘尖沿直线向外侧方向形成较大幅度推移，与受术部位形成较大压力的滑动摩擦（图3－21）。

(3) 推至受术部位另一端时，离开皮肤，复原到开始时动作，再重复操作。一般推4～5遍。

【注意事项】

1. 推法一般要使用介质，用于成人可涂少许冬青膏、凡士林；用于小儿手掌时蘸姜汁、凉水或撒一些滑石粉，以起协助治疗和保护皮肤的作用。

2. 推法频率和力量的掌握，一般而言，推幅越小，频率越快；成人推法慢（每分钟

30～50 次），小儿推法快（每分钟 200 次左右）；拇指推法、二指推法力量轻，掌推法、拳推法力量重。

3. 肘推法，虽属摩擦类手法，但其压力大、刺激强，除刺激皮肤外，还刺激到肌肉、韧带。操作时要注意力量适中，重而不滞，轻而不浮。

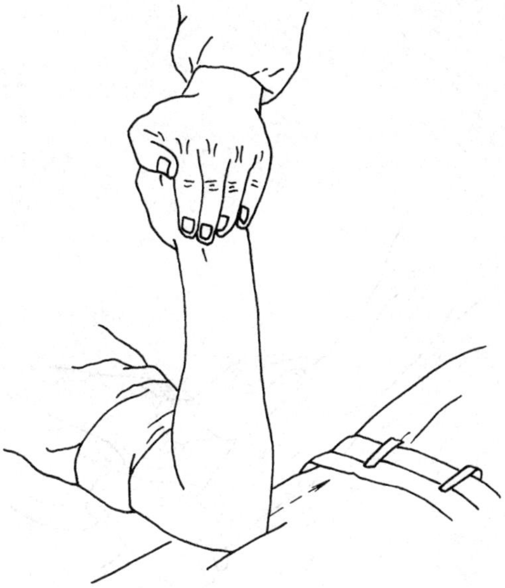

图 3－21 肘推法

【临床应用】

拇指推法，在成人主要用于肩背、胸胁、腰臀及四肢部；在小儿主要适用于推拿特定穴位中的线状穴位和十指指腹部。二指推法常用于小儿线状穴位较长者。掌推法主要适用于腰背及大腿等面积较大的部位。拳推法常用于腰背、四肢肌肉丰厚的部位。肘推法刺激最强，一般只宜于脊柱两侧及臀部足太阳膀胱经循行部位。推法一般顺肌纤维方向推移。

推法由于受术部位的不同，其治疗作用也不一。

拇指推桥弓，具有平肝熄风，清肝明目，宁心安神，降气平喘等作用。常配一指禅推头面部、抹面部、扫散颞部、拿头五经，用于治疗高血压，血管神经性头痛，头晕，神经衰弱等病症。

拇指推法及二指推法多用于小儿推拿，其治疗作用取决于小儿推拿特定穴位的特异性。

掌推法常用于四肢、腰臀部。具有活血散瘀，疏筋通络，解除肌肉、经脉痉挛疼痛等作用。配合㨰法用以治疗各种劳损，胸腹胀痛，胸闷胁痛等病症。

拳推法、肘推法常用于腰部，配合击法、拍法，用以治疗慢性劳损，纤维组织炎，风湿性肌炎等感觉迟钝者。

（四）擦法

以大鱼际、小鱼际或全掌在受术部位皮肤上作直线的往返滑动摩擦，称擦法。

【操作程序】

1. 大鱼际擦法

（1）四指并拢，以大鱼际按于受术部位近术者端。

（2）通过肘关节的屈伸及肩关节前屈后伸的协调动作，使大鱼际在受术部位皮肤上作大幅度直线往返滑动摩擦（图 3－22）。往返频率约每分钟 100 次。

2. 小鱼际擦法

（1）四指并拢，指掌关节、腕关节伸直。以小鱼际按于受术部位近术者端。

（2）通过肘关节屈伸及肩关节前屈后伸的协调动作，使小鱼际在受术部位皮肤作大幅度直线往返滑动摩擦（图 3－23），从而产生较大热量，形成刺激。往返频率约每分钟 120 次。

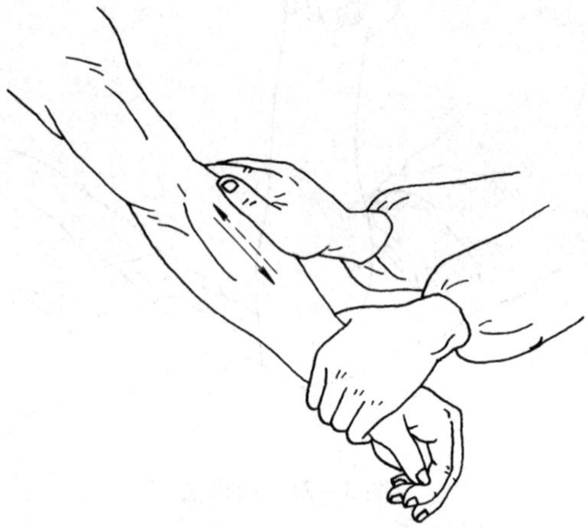

图 3－22 大鱼际擦法

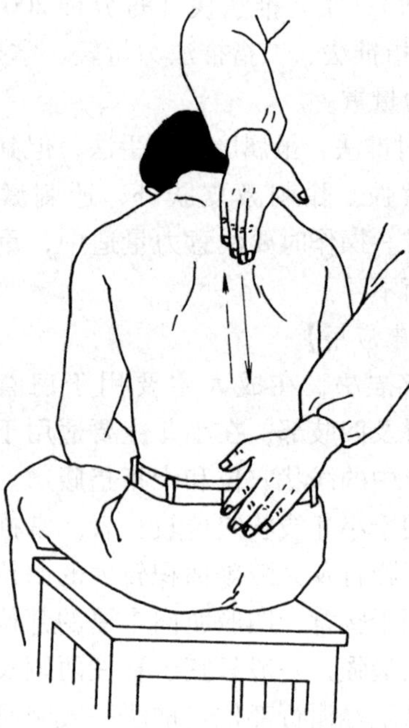

图 3－23 小鱼际擦法

3. 掌擦法

（1）平掌，全掌面按于受术部位。

（2）通过肘、肩关节协调的屈伸动作，使全掌面在受术部位皮肤作大幅度直线往返滑动摩擦（图 3－24）。频率约每分钟 80 次左右。

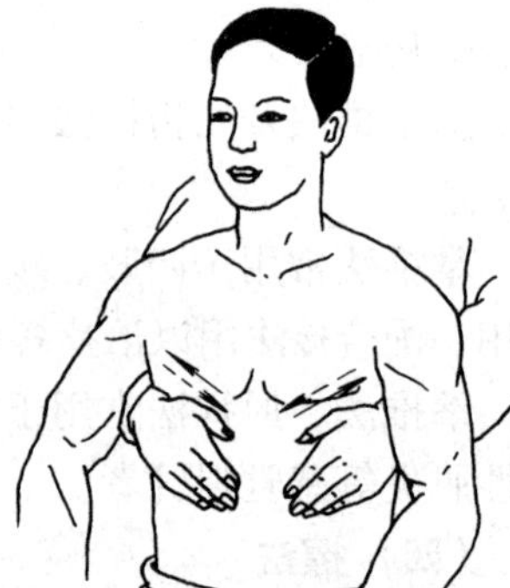

图 3－24 掌擦法

【注意事项】

1. 操作过程中，腕关节不要活动，以保持手掌面的稳定。

2. 往返摩擦线路要直，每次摩擦的路线宜重叠，才能有较好的产热效果。

3. 往返距离要尽量拉长，操作连续不断。

4. 压力应适中，以不使皮肤褶叠为宜。

5. 受术部位应裸露，并涂少许润滑剂，以保护皮肤和促进热量深透。

6. 擦法运用过后，皮肤潮红，不宜再在受术部位施用其他手法，以免损伤皮肤。

【临床应用】

擦法适用部位较广泛。掌擦法主要用于肩背、胸胁部等面积较大又平坦的部位。大鱼际擦法主要用于四肢部位，尤以上肢运用较多。小鱼际擦法主要用于肩背部及腰骶部。

掌擦胸胁部及上背部，具有宽胸理气，止咳平喘作用。配按揉中府、云门、膻中、肺俞等穴位，常用于治疗慢性支气管炎，肺气肿等病症。

掌擦上腹部和背部，具有健脾和胃作用。常配一指禅推上腹部和摩腹，用于治疗慢性胃炎，胃及十二指肠溃疡，胃下垂，消化不良等消化系统疾患。

掌斜擦两胁肋部，具有疏肝理气，消食导滞作用。配合搓胁肋部、拇指按揉章门、期门。用以治疗情绪因素引起的腹胀，胸闷，两胁肋部胀痛，头晕及消化不良等病症。

掌横擦腰部，具有温补肾阳作用。常配一指禅推气海、关元，掌摩下腹部，拇指按揉三阴交、血海等，用于治疗阳痿，早泄，遗精，女性性冷淡，月经不调，痛经等病症。

小鱼际擦背部两侧膀胱经，具有祛风散寒作用。常配拿风池、拿肩井等，用以治疗感冒初起周身疼痛。

小鱼际擦背部督脉经，具有温阳益气的作用。用以治疗体质虚弱，免疫功能低下，胃下垂，子宫脱垂等病症。

大鱼际擦法具有温经散寒，行气活血，消肿止痛作用。配以温热敷用以治疗四肢软组织损伤及风湿性肌炎，纤维组织炎等病症。

（五）抹法

以拇指指腹沿受术路线作方向不固定的滑动摩擦，称抹法。

【操作程序】

1. 四指与拇指分开，以拇指指腹紧贴于受术部位一端皮肤，四指置于拇指外上方，起协调稳定作用。

2. 通过四指及腕、肘的协调辅助动作，使拇指指腹沿设定路线作不固定方向的滑动摩擦（图 3－25）。

【注意事项】

1. 抹法可单手操作，也可双手同时操作。

2. 压力要均匀，动作应和缓，连贯性要强。

【临床应用】

抹头面部，具有开窍镇静，明目安神作用。常配扫散颞部、拿头五经、拿风池，用以治疗感冒，头痛，头晕，失眠，假性近视，面神经炎等病症。

自胸部沿肋间隙顺序由内向外推抹，具有宽胸理气作用。配一指禅推法、搓胁肋部用以治疗胸闷，气喘等病症。

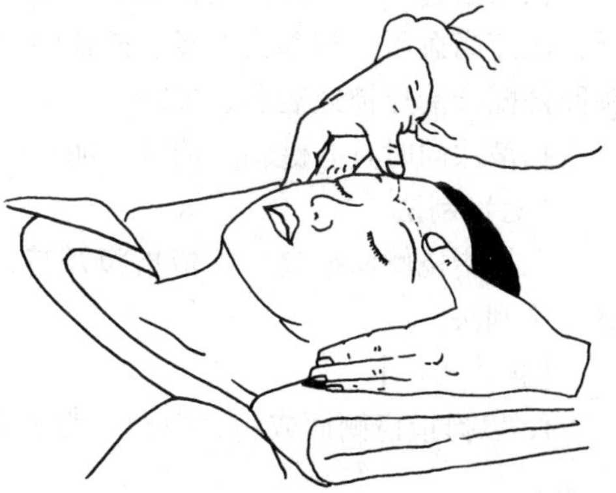

图 3－25 抹法

抹法是保健推拿常用手法，因其有扩张血管作用，也常作为面部美容手法。

（六）扫散法

以拇指桡侧面及四指指尖在头部两侧作由前向后摩擦，称扫散法。

【操作程序】

1. 患者坐位，抬头，医者面对受术者站立。

2. 一手扶持住受术者头部，另一手拇指伸直，其余四指微屈。

3. 以拇指桡侧面，紧贴于额角发际处，其余四指置于受术者头颞部。

4. 手形不变，腕关节不动，肘关节屈伸，使拇指桡侧面及四指指尖在头部一侧作由前向后摩擦运动（图 3－26）。如此每侧操作 40 次左右。

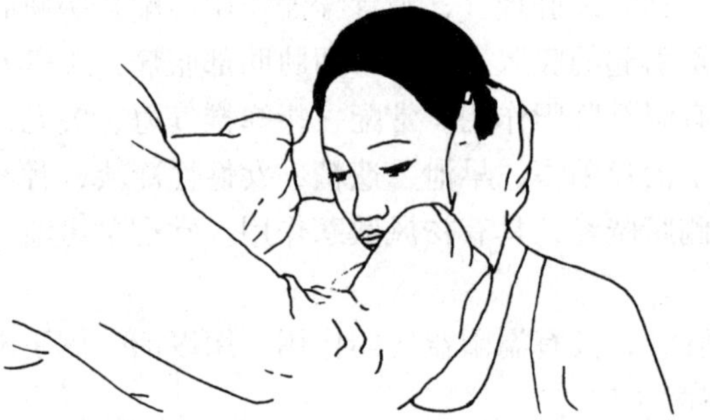

图3-26 扫散法

【注意事项】

1. 操作时应一手固定受术者头部，不要使其随手法操作晃动，以免引起受术者头晕和不适。

2. 手法力量不宜过重，速度不宜太慢，以免牵涉发根引起疼痛，而缺乏“扫”的感觉。

3. 只宜由前向后“扫”，不要来回像搔抓洗头状。

【临床应用】

扫散法适用于头颞部足少阳胆经循行部位，有平肝潜阳、醒脑安神作用。常与推桥弓配合治疗高血压；与拿头五经、按揉睛明穴、太阳穴配合治疗头痛；与一指禅推面部、抹头面部配合治疗神经衰弱、失眠。

扫散法同时具有健脑、清肝、明目的保健作用，是脑保健的常用手法。

（七）刮法

以拇指桡侧面或食、中指指腹及特制物品等在受术部位作单向的距离较长的直线刮摩，称刮法。

【操作程序】

1. 以拇指桡侧面或食、中指指腹或光滑嫩竹板、硬币、汤匙等的侧面按于受术部位一端。

2. 沿受术部位直线，从一端向另一端作较长距离的刮摩，反复10～20次，以皮肤呈现紫红色或有瘀血红斑为度（图3-27）。

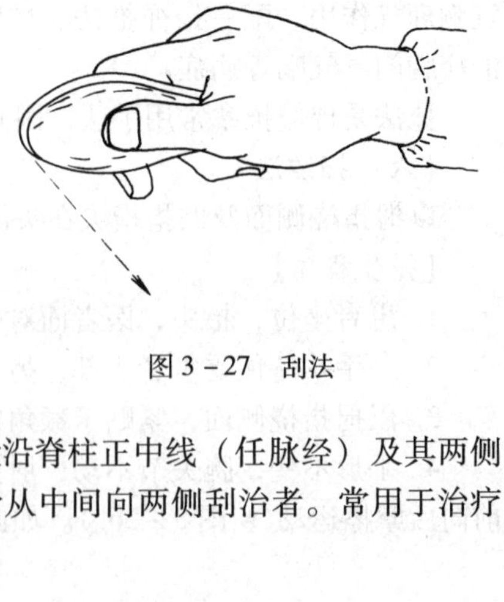

图3-27 刮法

【注意事项】

1. 刮法操作时要使用介质，如清水、麻油、葱姜水等。

2. 操作要轻巧快速，不要刮破皮肤。

【临床应用】

刮法适用于颈项部、肩部、背部脊柱两侧及胸肋部，具有发散解表作用，民间称“刮痧”。刮背部一般沿脊柱正中线（任脉经）及其两侧（胱膀经第一侧线）刮治。也有刮胸骨正中线或沿肋骨从中间向两侧刮治者。常用于治疗夏季胃肠型感冒、中暑、急性胃肠炎及晕车、晕船等。

三、捏拿类手法

捏拿类手法，是以拇指与其他四指相对挤压并牵拉肌肤等软组织，从而产生较强刺激的一类手法。包括捏法、拿法、弹筋法、拧法。

（一）捏法

以拇指与其余四指相对挤捏肌肤，称捏法。

【操作程序】

1. 拇指与其余四指略伸直，虎口张开呈对指状，分别置于受术部位两侧。
2. 各指掌关节协调地屈曲，使拇指与四指相对挤压受术部位（图3－28）。
3. 挤压后随即放松，然后再挤压，如此反复进行，并循序移动。

【注意事项】

1. 尽量以拇指指腹接触受术部位，以增强柔和感。
2. 挤捏时沿肌纤维方向移动，一般由近端移至远端。

【临床应用】

捏法主要适用于头、颈项、四肢。具有舒筋通络、行气活血作用。常与拿法配合治疗头痛、颈项及四肢部肌肉酸痛。

（二）拿法

拇指与其余四指远节指腹相对挤压抓拿住受术部位并向外牵拉，称拿法。

【操作程序】

1. 拇指与其余四指指腹相对挤压抓拿住受术部位，向外牵拉，保持5～10秒钟，重复数次（图3－29）。

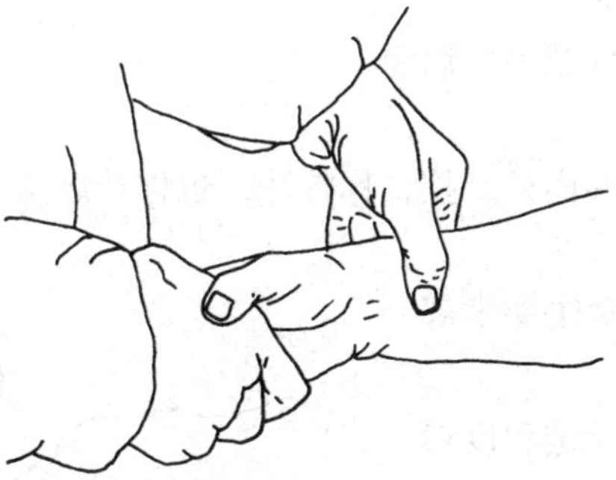

图3－28　捏法

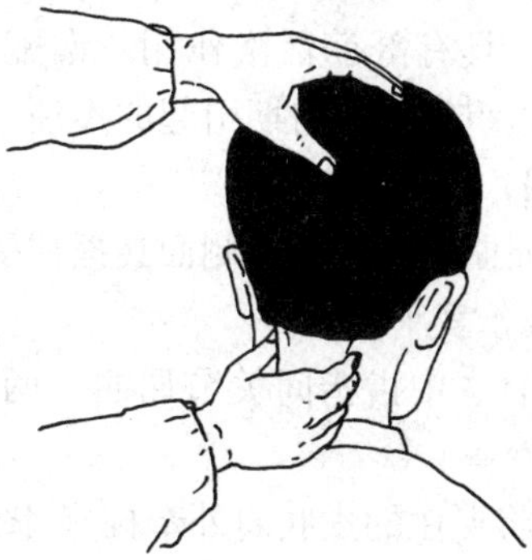

图3－29　拿法

2. 根据治疗部位不同，可用拇指与食、中指拿，称三指拿法；用拇指与食、中、无名指拿，称四指拿法。

【注意事项】

1. 拿法操作时，抓拿的软组织宜多，应包括整块肌肉或肌群、肌腱，不宜只拿住皮肤及皮下组织。
2. 不要以指端挤压，以免形成内抠感觉。
3. 挤压与向外牵拉要连贯协调，两手可反复交替进行。

【临床应用】

拿法主要运用于项、肩及四肢部。

拿风池，有疏经通络、发汗解肌作用。常配拿头五经、按揉太阳治疗感冒、头痛、落枕等病症。

拿肩井，有疏通周身气血之作用。常配合㨰法、一指禅推法治疗颈项酸痛，拿肩井常作为内科病症治疗和保健推拿的结束手法。

拿上肢，具有舒缓肌腱、疏通气血作用。常与捏法、揉法协同操作，配合抖法、搓法，用以治疗肩关节周围炎及上肢肌肉酸痛等疾患。

（三）弹筋法

以拇、食指或拇、食、中指捏拿住受术部位肌肉或肌腱，向外牵拉，然后突然放开使其弹回原位，称弹筋法。

【操作程序】

1. 拇指与食指（或食指、中指）指腹相对捏拿住受术部位肌肉或肌腱。

2. 稍用力向外牵拉（图3－30），然后突然放开，使该部肌肉或肌腱弹回原位。

【注意事项】

1. 捏拿时要拿住肌肉或肌腱，不能只捏住皮肤或皮下组织。

2. 尽量向外牵拉，牵拉可持续2～3秒，松手要快而利索。

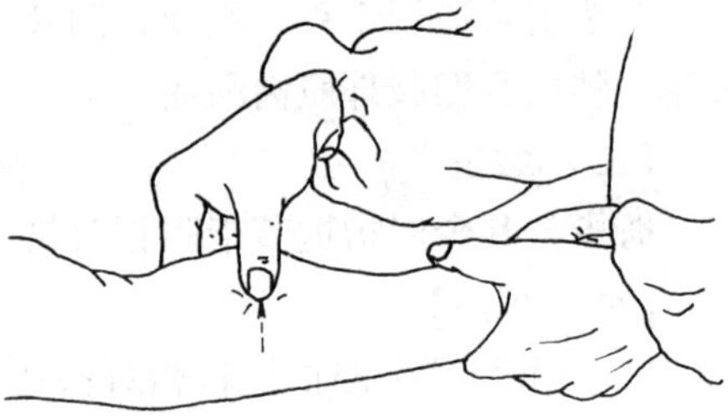

图3－30 弹筋法

【临床应用】

弹筋法主要适用于颈部、肩背、四肢等部位，如胸锁乳突肌、斜方肌、背阔肌、冈上肌及浅表肌腱等，具有舒筋活络作用。常配㨰法、擦法等治疗软组织扭挫伤后期引起的疼痛、粘连及风湿性肌炎等病症。

（四）拧法

以屈曲的食、中指侧面夹捏住受术部位皮肤并向外牵拉，称拧法，也称拧痧法。

【操作程序】

1. 食、中指指间关节屈曲，两指分开，夹捏住受术部位皮肤。

2. 将夹住的皮肤向外牵拉（图3－31）至一定程度然后放开，使皮肤回复原位。

3. 如此一夹一拉一放，反复进行至皮肤出现红晕或皮下出血有红斑为止。

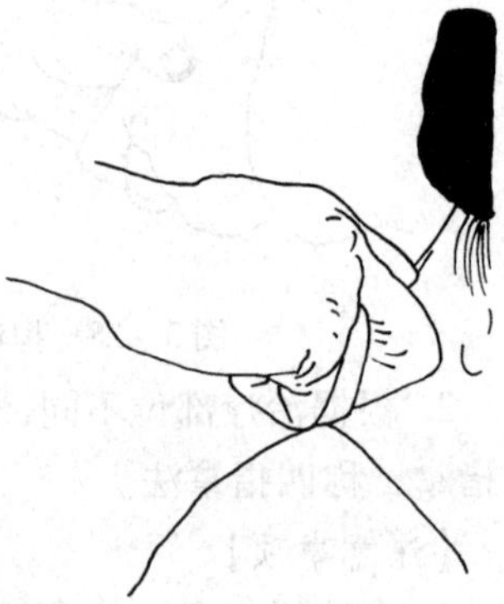

图3－31 拧法

【注意事项】

1. 操作时手指需蘸清水，使受术皮肤湿润，随蘸随拧。

2. 若反复操作10余次，仍未见紫红斑者，则不必勉强操作。传统观点认为没有红斑出现即非本法适应症。

【临床应用】

拧法是一种广泛流传于民间治疗“痧症”的手法。主要适用于太阳穴、印堂穴、项部、华佗夹脊穴、胸腹部、肘窝部、腘窝部。拧法具有清热解暑，发汗解表，疏经解郁等作用。主要用于治疗内科疾患及“痧症”。对中暑及夏季胃肠型感冒引起的头痛、胸闷、腹泻等疗效较好。另外对晕船、晕车也有一定疗效。

四、搓揉类手法

搓揉类手法，是指以单手或双手按贴于受术部位，带动皮肤及皮下组织一起作环旋或上下揉动的一类手法。包括搓法、指揉法、大鱼际揉法、掌揉法、捻法。

（一）搓法

以两手掌相对地夹住受术者肢体双向交错搓动，同时沿肢体纵轴方向循序移动，称搓法。

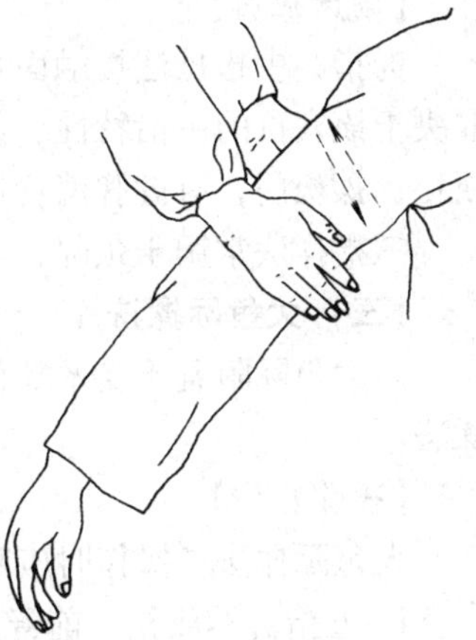

图 3－32 搓法

【操作程序】

1. 两手掌自然地抱夹住患肢。
2. 两手带动患肢皮肤一起作相反方向的交错搓动。
3. 搓动同时两手掌沿肢体纵轴方向循序移动（图 3－32）。

【注意事项】

1. 搓动宜快，移动宜慢，即“快搓慢移”。
2. 搓动时因带动皮肤一起运动，患肢可随搓动在掌中滚动。

【临床应用】

搓法主要适用于四肢及胁肋部，尤以上肢运用最多，一般作为辅助性结束手法。

搓肩及上下肢，具有放松肌肉、疏筋活络的作用。常配合㨰法和摇法等手法操作。用于治疗肩关节周围炎、下肢肌肉痉挛、坐骨神经炎等病症。

搓胁肋部称“按弦走搓摩”，有疏肝理气、平喘降逆等作用。常配一指禅推法用于治疗胸闷、腹胀、胁肋部疼痛等病症。

（二）指揉法

以指腹按于受术部位带动其皮肤作小幅度环形揉动，称指揉法。

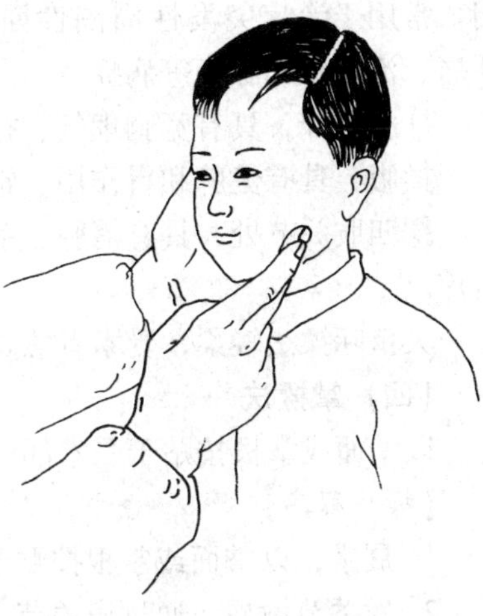

图 3－33 中指揉法

【操作程序】

1. 拇指揉法　拇指伸直，以拇指指腹按于受术部位，其余四指附着于其外上方起稳定作用。拇指带动受术部位皮肤作环形揉动。

2. 中指揉法　中指伸直，食指搭叠于中指指背，其余手指屈曲，以中指远节指腹轻按于受术部位，带动其皮肤作环形揉动（图 3－33）。

3. 三指揉法　食、中、无名指伸直，拇指、小指屈曲，以食、中、无名指三指指腹轻按于受术部位，带动皮肤作环形揉动。

4. 指揉法频率每分钟 150 次左右。

【注意事项】

1. 指揉法轻快，故压力不宜重。

2. 指腹要贴在受术部位皮肤，不能形成滑动摩擦。

【临床应用】

拇指、中指揉法接触面积小，力量深透，刺激感强，主要用于小儿推拿穴位，其作用取决于该穴位的主治特性。如中指揉龟尾，有调节胃肠道功能的作用，常用于治疗腹泻、便秘；揉板门，有健脾消食作用，常用于治疗小儿消化不良、腹胀。

三指揉法常用于颈部，与捏拿配合，常用于治疗小儿先天性肌性斜颈。

（三）大鱼际揉法

以大鱼际附着于受术部位，通过前臂旋转的摆动，使大鱼际在受术处揉动，称大鱼际揉法。

【操作程序】

大鱼际揉法，操作时应吸定表皮，揉动皮下组织。

1. 五指自然放松，前臂旋内，以大鱼际轻按于受术部位。

2. 腕关节放松，肘关节屈曲，通过肘关节小幅的屈伸活动，使前臂摆动，带动大鱼际揉动（图3－34）。

3. 频率每分钟150次左右。

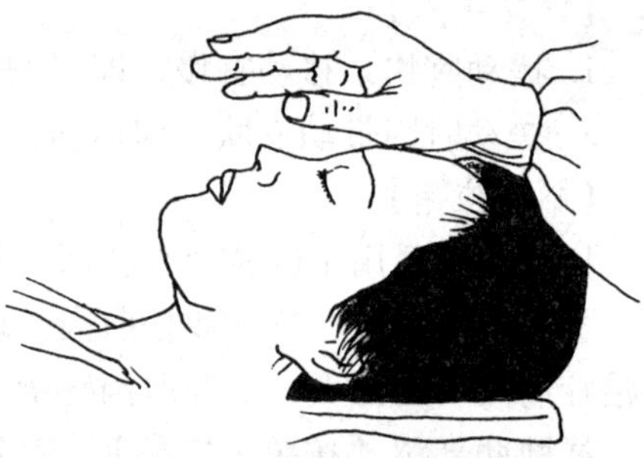

图3－34 大鱼际揉法

【注意事项】

1. 腕关节放松是操作好本手法的关键，要在松腕的前提下使大鱼际随前臂摆而揉动。

2. 节律要均匀，压力要适中。

【临床应用】

大鱼际揉法轻柔，适用于头面、胸腹、胁肋和四肢关节部。

揉头面部，具有疏通经络、安神醒脑等作用。常用于治疗突发性周围性面神经炎、头痛、牙痛、流行性腮腺炎等病症。

揉胸胁部，具有宽胸理气、行气活血作用。常配按揉法治疗胸闷、胸胁屏伤等病症。

揉腹，具有健脾和胃作用。常用于治疗消化系统疾患。

揉四肢关节处，具有消肿、散瘀、止痛作用。常用于四肢关节软组织急性扭伤后期的治疗。

大鱼际揉法轻柔，受术者感觉舒畅，是面部美容按摩和保健推拿的常用手法。

（四）掌揉法

以掌面或掌根按贴于受术部位皮肤，带动其皮肤及皮下组织揉动，称掌揉法。

【操作程序】

1. 展掌，以掌面或掌根按贴于受术部位皮肤。

2. 肘关节微屈，通过肩关节、肘关节的协调动作，使掌面或掌根带动受术部位皮肤一起作环形揉动（图3－35）。

3. 若患者俯卧位，在其腰背操作时，术者上身可略前倾，或以另一手叠于掌背增加压力。

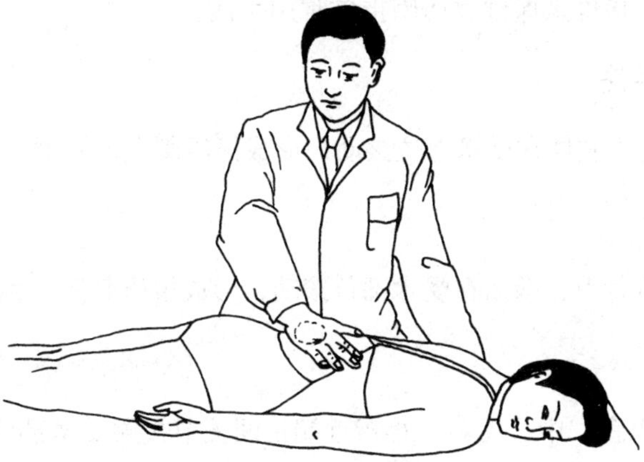

图 3－35 掌揉法

【注意事项】

1. 掌揉法接触面较大，压力可稍重一些。

2. 掌揉法腕关节不宜太放松，以免影响力的传导和手法深透。

【临床应用】

掌揉法接触面积较大，是揉法中力量偏重刺激较深透的一种手法，主要适用于腰背及下肢部。具有疏筋通络、温补肝肾的作用。揉背部及下肢，常配㨰法等用于治疗慢性劳损、风湿性肌炎、肌肉紧张等引起的肌肉酸痛。揉腰部，常用于治疗腰肌劳损、阳痿、遗精、妇女月经不调等病症。

（五）捻法

以拇指指腹与食、中指指腹相对地夹捏住受术者手指并作快速来回搓捻，称捻法。

【操作程序】

1. 拇指指腹与食中指指腹相对地夹捏住受术者手指。

2. 拇指向前食中指向后搓捻，同时沿被捻动手指纵轴方向循序来回移动（图 3－36）。

3. 前臂同时作小幅度的旋内旋外动作，拇、食、中指沿被捻动手指四周移动，使患指各部位都能捻到。

4. 捻动频率每分钟在 200 次左右。

【注意事项】

1. 本手法动作幅度小，技巧性强，操作易疲劳，故肩部、肘部要放松。

2. 动作要协调，要做到捻动、移动、转动三个动作同时进行而协调一致。三个动作中，捻动要快，转动略慢，移动最慢。

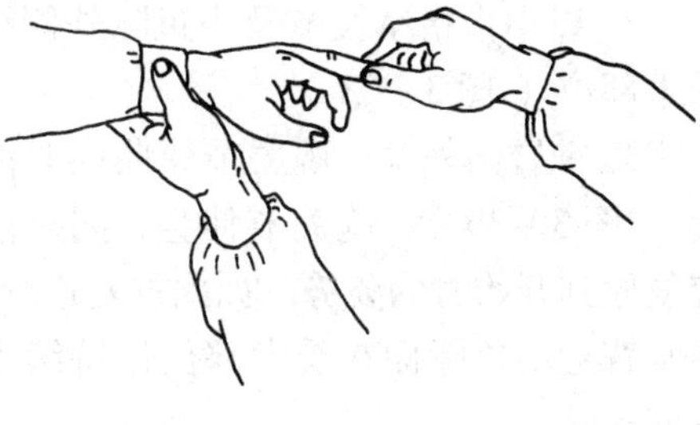

图 3－36 捻法

【临床应用】

捻法主要用于手指关节部位。具有舒筋活络、滑利关节、消肿止痛作用。常与拔伸法配合用于治疗类风湿性关节炎、指间关节扭伤、劳损等病症。

捻法配合拔伸手指也是保健、休闲推拿常用手法。

五、擦压类手法

擦压类手法，是指肢体在受术部位擦动，形成擦压刺激的一类手法。包括小擦法、斜擦法、直擦法、平擦法。

(一) 小擦法

以四指指间关节着力，拳面在受术部位擦动，形成擦压刺激，称小擦法，也叫指间关节擦法。

【操作程序】

1. 手握空拳，以食、中、无名、小指近端指间关节接触受术部位。
2. 通过腕关节屈伸运动，使拳面在受术部位来回擦动（图3－37）。
3. 擦动频率每分钟150次左右。

【注意事项】

1. 操作时着力点必须紧贴受术部位，形成擦压刺激不要形成摩擦。
2. 擦动幅度一般掌握在90°范围内。
3. 压力要均匀，避免时轻时重形成不良刺激。

【临床应用】

本手法主要适用于头项部，具有通络安神、舒筋活血、解痉止痛、滑利关节等作用。常用于治疗头痛、失眠、颈椎病、项部肌肉酸痛等病症。

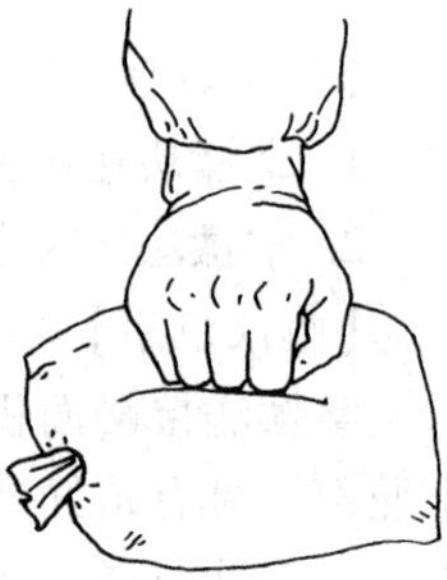

图3－37 小擦法

(二) 擦法

以小指掌指关节为着力点，手背在受术部位擦动，形成较柔和的擦压刺激，称擦法，也叫斜擦法。

【操作程序】

1. 五指微屈，使手背呈半球面状。
2. 以小指指掌关节及小鱼际外侧缘接触受术部位（图3－38）。
3. 前臂向外动，腕关节屈曲同时前臂外旋（图3－39）；腕关节伸直，同时前臂内旋复原到开始时的姿势。如此重复连续操作，使掌背近小鱼际侧在受术部位作持续不断的来回擦压。
4. 擦动频率每分钟120次左右。

【注意事项】

1. 操作时肩关节自然下垂，屈肘120°左右，前臂与受术部位面呈45°左右夹角。
2. 腕关节屈曲时，手背面向外擦动的力

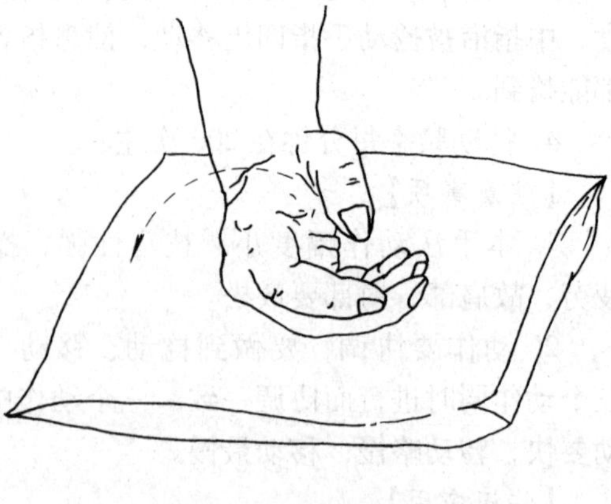

图3－38 擦法（1）

量要均匀，不能在最后对受术部位形成撞击。

3. 㨰动时手背面不要在受术部位皮肤滑动。

4. 各指指掌关节可随㨰动时压力的加大而逐步伸开，使手法增加柔和感。

【临床应用】

㨰法接触面积广，压力较大，它是推拿的代表手法。适用于颈项、肩背、腰臀及四肢肌肉较丰厚的部位。具有疏筋活络、活血止痛、滑利关节等作用。常用于治疗运动系统及神经系统疾病。

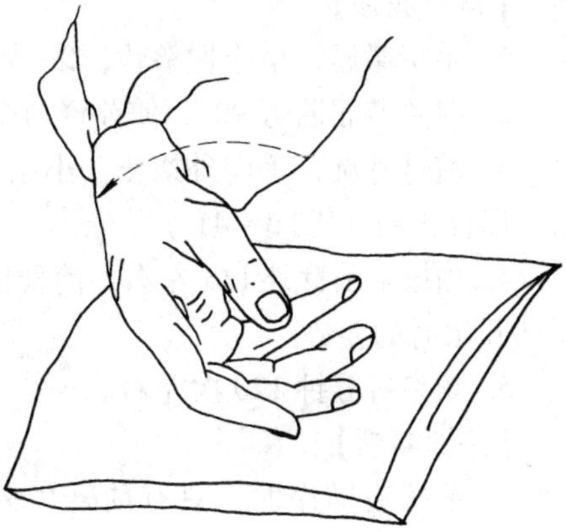

图 3－39 㨰法（2）

㨰项部，配合牵引、拿法，用于治疗颈椎病、落枕、背项部肌肉劳损等疾病。

㨰腰背部及下肢，配合扳法，用于治疗腰椎间盘突出症，腰肌劳损等疾病。

㨰肩部，配合摇法，用于治疗肩关节周围炎等疾病。

㨰法操作技巧性极强，㨰动动作的形成是由腕关节屈曲与前臂外旋的协调动作完成的。应在沙袋上练习一段时间，待手法连贯，无撞击感，能较持久操作后，方可应用于人体。

（三）直㨰法

以四指掌指关节着力，拳面在受术部位来回㨰动，形成㨰压刺激，称直㨰法，也叫掌指关节㨰法。

【操作程序】

1. 手握空拳，前臂与受术部位平面接近垂直，以四指掌指关节接触受术部位。

2. 前臂向外摆动，腕关节屈曲，空拳向外㨰动（图 3－40）。腕关节伸直，空拳向内㨰动，复原到开始时的姿势，如此重复连续操作。

3. 频率每分钟约 150 次左右。

【注意事项】

1. 肘关节可微屈，前臂与受术面接近垂直。

2. 拳向外㨰动为主动，四指指间、指掌关节应放松，以增加柔和感。

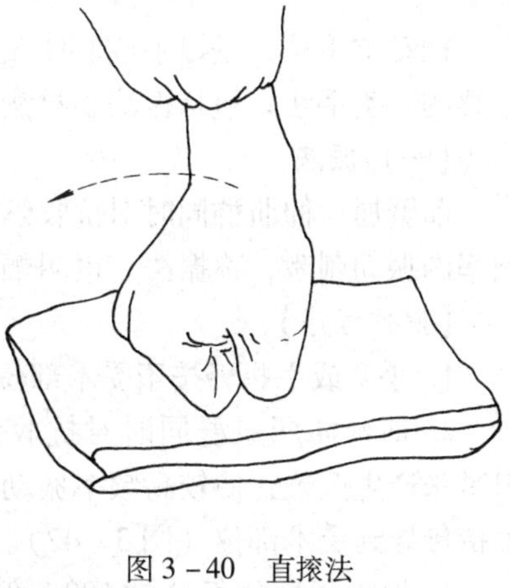

图 3－40 直㨰法

【临床应用】

直㨰法压力大，刺激强。主要用于腰、臀部及下肢，具有疏筋通络的作用。常用于治疗坐骨神经痛，风湿性肌炎，慢性劳损等引起的肌肉、神经痛。

（四）平㨰法

以小鱼际及掌尺侧缘着力，通过前臂内外旋，使其在受术部位形成较柔和的㨰压刺激，称平㨰法。

【操作程序】

1. 手指微屈，呈半握拳状，以手掌尺侧缘按附于受术部位。

2. 肘关节屈曲近90°，使前臂与受术部位面接近平行。

3. 前臂外旋，手向外擦压。小指、无名指、中指掌指关节依次屈曲，使小鱼际肌收缩，以便㨰动（图3－41）。

4. 当㨰至手背外1/3左右，前臂内旋，复原到开始时的姿势。

5. 频率每分钟120次左右。

【注意事项】

1. 平㨰法操作时，只有前臂内外旋，腕关节很少屈曲。

2. 以小鱼际外侧缘为着力部位。㨰动时，四指掌指关节可依次协调屈曲，使手指呈扇状展开，从而使小鱼际收缩成球面状，以便㨰动。

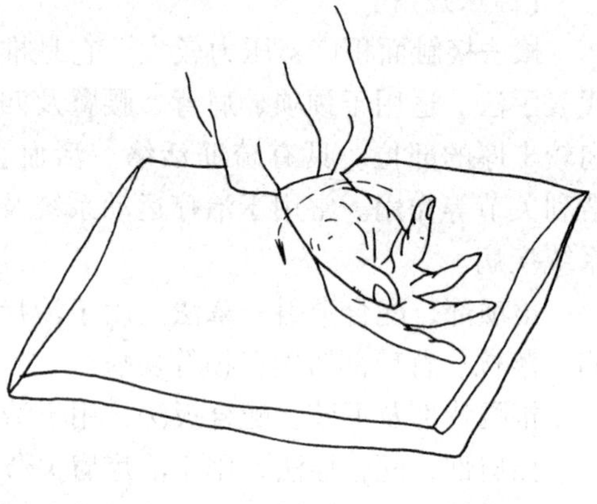

图3－41 平㨰法

【临床应用】

平㨰法柔和，压力偏小，适应于项、肩、四肢部。因其刺激柔和舒适，也是保健推拿的常用手法。具有疏筋活络，舒缓肌肉的作用。常与一指禅推法、拿法等配合治疗颈椎病、落枕等引起的颈背肌肉疼痛及各种软组织损伤疾病。

六、振动类手法

振动类手法，是以手或肢体较高频率的振动，持续作用于人体受术部位，使其产生舒松感的一类手法。包括振法、抖法。

（一）振法

前臂屈、伸肌群同时对抗收缩产生振颤，通过手掌或手指传导到受术部位，形成较高频率的振动刺激，称振法。也叫颤法、振颤法。

【操作程序】

1. 手掌或手指轻按于受术部位。

2. 前臂伸屈肌群同时对抗收缩，使前臂肌肉紧张产生振颤，使较高频率振动波通过手掌或手指传导到受术部位（图3－42）。

3. 振颤频率约每分钟600～800次，持续5分钟以上。

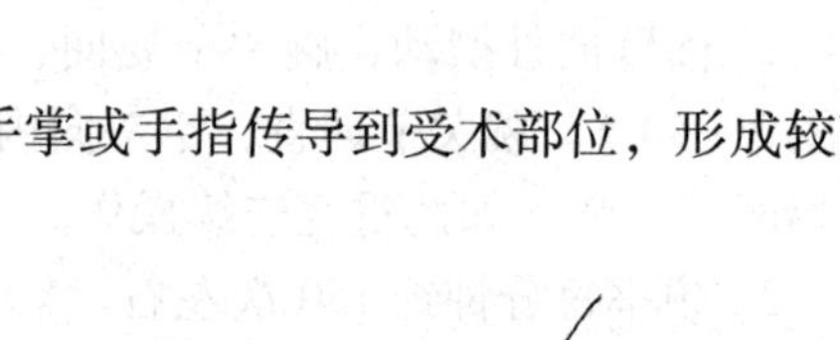

图3－42 振法

【注意事项】

1. 手掌贴紧受术部位，但不宜用力下压。

2. 前臂伸、屈肌群同时对抗收缩形成振颤，是本手法的关键。操作时伸、屈肌群同时对抗收缩的力量可以不同。当屈肌群收缩力大于伸肌群时，肘关节屈曲。当伸肌群收缩力大于屈肌时，肘关节伸直。在这种屈、伸交替中，使肌肉在收缩中得到放松，才能使振颤持久。

3. 术者前臂肌肉紧张收缩，其他部位应尽量放松，呼吸自然。

4. 掌振法可将另一手掌叠于其上，两手同时振动。

【临床应用】

振法刺激温暖舒适，常用于胸腹及背部。

掌振胸腹部，具有散瘀活血，消热止痛，温中和胃等作用。常作为治疗消化系统疾患的辅助手法。

振头面部，具有醒脑安神作用。常用于治疗失眠及脑震荡后遗症引起的头痛等病症。

（二）抖法

双手握住患肢远端作小幅度快速上下抖动，使抖动波由肢体远端向近端传导，形成松动感，称为抖法。

【操作程序】

1. 抖上肢

（1）受术者上肢放松，自然下垂。

（2）术者两拇指在上，双手握住受术者手腕部，并向外上轻拉，使患者上肢外展在60°左右。

（3）作上下小幅度的快速抖动，使抖动波自腕向肩部传导（图3－43）。

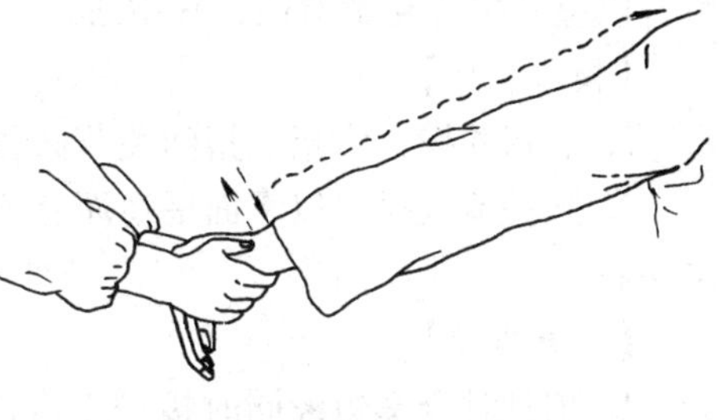

图3－43　抖上肢

（4）抖动频率约每分钟120次左右。

2. 抖下肢

（1）受术者俯卧，下肢自然放平。

（2）术者立于其足后方，双手分别握住受术者的踝部，使下肢抬高30°左右。

（3）作上下抖动，使抖动波自踝向髋部传导（图3－44）。

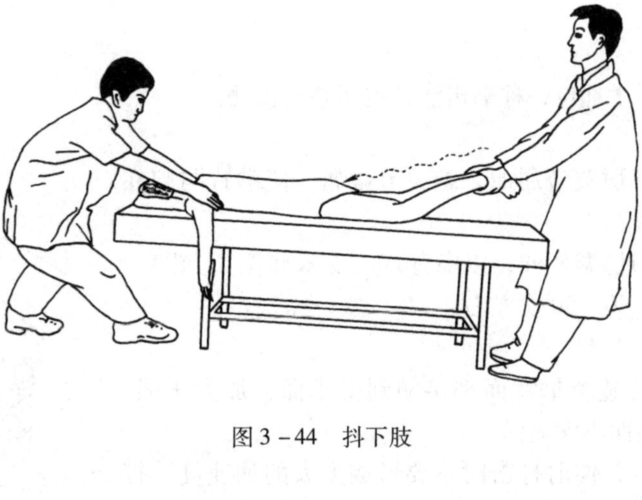

图3－44　抖下肢

【注意事项】

1. 嘱受术者放松患肢，以免影响抖动波传导。

2. 注意牵拉与上下抖动力量之间关系，一般抖动的力量大于牵拉的力量。牵拉的力量越大抖动波传导得越远。

【临床应用】

抖法一般用于四肢，上肢应用较多，具有疏松筋脉，滑利关节的作用。

抖上肢常配合搓上肢，作为治疗肩关节周围炎、肩部软组织损伤、上肢肌肉酸痛等病症的结束手法。抖上肢也是常用的保健推拿手法。

抖下肢常在牵引（拔伸）之后使用，作为治疗腰椎间盘突出症、退行性脊柱炎等的重要手法。

七、叩击类手法

叩击类手法，是以手或器械有节奏地打击受术部位，产生打击震动刺激的一类手法。主要包括拍法、拳击法、掌击法、叩法、弹打法、点穴法。

（一）拍法

以虚掌拍打受术部位，称拍法。

【操作程序】

1. 五指并拢，掌指、指间关节微屈，形成虚掌。

2. 腕关节放松，以掌面平稳而有节奏地拍打受术部位（图 3－45），频率每分钟 80 次左右。

【注意事项】

1. 拍打时全掌边缘同时接触受术部位，使掌内空气压缩形成较清脆的震空声，从而产生共振。

2. 两手操作时，应交替拍打，不要同时进行。

【临床应用】

拍法主要用于肩背、腰骶及下肢外侧部。具有消除疲劳，解痉止痛，活血通经等作用。常用于治疗慢性劳损，风湿性肌炎，局部感觉迟钝、麻木及急性扭伤等病症。

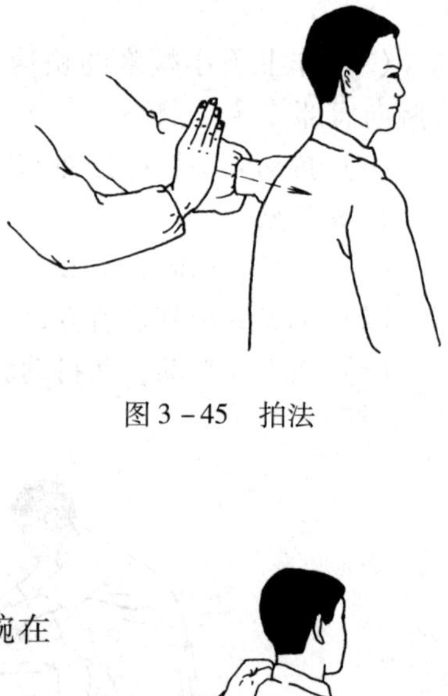

图 3－45 拍法

（二）拳击法

以拳背打击受术部位，称拳击法，也叫拳背击法。

【操作程序】

1. 手握空拳，肘关节屈曲，腕关节微屈，使拳背与腕在同一平面。

2. 通过肘关节协调屈伸，以拳背打击受术部位（图 3－46），频率每分钟 40～50 次左右。

【注意事项】

1. 打击时要使整个拳背面都接触到受术面，加大压强，使打击平稳、深透而不疼痛。

2. 打击要稳妥，伸肘打击时不要形成太大的加速度。打击后拳面弹开受术处，不宜太快。

【临床应用】

拳击法主要用于项、腰部，有舒筋通络作用。

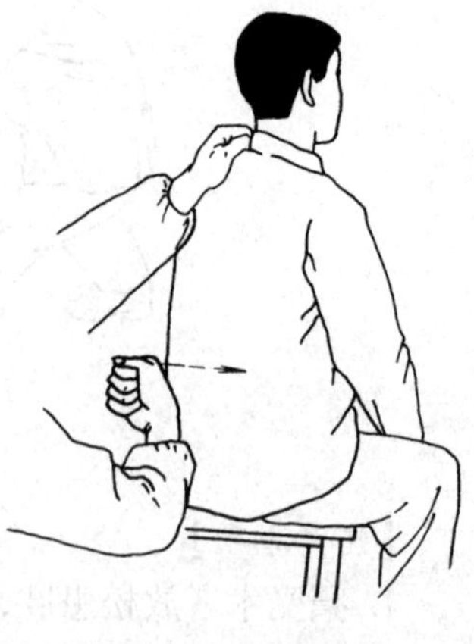

图 3－46 拳击法

拳击大椎能通调一身阳气。常用于治疗上肢酸痛、麻木等病症。

拳击腰骶部，能补肾壮阳强腰。常配合擦法用于治疗腰肌劳损，风湿、类风湿性腰痛，阳痿，遗精，早泄，痛经，月经不调，性冷淡等病症。

（三）掌击法

以掌根打击受术部位，称掌击法，也叫掌根击法。

【操作程序】

1. 手指自然松开，腕关节略背伸。

2. 以掌根近小鱼际部为着力点，打击受术部位（图3－47），频率每分钟80次左右。

【注意事项】

1. 击打力量来自前臂，腕部和掌部应挺紧，不能作屈伸动作。

2. 打击部位要准确，应打击肌肉丰厚的部位，不能打击骨骼突起处。

3. 掌击头顶部时，嘱受术者闭口，上下齿略抵住，以免舌齿损伤。

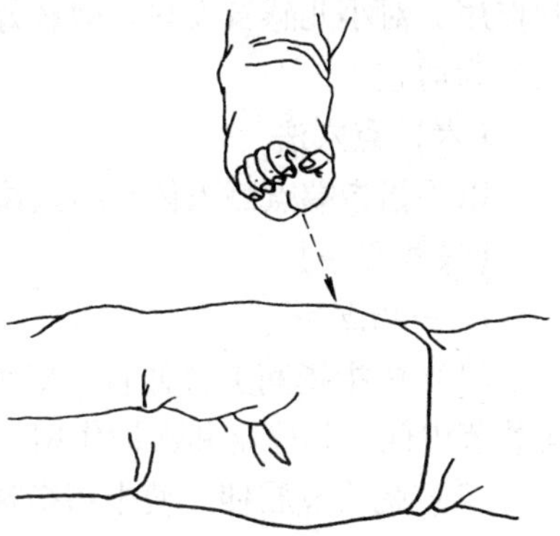

图3－47 掌击法

【临床应用】

掌击法主要适用于头顶部，腰臀及大腿外侧部肌肉丰厚处。

掌击百会，具有平肝潜阳、镇静安神作用。常配合抹法、扫散法和推桥弓用于治疗头晕、头痛、头胀等病症。

掌击臀部及下肢外侧，具有舒筋通络作用。用于配合治疗坐骨神经痛、臀上皮神经炎、梨状肌综合征等病症。

（四）叩法

以小指及小鱼际外侧缘轻快地捶击受术部位，叫叩法。

【操作程序】

1. 四指并拢，半握拳。

2. 腕部放松，以小指及小鱼际外侧缘轻捶受术部位。

3. 两手有节律地交替叩击，频率为每分钟100次左右。

【注意事项】

捶击力量宜轻，尽量使小指尺侧面及小鱼际在一个平面上，这样由于空气的压缩可产生清脆悦耳的“啪啪”声，同时产生柔和的震动。

【临床应用】

本手法适用于肩背、腰骶及四肢，有消除疲劳，疏筋活络作用，常在治疗结束前施用。是推拿治疗辅助手法和常用的保健推拿手法。

（五）弹打法

食、中指并拢，以其指腹敲打受术部位，称弹打法。

【操作程序】

1. 食、中指并拢伸直，其余三指屈曲。

2. 通过腕关节屈伸，以食、中指指腹敲击受术部位（图3－48）。

【注意事项】

腕关节宜放松，在腕关节屈伸的同时，前臂协调动作，增加敲打的弹性。

【临床应用】

本手法常用于小儿推拿。左手握住患儿的手指，右手食、中指弹打患儿前臂掌侧正中，自腕部弹打至肘部，称“打马过天河”，操作时传统方法要求蘸凉水，边弹打边吹凉气。有清气分实热的作用。对小儿感冒发热疗效较好，对3岁以下幼儿尤为适宜。

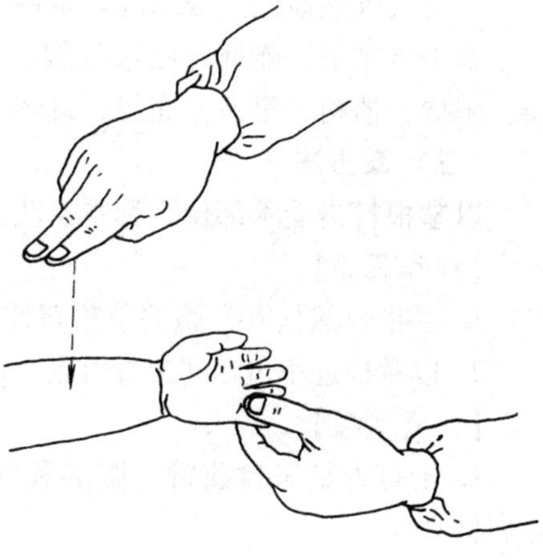

图3-48　弹打法

（六）点穴法

以手指指端点戳人体经络穴位，称点穴法。

【操作程序】

1. 一指点法

（1）中指指间关节伸直，指掌关节微屈。食指按于中指指背，拇指腹紧抵住中指指间关节内侧，起稳定和保护作用，无名指、小指屈曲。

（2）腕关节屈伸，使中指指端点戳穴位或经络部位（图3-49）。

（3）频率每分钟100次左右。

2. 三指点法

（1）拇、食、中三指捏拢，小指、无名指屈曲握紧。

（2）通过腕关节的屈伸及前臂的协调动作，使三指指端点戳穴位或经络部位（图3-50）。

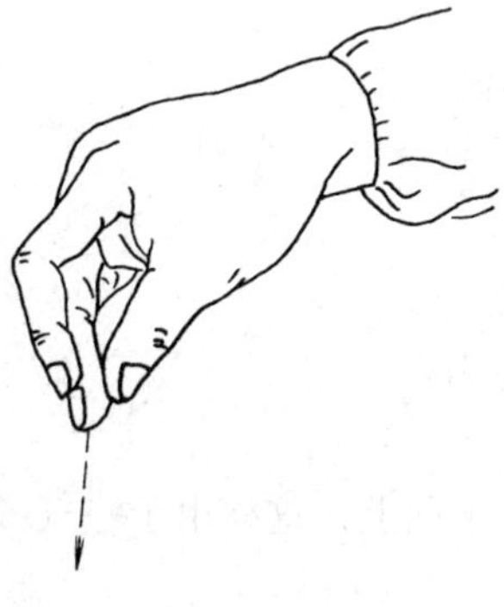

图3-49　一指点法

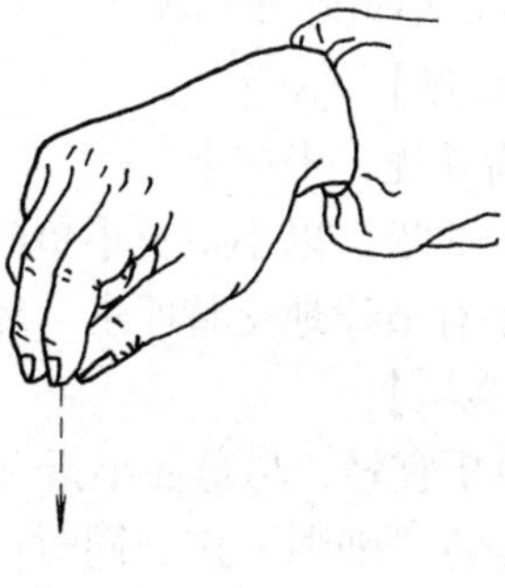

图3-50　三指点法

（3）频率每分钟100次左右。

【注意事项】

1. 点戳部位要准确，每次都应点到穴位。

2. 力量可视不同穴位及体质而异，要求“深点慢起”，力量既要深透，又不宜损伤组织或产生不适感。

【临床应用】

点穴法是较常用的“以指代针”手法。主要适用于穴位。其作用视不同穴位而具有所点穴位之主治功用。如一指点百会、印堂等穴常用于治疗头痛；点上肢部肩髃、臂臑、阳池、阳溪，常用于治疗上肢疼痛及上肢瘫痪；点腰眼、关元俞、伏兔、风市、委中、承山常用于治疗下肢瘫痪。

八、活动关节类手法

活动关节类手法，是使受术关节在功能范围内被动活动的一类手法。主要包括摇法、扳法、屈伸法、拔伸法。

（一）摇法

【操作程序】

1. 摇颈法

（1）受术者坐位，颈微前屈。

（2）术者立于受术者一侧后方，一手扶持受术者头枕上方，另一手托住其下颏部。

（3）双手分别同时向左右相反方向推拉，使受术者头颈缓缓摇转，左右各数次（图3－51）。

2. 摇肩法

（1）受术者坐位，肩部放松，肘关节屈曲。

（2）术者立于患侧，上身微前倾。一手按扶于患肩上，拇指按于结节间沟处。另一手托住受术者肘部，使其前臂搭于术者前臂上。

（3）缓缓地带动患肢作前伸、上举、后伸连贯的环旋摇动（图3－52）。

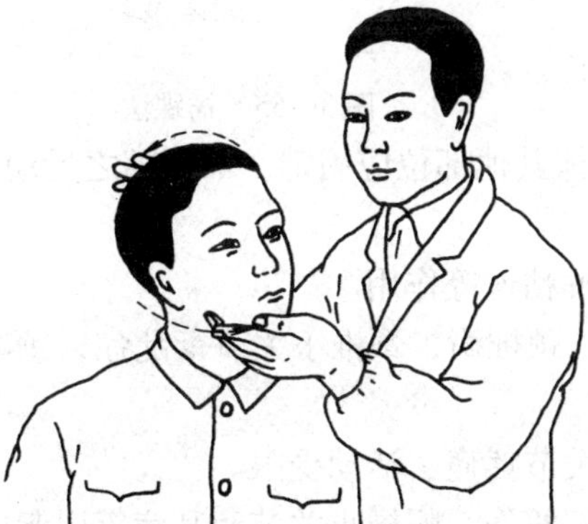

图3－51　摇颈法

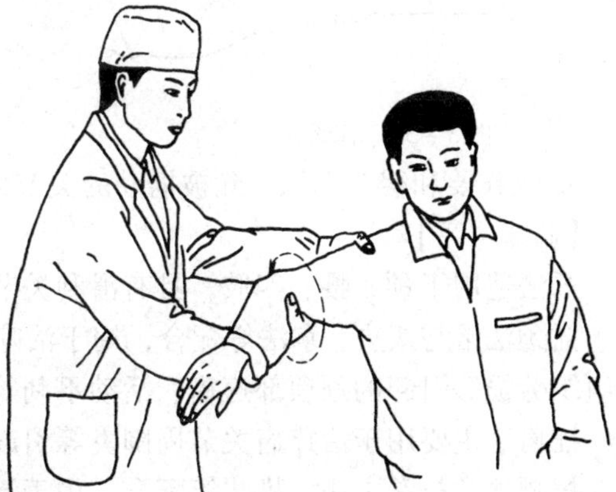

图3－52　摇肩法

3. 摇腰法

（1）受术者坐位，腰部放松伸直。

（2）术者坐于其后，一手按住其患侧腰部，另一手扶住对侧肩部前推后拉（图3－53），两手协调用力，使受术者上半身缓缓作左右摇动。

4. 摇髋法

（1）受术者仰卧位，患肢屈膝屈髋。

（2）术者立于患侧，一手按扶住受术者膝部，另一手握住其足跟部，使髋关节屈曲

90°左右。

（3）两手协调动作，以受术者髋关节为轴心，作较大幅度顺时针或逆时针方向的环转（图3－54）。

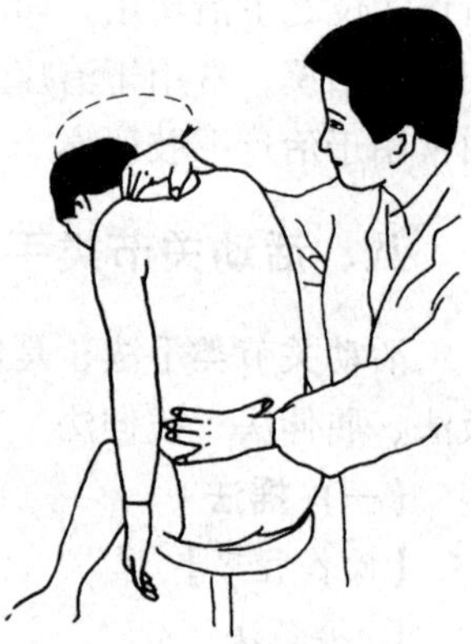

图3－53 摇腰法

5. 摇踝法

（1）受者仰卧位，下肢伸直。

（2）术者立于其足后侧，一手托起其足跟部，另一手握住足趾部稍用力拔伸牵引。在此基础上，握住足趾部的手作顺时针环转，使其踝关节环旋活动（图3－55）。

【注意事项】

1. 摇转的速度要由小到大，逐渐增加。

2. 摇转幅度应限制在生理许可和病人能忍受的范围内，不宜粗暴突然用力。

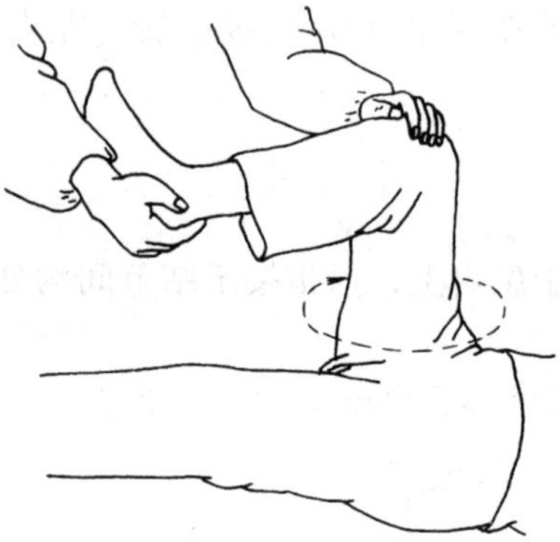

图3－54 摇髋法

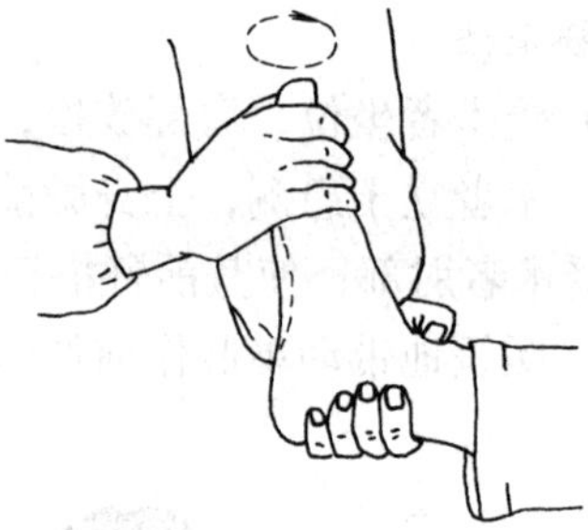

图3－55 摇踝法

3. 动作要和缓、平稳，除被摇动的关节外，身体其他部位应固定，不要随之晃动。

【临床应用】

摇法适用于颈、腰、四肢，具有滑利关节，松解粘连等作用。

摇颈法常与㨰法、拿法等配合，用于治疗落枕，颈椎病，颈椎小关节紊乱症，颈项部软组织劳损等引起的颈项部疼痛、活动不利等病症。

摇肩法主要用于治疗肩关节周围炎等引起的肩关节疼痛、活动受限。

摇腰法常与拳击法、推法等配合，用于治疗腰部扭伤，腰椎小关节紊乱症等引起的腰背酸痛、活动不利等病症。

摇髋法主要用于髋部软组织损伤引起的髋部酸痛、活动受限。也可作为治疗腰骶部软组织损伤的辅助方法。

摇踝法常与一指禅推法、抹法、擦法配合，用于治疗踝关节扭伤后期局部酸痛、活动受限。

（二）扳法

以两手分别固定关节近、远两端或肢体的一定部位，分别向相反方向用力，使关节活动度突然加大或关节复位，称扳法。

【操作程序】

1. 斜扳颈椎法

（1）受术者坐位，颈部放松，微前屈或微后屈。

（2）术者立于其后侧方，一手按扶住其头顶部，另一手托住其下颏部，两手协调向相反方向用力，使其头向患侧慢慢旋转。

（3）当旋转到有阻力时稍停顿，然后向同侧作有控制的增大活动度的快速扳动，随即松手，此时可听到“喀嗒”响声（图3－56）。

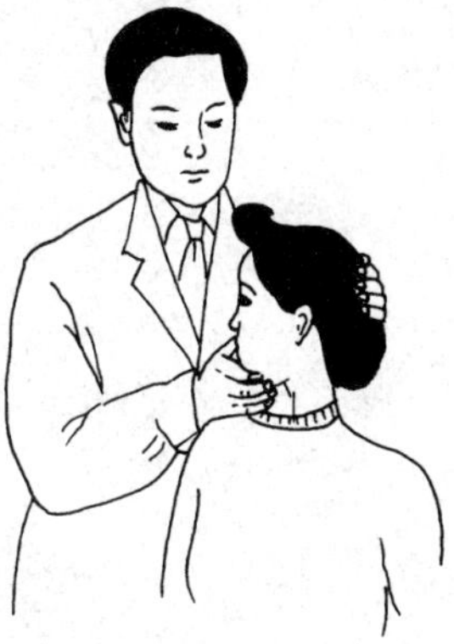

图3－56 斜扳颈椎法

2. 定位旋扳颈椎法

（1）受术者坐位，颈部放松并前屈。

（2）术者立于其后侧方，一手拇指顶按于颈部患椎棘突旁，并嘱其颈向患侧侧屈至最大幅度。

（3）术者另一手托住其下颏部，并向健侧拉动，使患者头向健侧转动至有阻力时，随即作有控制的增大旋转幅度的快速扳动（图3－57）。与此同时，顶按棘突的拇指协调用力，将患椎向对侧推动。此时，可听到“喀嗒”响声，拇指下有棘突跳动感，说明手法成功。

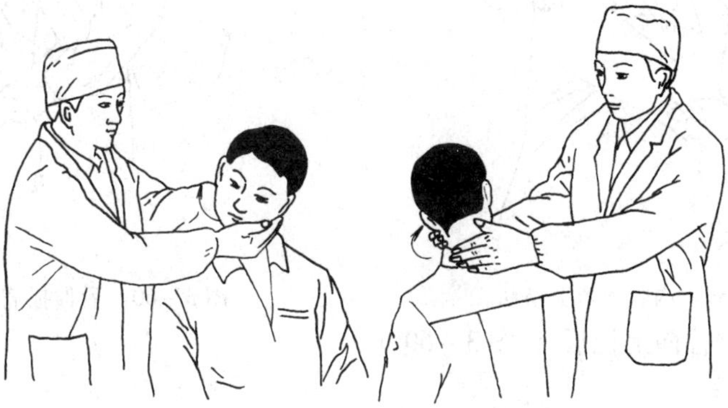

图3－57 定位旋扳颈椎法

3. 上举扳肩关节法

（1）受术者坐位，上肢自然下垂。

（2）术者半蹲位于受术者患肩侧前方。嘱受术者上肢伸直，前臂搁置于术者肩上。

（3）术者两手十指交扣按压于患肩上，并慢慢站立，抬高患肢，使患肢上举（图3－58），形成肩关节的上举扳动。

4. 内收扳肩关节法

（1）受术者坐位，患侧上肢屈肘，置于胸前。

（2）术者站于其背后，并紧靠其背，以稳定受术者身体。与受术者患侧同侧的手按住患肩，另一手伸至受术者前面握住其肘部向对侧牵扳（图3－59）。

5. 后伸扳肩关节法

（1）受术者坐位，嘱其上肢屈肘内旋置于背后。

（2）术者立于患侧，一手按扶住患肩，另一手握住受术者置于背后上肢的腕部，使

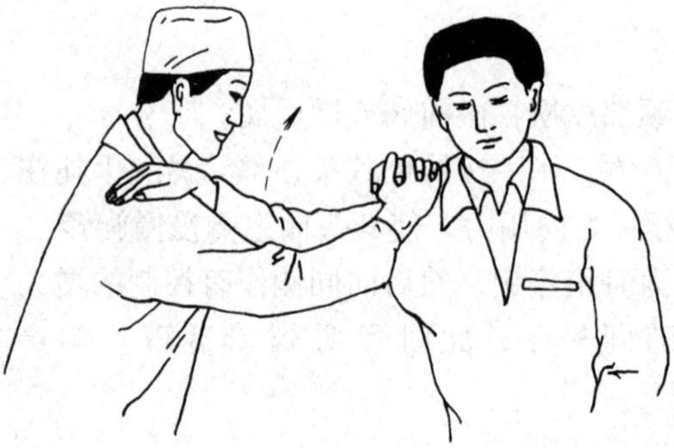

图3－58 上举板肩关节法

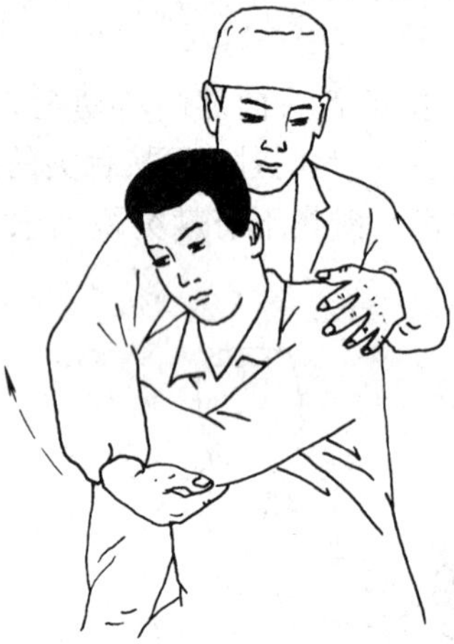

图3－59 内收扳肩关节法

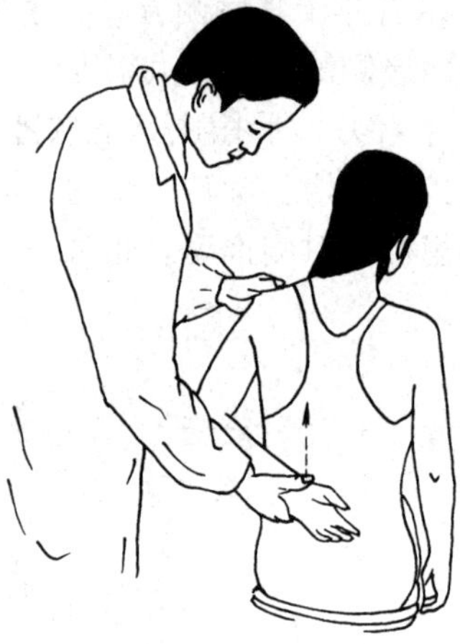

图3－60 后伸扳肩关节法

其手贴背部，沿脊柱向上拉扳（图3－60）。

6. 后扳扩胸法

（1）受术者坐位，嘱其双手十指交叉扣紧，置于项部。

（2）术者立于其后，以一膝部顶住其背部，两手分别托握住受术者两肘部。膝前顶，两手对抗后扳（图3－61）。反复数次。

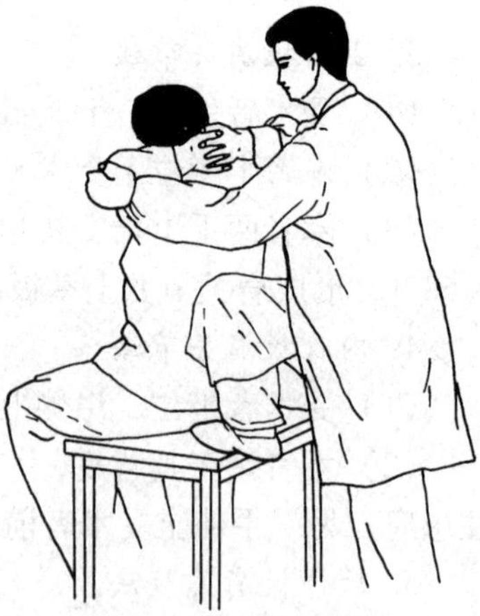

图3－61 后扳扩胸法

7. 侧位扳腰法

（1）受术者侧卧位，位于下面的下肢伸直，位于上面的下肢尽量屈髋。

（2）术者面对受术者而立，一手按住其肩前部后推，另一前臂按于其臀部向内按压，使其腰部被动扭转。当扭转到有阻力时，两手同时作增加幅度的对抗推压振动（图3－62），此时常能听到“喀嗒”的响声，表示手法成功。

8. 后伸扳腰法

（1）受术者俯卧位，屈肘，两手置于身体两侧。

（2）术者站于其侧，一手按压住其腰部，另一手托住其双下肢膝关节上方，将下肢托起，缓缓上提。当腰后伸到最大限度时，两手同时作反方向扳动（图3－63）。

9. 斜扳腰法

（1）受术者俯卧位，屈肘，两手置于身体两侧。

（2）术者站于一侧。一手按住其腰部，拇指抵按住棘突近侧。另一手托住其对侧下肢膝关节上方，缓缓将其下肢托高。

（3）术者肘关节屈曲，身体略后仰，将托高的下肢向术者方向牵扳（图3－64）。

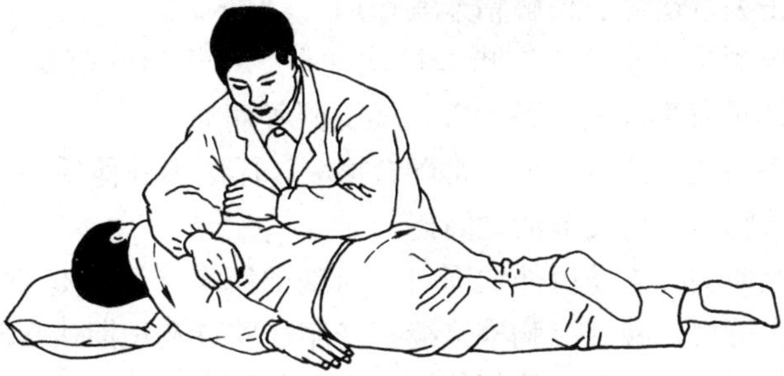

图3－62 侧位扳腰法

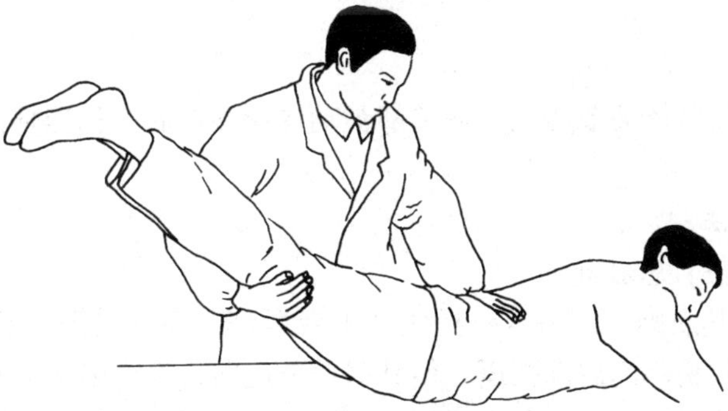

图3－63 后伸扳腰法

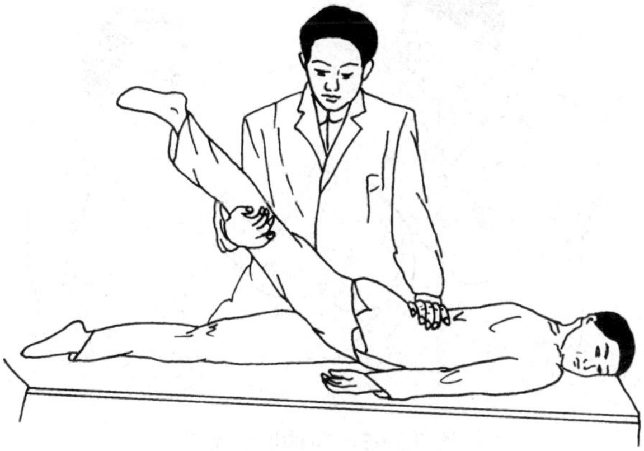

图3－64 斜扳腰法

【注意事项】

1. 操作时要顺应关节的生理功能，因势利导，不能超出或违反关节的生理功能范围，切忌盲目强拉硬扳，急躁从事。

2. 扳法要确定受术关节位置，在使关节极度伸展或旋转的基础上，再作突发性的、稍大幅度的、有控制的扳动。

3. 扳动时动作要干脆利落，用力短暂迅速，力度适当，收力及时。

4. 不强求听到关节弹响声。

【临床应用】

扳法主要有纠正关节错缝、松解粘连等作用。

扳颈椎法常与摇颈法、拿法、一指禅推法配合，用于治疗落枕，颈椎错缝（颈椎小关节错位）等引起的项背部疼痛，颈项部活动受限等病症。

扳肩关节能松解粘连，滑利关节。常配合㨰法、摇法等其他手法，用于治疗肩关节周围炎等引起的肩关节粘连，肩关节活动障碍。

后扳扩胸扳法在使胸椎被动后伸的同时，对胸部肌肉（特别是胸大肌）有牵拉作用。常用于治疗背部肌肉劳损、酸痛，胸椎错缝，老年性驼背及长期伏案胸口压榨感。

扳腰部主要能解除腰肌痉挛，使相邻椎体小关节复位。常先用㨰法、按法、揉法使腰部肌肉放松后再使用扳法。适用于治疗急性腰扭伤，腰椎后关节错位，腰椎间盘突出症等病症。

（三）屈伸法

以两手分别握住肢体关节两端，使关节被动屈曲和伸展，称屈伸法。

【操作程序】

1. 屈伸肘关节法

（1）受术者坐位，患肢前伸。

（2）术者坐于其患侧，一手掌心托住受术者肘部，握住其肱骨内、外上髁。另一手握住其腕部，先将其腕部向肩部推压，使其肘关节屈曲，再将腕部向外牵拉，托住其肘关节的手同时上抬，使其肘关节伸展（图3－65）。如此反复5～10遍，范围由小到大。

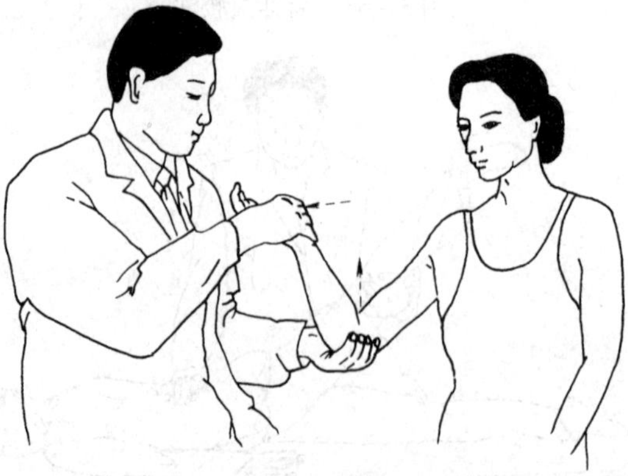

图3－65　屈伸肘关节法

2. 屈伸髋关节法

（1）受术者仰卧位。

（2）术者站于患侧，一手按扶于受术者膝部，另一手握住其小腿下端，将小腿向髋部方向推动，使膝关节与髋关节同时屈曲。

（3）将按扶膝部的手下压，尽量使髋部屈曲（图3－66）。然后再将下肢拉直，使膝、髋伸展，如此推、压、拉反复数次。

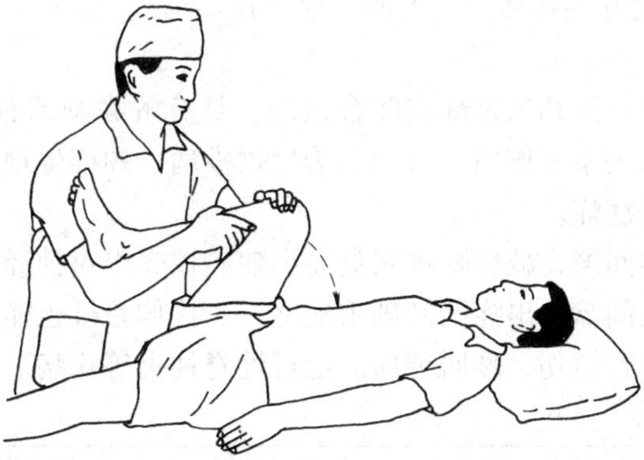

图3－66 屈伸髋关节法

【注意事项】

1. 屈伸肘关节时，两手动作要协调，托住患肘的手要相对稳定，起支点作用。

2. 屈伸髋关节法，在按压膝部时，要尽可能使受术者大腿贴近其腹；拉直下肢时，应使髋部完全伸展，有时还可以稍加牵引。

【临床应用】

屈伸法具有滑利关节作用，屈伸肘关节法常与擦法、一指禅推法配合运用，用于治疗肘关节骨化性肌炎，肘关节外伤后活动障碍等病症。

屈伸髋关节法常与摇髋法配合应用，适用于髋关节酸痛、活动受限，同时也可作为腰椎间盘突出症，坐骨神经炎治疗的辅助手法。

（四）拔伸法

固定肢体或关节一端，牵拉肢体或关节另一端，使关节间隙增宽，称拔伸法。

【操作程序】

1. 拔伸颈椎法

（1）患者正坐，头呈中立位。

（2）术者站于其后方，两手四指分别托住其下颌骨两侧，两拇指抵住其枕骨后下方，逐渐用力向上拔伸（图3－67）。

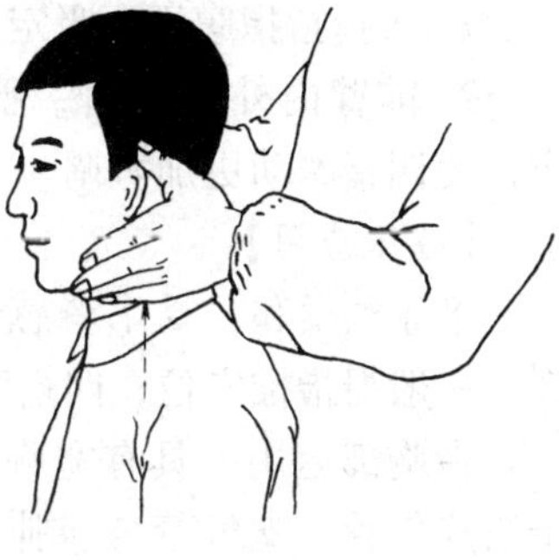

图3－67 拔伸颈椎法

2. 拔伸腰椎法

（1）患者俯卧位，两手用力抓住床头，或一助手抓住其腋部，使其上半身固定。

（2）术者站于其足部床头，两手分别握住患者两踝上部。上身后仰，依靠后仰力量逐渐用力向后牵拉，使其腰部受到牵引，持续1～2分钟。

【注意事项】

1. 拔伸颈椎时，手掌不要挤压颈部两侧，以免压迫其颈动脉引起受术者头晕等不良反应。

2. 拔伸腰椎应先在腰部施用㨰法、掌揉法等放松手法后进行。

3. 牵拉力量应稳定并逐步加大，不能一松一拉。

【临床应用】

拔伸颈椎法常与摇颈法和扳颈部法配合运用，具有解除颈部肌肉痉挛，增大椎间隙，改善神经根与周围组织关系等作用。适用于治疗颈椎病，颈椎生理弧度消失，颈部肌肉痉挛，颈椎小关节错位等病症。

拔伸腰椎能拉宽椎间隙，减轻腰椎间盘突出症髓核突出对神经根的压迫和刺激，促进髓核回纳，是治疗腰椎间盘突出症的基础手法之一。拔伸腰椎也能使腰部肌肉痉挛得到缓解，亦可用于治疗急性腰扭伤，腰肌劳损，退行性脊柱炎等疾病。

第二节　复合手法

复合手法，是两种或两种以上基本手法同时操作，或操作程序中包含两种以上基本手法，或操作程序较为复杂的一种综合手法。复合手法是在临床实践中逐步总结形成的，它具有操作上的自然协调性，也具有治疗作用上的协同性和一致性。常用复合手法有：推摩法、扳拿法、抹揉法、捻拔法、振托法、捏脊法、插法、背法、踩跻法、脊椎复位法。

一、推摩法

指腹一指禅推法的同时，四指随腕部摆动作指摩法，称推摩法。

【操作程序】

1. 拇指指腹按于受术部位，四指自然伸直后指腹置于拇指外上方。

2. 腕关节放松，前臂内外摆动，带动拇指指腹推压，四指掌指关节协调地带动四指指腹在拇指外上方作环形摩擦（图3－68）。

【注意事项】

1. 大拇指指腹面要吸定，不要移动。

2. 前臂内外摆动时，腕关节可被动地形成环旋动作，使四指摩动更加协调。

【临床应用】

推摩法柔和，受术者感觉舒适，主要用于胸胁和腹部。一般拇指推穴位，四指摩相关部位。

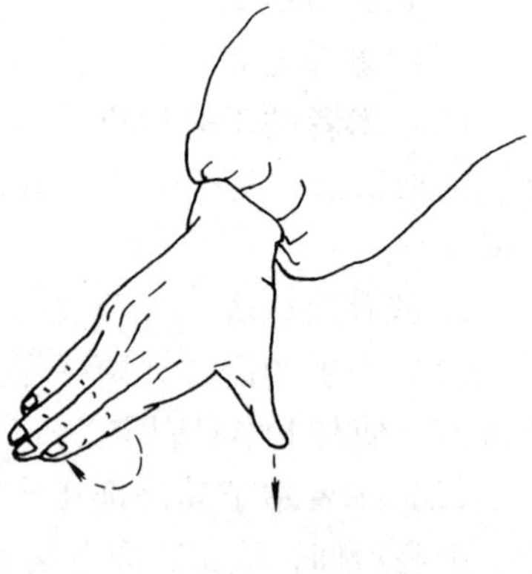

图3－68　推摩法

在胸部运用，具有宽胸理气，宣肺平喘作用。常用于治疗气管、支气管炎、肺气肿等引起的咳嗽、气喘等病症；在腹部应用，具有补益脾胃，理气和中作用。常用于治疗胃十二指肠溃疡，慢性胃炎，胃下垂，胃神经官能症等病症。在胁肋部运用，具有疏肝理气，解郁通络作用。常用于治疗胸胁屏伤，肋间神经痛，肝区隐痛等病症；在下腹部应用，具有活血调经，通利小便作用。常用于治疗痛经，月经不调，闭经，尿潴留等病症。

二、扳拿法

拇指与四指相对捏住肌肉，作与肌纤维垂直方向的扳动，并沿肢体纵轴方向逐步移动，称扳拿法。

【操作程序】

1. 拇指与四指指腹相对捏住肌肉。
2. 在捏拿的同时，腕关节内外摆动，拇指作与肌纤维垂直方向的扳拨。
3. 沿着肌纤维方向，循序向前移动。

【注意事项】

1. 捏拿时拇指力量大于四指力量，以向外扳动为主。
2. 移动时不要离开皮肤，以滑动为主，以免形成不连贯感觉。

【临床应用】

扳拿法主要用四肢长肌及肌腱，具有疏筋通络，松解粘连，解痉止痛作用。常配合㨰法用于治疗四肢肌肉酸痛、肌腱、腱鞘损伤等病症。

三、抹揉法

抹法沿线路经过穴位时，施以揉法，称抹揉法。

【操作程序】

拇指抹法或中指抹法，当按设计线路抹动经过穴位时停顿，在该穴位按揉数次，再继续抹动。

【注意事项】

1. 抹法中进行按揉应连贯，不能因为揉动而影响抹法的操作全过程。
2. 揉动不宜太猛烈，不然与抹法刺激的反差太大，患者反而感到不适。

【临床应用】

抹揉法主要用于头面部。抹头部常两手拇指或食指，自印堂开始，分别经眼眶上、太阳穴，再向耳后翳风、风池穴。一般在抹至太阳、翳风时，配合揉法，具有提神醒脑的作用，常用于治疗神经衰弱，头晕，头胀，偏头痛等病症。

四、捻拔法

先捻动手指，再拔伸手指，称捻拔法。

【操作程序】

1. 一手握住受术者腕部，另一手捻动患指，从指根部捻至手指末节。
2. 食、中指屈曲，以中节夹紧被捻手指末节指腹和指背，并将该指间关节屈曲。
3. 前臂向外甩动时，拔伸患指，同时夹住患指的食、中指滑脱，发生清脆的响声。

【注意事项】

前臂向外甩动时，拔伸与滑脱要协调好，先拔伸，后滑脱。

【临床应用】

捻拔法仅适用于手指，具有舒筋活络，滑利关节作用。一般对受术者十指逐一捻拔，作为上肢操作结束手法。用于治疗手指酸胀、麻木、疼痛，指间关节活动不利等症。

五、振托法

手掌尺侧自受术者下腹部向上腹推托，同时前臂振抖，称振托法，也叫托腹法。

【操作程序】

1. 受术者仰卧位，屈膝。

2. 四指并拢，手掌平伸，肘关节微屈，掌尺侧按于患者下腹部。

3. 嘱受术者腹式呼吸，随着受术者呼气时腹压降低，前臂振抖，手掌自下腹部向上腹部推托。受术者吸气时，放松。如此一托一松，反复进行 10～20 次（图 3－69）。

【注意事项】

1. 推托动作要和缓，随着受术者呼气动作进行。

2. 振抖时，不宜用力下压，要“力在前臂，功在手掌”。

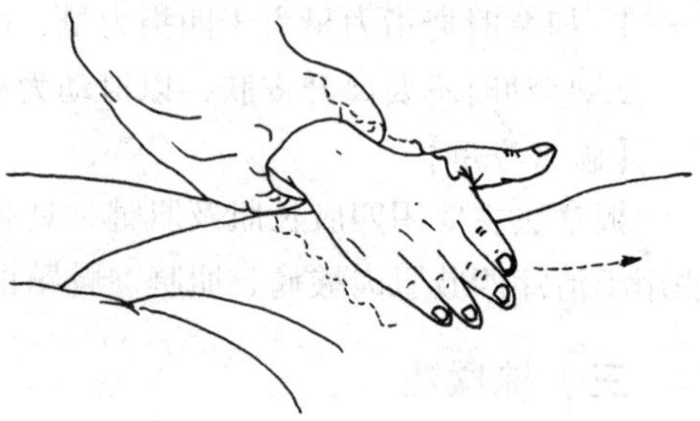
图 3－69　振托法

【临床应用】

本法只适用于腹部，有补中益气，升阳举陷，温肾壮阳的作用。常与指摩法、一指禅推法等配合治疗胃、子宫等内脏下垂及阳痿，遗精，痛经，月经不调等病症。

六、捏脊法

以拇、食指或拇、食、中指捏住皮肤，并向前搓动，称捏脊法。

【操作程序】

1. 拇指在后捏脊法

（1）拇指在后，食、中指在前，两手同时捏住受术部位皮肤，并微向外牵拉。

（2）一手松开，但不离开皮肤，另一手拇指向前食中指向后搓动皮肤，搓至食、中指指端达拇指指间关节部，另一手拇食、中指接替继续搓动。如此，两手交替，搓动不停，从龟尾捏至大椎（图 3－70）。

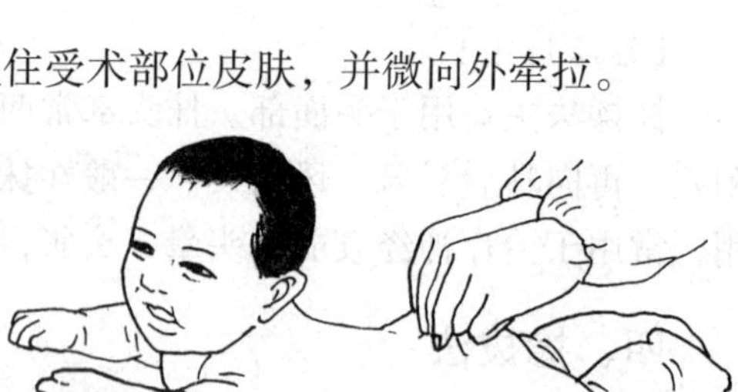
图 3－70　拇指在后捏脊法

2. 拇指在前捏脊法

（1）拇指伸直在前，食指屈曲在后，其余三指握紧。两手拇指指腹与食指桡侧面捏住受术部位皮肤，并微向外牵拉。

（2）一手松开，但不离开皮肤，另一手食指向前拇指向后搓动皮肤，搓至拇指端将移开食指桡侧面时，另一手拇、食指接替继续搓动。如此，两手交替，搓动不停，从龟尾捏至大椎（图 3－71）。

【注意事项】

1. 捏拿皮肤不宜太少，太少不易搓动，易滑脱。

2. 两手接替要连贯，在没有衔接之前不能松开。

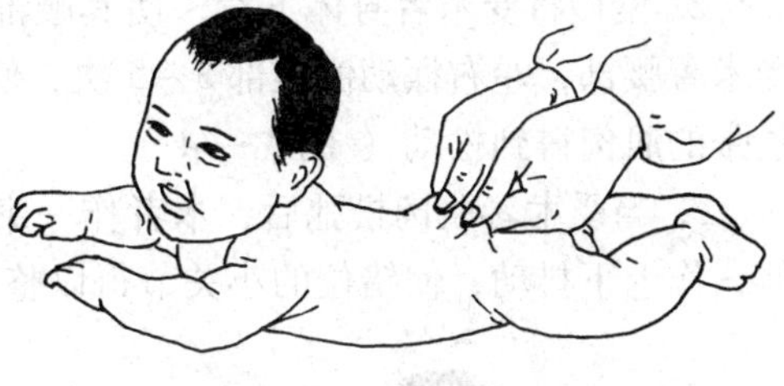

图 3－71 拇指在前捏脊法

【临床应用】

捏脊法常用于小儿推拿，而且一般只拈“脊骨皮”，习惯称“捏脊疗法”。具有消食导滞，健脾和胃，平衡阴阳，调整脏腑功能等作用。是治疗小儿消化系统疾病的常用方法。可配合小儿推拿其他手法，用于治疗小儿消化不良，腹泻，遗尿等多种疾患。另外，捏脊对成人消化系统疾患，月经不调等也有一定疗效。经常捏脊能提高人体免疫功能，起到较好的保健作用。

七、插法

一手按压肩部，另一手四指自肩胛骨内侧缘向肩峰方向插入，称插法。

【操作程序】

1. 受术者坐位，一上肢屈肘，前臂后置于腰部。

2. 术者立于其后，与受术者置于腰部上肢同侧的手按压于其肩峰。

3. 术者另一手四指并拢，掌心向外，以四指端自受术者肩胛骨内侧缘向肩峰方向插入肩胛骨与肋骨间 6～10cm（图 3－72），停留 1～2 分钟。如此反复进行 3～5 次。

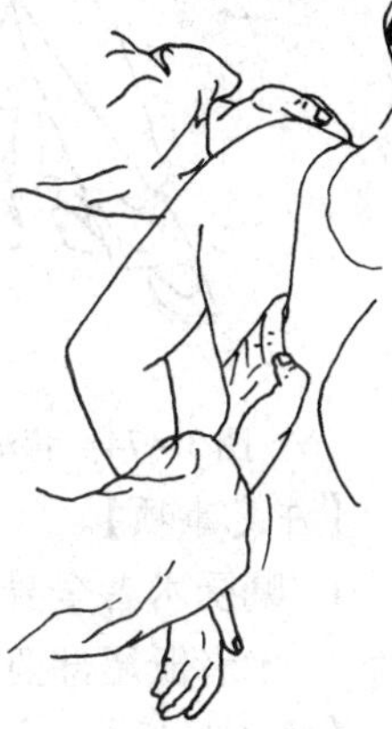

图 3－72 插法

【注意事项】

1. 插入动作要和缓，不宜突然插入，突然退回。

2. 两手相对用力，插入的手掌不得向外扳动。

3. 嘱受术者上身坐正，不宜前俯，以免使背部皮肤绷紧，影响插入。

【临床应用】

本手法是治疗胃下垂的专用手法。常和托振法、摩法、拿腹直肌等手法配合使用。插法可改变胃的弛缓状态，插入时，能使全胃上提一定高度。

八、背法

背起受术者，通过其自身重量对脊柱进行牵引，再结合抖晃，称背法。

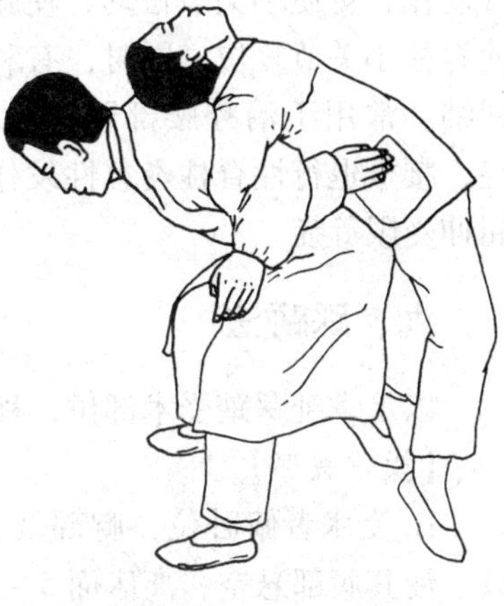

图 3－73 背法（1）

【操作程序】

1. 术者与受术者背对背站立，两足分开与肩同宽。以两肘套住受术者肘弯部，然后弯腰屈膝挺臀，将其反背离地。利用其自身重量，对其脊柱牵引片刻（图 3－73）。

2. 慢慢将受术者身体下滑，使其腰部对准术者骶尾部，此时术者的臀部着力，抵住受术者腰部，左右摆动骶尾部3~5次，使其腰以下随之作左右摆动，让错位的小关节及紧张的肌肉得到松动（图3-74）。

3. 当受术者肌肉松弛后，术者作一突然的伸膝挺臀动作，同时通过膝关节的快速屈伸，作上下抖动，使错位的小关节得以整复（图3-75）。

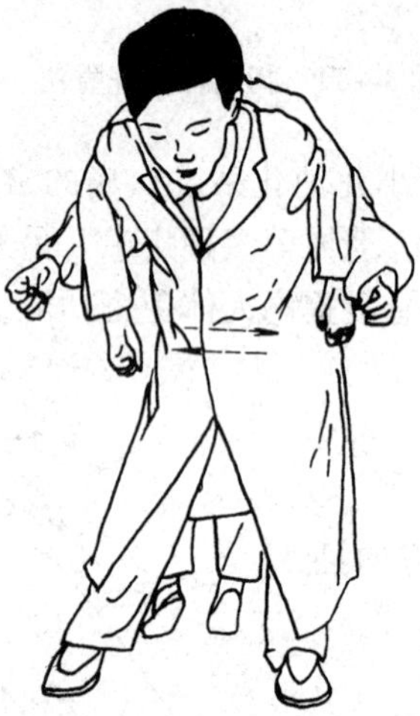

图3-74 背法（2）

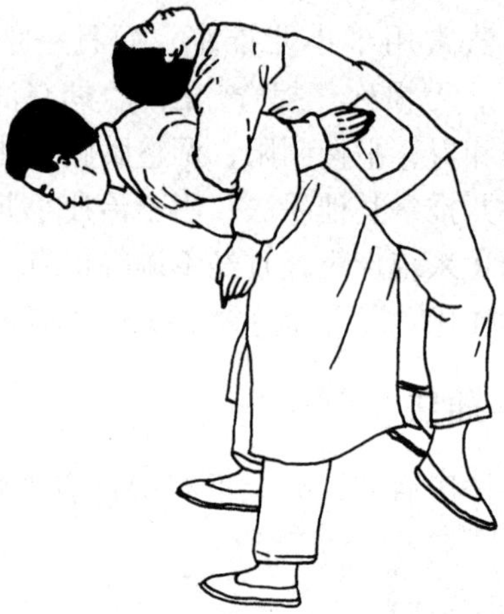

图3-75 背法（3）

【注意事项】

1. 嘱受术者全身肌肉放松，头颈部靠住术者背部。

2. 术者骶尾部要对准患处。

【临床应用】

背法对脊柱有牵引、过伸、震动、左右侧向摇晃等动作，可使小关节松动，使腰部肌肉松弛，从而促使脊柱小关节复位。同时，有利于腰椎间盘突出物的回纳。常用于治疗腰部陈旧性扭伤，腰椎间盘突出症，腰椎退行性脊柱炎急性发作等引起的腰痛、腰部屈伸受限等症。

九、踩跻法

以足掌趾踩踏受术部位，称踩跻法。

【操作程序】

1. 受术者俯卧位，胸部及大腿部各垫软枕3~4只，使其腹部悬空，离床面5~10cm左右。

2. 术者双手攀住预先固定好的扶手，以调节踩踏的力量，然后双足顺脊柱踩踏于受术者腰部。

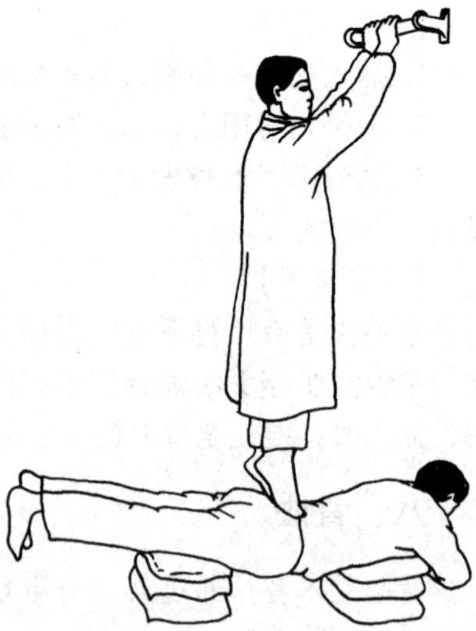

图3-76 踩跻法

3. 可作适当弹跳晃动，对受术部位产生较重的压力刺激（图3-76）。

【注意事项】

1. 弹晃时，足尖不得离开腰部形成弹跳。

2. 受术者应张口随踩踏压力呼气，以免引起屏伤。

3. 踩踏力量要控制好，要根据受术者体质、年龄适度掌握，一般年老体弱者禁用。

【临床应用】

踩跻法压力大，刺激强，传统还有踏搓四肢等方法，目前临床主要用于腰部，常用于治疗腰椎间盘突出症，对功能性脊柱后突或侧突畸型偶尔也有施用者。

十、脊椎复位法

在旋转腰部的同时推按棘突，使脊椎小关节复位，称脊椎复位法，也叫旋转复位法。

【操作程序】

1. 受术者骑跨于治疗床上或坐于凳上，两手自然下垂（或两手交扣置于项部）。一助手双膝夹住受术者下肢，使其骨盆固定。

2. 术者站于受术者后侧方，一手拇指按于移位的棘突旁，另一手从受术者腋下穿过并按于其项部（图3－77）。

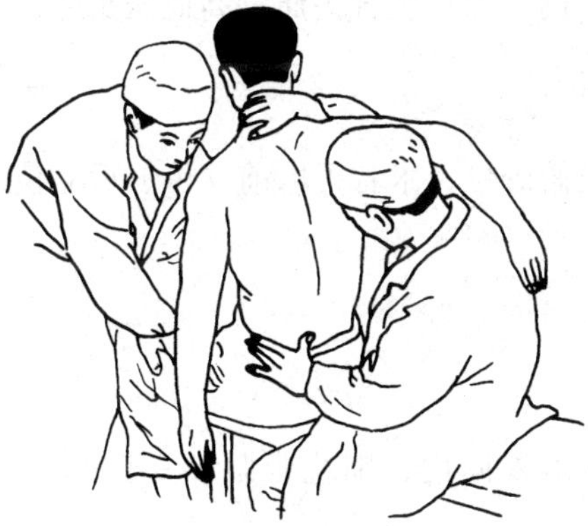

图3－77

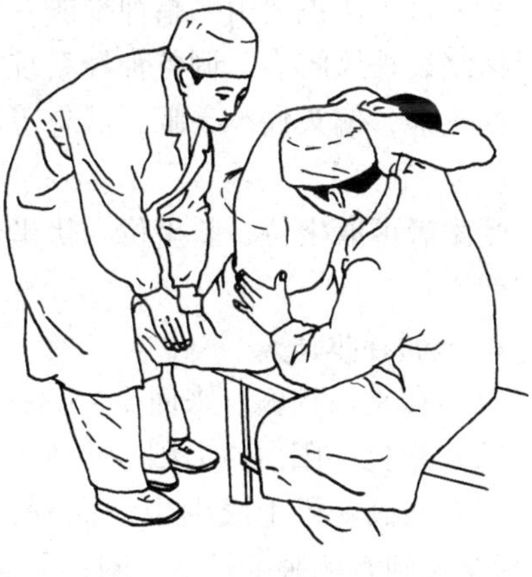

图3－78

3. 引导受术者先前屈，后侧屈，再旋转。当其腰旋转至最大限度时，术者按于项部的手下压，肘上抬，作增大旋转幅度的扳绞（图3－78）。同时拇指用力推顶棘突，常可听到“喀嗒”的响声，表示复位成功。

【注意事项】

1. 要固定好受术者骨盆，臀部不能离开座位。

2. 旋转绞动动作要在受术者侧屈之后进行，不宜太早。

【临床应用】

本法定位较准，旋转幅度大。常与㨰法、后伸扳腰椎法等配合，用于治疗腰椎后关节错位，腰椎间盘突出症等疾病。

第三节 成套手法

成套手法，是指在人体某一部位，将一些基本手法按一定的程式连贯起来操作的方法，也称“套路手法”、“分部操作法”。它是从临床治疗疾病的一般操作规律和保健推拿的常规操作程序中总结而成的。成套手法也是手法在人体操作训练的基本方法，经过成套手法的学习和训练，才能为手法的实际应用打下较好基础。

成套手法因推拿流派的不同而有差异，在临床和各岗位的具体实践中，应当按照辨证论治的原则，针对不同病症，不同受术对象，结合人体各部位的形态结构和生理特点等具体情况灵活运用，不应拘泥于成套手法。

按照人体大体部位，成套手法分为头面部手法、颈项部手法、肩部手法、上肢部手法、胸部手法、腹部手法、腰背部手法、下肢部手法。

一、头面部手法

头面部手法主要由一指禅推法、抹法、揉法、拇指推法、拿法、扫散法等组成。具有通经活络，祛风解表，调整神经系统功能等作用。用于治疗感冒头痛，高血压头痛，血管神经性头痛，偏头痛，失眠，健忘等病症。

【操作程序】

受术者可取坐位、骑坐位、伏坐位、仰卧位或俯卧位，术者可取前立位、后立位、侧立位或坐位。

1. 一指禅推法

（1）印堂→神庭，来回3～5遍。

（2）攒竹→阳白→太阳→头维，来回3～5遍。

（3）自睛明沿上眼眶由内向外，再沿下眼眶由外向内，围绕眼眶转一圈后呈“∞“字形交叉到对侧眼眶转推一圈，来回3～5遍。

（4）睛明→迎香→地仓→颊车→太阳，来回3～5遍。

（5）一指禅推百会穴2分钟。

2. 按揉法

点、按、揉头面部主要穴位。

3. 推法和抹法

（1）开天门：印堂→神庭，拇指推法，双手交替进行20～30次。

（2）分阴阳：印堂→鱼腰→太阳，用两手拇指自印堂经鱼腰分推至太阳穴，反复进行20～30遍。

4. 拿五经

中指置于督脉经，食指、无名指置于膀胱经，拇指、小指置于少阳经，自前发际经头顶沿经线抓拿至头枕部，反复操作3～5遍。

5. 扫散法

自太阳穴经头维向后至风池穴，左右各5～10遍。

二、颈项部手法

颈项部手法主要由一指禅推法、㨰法、拿法、揉法、摇法、拔伸法、扳法等组成。具有舒筋活血，散风止痛，缓解软组织痉挛等作用。常用于治疗颈项部急性软组织损伤，颈肌筋膜损伤，落枕，颈椎病等病症。

【操作程序】

受术者坐位，偶可仰卧或俯卧位，术者后立位或旁立位。

1. 一指禅推法

（1）风府→大椎，来回3～5遍。

（2）风池经斜方肌外缘至肩井穴，来回3～5遍。

（3）风池→天柱→百劳→大杼，来回3～5遍。

2. 推法和擦法

（1）推桥弓：拇指推法自翳风沿胸锁乳突肌推至缺盆穴，反复推10～15遍。

（2）推经脉：拇指推法自风府→大椎。

（3）擦法：用大鱼际擦法或小鱼际擦法自风池→肩井，反复推擦3～5遍。

3. 拿法

（1）拿桥弓：沿胸锁乳突肌来回拿3～5遍。

（2）拿风池：拇指和中指分别置于两风池穴，拿3～5遍。

（3）拿肩井：两手分别交替拿肩井10～15遍。

（4）拿项肌：自两侧风池间拿至颈根部，来回3～5遍。

4. 㨰法

（1）平㨰法自风府→大椎→肩中俞→肩外俞，来回㨰3～5遍。

（2）平㨰或斜㨰，自风池→肩井，来回3～5遍。

操作㨰法时，另一手可配合进行颈部前屈、后伸、侧屈等被动运动。

5. 按揉法

拇指按揉项部常用穴位，每穴按揉2～3分钟。

6. 摇颈部

7. 拔伸颈椎

8. 扳颈部

三、肩部手法

肩部手法主要由按揉法、一指禅推法、斜㨰法、拿法、摇法、扳法、搓法等组成。具有舒筋通络，滑利关节，松解粘连等作用。常用于治疗肩关节周围炎，肱二头肌长头肌腱炎，肩峰下滑囊炎，肩部伤筋，胸廓出口综合征等疾患。

【操作程序】

受术者可取坐位、侧卧位、俯卧位、仰卧位，术者可取旁立位、前立位、后立位。

1. 一指禅推法

（1）巨骨→肩髃→臂臑→曲池，一手托住上肢，一手在肩部操作来回3～5遍。

（2）肩中俞→肩外俞→曲垣→秉风→天宗→臑俞→肩贞，来回推3～5遍。

2. 㨰法

（1）斜㨰肩外方→肩前 3 ~5 分钟。

（2）斜㨰肩外→肩后 3 ~5 分钟。

在㨰肩部的同时，另一手配合使肩关节作各方向的被动活动。

3. 按揉、捏拨法

沿经穴在肩部按揉、捏拨，重点按揉、捏拨啄突周围，结节间沟，冈上、冈下诸肌的附着点处，操作 3 ~5 分钟。

4. 拿法

自肩部→肩关节→上臂→肘部，主要拿斜方肌、三角肌、肱二头肌、肱三头肌。捏拿操作 2 ~3 分钟。

5. 摇肩关节

托肘摇肩关节，顺逆各 5 次左右；大幅度摇肩关节，顺逆各 5 次左右。

6. 扳法

（1）前上举扳肩关节 2 ~3 次；

（2）外展扳肩关节 2 ~3 次；

（3）内收扳肩关节 2 ~3 次；

（4）后伸扳肩关节 2 ~3 次。

7. 搓法

从肩关节前后→上臂→前臂→腕，由上而下搓 3 ~5 遍。

8. 抖法

一手按在肩上，一手握住手腕部，作上下和前后连续抖动。

四、上肢部手法

上肢部手法主要由按法、揉法、一指禅推法、㨰法、拿法、捻法等组成。具有舒筋活络，调和气血，滑利关节等作用。常用于治疗肩关节周围炎，肩部软组织损伤，肘臂部伤筋等。

【操作程序】

受术者坐位、卧位，术者旁立位。

1. 一指禅推法

（1）曲池→手三里→偏历→合谷。

（2）曲泽→内关→大陵

以上两条径路各推 3 ~5 遍，在穴位处停留片刻后再前移。

2. 㨰法

平㨰法自肘部前外侧，向下㨰至腕部桡侧，同时配合作腕关节的被动活动。

3. 按揉法

按揉上肢主要经穴 1 ~2 分钟。

4. 捏拿法

捏拿上臂、前臂屈肌群，自上而下捏拿 3 ~5 遍。

5. 擦法

大鱼际擦腕→肘部桡侧 3~5 遍。

6. 捻法

分别捻十指，由指掌关节→指间关节→指端，来回捻 2~3 遍。

7. 屈伸肘关节

8. 拔伸法

（1）拔伸腕关节：术者一手握住腕部另一手握住其四指，对抗拔伸腕关节，同时配合作一些腕关节摇法。

（2）拔伸指掌关节和指间关节：术者一手握住腕部，另一手食、中指屈曲夹住受术者手指末节，对抗拔伸，有“喀嗒”声后，甩手滑脱手指。

9. 击法

一手握住患者腕部，嘱受术者五指分开，以手掌分别侧击其五指指缝 2~3 次。

五、胸部手法

胸部手法主要由一指禅推法、指揉法、推法、摩法、擦法、搓法等组成。具有宽胸理气，调和肝脾等作用。常用于治疗胸胁屏伤，肋间神经痛，慢性胆囊炎，肋软骨炎，肺气肿，支气管炎，胃肠功能紊乱等疾患。

【操作程序】

1. 一指禅推法

受术者坐位、仰卧位，术者前立位、旁立位、后立位。

（1）一指禅推任脉：天突→璇玑→华盖→膻中→鸠尾。

（2）一指禅推肾经：俞府→神藏→神封→步廊。

（3）一指禅推胃经：气户→库房→乳根→不容。

（4）一指禅推肝经：期门→章门。

（5）一指禅推膻中→乳根→期门→章门。

一指禅推上述径路，每到穴位停留片刻，来回 3~5 遍。

2. 按揉法

沿上述主要经穴，点按、指揉，每穴 1~3 分钟。

3. 推法

（1）拇指直推，沿任脉自天突穴→鸠尾，以皮肤发红为度。

（2）分推与梳理法，以任脉为中心，用全掌向两旁分推到腋前线，自上而下反复 3~5 遍。

4. 摩法、擦法

（1）指摩法自膻中→乳根→期门→章门 5~7 分钟。

（2）指摩法自璇玑→华盖→膻中→鸠尾 5~7 分钟。

（3）横擦前胸法：自锁骨下→肋弓全掌擦法或大鱼际擦法，以皮肤发红为度。

（4）擦胁肋法：全掌横擦或直擦胁肋部，以皮肤发热为度。

5. 搓法

搓腋下至肋弓上下往返 2~3 遍。

6. 振法

（1）中指振膻中1～2分钟。

（2）全掌振胸前部1～3分钟。

7. 拍法

掌拍胸前部3～5遍。

六、腹部手法

腹部手法主要由点按法、揉法、一指禅推法、摩法、拿法、振法等组成。具有健脾和胃、消食导滞、活血止痛、理气解郁等作用。主要用于治疗消化不良、慢性胃炎、胃肠功能紊乱、便秘、腹泻、慢性盆腔炎、手术后肠粘连、月经不调、痛经等病症。

【操作程序】

受术者仰卧位，术者旁立位。

1. 一指禅推法

（1）一指禅推法自鸠尾→巨阙→中脘→建里→神阙→气海→关元。操作时穴位处停留片刻，来回推2～3遍。

（2）一指禅推法自不容→梁门→关门→天枢→水道→归来→气冲。操作时穴位处停留片刻，来回推2～3遍。

（3）一指禅推法自腹哀→大横→腹结→府舍→冲门。操作时穴位处停留片刻，来回推2～3遍。

2. 按揉法

（1）指按揉上述各主要经穴，以气顺为度。

（2）中指点揉自建里→气海→带脉→章门→梁门→天枢，以气顺为度，然后提拿任脉结束。

3. 摩法

（1）指摩法自中脘→天枢→气海，自上而下操作2～3遍。

（2）指摩法自章门→带脉→五枢→维道，自上而下操作2～3遍。

（3）掌摩全腹。用全掌以脐为中心，作顺时针方向抚摩，操作3～5分钟。

4. 拿法

（1）分别拿两侧大横→腹结→府舍，1～3遍。

（2）分别拿两侧肚角1～2遍。

（3）拿任脉，一手以中脘为中心，另一手以气海为中心提拿2～3次。

5. 推法

（1）掌推自鸠尾→巨阙→中脘→下脘→神阙10～15遍。

（2）自中脘→带脉分推10～15次。

（3）自神阙→天枢→大横→带脉，分推10～15遍。

（4）自不容→梁门→天枢→水道→气冲，掌直推10～15遍。

6. 揉法

全掌或掌根在腹部作顺时针或逆时针方向揉动5～10分钟。

7. 振法

（1）指振中脘、神阙、气海、石门、关元、中极等穴，每穴振1～2分钟。

（2）掌振中脘、神阙、气海等部位 3～5 分钟。

七、腰背部手法

腰部手法主要由一指禅推法、按揉法、㨰法、推法、擦法、拿法、拍法、扳法等组成。具有舒筋活血、通络止痛、滑利关节、整复错位、壮腰强筋等作用。常用于治疗急性腰肌扭挫伤、慢性腰肌劳损、腰椎间盘突出症、退行性脊柱炎、腰臀肌筋膜炎、第三腰椎横突综合征、胃下垂、胃肠功能紊乱症、消化不良、慢性泄泻等病症。

【操作程序】

受术者可取坐位、伏坐位、俯卧位，术者可取后立位、旁立位。

1. 一指禅推法

（1）自大椎→大杼→风门→肺俞→心俞→膈俞。

（2）自肝俞→胆俞→脾俞→大肠俞。

（3）自上髎→次髎→中髎→下髎。

（4）自三焦俞→肾俞→气海俞→大肠俞→关元俞。

以上各径路自上而下推，于穴位处停留片刻，推 2～3 遍。

2. 点按、点揉、点拨法

在点揉或点拨上述主要穴位时，以受术者感到酸、胀、麻为度。

3. 揉法

掌揉腰部、背部的主要经穴，也可在穴位上用指揉法。一般沿经线自上而下操作 3～5 遍。

4. 㨰法

斜㨰腰部两侧骶棘肌、腰骶部、骶部，上下往返 2～3 遍。

5. 推法

（1）掌推法自大椎→长强，沿督脉直推，以皮肤发红、发热为度。

（2）掌推法自大杼→白环俞，附分→秩边，沿足太阳膀胱经的两条经线自上而下直推，以皮肤发红、发热为度。

（3）拇指分推或掌分推，以脊柱为中心，向两旁呈八字形分推，以皮肤发红、发热为度。

6. 擦法

（1）小鱼际或掌根擦法，沿督脉或足太阳膀胱经自上而下直擦，以皮肤发热为度。

（2）掌横擦腰骶部，以皮肤发热为度。

7. 拈法、拧法、刮法

（1）拈脊柱皮肤自长强→大椎 3～5 遍。

（2）拧背部督脉和两侧膀胱经皮肤，自上而下以皮下瘀血发紫为度。

（3）指刮或汤匙边、梳子背沿督脉或膀胱经自上而下刮摩，以皮肤发红为度，也可刮至皮下瘀血发紫。

8. 拍法

（1）自大椎→长强，沿督脉经拍 3～5 遍。

（2）拍背部、腰部 5～10 次。

9. 扳法

（1）胸椎扳法：后伸扩胸扳法 3 ~5 遍。

（2）腰部扳法：侧位扳腰法、斜扳腰法、后伸扳腰法、脊椎旋转复位法操作 1 ~3 遍。

10. 拔伸法、背法

（1）拔伸受术者腰部，当牵引一段时间后，用拇指或肘部按压在腰背部痛点处，嘱受术者深呼吸，在呼气末肌肉最放松时，忽然用力向前方推压，有时可听到“咔嗒”声响，立即松手。

（2）背对背背起受术者，左右晃动，上下抖动，牵引腰部。

八、下肢部手法

下肢部手法主要由点按法、揉法、一指禅推法、㨰法、拿法、扳法、擦法等组成。具有舒筋活络、解痉止痛、松解粘连、滑利关节等作用。用于治疗腰椎间盘突出症、臀肌筋膜炎、臀上皮神经损伤、梨状肌综合征、骶髂关节错位、髋部软组织损伤、膝关节炎、髌下脂肪垫损伤、膝侧副韧带损伤、半月板损伤、踝部软组织损伤等疾病。

【操作程序】

受术者仰卧位、俯卧位、侧卧位，术者旁立位。

1. 一指禅推法

（1）自外膝眼→足三里→上巨虚→条口→下巨虚→解溪，由上而下操作 3 ~5 遍，穴位处停留片刻。

（2）自阳陵泉→阳交→光明→悬钟→丘墟，由上而下操作 3 ~5 遍，穴位处停留片刻。

（3）自委中→合阳→承筋→承山→飞扬→跗阳→昆仑，由上而下操作 3 ~5 遍，穴位处停留片刻。

2. 点按法、点揉法

沿上述经穴点按揉，以局部酸、胀、麻为度。

3. 拨法

（1）拨环跳穴，单手或双手拇指按于环跳穴处，用力作与足少阳胆经垂直方向的拨动 10 ~20 次。

（2）拨委中、委阳、承山穴，受术者仰卧位，患侧髋膝关节半屈，术者分别于委中、委阳、承山穴作与足太阳经垂直方向的弹拨 10 ~20 次。

4. 揉法、拿法

（1）掌揉臀部→大腿后侧→小腿后侧 3 ~5 遍。

（2）拿臀部、大腿前后侧、小腿后侧，自上而下拿 3 ~5 遍。

5. 㨰法

（1）斜㨰或直㨰，自臀部→大腿后侧→小腿后侧，然后改为平㨰跟腱部。来回操作 2 ~3遍。

（2）斜㨰腹股沟下缘→大腿前侧，然后改为平㨰膝前部→小腿外侧→足背部。来回操作 2 ~3 遍。

（3）斜㨰腹股沟下缘→大腿内侧→膝内侧，来回操作 2 ~3 遍。

（4）斜㨰居髎→大腿外侧→小腿外侧，来回操作 2 ~3 遍。

6. 摇法

（1）摇髋关节法，先屈伸髋关节 3 ~5 次，再内外旋转摇动各 3 ~5 次。

（2）摇踝关节，作顺逆旋转摇动各 3 ~5 次。

7. 抖法

术者双手握住受术者踝部，作上下连续抖动 3 ~5 次。

8. 拔伸法

拔伸踝关节，一手托握住足跟部，另一手握住足背部拔伸 2 ~3 次。

9. 搓法

双手掌夹住受术者下肢的内外侧或前后侧，自上而下搓动，操作 3 ~5 遍。

第四节　手法运用要素

推拿的治病、康复、保健作用是通过手法在人身上操作来实现的，其效果除与受术部位的选择、各手法的操作方法有关外，还与手法的刺激强度、运力方式、施术时间等有关，要在临床上恰到好处地运用好手法，并达到最佳的效果，还应当对手法着力点的应用、运力要领、推拿时间和推拿治疗八法有所掌握，这样才能做到如《医宗金鉴》所说的“一旦临证，机触于外，巧生于内，手随心转，法从手出”。

一、着力点应用

手法在人体上操作总是直接或间接以其手或肢体对人体施力，直接施力时，手或肢体的部位就是着力点。相对于着力点，受术部位就是受力点。着力点的应用，决定着对局部的刺激强度。在应用中要处理好着力点“点、线、面”及“刚”与“柔”的关系，掌握好着力点深浅位置。

（一）点、线、面的关系

从严格意义上讲，推拿的点和线是相对的，一般把穴位或指端、指间关节所接触面积范围内大小的部位称为点，把点运动的路线称为线，把一定的较大面积的部位称为面。

推拿着力不能机械地理解为定量的压力。由于点、线、面的面积不同，形成的压强也不同。压强与受力面积成反比。相同的力量，接触面积越小，压强越大，刺激也越强；接触面积越大，压强越小，刺激反而减弱。对于线的压力（如经络体表线路），是一个移动式的刺激，也不完全取决于机械力的大小。

点的着力方式，一般选用按法、点法、指揉法、弹拨法、掐法、一指禅推法，着力时以指端、指腹、关节突起处等刺激。其着力方向如果在穴位处，若肌肉较多，则按针刺进针方向施力。如果着力点皮下骨性组织较浅，则向骨性组织方向着力。例如按内关穴，可向外关穴透按；按合谷穴，可向第二掌骨方向按压。

线的着力方式，一般选用指推法、抹法。着力时以指端、指腹等处刺激。其方向是下压力与前推力的合力，应做到重而不滞，轻而不浮，使着力点在皮肤上形成滑动摩擦，而且速度应尽量保持匀速。

面的着力方式，一般选用擦法、掌按法、掌摩法。以掌面、指腹、手背等处刺激。不论其用力方向如何，因其接触面积较大，压强相对较小，手法都较柔和。

（二）着力点的浅深

力量的深透是手法的总体要求，但实际运用中，由于手法的不同，刺激部位的不同，着力点的浅深也不同。例如，摩法着力较浅，拿法着力较深。临床上应根据辨证论治的原则，力求做到“力透病所”，以治疗目的选用手法并决定力的浅深。

（三）手法的刚柔性

手法的刚柔由手法的刺激方式和手法刺激部位的硬软强度决定。一般而言，以冲击力方式刺激、刺激部位较硬的手法多为刚性，以渐进加力方式刺激、刺激部位较柔软的手法多为柔性。临床上，刚性手法通经行气作用强，以泻为主；柔性手法，和络缓急作用强，以补为主。

二、运力要领

推拿手法主要以手的动作方式刺激人体体表，其力量的直接来源是前臂和手，在临床运用中应注意掌握运力的一些技巧，才能使力量恰到好处，同时使术者保持体力而不感到疲劳。

（一）摆好姿态、步法

手法操作过程中，术者常用的姿态有立位和坐位两种。一般患者卧位，在其头颈部或胸腹部操作时，术者可取坐位，其他操作，术者大多数取立位。坐位操作，要求术者沉肩、垂肘，放松肩部和上臂，操作力量主要来自前臂和手部的肌肉运动，其运力较简单，以手和前臂能“悬浮”于患者体表完成各种动作为前提，切忌将前臂搁置于患者肢体。立位操作，要求术者要站好步法。即在练功的基础上，使用好各种步法。例如腰部擦法使用丁字步；患者坐位，操作患者腰部术者使用马步；太极推手大摇法可用弓步。步法的要求以术者上肢和上半身的运动幅度不影响术者站姿的稳定和持久为原则。

（二）发力于腰，运力于手

手法的各种动作的力量来源，是由于肌肉关节的运动。练功中要求气沉丹田，是为手法存蓄功力做准备的。在手法的操作中，特别是立位的各种操作中，术者不应屏气，应做到全身肌肉收缩和放松自然。在实际的手法操作中，又应做到“发力于腰，运力于手”，才能使手法功力不减。所谓“发力于腰，运力于手”是指手法操作时要气沉丹田，运丹田之气于腰背。力气的来源从腰背部发出，不要机械地局限于手臂。例如擦法、扳法等手法的操作，具体动作的完成是由上肢和手实现的，但其腰部、背部的肌肉都参与了运动，因腰背部肌肉体积大，在动作中力臂短，不易疲劳。注重了腰部的发力，才能使全身的肌肉协调运动，手法也才能柔和。这也是目前各种推拿器械不能代替手法推拿的原因所在。

三、推拿疗时

推拿疗时包括一次操作时间和推拿的疗程及间隔时间。推拿疗时，对临床疗效也有一定影响。

（一）操作时间

操作时间总体上应因人、因手法、因病制宜，一般从三个方面来考虑。

1. 手法的性质　刺激柔和的柔性手法操作时间宜长，例如一指禅推法、搓法、摩法等手法；压力大、刺激强的刚性手法，操作时间宜短，例如掐法、击法、拿法、肘压法等手法。

2. 疾病的性质　病在经络关节，病理单纯者，操作时间宜短，掌握在 10 ~ 20 分钟左右；病在脏腑气血、病理复杂者，操作时间宜长，掌握在 15 ~ 30 分钟左右。

3. 操作范围　治疗范围较大，如偏瘫、腰椎间盘突出症等全身推拿，操作时间较长，往往要 30 分钟左右；操作范围小，如指间关节扭伤、腱鞘囊肿等局部推拿，操作时间较短，只需几分钟即可。保健推拿主要由操作范围决定操作时间，局部保健 10 ~ 20 分钟，全身保健 30 ~ 40 分钟左右。

（二）推拿疗程和治疗间隔时间

推拿疗程一般也应根据病程的长短、疾病的轻重以及病人对推拿手法的耐受性等方面来决定。临床上每推拿 15 ~ 20 次可以停止 3 ~ 5 天。如果治疗过程中，病情正在好转，应继续治疗，不宜间隔。如果患者经较长时间的推拿治疗，对手法的敏感性降低，应间隔 10 ~ 15 天后再作手法治疗。对于慢性病患者，可采取隔天 1 次；对于急性病患者则宜每天 1 次。

四、推拿八法

推拿的理论基础是中医基本理论，推拿手法作用于人体后能补虚泻实，扶正祛邪，调和阴阳，使气血归复于平衡。推拿手法与受术部位的结合决定着各种治疗作用。根据手法与受术部位的结合，推拿治疗有温、补、通、泻、汗、和、散、清八法。

（一）温法

温法是温阳散寒用于虚寒证的一种推拿治法。一般选用摩擦类、挤压类手法。手法应柔和，频率较缓慢，操作时间较长，受术者有较深沉的温热等刺激感，有温阳益气作用。例如按、摩、揉中脘、气海、关元穴，擦肾俞、命门穴，能温补肾阳，健脾和胃，扶助正气，散寒止痛，即属于温法。治疗五更泄泻，按、摩中脘、关元以温中散寒，一指禅推、擦肾俞及命门以温肾补阳，即是温法的具体运用。

（二）通法

通法是通其经络，祛除壅滞之病邪的一种推拿治法。一般选用挤压类手法、摩擦类手法，手法应刚柔相济。例如推、拿、搓四肢，则能通调经气；拿肩井能通气机，行气血；点、按背部腧穴可通畅脏腑气血。

（三）补法

补法是补养脏腑气血津液之不足，激发脏腑功能活动的一种推拿治法。一般选用摩擦类手法、按压类手法，手法应轻柔和缓，操作时间宜长。例如一指禅推法、摩法、揉法在腹部作顺时针方向操作，按揉中脘、天枢、气海、关元，按揉、擦背部膀胱经，擦胃俞、脾俞，能健脾和胃，补中益气，即属补法。一指禅推、擦命门、肾俞、志室，按、摩关元、气海，能培补元气，温肾和阳，亦属于补法。

（四）泻法

泻法是通腑泻实，用于下焦实证的一种推拿治法。一般选用按压类、摩擦类手法，手法力量可稍重。主要用于治疗结滞实热引起的下腹胀满，或食积火盛，二便不通。推拿泻法无峻猛药物之弊端，泻而不伤正，故体质虚弱、津液不足而便秘者亦常使用。例如，一指禅推、摩神阙、天枢两穴，揉长强，能通腑泻实，常用于治疗食积便秘，即是泻法的具体应用。

（五）汗法

汗法是通过手法发汗使病邪从表而解的一种推拿治法。一般风寒外感选用先轻后重的拿法加强刺激，步步深入，使全身汗透，达到解表祛寒的目的。风热外感选用轻拿法，手法柔和轻快，使腠理疏松，患者感汗毛竖起，肌表微汗，风热自散。汗法一般选用拿法、按法、一指禅推法。例如，一指禅推、拿风池、风府能疏散风邪；按、拿合谷、外关可解一切表邪；一指禅推、按、揉大椎能发散热邪，通三阳经气；一指禅推、按、揉风门、肺俞皆可祛风邪，宣肺气。故外感风寒、风热之邪，用拿法、按法、一指禅推法疗效卓著。

（六）和法

和法是调和病在半表半里或脏腑之间不调的一种推拿治法。一般选用振动类、摩擦类手法，手法应平稳而柔和，频率稍缓。和法常用于脏腑不和，气血不调引起的肝胃气痛，月经不调，脾胃不和等证。临床常用的有和气血、和脾胃、和肝脾等手法。例如，四肢及背部㨰法、一指禅推法、按法、揉法、搓法及轻拿肩井，都具有调和气血作用；一指禅推法、摩法、揉法、搓法用于两胁部及章门、期门，摩上脘、中脘，按揉肝俞、胃俞、脾俞，则具有调和肝脾、疏肝和胃的作用。

（七）散法

散法是使积滞、瘀结消散于无形的一种推拿治法。推拿散法有其独到之处，其主要作用是“摩而散之，消而化之”。一般选用摩擦类手法、按揉类手法，手法应轻快柔和。例如，一指禅推、摩腹部，按、揉背部胃俞、脾俞，有消食散结作用，对饮食不节，脾不健运引起的胸腹胀满、痞闷疗效较好。缠法有消瘀散结作用，常用于外科痈肿。对有形之积滞瘀结用一指禅推法、摩法、揉法，频率由慢转快，往往起到消结散瘀作用。这些都是散法的具体应用。

（八）清法

清法是清解表里邪热的一种推拿治法。一般选用摩擦类手法。例如有表热者，自上而下轻推背部足太阳膀胱经，以解表清热；有气分实热者，自大椎至龟尾轻推督脉经，以清泻气分实热；有气血虚热者，轻擦腰部，以养阴清热；有血分实热者，自大椎至龟尾重推督脉，以清热凉血。

推拿八法是推拿治疗主要治法，但临床上特别是伤科病症，还应根据具体疾病，坚持中医辨证论治和治病求本的原则，并注意辨证与辨病相结合，灵活运用，才能达到理想的治疗效果。

第四章　推拿的作用

推拿是一种外治法，它在中医基础理论指导下，根据整体观念和辨证论治与辨病施治的原则，通过手法作用于体表的一定穴位和部位，来改变和调节机体的病理和生理状况，从而达到治疗疾病的目的。

由于推拿的适应症范围较为广泛，涉及到骨伤科、内科、妇科、儿科和五官科等各科的许多病症，因此，治疗作用也是多方面的，总结起来主要有如下方面。

第一节　补泻作用

推拿在临床治疗时，需要根据患者的体质强弱和病情的虚实，采取补或泻的推拿方法。

一、补虚泻实是推拿运用的基本法则

“虚则补之，实则泻之”，是中医治疗的基本法则之一。也是推拿治疗的基本法则。“补”乃补正气之不足，凡能补充人体正气之不足或增强人体组织某一功能的治疗方法，即谓之为“补”。“泻”乃泻邪气之有余，凡是有直接祛除体内病邪的作用，或抑制组织器官功能亢进的治疗方法，则谓之“泻”。推拿对人体的经络穴位或特定部位的各种不同的刺激，使机体内部得到调整，起到扶正祛邪的功效，这就是推拿补泻的含义。

推拿在人体体表操作时，虽无直接的补或泻的作用的药物进入体内，但临床实践证明推拿手法确实有促进机体功能和抑制机体功能亢进的作用。

二、决定推拿补泻作用的因素

推拿的补泻作用是由多方面因素共同决定的，具体包括以下几个方面。

1. 经络的循行方向　从经络的循行方向来说，顺经络循行方向操作的手法为补，逆经络循行方向操作的手法为泻。即所谓的“顺经为补，逆经为泻”。

2. 血流运行方向　从血流运行的方向来看，向心性手法为补，离心性手法为泻。

3. 手法的刺激强度　就手法的刺激强度来讲，轻刺激的手法为补，重刺激的手法为

泻。即所谓“轻揉为补，重揉为泻”。

4. 手法频率的快慢　从手法操作频率的快慢来看，操作频率快的手法为泻，操作频率慢的手法为补。即所谓的“急摩为泻，缓摩为补”。

5. 手法旋转的方向　以手法的旋转方向来说，顺时针方向操作的手法为补，逆时针方向操作的手法为泻。即所谓的“顺转为补，逆转为泻”。

6. 手法操作时间的长短　从手法操作的时间上讲，操作时间长的手法为补，操作时间短的手法为泻。即所谓的“长者为补，短者为泻”。

7. 手法运动的方向　从手法运动的方向来说，向上推行的手法为补，向下推行的手法为泻。即所谓的“推上为补，推下为泻”。

8. 手法的性质　从手法的性质上来说，旋转性的手法为补，直线推动的手法为泻。即所谓的“左转为补，直转为泻”。

三、补泻作用的相对性

“补”和“泻”虽然是相反、对立的两种作用，但又是相互联系的，其最终目的是平衡阴阳，调整机体的生理功能。手法补泻作用并非一成不变，而是相对性的，是对立统一的关系。在临床上，应根据具体的情况灵活应用。起到补益肝肾、补益脾胃、健脾安神、调补气血、宣肺止咳、发汗解表、止咳化痰、清热解表、消食导滞、清热利湿、疏肝理气、活血化瘀、平肝潜阳、止呕止吐、止痢止泻等治疗作用，达到补泻之目的。

第二节　止痛作用

产生疼痛的原因很多，中医认为“通则不痛，不通则痛”。推拿的止痛作用主要体现在如下方面：

一、温通作用

外伤后瘀血肿胀，肌肉痉挛或劳损、粘连、变性等均可引起疼痛；寒湿停滞，阻于经脉，筋肉萎弱不用，关节屈伸不利等也可引起疼痛。推拿在治疗中，通过不同的手法，选用一定的刺激量，在穴位、压痛点上操作，可以起到疏通经络、行气活血、理筋散结、温经散寒、舒经活络、通利关节的作用，从而达到止痛的目的。

二、整复作用

由于暴力或持续性不平衡力的作用，可致骨关节失去正常的解剖位置，其中细小的关节移位，称骨错缝；较大的关节移位或关节完全丧失正常的解剖位置，则称为脱位、肌腱滑脱，或腰椎间盘突出等症。在推拿治疗中，通过手法的作用，使骨错缝或脱位得到复位，肌腱滑脱得到整复，腰椎间盘突出得到回纳，从而达到理筋整复，消肿止痛，恢复功能的目的。

第三节 推拿的神经反射作用

推拿按摩时，皮肤、肌肉、韧带、关节等各种组织受到挤压，经各种组织内的感受器传入中枢神经，再经各级中枢的分析综合后，通过传出神经，进行调节，起到舒筋通络效果。这种疗效不仅作用于推拿的局部，也可涉及内脏等部位和神经系统。

一、推拿的神经体液调节

推拿按摩首先促进推拿部位的局部血液循环，达到活血化瘀的目的。推拿还促进全身血液循环，增加血液的流速和流量，促进新陈代谢；排除血管内聚集物，使血液流畅；促进淋巴液免疫和细胞免疫等功能。

突触是神经元之间的神经信息传递部位，突触传递信息还需依赖神经末稍释放的化学物质即神经递质的作用，才能传递神经信息。在脑和脊髓内还存在有多种神经递质称中枢神经递质，对人体有各种调控功能。例如针刺镇痛的中枢神经递质有内源性阿片样物质如内啡肽、脑啡肽、强啡肽。此外，内分泌腺也有赖于神经系统发出指令，分泌各种激素，通过神经体液调节，调节全身机能。

二、推拿的心理治疗效应

心理与情绪反应影响下丘脑和内脏脑边缘系统，通过植物性神经、内分泌腺和运动神经系统导致皮肤、骨骼、关节、神经肌肉、内脏、心血管、内分泌、免疫等系统的各种心身疾病。例如神经性皮炎、类风湿性关节炎、腰背痛、紧张性头痛、消化性溃疡、支气管哮喘、性功能障碍、高血压、冠心病、糖尿病、甲状腺机能亢进、更年期综合征、忧郁、焦虑等等。推拿按摩不仅是一种很好的物理治疗方法，而且在心理治疗方面也能取得良好的效果。通过推拿使患者在生理上和心理上都获得一次调整的机会，有助于精神焕发和身心放松。特别对慢性病患者可使其感到宽慰，增强信心、消除焦虑悲观、增强乐观情绪。协助患者在生理和心理两方面进行调整。内源性阿片肽（内啡肽、脑啡肽、强啡肽）不仅有镇痛作用，而且能消除焦虑、减轻情感痛苦、调节情绪、产生欣快感。因此，推拿按摩的心理治疗也是取得疗效的关键。

三、推拿治疗内脏疾病的神经反射效应

从解剖学看，推拿手法作用于体表，通过体表影响内脏活动的途径，即为躯体－内脏反射的通路。

（一）躯体－内脏反射的通路

手法刺激体表后，由体表末梢感受器经躯体传入神经至脊髓后角，在后角换元后到达第Ⅶ板层，再传至脊髓前角，前角细胞发出的轴突出椎间孔至交感神经节，然后支配相应的内脏。或经躯体传入神经至脊髓后角（Ⅳ～Ⅴ板层）经脊髓丘脑束传至丘脑腹后外侧核，然后经内囊后脚，投影到躯体感觉中枢，由中枢发出纤维经下丘脑（间脑）至网状结构，然后由网状结构直接或间接，经孤束核到迷走神经背核，经迷走神经（副交感纤

维）至内脏和腺体。第二条是从网状结构到孤束核，再达交感中枢，然后由网状脊髓束到内脏。

（二）推拿手法的强弱对内脏功能的影响

从神经生理学的观点来看，缓和、轻微的连续刺激有兴奋周围神经的作用，但对中枢神经有抑制作用；急速、较重且时间短暂的刺激可兴奋中枢神经，抑制周围神经。当中枢处于抑制状态时，副交感神经处于优势，而中枢处于兴奋状态时，交感神经占优势。在推拿治疗中，根据这一生理特性，针对不同疾病的不同机理变化，采取相应的手法刺激等治疗措施。

第四节　推拿对人体各系统的影响

医疗实践证明，推拿治疗具有肯定的临床疗效，大量的研究资料表明，推拿对机体的许多系统的生理功能均具有调整作用。

一、对呼吸系统的影响

有报道慢性支气管炎患者经手法治疗后，气急、气短等症状改善，肺活量明显提高。

肺气肿患者接受治疗后，横膈运动加强，有效肺泡通气量增加，残气量和呼吸死腔减少，残肺功能得到提高，最终使肺活动能力改善。对感冒患者选用适当穴位进行推拿治疗，可明显减轻鼻塞、流涕等症状。以上研究结果表明，手法对肺的呼吸系统功能具有良好的调整作用。

二、对消化系统的影响

手法对胃肠运动和胃的分泌功能具有调整作用。对慢性胃炎患者选穴手法治疗后，经X线钡餐检查发现，治疗后胃肠蠕动、排空都趋向正常，手法具有双向调节作用。幽门痉挛患者经推拿手法治疗后，X线透视观察到全部病例肠蠕动加强，波频、波速加快，幽门痉挛解除，钡剂顺利通过幽门。采用X线透视下连续录像的方法，观察到口服胆囊造影的患者经手法治疗后，胆囊张力降低，胆汁排泄增加，胆道平滑肌痉挛得到有效解除，为推拿缓解胆绞痛提供了客观依据，B超也同样证实了手法的上述作用效果。用“密－阿”管吞服后直接描记观察，健康人经推拿后对胃运动产生双向调节作用。用胃肠描记电胃窦、胃体放电频率、幅度，观察到健康人经过足底推拿后，两指标均出现双向调节趋势。有人测定疳积患儿手法治疗后木糖排泄增加，说明小肠吸收功能得到加强；在对疳积患儿运用推拿手法后，发现其尿淀粉酶从治疗前47.0～32.0 u提高到治疗后的57.0～41.0u。疳积患儿手法作用前后血清胃泌素的变化结果也支持上述结论。

三、对血液循环系统的影响

（一）对心肌功能的影响

临床研究中，冠心病患者在手法治疗后，心电同步记录显示心率减慢，收缩间期从0.499～0.049s减少到0.423～0.084s，射血前期和等容收缩时间缩短，T段波形改善。同时，心搏出量增高，心肌耗氧量减少，心泵功能改善。心尖搏动图还观测到穴位推拿有类似硝酸甘油样作用。此外，手法治疗可改善心肌炎、房室传导不完全阻滞性心动过缓者的临床症状。以上研究结果说明，推拿手法治疗具有增加心肌收缩力，增强心肌功能的作用。

（二）对血液循环的影响

对健康人右侧委中和腘窝穴施以手法后，双侧小腿血流量都持续性增加。手法作用于肩髃穴，可使指端血流量增加，末梢甲皱微循环中管径扩大，管襻形态、数目、血流速度等各项指标明显改善。手法治疗还可通过改善椎动脉血流的通畅性，增加脑部血流量10%～20%。血液流变学研究发现，手法作用后，其全血粘滞度、血浆粘滞度均有不同程度的降低，血液全切应力的自然状态血粘滞度和低切应力的标准粘滞度都有明显降低，血细胞比容和血浆粘滞度降低，红细胞滤过性不变；经过手法治疗后其自然状态血和血浆粘滞度均降低；从血栓形成的斑块测定中发现，其体积缩小，重量减轻。通过手外伤后患者的典型视野做微血管显微摄影，发现手法治疗后，管襻轮廓不清、血色暗红、襻顶淤血、流速减慢、流态异常及渗出等微循环障碍的主要指标均有显著改善，异常积分不同程度下降。研究结果提示，手法促进血液循环的机制之一是使肌肉放松，肌肉放松状态下其血流量要比紧张时提高10倍，肌肉断面每1平方毫米的毛细血管数由推拿前的31个增加到1400个，并影响血液的再分配。

（三）对血压的调节作用

临床研究显示，推拿治疗高血压，收缩压最多可下降2.9kPa（22mmHg），患者经过多次手法治疗后血压可稳定于一定水平；心电阻抗血流图检测发现，手法作用后，收缩压、舒张压以及平均动脉压均有下降，周围总阻力降低率达80.43%，血管顺应性改善率为78.2%。说明手法刺激对血压水平具有良性的双向调节作用。

（四）对血液成分的影响

手法作用在一些穴位后，可使白细胞总数增加，白细胞分类中淋巴细胞比例升高，中性粒细胞的比例相对减少，血清补体效价增加，红细胞总数相应增加。对贫血患者进行穴位手法1小时后，红细胞增加显著。国外一些学者也发现腹部手法操作后，红细胞和血红蛋白含量增加。另一研究结果显示，较长时间的手法刺激可提高血液中 H^+ 离子浓度；急性腰扭伤患者经手法治疗，其血中嗜酸粒细胞下降。

四、对运动系统的影响

（一）对骨关节功能的影响

大量临床资料表明，手法对纠正解剖位置异常，如关节错位、肌腱滑脱所造成的急性损伤有显著作用。脊柱后关节急性错位，其棘突偏歪引起关节囊和临近韧带损伤、功能障碍的，手法治疗后迅速纠正错位；脊柱后关节滑膜嵌顿症，施以推拿手法也有立竿见影之功效。有人用X线观察证实了手法对脊椎椎体偏斜的纠正作用，对颈环枢关节半脱位的患者施以拔伸牵引手法后，可以恢复环枢关节正常的解剖结构；一些腰椎滑脱的患者，经过推拿治疗后其上下椎体的位置异常得到恢复。腰椎间盘突出症经手法治疗后，突出的髓核可部分还纳，或改变突出物与神经根的位置关系。对于关节内软骨损伤导致关节绞锁者，通过适当的手法使嵌顿松解，关节绞锁解除。肩关节、肘关节、髋关节的脱位和产后耻骨联合分离、骶髂关节排列不整一直是临床上的常见病，手法对这些疾病也具有良好的治疗作用。

（二）对软组织的影响

研究显示，对痉挛的肌肉用拔伸手法持续作用 2 分钟以上，可刺激肌腱中的高尔基体诱发反射作用，解除痉挛，从而使疼痛减轻或消失。手法对这些软组织病的治疗主要是通过加快局部血液循环，改善组织营养来实现的，手法可刺激肾上腺皮质产生类固醇样物质，对消除局部无菌性炎症有重要意义。实验还证实，手法能促进实验性跟腱（切断动物的跟腱）修复，通过光镜、电镜发现胶原纤维排列方向接近正常肌腱，结构强度亦高。手法治疗后通过神经体液调节，改变了体内生化过程和酶系统的活动，改善了神经根及神经纤维的微环境，从而使局部组织营养代谢得以改善，获得明显的治疗效果。

现代医学认为，软组织损伤后，瘢痕组织增生，互相粘连，对神经血管产生卡压，造成疼痛与功能障碍，手法可直接或间接地分离粘连，解除疼痛。有人用肩关节造影剂观察到手法对肩关节粘连的患者的作用情况，发现手法治疗后，肩关节囊粘连松解，临床体征和症状随之缓解或消失。

五、对神经系统的影响

（一）对神经电活动的调节作用

手法刺激健康人合谷和足三里穴后，脑电波 α 波增强，说明手法能抑制大脑皮质的活动；在颈项部施以轻柔手法可使实验者大脑皮质的电活动趋向同步化。脑动脉硬化患者经手法治疗后，脑电阻图波幅增加，流入时间短，脑动脉搏动性供血程度改善；颈部轻柔的推拿手法可降低交感神经的兴奋性，使脑血流量增加。颈椎病患者经局部手法治疗后，颈部两侧肌肉紧张性肌电活动消失或明显减少；急性腰扭伤的患者经局部手法治疗后，腰部肌肉神经的电活动变化情况类似。

（二）对神经递质的调节作用

1. 内啡肽：利用放射受体竞争结合法测定颈肩腰腿疼患者推拿前后血清中内啡肽含量的变化，发现患者推拿前内啡肽水平较正常人低，推拿后升高，竞争率从 40.0% +4.3% 增加到 47.9% +3.5%，平均增加 7%（$P<0.01$）。而对照组休息状态下 30 分钟前后血清中内啡肽含量变化不大，推拿组与对照组差异显著（$P<0.05$）。提示推拿的镇痛作用可能与内啡肽的升高有关。研究表明，β-内啡肽是内源性阿片系统中镇痛作用较强的一种内啡肽，VernonHT 选择 27 名健康男性大学生（平均年龄 23 岁），随机分成手法组、对照组、安慰组三组，三组实验者均在手法施用前 5 分钟，15 分钟及手法后 5 分钟，15 分钟，30 分钟时抽取肘静脉血 8～10ml，用放射免疫方法测量血中的 β-内啡肽含量。结果表明，三组之间 β-内啡肽含量有显著差异，手法组明显高于安慰组和对照组，且在手法后 5 分钟增高尤为明显。提示手法作用后 β-内啡肽含量增高是手法镇痛的机理之一。

2. 5-羟色胺：腰椎间盘突出症患者推拿前血浆 5-HT、5-吲哚乙酸（5-HIAA）、色氨酸（Trp）分别是正常人的 2.09 倍、1.43 倍和 2.84 倍，推拿牵引 3 天后，血浆 3-HT、5-HIAA、Trp 含量分别降至正常人的 1.41 倍、1.26 倍和 1.50 倍，酪氨酸（Tgr）也降至正常水平。由此可以推测，推拿镇痛机制可能在于影响、调节 5-HT 的生成、传输、代谢、分解等多种环节，最终使血中 5-HT 浓度下降。

3. 乙酰胆碱：对损伤时和损伤前后家兔全血乙酰胆碱酶活性变化的观察，发现损伤可引起家兔全血乙酰胆碱酶几个时期的变化。损伤最严重的时刻，全血乙酰胆碱酶活力明显低于正常水平，推拿后可加速乙酰胆碱酶的回升及升高过程，从而提示推拿可能通过乙酰胆碱酶增强外周乙酰胆碱的分解和失活。

4. 儿茶酚胺：有研究表明，推拿可使血浆中儿茶酚胺水平降低，而尿液中儿茶酚胺水平则有所升高。推拿镇痛效果与血浆中儿茶酚胺水平的降低和尿液中儿茶酚胺水平的升高呈明显的正相关。

六、对免疫系统的影响

对健康人施以背部手法，发现手法操作后，其白细胞吞噬能力有不同程度的提高，淋转率、补体效应增加；一些“苯”污染造成的白细胞减少患者经手法治疗后，白细胞总数增加，吞噬能力提高，临床体征改善。

七、对皮肤及皮下组织的影响

研究证实，手法可以消除衰老的上皮细胞，改善皮肤呼吸，利于汗腺和皮脂腺分泌，增加皮肤弹性，增加组织吸氧量，促进皮下脂肪的消耗和肌肉运动，从而改善皮肤组织的新陈代谢，达到润泽皮肤的作用。

八、对泌尿系统的影响

临床资料表明，手法可调节膀胱张力和括约肌功能，既可治疗尿潴留，又可以治疗遗尿症。

九、对内分泌系统的影响

对糖尿病患者运用手法治疗后，其血糖均有不同程度下降，尿糖实验转阴，“三多一少”症状有明显改善。对一般甲状腺功能亢进的患者在颈部施以手法后，其体征和症状都相应改善。推拿还具有升高血钙的作用，故可治疗因血钙过低引起的痉挛。对佝偻病患者选穴运用手法治疗后，其血清钙、磷上升而促进了患儿的发育和生长。对原发性痛经患者选穴推拿，原发症状得到改善；国外医生采用脊柱手法治疗后，观察到对女性激素变化周期有一定影响。

十、推拿手法的热效应研究

对正常人体和患者进行手法操作前后的皮肤温度和深层温度测定后发现，手法作用局部温度相应提高，血流量同步增多。有报道对动物和健康人测定手法前后组织深层温度变化，发现手法操作部位温度平均升高 1.14℃，并提出手法操作力量、时间、部位与血流量和皮温、组织深层温度变化三者之间的关系，在阐述其内在机制时，提出了组胺并非是产生热效应的重要产物。

第五章 推拿诊法

推拿治疗的范围相当广泛，它涉及到伤科、内科、外科、妇科、儿科、五官科等各科的许多疾病，因此，在临床辨证中，必须以中医基础理论为指导，通过四诊，结合必要的临床检查，正确地了解和掌握疾病的发病过程和全部情况，运用八纲辨证、六经辨证、脏腑辨证、气血津液辨证和卫气营血与三焦辨证等手段，结合现代医学的解剖、生理、病理及诊断方面的知识，对疾病进行综合分析，辨证施治与辨病论治。

望、闻、问、切在中医学基础中已系统讲述，这里仅就四诊在推拿临床运用中的特点分述如下。

第一节 望诊 闻诊 问诊

一、望诊

望诊居四诊之首，它包括的内容极其丰富，诸如望全身情况中的神色、形态、姿态；望局部情况中的望皮肤、创口、五官、头发毛发、舌苔、小儿指纹及排泄物等。但尤其应注意以下几方面的望诊。

1. 望神色：《素问·移津变气论》云："得神者昌，失神者亡"。察神的盛衰以判断正气的盛衰和损伤过程中的转化。

精神镇静自然，面色滋润者伤势较轻；精神萎顿，面容憔悴，表情痛苦，面色不华，恍白晦暗者，伤势较重；严重创伤失血时，面色多苍白或面如土色；气滞血凝者，呼吸困难，面色呈现紫绀。若神志昏迷，汗出如油，呼吸短促或微弱，要及时采取抢救措施。严重或复杂的创伤及久病体质虚弱者，如见形羸色败，应防有变症和出现危候。

五色对损伤主病为：白色主失血，虚证；青色主瘀血闭气，气血运行受阻；赤色主损伤发热；黄色主脾虚湿重，湿热阻滞；黑色主肾虚，或筋脉失于温养。

2. 望形态：形态正常是人体气血、筋骨、脏腑经络的生理功能正常、协调的基本反应。《灵枢·寒热病》云："身有多伤血出多，及中风寒，若有所堕坠，四支懈堕不收，名曰体惰"。指出肢体损伤及受风寒均可导致肢体活动不利，称之为体惰。形态的改变则反映了各种不同的疾病，注意观察体态，可以为诊断提供重要依据。

骨骼及筋脉损伤，或因感受风寒致痹、致萎，可出现肢体活动丧失及各种保护性形态。如下肢损伤，多不能站立行走；腰部扭伤，身体多向患侧伛偻，且用手支撑腰部；小儿畸形斜颈，头多向患侧歪斜等等，这些形态的改变，为临床诊断提供了重要的依据。

3. 望畸形：畸形是肢体的外形出现异常的改变，为伤科疾病的典型症状之一。同时，在一些先天发育不全，或因某些疾病而引起的发育障碍的患者中也可出现。如骨折与脱位后肢体出现的各种畸形；腰椎间盘突出症所造成的脊柱侧弯畸形；类风湿脊柱炎的后突强直畸形；小儿麻痹症所引起的患肢肌肉萎缩；膝关节过伸以及小儿先天性内翻马蹄足等等，故望畸形对临床诊断有很大的价值。

4. 望肿胀：《医宗金鉴·外科心法要诀·痈疽总论歌》云："人之气血，周流不息，稍有壅滞，即作肿矣"。损伤后经脉壅滞，即出现肿胀。肿胀严重，明显可见青紫者，可能有骨折或筋断存在；肿胀较轻，稍有青紫或无青紫者多属轻伤。早期损伤有明显的局限性肿胀，可能有骨裂或撕脱性骨折的存在，肿胀较重，肤色青紫者，为新鲜损伤；肿胀较轻，青紫带黄者，为陈旧损伤。

5. 望肢体功能：肢体的活动功能正常与否，是反应人体健康状况的一个方面。肢体活动功能的障碍，是由肢体某一部位受到损伤所致，因此，认真观察肢体的活动功能情况，查明肢体活动功能障碍的程度，是十分重要的。

附：量法

量法是利用带尺及量角器对肢体长短、粗细以及关节活动角度大小等进行测量的一种方法，其具体测量如下（图5－1）：

1. 上肢长度：从肩峰至桡骨茎突尖或中指尖，其中：①上臂长度：肩峰至肱骨外上髁。②前臂长度：肱骨外上髁至桡骨茎突。

2. 下肢长度：从髂前上棘至内踝下缘，或脐至内踝下缘，其中：①大腿长度：从髂前上棘至膝关节股骨内侧髁。②小腿长度：膝关节股骨内侧髁至内踝下缘。

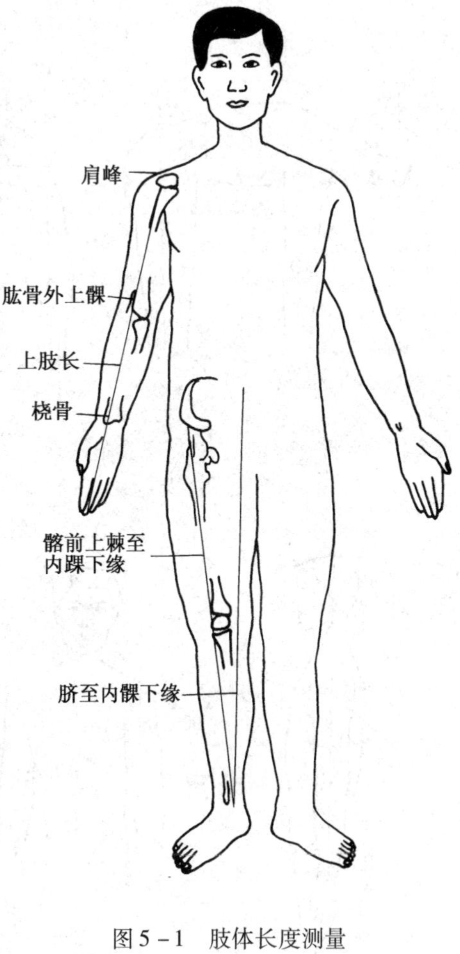

图5－1　肢体长度测量

3. 肢体周径：四肢取相对应的同一水平测量。①上肢周径：从肱骨外上髁向上或向下5～10cm处测量上臂或前臂周径。②下肢周径：从髌骨上缘向上10～15cm处测量大腿周径，或从胫骨结节向下10～15cm处测量小腿周径。

4. 关节活动范围测量：用特制的量角器来测量关节活动的范围。人类关节活动功能范围的正常值见图5－2～9。

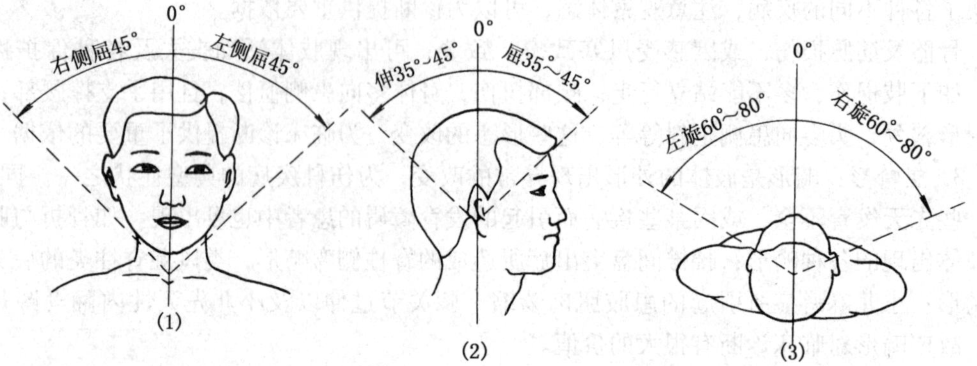

图 5－2　头颈段活动范围

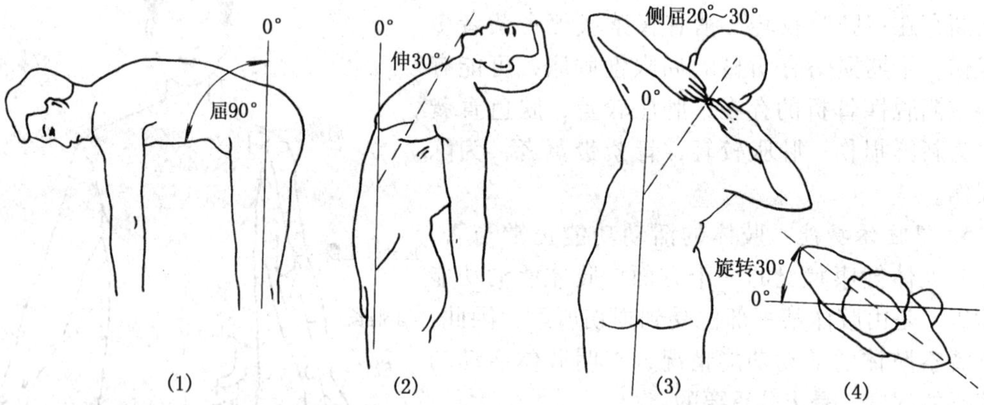

图 5－3　腰颈段活动范围

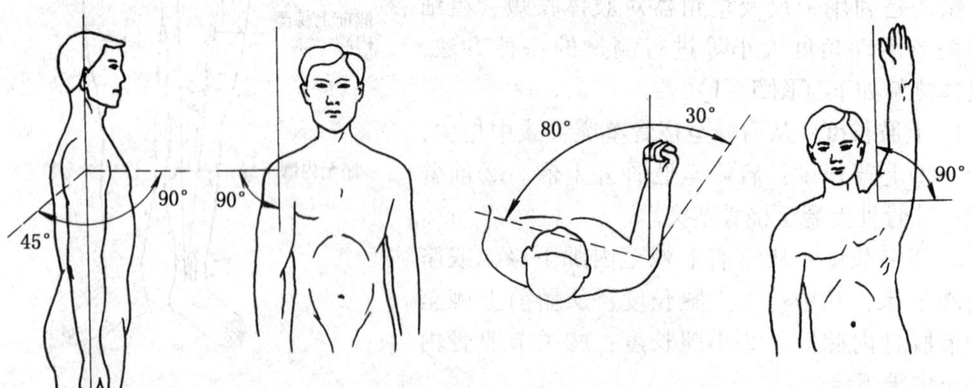

图 5－4　肩关节活动范围

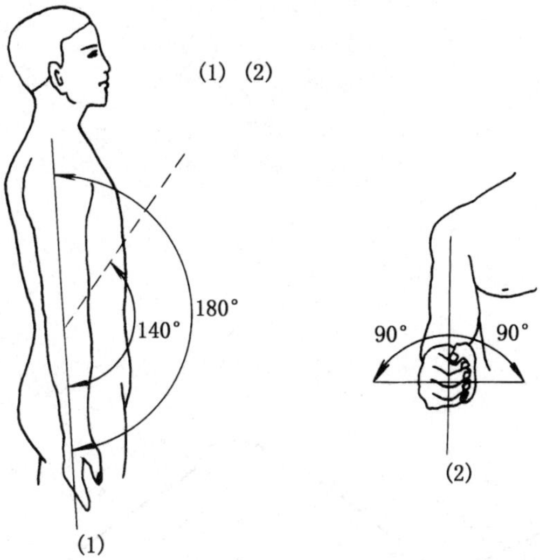

图 5－5 肘关节活动范围

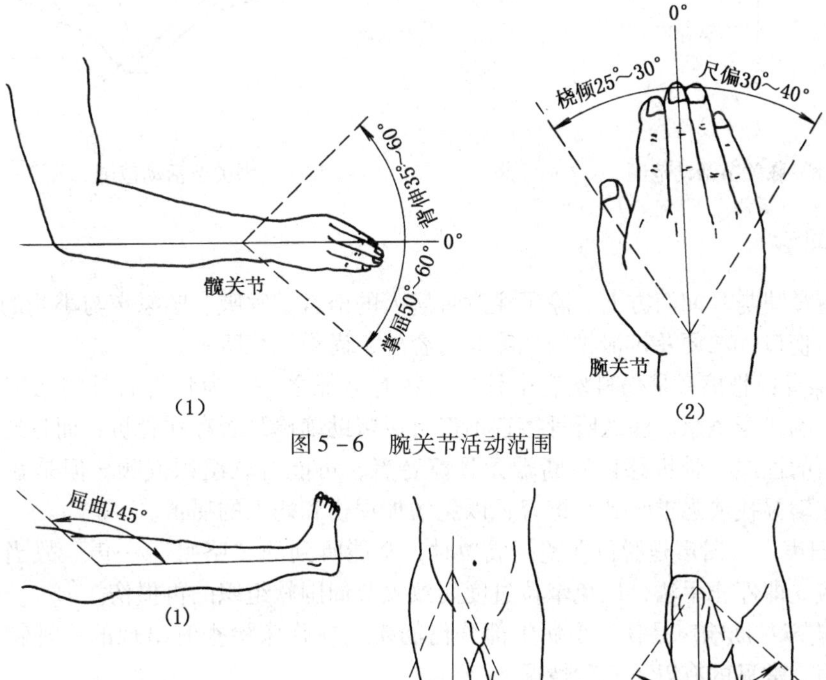

图 5－6 腕关节活动范围

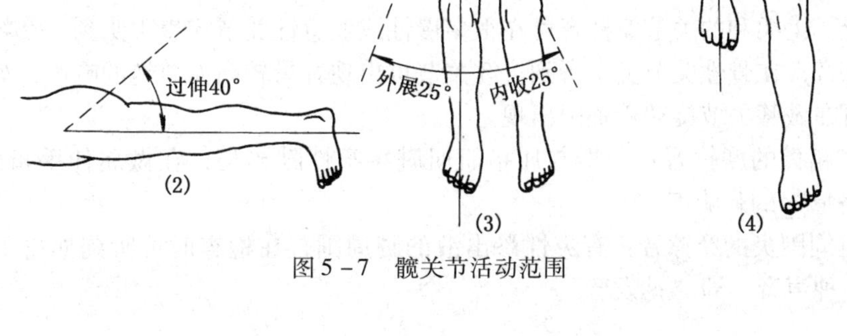

图 5－7 髋关节活动范围

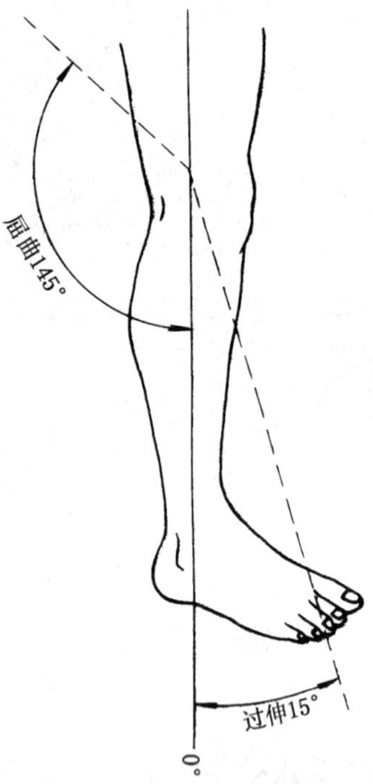

图 5－8　膝关节活动范围

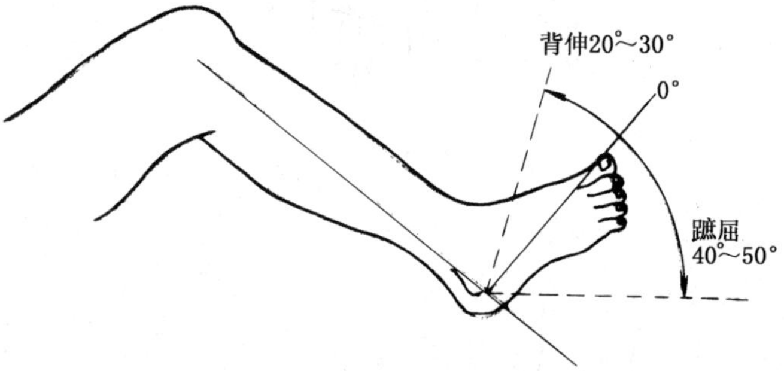

图 5－9　踝关节活动范围

二、闻诊

闻诊有鼻嗅与耳闻两方面。除了注意听病人的语言、呼吸、咳嗽声与小儿的啼哭声和嗅呕吐物、伤口、二便及排泄物的气味等内容外，尚须注意听：

1. 骨擦音：骨擦音是伤科疾病中骨折的特有体征之一，为骨折后骨的两端相互摩擦所发出的音响或摩擦感。注意听骨擦音不仅可以帮助确诊是否存在骨折，而且还可以进一步分析骨折的性质。骨折移位后断端无骨擦音者，可能有软组织嵌顿。但是在临床检查时，不应主动寻找或强求听到骨擦音，以免增加损伤和病人的痛苦。

2. 入臼声：入臼声是脱位在整复成功时，常能听到的“咯噔”一声。故当复位时听到此声，应立即停止手法，以免牵拉过度而致关节周围软组织的再损伤。

3. 筋响声：筋响声是伤科疾病中部分伤筋疾病在临床检查时出现的一种特殊的摩擦音或弹响声。常见的有以下几种情况：

（1）关节摩擦音：一手放在关节上，一手移动关节远端的肢体，可检查出关节摩擦音或摩擦感。①柔和的关节摩擦音可在很多慢性或亚急性关节疾患中听到。②粗糙而复杂的关节摩擦音常在骨性关节炎中听到。③关节可出现音量较高而单纯的响声，如有绞锁和解锁响声可在做膝关节旋转检查中出现。

（2）腱鞘炎的摩擦音：屈拇与屈指肌肌腱狭窄性腱鞘炎，在做屈伸手指的检查时，可听到“咯噔”的弹响声。

（3）腱周围炎的摩擦音：有炎性渗出液的腱周围，在检查时可听到如捻干燥头发时所发出的一种声音，即“捻发音”。

（4）皮下气肿声：常见的为肋骨骨折，断端刺破肺脏，空气渗入皮下组织而形成皮下气肿，按之有捻发音。还可见于开放性骨折合并气性坏疽和手术创口周围，缝合裂伤的周围，如有空气残留在切口中，亦可发生皮下气肿。

三、问诊

问诊在四诊中占有重要的地位。《素问·徵四失论》云："诊病不问其始，忧患饮食之失节，起居之过度，或伤于毒，不先言此，卒持寸口，何病能中?"清·喻嘉言在《医门法律·明问病之法·问病论》中说："凡治病，不问病人所便，不得其情，草草诊过，用药无据，多所伤残，医之过也"。明·张景岳认为问诊是："诊病之要领，临证之首务"。问诊是搜集病史资料，对疾病的发生发展过程进行调查研究的重要手段。问诊除已经讨论过的"十项"内容外，必须重点询问以下几个方面：

1. *病因*：询问发生疾病最主要、最根本的病因，了解疾病发展的经过及变化规律，对于临床诊断是极其重要的；尤其是伤科疾病，不同的受伤原因和体位，可以引起不同性质的损伤。如头部损伤时仰跌者重，俯跌者轻；侧跌者大都造成髋部损伤；坐跌者造成骶尾部或腰部损伤；跪跌者造成膝部损伤，往往引起髌骨骨折。扭伤大多为软组织损伤或脱位。闪挫多属软组织损伤或关节错位等。

2. *时间*：问清楚损伤日期与时间，以判断是新鲜损伤还是陈旧损伤，并确定治法与治则。突然损伤或突然发病者，为急性损伤或慢性损伤的急性发作，如渐渐发病属慢性损伤及劳损。

3. *疼痛*：详细询问疼痛的起始日期、程度、部位、性质。诸如是胀痛、剧痛、酸痛，还是隐痛、麻木、刺痛；有无放射性痛或游走性痛；疼痛是间歇性还是持续性，是时轻时重，反复发作还是呈进行性加重。服药（①止痛剂、②麻醉剂）或其他因素，如天气变化、各种不同的活动等对疼痛有无影响；休息与劳累、白昼与黑夜，疼痛的程度有无明显改善等等。剧痛者伤重，一般性疼痛者伤轻，隐痛者多属慢性损伤，胀痛者多为血瘀，跳痛者多为气滞，刺痛者常有异物，酸痛者多属慢性伤筋，游走性疼痛多属风邪。

4. *治疗经过*：询问医治经过和治疗效果，以及目前存在的问题，掌握病情的变化，排除一些不必要的怀疑，分析以往所做治疗是否妥当，以便采取正确的治疗措施。

5. *职业*：询问职业，了解职业改变情况以及从事职业的工作性质，分析疾病的发展是否与其职业有关。

6. *过去史*：了解过去疾病可能与目前疾病的有关内容，如结核病史、传染病史、血液病史和肿瘤等等。

7. *家族史*：了解家庭成员和经常与其接触的人中，有无慢性传染病，有无遗传性疾病等。

8. *个人史*：了解个人的生活习惯，嗜好，家务劳动等。

其他如二便、月经、生活环境以及生育史等各方面的情况也应作必要的询问。

第二节 摸 诊

一、经穴摸诊

推拿临床上用触摸、切按等手法，在经脉、腧穴部位寻找异常变化作为诊查依据，是推拿摸诊的重要内容。对经脉、腧穴的摸诊遵循中医经络腧穴理论，根据经络的循行、腧穴的分布及其主治作用而进行，按近部取穴、远部取穴、对症取穴原则进行应用。同时，推拿摸诊特别强调以下穴位在临床的重要性。

五输穴：是人体经络之气出入之所，因此各脏腑经络有病，可取五输穴诊查。

原穴与络穴：原穴是脏腑的原气输注经过留止的部位，可以诊查各脏腑的病变，也可根据原穴的反应变化，推断脏腑功能的盛衰；络穴是络脉由经脉别出部位的腧穴，具有诊查表里两经有关病症的作用。

背俞穴与募穴：背俞穴是脏腑之气输注于背部的腧穴；募穴是五脏六腑之气汇集于胸腹部的腧穴。脏腑发生病变时，每在所属的俞募穴上出现反应。

八会穴：是指脏、腑、气、血、经、脉、骨、髓等精气所会聚的腧穴，在这八种脏器组织发生异常情况时，八会穴具有重要的诊治作用。

郄穴：是各经经气所深聚的部位，对于各经的急性病症有重要诊治作用。

二、敏感诊治区摸诊

人体皮肤上分布着温觉、触觉和痛觉感受器，分别感受热觉、冷觉、触觉和痛觉等。皮肤中这些感受器，以点状分布于皮肤表面，但疏密不匀，冷点比热点多，痛点比触点多。埋在肌肉、肌腱和关节囊中的感觉神经纤维，统称为本体感受器，能够感受骨骼肌、肌腱和韧带的压力、张力和形状的变化。位于骨骼肌中的本体感受器叫做肌梭，广泛分布于身体各部的骨骼肌中，四肢多于躯干，手足又多于其他各部。肌梭在骨骼肌中大都分布于肌肉的起始处。肌腱中的本体感受器，叫做腱梭，它的结构与肌梭相似，通常分布在骨骼肌与肌腱的连接处。在肌腱、骨膜和滑液囊等处有一种感受器，叫做环层小体（皮肤中也存在），可能与感受振动性刺激有关。

对于推拿摸诊具有重要意义的感觉，是痛、胀、酸、麻，尤其是痛觉和酸觉。推拿摸诊必然要涉及浅感觉的皮肤感受器和深感觉的本体感受器，因此，推拿摸诊的感觉，是引起多种感受器兴奋的复杂性感觉。这些感受器在周身各部的分布不是均匀的，分布比较集中的部位，对推拿摸诊比较敏感者，即视为敏感诊治区。

三、损伤局部摸诊

1. 摸痛点：即疼痛点和压痛部位。患者主诉某一部位疼痛，但很难反映出其病变部位的真实情况，必须依靠摸诊，并要反复地摸，才能清楚。在初诊时应分清主要痛点和次要痛点，在治疗过程中主要痛点和次要痛点会相互转化，所以必须反复定期摸查，才能正确地指导临床的治疗。

压痛的范围、部位、程度如何，可以用来鉴别是伤筋还是伤骨。压痛明显而尖锐者，多为骨折；压痛较轻，范围较广者，多为伤筋。

2. 摸肿胀：触摸肿胀的软硬及有无波动，为诊断提供一定的依据。肿胀较硬，肤色青紫者，为新鲜损伤；损伤日久，瘀血凝滞不化，亦可肿胀而硬。肿胀较软，青紫带黄者，为陈旧损伤；新鲜损伤溢于脉外之血，瘀于皮下或由里及表，亦可肿胀而软。需根据病史结合损伤的深浅，演化，进行诊断。

3. 摸肤温：触摸局部皮肤的冷热程度，是识别寒证与热证，了解患肢的血运情况的一种方法。摸肤温时一般用手背测试最为适宜。

4. 摸畸形：触摸患部出现的高凸、凹陷等畸形，可以判断骨折和脱位的性质、位置、移位情况，以及骨折复位是否平整。

5. 摸异常活动：四肢长管状骨损伤，不能活动的部位而有异常活动，表示有骨折存在。已经确定的骨折患者，断端仍有异常活动，表示骨折尚未连接。

6. 摸弹性固定：受伤后，当关节保持在特殊的位置上，在摸诊时，手中有弹性感。此是关节脱位的体征之一。

四、足反射区摸诊

足部按摩认为，人体各部位及器官在足部都有相对应的反射区。按压触摸这些反射区能够诊治脏腑器官的疾病。主要是指能够触摸到异常疼痛和皮下结节这些阳性反应物。所谓异常疼痛是区别于正常压痛的，在健康的情况下，对足部进行摸诊不会引起疼痛，当人体内脏有病时，足部反射区就会出现疼痛，虽然按压力量不大，却疼痛难忍。摸诊时要力量均匀准确地发现异常反射区。皮下结节多为圆形、锐角形、条索形，也有的是小颗粒状的。这些皮下小结一般来说和异常疼痛同时存在，要准确区别，仔细触摸，以得到正确的诊断。

五、摸诊的常用手法

1. 触摸法：用手仔细地触摸、切按人体相应的部位，了解局部的压痛、肤温、张力、肿胀、畸形、肿块等异常感觉，即所谓“手摸心会”。

2. 切按法：通过用手对人体相应的部位实施的不同力量、方向、角度的刺激，了解人体的应答反应，以确定不同脏腑、经络、组织的病损和状态。

3. 挤压法：用双手在躯干、肢体的前后、左右、上下作对称用力挤压，以鉴别伤骨或伤筋，了解伤骨的具体部位。

4. 扣击法：是利用肢体的力线传导，用肢体远端的纵向叩击所产生的冲击力来检查肢体有无骨折的一种方法，是伤科疾病检查的常用方法之一。如检查下肢损伤时，多采用叩击足跟；检查脊柱损伤时，多叩击头顶等。

5. 旋转法：用两手分别握住肢体的远近两端，做轻轻的旋转动作，以观察有无疼痛或功能障碍。

6. 屈伸法：用两手分别握住关节的远近两端，做关节的屈伸活动，并根据屈伸的度数，作为测量关节活动功能的依据。

第三节　推拿常用的特殊检查

一、常用伤科检查

1. 椎间孔挤压试验

检查方法：患者取坐位，医者位于其后方，双手手指互相嵌夹相扣，以手掌面下置于患者头顶，两前臂掌侧夹于患者头两侧加以保护，向各个不同的方向挤压。

阳性体征：当挤压时，颈部或上肢出现疼痛。

临床意义：检查时让患者能准确地讲出疼痛部位，以便定位。挤压试验的机制是使椎间孔变窄，加重对颈神经根的刺激，故出现疼痛或放射痛。本试验阳性多见于颈椎有病变者。

2. 叩顶试验

检查方法：患者取坐位，医者站立于其后方，以一手掌面置于患者头顶，另一手握拳叩手掌背。

阳性体征：叩顶时患者颈部或上肢部出现疼痛或麻木。

临床意义：叩顶试验的机制是通过改变椎间孔对颈神经根的刺激，而出现疼痛、放射痛、麻木等症状。叩顶时尽量避免患者张口，对疑有颈椎肿瘤、结核等骨质破坏患者慎用。本试验阳性多见于颈椎有病变者。

3. 吸气转头试验

检查方法：患者取坐位，医者位于其后方，以一手握住其腕部用手指摸到患者的桡动脉，同时将其上肢外展、后伸并外旋。然后嘱患者深吸气并把头部下颏转向被检查的一侧。

阳性体征：医者感到患者的桡动脉搏动明显减弱或消失。

临床意义：本试验又称为爱迪森（Adson）试验，用来检查锁骨下动脉的情况。颈肋或前、中斜角肌紧张可压迫锁骨下动脉，该动脉在前、中斜角肌之间进入上肢。本试验的特殊姿势，增强了前、中斜角肌的紧张，增加了对锁骨下动脉的压迫。试验出现阳性时，提示有颈肋或前、中斜角肌挛缩等病变。

4. 臂丛神经牵拉试验

检查方法：患者坐位，头微屈。医者立于患者被检查侧，一手推头部向对侧，同时另一手握该侧腕部作相对牵引，使臂丛神经受到牵拉。

阳性体征：患肢出现放射痛、麻木。

临床意义：颈椎综合征患者臂丛神经受压时多出现试验阳性。

5. 直腿抬高试验

检查方法：患者仰卧位，两侧下肢伸直靠拢。医者位于其一侧，嘱患者先将一侧下肢伸直抬高到最大限度，然后放回检查床面，再将另一侧下肢伸直抬高到最大限度，两侧做对比，正常时，腿和检查床之间的角度在60°以上，两侧对等。

阳性体征：两侧抬高不等，角度小于60°，一侧腿抬高过程中出现下肢放射性疼痛。

临床意义：本试验是通过直腿抬高，使坐骨神经受到牵拉，若有腰椎间盘突出症、梨状肌综合征、椎管内肿瘤等病变，坐骨神经有压迫或粘连，通过牵拉坐骨神经，可引起腰背部疼痛和下肢的放射性疼痛。髂胫束挛缩、腘绳肌紧张等症直腿抬高时两腿高度不等，并且角度小于60°。

6. 直腿抬高加强试验

检查方法：患者取仰卧位，医者位于其一侧，一手握患者踝部，在直腿抬高试验中如患者出现腰部或下肢的疼痛，此时将患腿放低5°～10°，直至疼痛减轻或消失，突然将足背屈起。

阳性体征：患者腰部疼痛及下肢放射痛再度出现。

临床意义：本试验对单纯性坐骨神经受压更有临床意义。

7. 仰卧屈膝屈髋试验

检查方法：患者仰卧位，两腿靠拢，医者位于一侧，嘱其尽量屈髋、屈膝。医者双手按压患者双膝，使大腿尽量靠近腹壁。

阳性体征：腰骶部出现疼痛。

临床意义：作本试验时，腰骶部呈被动屈曲状态，出现疼痛。表明腰骶韧带有损伤或腰骶关节有病变。

8. 拾物试验

检查方法：先取一物置于地面，让小儿拾起，医者注意观察其拾物的姿势。如直立弯腰拾物为正常。

阳性体征：患儿腰不能前屈时，患儿屈髋屈膝下蹲，一手拾物，一手扶膝，小心翼翼。

临床意义：在患儿腰部有病变时，本试验出现阳性。

9. 俯卧背伸试验

检查方法：检查时让患儿俯卧于床上，两下肢靠拢，医者提起其双足，出现腰部过伸，脊柱呈弧形后伸状态为正常。

阳性体征：提起双足时，脊柱呈强直状态，大腿、骨盆和腹壁同时离开床面。

临床意义：在患儿有脊柱病变时，本试验出现阳性。

10. 骨盆挤压试验

检查方法：患者仰卧位，医者站于一侧，两手分别于髂骨翼两侧同时向中线挤压。

阳性体征：骨盆发生疼痛。

临床意义：本试验阳性，提示有骨盆骨折或骶髂关节病变。

11. 床边试验

检查方法：患者仰卧，医者将患者移至检查床边，一侧臀部放在床外，让该侧的腿放在床边下垂，另一腿屈曲，固定骨盆，医者以身体保护患者，同时以一手按压下垂之大腿，使髋后伸。

阳性体征：骶髂关节发生疼痛。

临床意义：本试验又称盖斯兰（Gaenslen）试验，在患者髋后伸时，骶髂关节受到牵拉和移动，本试验阳性多见于骶髂关节有病变。

12. “4”字试验

检查方法：患者仰卧，被检查一侧下肢膝关节屈曲，髋关节屈曲、外展、外旋，将足架在另一侧的膝关节上，双脚呈“4”字形，医者一手放在屈曲的膝关节内侧，另一手放在对侧髂前上棘前面，然后两手向下压。

阳性体征：骶髂关节处出现疼痛。

临床意义：本试验又称帕切高（Patrick）试验，阳性时表明骶髂关节有病变。

13. 骨盆分离试验

检查方法：患者仰卧位，医者两手分别置于两侧髂前上棘前面，两手同时向外下方推压。

阳性体征：出现疼痛。

临床意义：本试验阳性，表明有骨盆骨折或骶髂关节的病变。

14. 斜扳试验

检查方法：患者仰卧位，一侧腿伸直，另一侧屈髋、屈膝各90°，医者一手扶住该侧屈曲的膝部，另一手按住同侧肩部，医者用扶膝部的手推患者的腿内收并使该侧的髋关节内旋。

阳性体征：骶髂关节发生疼痛。

临床意义：骶髂关节有病变时，本试验出现阳性。

15. 单髋后伸试验

检查方法：患者俯卧位，两下肢伸直，医者一手按住患者骶骨背面，另一手肘部托住一侧大腿，用手握住该侧小腿向上提起下肢，使髋关节被动后伸。

阳性体征：骶髂关节处疼痛。

临床意义：本试验使用时多两侧对比检查，在骶髂关节病变时，出现阳性。

16. 跟臀试验

检查方法：患者取俯卧位，两下肢伸直，医者站于一侧，一手握患者踝部，使其屈膝，跟部触及到臀部。

阳性体征：腰骶部出现疼痛，甚至骨盆、腰部随着抬起。

临床意义：本试验阳性，提示腰骶关节有病变。

17. 挺腹试验

检查方法：患者取仰卧位，医者站于一侧，嘱患者以足及肩着力，挺起腹部，使腰部、骨盆部离开床面，同时作一声咳嗽。

阳性体征：腰部疼痛，下肢放射性痛。

临床意义：本试验阳性，提示腰部神经根受压。

18. 屈颈试验

检查方法：患者取坐位或仰卧位，两下肢伸直，医者位于一侧，患者作主动或被动的屈颈1～2分钟。

阳性体征：腰部疼痛，下肢放射性痛。

临床意义：屈颈时，增加了椎管内的压力，加重了对腰神经根的刺激。因此，本试验阳性，提示腰神经根受压。

19. 搭肩试验

检查方法：患者取坐位或站立位，先嘱患者曲肘，将手搭于对侧肩上，正常时手能搭到对侧肩部，且肘部能贴近胸壁。

阳性体征：手能搭到对侧肩部，肘部不能靠近胸壁；或肘部能靠近胸壁，手不能搭到对侧肩部。

临床意义：本试验又称杜加（Dugas）试验，出现阳性，多提示有肩关节脱位。

20. 肱二头肌抗阻力试验

检查方法：患者取坐位，医者位于其前方，嘱患者屈肘90°，医者一手扶住患者肘部，一手扶住腕部，给予阻力并嘱患者用力屈肘。

阳性体征：出现肱二头肌腱滑出，或肱骨结节间沟处产生疼痛。

临床意义：出现肱二头肌腱滑出，多提示有肱二头肌长头腱滑脱；出现疼痛，多提示为肱二头肌长头肌腱炎。

21. 直尺试验

检查方法：医者用直尺贴于患者上臂外侧，一端接触肱骨外上髁，另一端接触肱骨大结节。

阳性体征：出现肩峰位于肱骨大结节与肱骨外上髁的连线上。

临床意义：正常时肩峰位于肱骨外上髁与肱骨大结节连线的内侧，试验阳性，多提示有肩关节脱位或有肩胛骨颈部明显移位性骨折。

22. 肩关节外展活动试验

检查方法：患者取坐位或站立位，医者位于一侧，观察患者肩关节的外展活动，对肩部疾病作大致鉴别。

体征和临床意义：

（1）肩关节功能丧失，并伴有剧痛时，多提示有肩关节的脱位或骨折。

（2）肩关节从外展到上举过程中皆有疼痛，多提示有肩关节炎。

（3）外展开始时不痛，越接近水平位时，肩越痛，多提示有肩关节粘连。

（4）当肩外展30°～60°时，可以看到患侧三角肌明显收缩，但不能外展上举上肢，越用力越耸肩。若被动外展患肢越过60°，则患者又能主动上举上肢，多提示有冈上肌肌腱的断裂或撕裂。

（5）外展过程中疼痛，上举时反而不痛，多提示有三角肌下滑囊炎。

（6）外展开始不痛，在60°～120°范围出现疼痛，越过此范围后，反而不疼痛，多提示有冈上肌肌腱炎。

（7）外展动作小心翼翼，并有突然疼痛者，多提示有锁骨骨折。

23. 腕伸肌紧张试验

检查方法：患者取坐位，医者位于其前方，一手握住患者肘部，屈肘90°，前臂旋前位，掌心向下半握拳，另一手握住手背部使之被动屈腕，然后于患者手背部施加阻力，嘱患者伸腕。

阳性体征：肱骨外上髁处发生疼痛。

临床意义：抗阻力伸展时，腕伸肌紧张，而腕伸肌在前臂的附着点为肱骨外上髁处，因此本试验阳性，多说明有肱骨外上髁炎。

24. 网球肘试验

检查方法：患者取坐位或站立位，医者站于其前方，嘱患者前臂稍弯曲，手半握拳，腕关节尽量屈曲，然后将前臂完全旋前，再将肘伸直。

阳性体征：在肘伸直时，肱桡关节的外侧发生疼痛。

临床意义：本试验又称密耳（Mill）试验，其阳性多提示有肱骨外上髁炎，即网球肘。

25. 肘三角试验

检查方法：患者取坐位，医者在患者的伸肘位和曲肘位分别检查肱骨内上髁，肱骨外上髁与尺骨鹰嘴的关系。

体征和临床意义：正常时，伸直位，肱骨内、外上髁与尺骨鹰嘴呈一直线，在屈肘90°时，三者构成一等腰三角形，称为肘三角，肘关节后脱位时，肘三角即失去正常关系。

26. 握拳试验

检查方法：患者取坐位，于屈肘90°前臂中立握拳，并将拇指握在掌心中，医者位于其前方一手握住前臂远端，另一手握住患者手部使腕关节向尺侧屈腕。

阳性体征：桡骨茎突部出现剧烈疼痛。

临床意义：本试验又称芬格斯坦（Finket - stein）试验，其阳性提示有桡骨茎突狭窄性腱鞘炎。

27. 髋关节过伸试验

检查方法：患者俯卧位，屈膝90°，医者位于一侧，一手握踝部，将下肢提起，使髋关节过伸。

阳性体征：骨盆亦随之抬起。

临床意义：本试验又称腰大肌挛缩试验，在髋关节不能过伸时出现阳性，多见于腰大肌脓肿、髋关节早期结核、髋关节强直。

28. 髂坐连线试验

检查方法：患者侧卧位，作髂前上棘到坐骨结节的连线，正常时股骨大转子的顶点恰在该连线上。

阳性体征：大转子超过此线以上。

临床意义：髂前上棘与坐骨结节的连线又称奈拿通（Nelaton）线，阳性时提示股骨大转子上移，多见于髋关节脱位，有移位的股骨颈骨折、髋内疾病等。

29. 掌跟试验

检查方法：患者取仰卧位，两下肢伸直。医者位于一侧，一手将患者患肢稍作抬起，另一手以拳击其足跟。

阳性体征：击足跟时髋关节处疼痛。

临床意义：本试验阳性，多提示髋关节有病变。

30. 屈髋屈膝分腿试验

检查方法：患者取仰卧位，医者站于一侧，嘱患者两下肢屈曲外旋，两足底相对，两下肢外展外旋。

阳性体征：两下肢不易完全分开，被动分开时即产生疼痛。

临床意义：本试验阳性，多提示有股内收肌综合征。

31. 回旋挤压试验（图7-13）

检查方法：患者仰卧，医者位于一侧，一手握足，一手固定膝关节，使患者膝关节极度屈曲，尽力使胫骨长轴内旋，医者固定膝关节的手放在膝外侧推挤膝关节使其内旋外翻，小腿外展，慢慢伸直膝关节。按上述原理作相反方向的运动，使膝关节外旋内翻，小腿内收，然后伸直膝关节。

阳性体征：膝关节有弹响和疼痛。

临床意义：本试验又称麦克马丽（Mc Murray）试验，是利用膝关节面的旋转和研磨的动作来检查半月板有无损伤的。作本试验时，外侧有弹响和疼痛，提示外侧半月板损伤，反之内侧有弹响和疼痛，提示内侧半月板损伤。在临床上很有实用价值，但损伤早期，至少三星期内没有意义。因为膝关节受伤后，周围软组织的损伤还没修复，用本试验检查时，不管有无半月板损伤，只要有屈伸和旋转活动，就会产生疼痛，因此伤后早期应用本试验检查半月板有无损伤并不准确。

32. 研磨提拉试验　又称阿普莱（Apley）试验。

（1）挤压或研磨试验（图7-14）

检查方法：患者俯卧位，膝关节屈曲90°，医者一手固定腘窝部，另一手握住患者足部，向下压足，使膝关节面靠紧，然后作小腿旋转动作。

阳性体征：膝关节有疼痛。

临床意义：阳性提示有半月板破裂或关节软骨损伤。

（2）提拉试验（图7-14）

检查方法：本试验有助于鉴别损伤发生在半月板还是侧副韧带。患者俯卧，膝关节屈曲90°，医者一手按住大腿下端，另一手握住患肢足踝部，提起小腿，使膝离开检查床面，作外展、外旋或内收、内旋活动。

阳性体征：出现膝外侧或内侧疼痛。

临床意义：阳性表明有内侧或外侧副韧带损伤。

33. 膝侧副韧带损伤试验

检查方法：检查时患者仰卧位，膝关节伸直，医者一手扶膝侧面，另一手握住踝部，然后使小腿作被动的内收或外展动作。如检查内侧副韧带，则一手置患者膝外侧推膝部向内，另一手拉小腿外展。若检查外侧副韧带，则一手置膝内侧推膝部向外，另一手拉小腿内收。

阳性体征：膝关节产生松动感，内侧（或外侧）有疼痛。

临床意义：本试验阳性表明膝关节内侧（或外侧）副韧带损伤或断裂。

34. 抽屉试验（图7-15）

检查方法：检查时患者仰卧位，双膝屈曲90°，医者坐于床边，用大腿压住患者的足背，双手握住小腿近端用力前后推拉。

阳性体征：如有小腿近端向前移动，表明前交叉韧带断裂；反之，有向后过多的移位，表明后交叉韧带断裂。

临床意义：本试验用于检查膝关节交叉韧带有无断裂。

35. 浮髌试验（图7-11）

检查方法：检查时患者腿伸直，医者一手压在髌上囊部，向下挤压使积液局限于关节腔。然后用另一手拇、中指固定髌骨内、外缘，食指按压髌骨。

阳性体征：可感觉髌骨有漂浮感，重压时下沉，松指时浮起。

临床意义：本试验用于检查膝关节腔内积液。

36. 肌力检查

肌力检查在推拿中主要检查肌张力和肌力。

肌张力是指在静止状态时肌肉所保持的一定程度的紧张度。检查时嘱患者放松检查部位，医者用手轻捏所检查肌肉以体验其硬度。肌张力减低时，肌肉松软；肌张力增高时，肌肉紧张。

肌力是指肌肉主动收缩时的力量，在临床上分为以下六级。

0 级：肌肉无收缩。

1 级：肌肉有微弱收缩，但不能移动关节。

2 级：肌肉收缩可以带动关节水平方向运动，但不能对抗地球吸引力。

3 级：能对抗地球引力移动关节，但不能对抗阻力。

4 级：能对抗一定强度的阻力。

5 级：能对抗较大强度的阻力移动肢体。

肌力检查时一般嘱患者作抗阻力的运动，来大致判断肌力的强弱，如检查肱二头肌肌力时，患者取坐位，医者位于其前方，以一手握住患者腕关节，嘱患者作屈肘运动，医者施以对抗力量，观察肱二头肌肌力的强弱。

二、常用神经系统检查

在推拿临床治疗的一些常见疾病中，常伴见有神经功能的损伤，因此，神经功能的检查在推拿临床上极为重要。

（一）神经反射检查

刺激肌腱、骨膜和关节内的本体感受器所引起的反射称深反射，推拿临床上常用的有：肱二头肌反射、肱三头肌反射、桡骨膜反射、膝腱反射、跟腱反射等。

表 5－1　深反射表

反　射	检查方法	反应	肌肉	神经	节段定位
肱二头肌反射	叩击患者二头肌腱	肘关节屈曲	肱二头肌	肌皮神经	C_5-C_7
肱三头肌反射	叩击鹰嘴上方的三头肌腱	肘关节伸展	肱三头肌	桡神经	C_6-C_8
膝反射	叩击髌骨下股四头肌肌腱	膝关节伸展	股四头肌	股神经	L_2-L_4
跟腱反射	叩击跟腱	足踝跖屈	腓肠肌	胫神经	L_4-S_2

深反射的记录方法常为消失（－），减退（＋），正常（＋＋），增强（＋＋＋），亢进甚至出现阵挛（＋＋＋＋）。深反射的减弱或消失，见于反射弧的抑制或中断。上运动神经元的损害亦可使反射增强或消失。

直接刺激皮肤所引起的反射称为浅反射，推拿临床上常用的浅反射有：腹壁反射、提睾反射、肛门反射等。

表 5－2　浅反射表

	检查方法	反应	肌肉	神经	节段定
上腹壁反射	迅速轻划上腹部皮肤	上腹壁收缩	腹横肌	肋间神经	T_7-T_8
中腹壁反射	迅速轻划中腹部皮肤	中腹壁收缩	腹斜肌	肋间神经	T_9-T_{10}
下腹壁反射	迅速轻划下腹部皮肤	下腹壁收缩	腹直肌	肋间神经	$T_{11}-T_{12}$
提睾反射	轻划大腿内上侧皮肤	睾丸上提	提睾肌	生殖股神经	L_1-L_4
肛门反射	轻划肛门旁皮肤	肛门收缩	肛门括约肌	肛门神经	S_4-S_5

注：腹壁反射可能因腹壁松弛、肥胖或腹胀而消失，提睾反射可因年老和阴囊、睾丸疾患而消失，正常情况下亦可两侧不对称。

浅反射的记录方法为：消失（-），迟钝（+），活跃（++），亢进（+++）等。浅反射的减弱或消失表示反射弧的抑制或中断，上运动神经元损害时，浅反射亦表现为减弱或消失。

患者因中枢神经损害时，亦会出现一些病理反射，推拿临床常见的病理反射有下列几项：

1. 弹手指征　又称霍夫曼（Hoffman）征。快速弹压患者被夹住的中指指甲，引起诸手指的掌屈反应为阳性。

2. 划跖试验　又称巴彬斯基（Babinsk）征。轻划足跖外侧，引起拇趾背屈，余趾呈扇形分开的反应为阳性。

3. 压擦胫试验　又称奥本海姆（Oppen heim）征。以拇指用力沿胫骨前嵴内侧面从上而下压擦，反应同上为阳性。

4. 捏腓肠肌试验　又称戈登（Gordon）征。用力捏压腓肠肌，反应同上为阳性。

5. 踝阵挛　检查者一手托住腘窝，一手握足，用力使其踝关节突然背屈，然后放松，可以产生踝关节连续的交替的伸展运动，则反应为阳性。

6. 髌阵挛　患者仰卧，检查者以一手的拇食二指抵住髌骨上缘，用力向下急促推动髌骨，然后放松，引起髌骨连续交替的上下移动为阳性。

对患者神经反射的检查必须两侧对比进行，对称性神经反射的增强或减弱，不一定是神经损害的临床表现，不对称性的神经反射的增强或减弱才更有临床意义。

（二）神经感觉检查

神经感觉检查主要有浅感觉和深感觉的检查。

浅感觉的检查分为温觉、痛觉和触觉。检查时温觉分别以盛冷水（5°~10°）和热水（40°~45°）的两试管，接触患者皮肤，询问其感觉。痛觉则以针尖轻刺皮肤，确定痛觉消失、减退和过敏区域，检查时注意掌握刺激强度，可从无痛觉区向正常区检查，自上而下，两侧相应位置对比检查。触觉则以棉签或软纸条轻触患者皮肤，询问其感觉。

深感觉的检查分为位置觉、震动觉、实体感觉、两点分辨觉。

（三）四肢主要神经损伤检查

在推拿的常见病中，以伴有四肢神经的损伤为常见。

1. 桡神经损伤　桡神经由臂丛神经的后束延伸而来，桡神经损伤时，上臂后侧、前臂后侧、手背桡侧两个半手指的感觉丧失。前臂伸肌群肌萎缩和腕下垂。检查时患者取坐位，屈肘90°，手掌向下，半握拳，医者位丁其前方，一手托住其前臂，另一手握患者手掌，嘱患者作抗阻力伸腕运动。可根据肌力大小判断其损伤程度。

2. 尺神经损伤　尺神经由臂丛神经的内侧束延伸而来，尺神经损伤时，手掌尺侧面一个半手指和手背尺侧两个半手指皮肤感觉障碍，骨间肌萎缩，掌骨明显隆起，掌骨间成沟状凹陷，小鱼际肌萎缩，掌心变平，无名指、小指蚓状肌麻痹形成典型的“爪形手”。检查时患者取坐位，屈肘90°，掌心向上，半握拳位，前臂旋后，医者位于其前方，一手托住患者的前臂，一手握住手部，嘱患者作尺侧抗阻力屈腕运动，可根据肌力大小判断尺神经损伤的程度。

3. 正中神经损伤　正中神经是由臂丛神经前束延伸而来，正中神经损伤后，手掌的桡侧三个手指和手背桡侧三个手指有感觉障碍，大鱼际肌萎缩，掌心凹陷消失成“猿手”。检查时当损伤平面在肘部以上，嘱患者取坐位，屈肘90°，上臂靠近胸壁，医者位于其前方，握住患者的手，嘱患者作抗阻力旋前运动，当损伤平面在腕部时，只有手的内在肌麻痹。可通过区别肌肉麻痹范围，判断损伤平面。

4. 股神经损伤　股神经来自于腰丛神经，股神经损伤后，小腿内侧的皮肤感觉产生障碍，髂腰肌、腰大肌、股四头肌、缝匠肌等出现萎缩。可检查髂腰肌、股四头肌的肌力，判断损伤情况。检查髂腰肌时，患者坐于检查床边，两小腿并齐，自然下垂。医者位于其前方，一手扶住患者肩部以固定患者，另一手扶住其膝部，嘱患者向上抬起大腿，作屈髋动作，如能抬起大腿，再进行抗阻力屈髋动作，以判断肌力。检查股四头肌时，患者取仰卧位，被检查一腿屈髋屈膝至90°，医者位于患者一侧，一手扶住膝部，另一手按住踝部，嘱患者作抗阻力伸膝动作，以测定肌力。

另外，膝腱反射亦可检查股神经的损伤。

5. 坐骨神经损伤　坐骨神经来自于骶丛神经，坐骨神经损伤时，梨状肌、臀大肌、股二头肌、半腱肌、半膜肌肌力减退。检查时，患者取俯卧位，双下肢伸直，医者位于其一侧，以一手握住患者踝部，嘱患者作抗阻力屈膝运动，以测定肌力，判断损伤情况。

另外，跟腱反射亦可检查坐骨神经的损伤。

6. 腓总神经损伤　腓总神经是由坐骨神经在大腿中部下方分支而来。腓总神经发生损伤时，足背皮肤，第一、二趾间皮肤发生感觉异常，胫前肌、趾长伸肌、拇长伸肌、趾短伸肌、腓骨长肌、腓骨短肌出现萎缩。检查时，患者坐于检查床边，两小腿自然下垂，医者位于其前方，一手托住其足跟部，另一手握住足趾部，嘱患者分别作踝关节抗阻力背伸和拇趾背伸动作，以测定胫前肌和拇长伸肌的肌力，判断腓总神经损伤程度。

7. 胫神经损伤　胫神经是坐骨神经的主要延续部分。胫神经损伤时，腿的外侧皮肤感觉丧失，腓肠肌、比目鱼肌等萎缩。检查时，医者体位同上，嘱患者分别作踝关节抗阻力屈曲和拇趾抗阻力跖屈运动，以测定腓肠肌和拇长屈肌肌力，判断胫神经的损伤程度。

第六章 推拿穴区

决定推拿疗效的三个基本要素是：手法的性质，即不同的手法或不同类的手法，具有不相同的作用；操作的技能，即手法操作应用的功力、时间、方向、技巧性和合理性；操作部位的确定，即选择不同的推拿穴区，其治疗的病症和作用就有差异。为此，推拿治疗部位的选择与确定，乃至应用，是推拿临床的重要内容。其中十四经穴是以点为主，推拿特定穴是以线、面为主，敏感诊治区是以经筋、皮部为主，共同组成一个全方位推拿操作平台，辅以解剖学相关知识，使之更好地掌握推拿穴区知识，以达到临床应用自如的目的。

第一节 十四经穴

十四经穴是中医经络学说的重要内容，是前人上千年来临床实践的精髓点，这些点是人体生理、病理的汇聚反应点。推拿临床常取其主要经穴，以点带面进行治疗，而成为必不可少的推拿治疗穴区。

一、头面部

（一）迎香

取穴要点：鼻翼旁0.5寸，鼻唇沟中。在鼻翼外缘沟中央，上唇方肌中，有面动、静脉及眶下动、静脉分支，面神经与眶下神经的吻合丛。

操作应用：揉、按、擦，多有酸、胀感觉。常用于鼻炎、面神经麻痹的治疗与保健。

（二）下关

取穴要点：闭口，颧弓与下颌切迹所形成的凹陷处。在颧弓下缘，皮下有腮腺，为咬肌起始部，有面横动、静脉，最深层为上颌动、静脉。正当面神经颧眶支及耳颞神经分支，最深层为下颌神经。

操作应用：按、揉，多有酸、胀感觉。常用于牙齿痛、口眼㖞斜、牙关开合不利等的治疗与保健。

（三）太阳

取穴要点：在眉梢与外眼角之间，向后约一寸凹陷处。在颞筋膜及颞肌中，有颞筋膜间静脉丛，颧眶动、静脉，颧深动、静脉。布有浅层的耳颞神经、面神经及深层的颧颞神经。

操作应用：按、揉、运，多有酸、沉、胀感觉。常用于头痛、面瘫及眼疾、牙痛等病症的治疗与保健。

（四）印堂

取穴要点：两眉头连线中点。正当掣眉间肌。两侧有额内侧动、静脉分支。有滑车神经的睑上支分布。

操作应用：推、按、揉、擦、拧、捏，有酸、沉、胀的感觉。常用于头痛、失眠、眩晕、小儿惊风、鼻衄等疾病的治疗与保健。

（五）神庭

取穴要点：头前部入发际 0.5 寸，即当眉间（印堂穴）与枕外隆凸上缘（脑户）连线的前 1/4 与后 3/4 交点处。在额肌上，其下有三叉神经第一支（眼神经）额支及额内侧动脉。

操作应用：按、推、揉，多有酸、沉、胀感觉。常用于头痛、眩晕、失眠、神经衰弱、鼻渊、癫狂等的治疗与保健。

（六）睛明

取穴要点：闭目，在目内眦角上方 0.1 寸处。在眶内缘睑内侧韧带中，深部为眼球内直肌，有内眦动、静脉和滑车上、下动、静脉，深处上方有眼动、静脉本干。布有滑车上、下神经和深层的眼神经分支。

操作应用：揉、点、按，多有酸、胀感觉。常用于目疾病的治疗与保健。

（七）四白

取穴要点：眼平视，瞳孔直下 1 寸，正当眶下孔。在眶下孔处，当眼轮匝肌及上唇方肌之间。有面动、静脉分支，眶下动、静脉。布有面神经分支，在眶下神经处。

操作应用：揉、按，多有酸、沉、胀感觉。常用于目病及口眼㖞斜的治疗与保健。

（八）攒竹

取穴要点：眉毛之内侧端，即眶上切迹处。有额肌及皱眉肌。在额动、静脉处。布有额神经内侧支。

操作应用：揉、点、按，多有酸、胀感觉。常用于头痛、目眩、眉骨痛、目赤肿痛、视物不清、流泪、口眼㖞斜等的治疗与保健。

（九）鱼腰

取穴要点：眉毛正中，眼平视，下对瞳孔处。在眼轮匝肌中。有额动、静脉外侧支。当额神经外侧支。

操作应用：按、推、揉，多有酸、沉、胀感觉。常用于目赤肿痛、眼睑下垂、眉骨痛的治疗与保健。

（十）颊车

取穴要点：下颌角前上方一横指，咀嚼时咬肌隆起处。在下颌角前方，咬肌中。有咬肌动、静脉。布有耳大神经、面神经及咬肌神经。

操作应用：揉、按，多有酸、沉、胀感觉。常用于牙痛及口眼㖞斜的治疗与保健。

（十一）水沟

取穴要点：人中沟上 1/3 与下 2/3 交界处。在人中沟上 1/3，口轮匝肌中。有上唇动、静脉。布有面神经颊支及眶下神经分支。

操作应用：按、掐，多有沉、胀和明显疼痛感觉。常用于小儿惊风、中暑、中风、面神经麻痹、急性腰扭伤的治疗与急救。

（十二）翳风

取穴要点：耳垂后，乳突和下颌骨之间凹陷处。有耳后动脉，颈外浅静脉。布有耳大神经，深层为面神经干，在茎乳孔穿出处。

操作应用：点、按，多有酸、沉、胀的感觉。常用于耳聋、耳鸣、牙痛、颞颌关节痛、面神经麻痹等的治疗与保健。

（十三）百会

取穴要点：在头顶正中线与两耳尖连线的交点处。在帽状腱膜中，左右常有顶孔。有左右颞浅动、静脉及左右枕动、静脉吻合网，深层常有血管。布有枕大神经及额神经分支。

操作应用：揉、按、点，多有沉、胀感觉。常用于头痛、头晕、鼻塞、中风不语、脱肛、阴挺及失眠、神经衰弱等病症的治疗与保健。

二、项背部

（一）风池

取穴要点：在枕骨粗隆直下凹陷处与乳突之间，当斜方肌和胸锁乳突肌之间取穴。在胸锁乳突肌和斜方肌之间的凹陷中，深层为头夹肌。有枕动、静脉分支。布有枕小神经分支。

操作应用：按、揉、拨、拿，多有酸、沉、胀、痛感觉。常用于头痛、眩晕、项强、发热恶寒、热病汗不出、目赤痛、鼻塞、鼻衄、耳聋、气闭、耳鸣、牙痛、中风昏迷、口眼㖞斜、高血压等的治疗与头部保健。

（二）风府

取穴要点：后发际正中上 1 寸，枕外粗隆直上凹陷处。在项韧带，斜方肌起始部。有枕大神经和三叉神经分支，枕动脉分支。

操作应用：按、揉，多有酸、胀感觉。常用于头痛、项强、眩晕、咽喉肿痛、中风不语、鼻衄等病症的治疗与保健。

（三）人迎

取穴要点：喉结旁开 1.5 寸。有颈阔肌，在胸锁乳突肌前缘与甲状软骨接触部，有甲状腺上动脉，在颈内、外动脉的分歧处，有颈前浅静脉，外为颈内静脉。布有颈皮神经、面神经颈支，深层为颈动脉，最深层为交感神经干，外侧有舌下神经降支及迷走神经。

操作应用：拿、缠、指拨，多有酸、胀、麻、掣痛感觉。常用于咽喉肿痛、喘息、气闷等。

（四）缺盆

取穴要点：锁骨上缘中点凹陷处，前正中线旁开 4 寸。有颈阔肌，有锁骨上神经、臂丛及肩胛上动脉。

操作应用：按压，多有酸、沉、胀、麻感觉。常用于咳嗽、气喘、咽喉肿痛、缺盆肿痛等的治疗与保健。

（五）大椎

取穴要点：第一颈椎与第一胸椎棘突间正中处。在棘上韧带及棘间韧带中，有棘突间皮下静脉丛。布有第八颈神经后支内侧支。

操作应用：按、掐、击、揉，多有胀、痛、热感觉。常用于颈椎病、落枕、感冒、支气管炎、咳喘等病症的治疗与保健。

（六）大杼

取穴要点：第一胸椎棘突旁开1.5寸处。有斜方肌、菱形肌，上后锯肌，最深层为最长肌。有第一肋间动、静脉后支。布有第一胸神经后支内侧支；深层为第一胸神经后支外侧支。

操作应用：㨰、按、压、击、揉，多有胀、痛、热感觉。常用于发热、咳嗽、项强、肩胛酸痛等病症的治疗与保健。

（七）肺俞

取穴要点：第三胸椎棘突旁开1.5寸。有斜方肌、菱形肌、深层为最长肌，有第三肋间动、静脉后支的内侧支。布有第三胸神经后支内侧支；深层为第三胸神经后支外侧支。

操作应用：按、揉、擦，多有酸、沉胀、热感觉。常用于胸闷、气短、咳嗽、盗汗、背肌劳损等的治疗与保健。

（八）心俞

取穴要点：第五胸椎棘突旁开1.5寸。有斜方肌、菱形肌、深层为最长肌，有第五肋间动、静脉后支的内侧支。布有第五胸神经后支内侧支；深层为第五胸神经后支外侧支。

操作应用：按、揉、擦、指拨、弹筋，多有酸、胀感觉。常用于心痛、心悸、健忘、心烦、失眠、咳嗽、盗汗、梦遗等的治疗与保健。

（九）肩井

取穴要点：在肩胛骨上缘与斜方肌间扪得的凹陷处。有斜方肌、锁骨上神经、副神经、肩胛上动脉、颈横动脉。

操作应用：按、揉、拿、捏，有酸、胀感觉。常用于颈项强痛、肩背疼痛、乳腺炎、乳汁不下、中风、上肢不能抬举的治疗与保健。

三、胸腹部

（一）中府

取穴要点：锁骨外端下约1寸处。当胸大、小肌处，深部为第一肋间内、外肌，上外侧有腋动、静脉，胸肩峰动、静脉，布有锁骨上神经中间支，胸前神经的分支及第一肋间神经。

操作应用：按、揉、擦，多有上肢热、胀、麻、沉感。常用上肢及肩背疼痛的治疗与保健。

（二）期门

取穴要点：仰卧、在锁骨中线上，第六肋间隙取穴。深层有腹直肌、肋间肌。有肋间动、静脉。布有第六、七肋间神经。

操作应用：按压，多有胀、痛感觉。常用于胸胁胀痛、腹胀、呕吐、乳腺炎等病症的治疗与保健。

（三）章门

取穴要点：腋中线当第十一浮肋前端，屈肘合腋时正当肘尖处。在第十一肋尖端，腹内、外斜肌及腹横肌中。有第十肋间动、静脉。稍下方为第十肋间神经。

操作应用：按压，多有沉、胀感觉。常用于腹胀、泄泻、呕吐、腹痛、胸胁痛、消化不良等病症的治疗与保健。

（四）天枢

取穴要点：腹中部神阙穴外 2 寸处。有腹直肌鞘前叶，腹直肌，第十肋间神经分支，腹壁上、下动脉。

操作应用：按、摩、振、揉，多有沉、胀及热的感觉。常用于脐周围疼痛、腹胀、泄泻、便秘、月经不调、痛经、水肿等的治疗与保健。

（五）鸠尾

取穴要点：脐上 7 寸，前正中线上。有肋间神经前皮支，腹壁上动、静脉分支。

操作应用：推、分推、按揉，常用于心胸痛、反胃等胃肠不适病症的治疗和保健。

（六）中脘

取穴要点：脐上 4 寸，前正中线上。有腹壁上动、静脉，第七肋间神经前皮支的内侧支（当胃幽门部）。

操作应用：按、摩、振、揉，多有沉、胀感觉。常用于胃痛、呕吐、呃逆、吞酸、腹胀、泄泻、黄疸等病症的治疗与保健。

（七）关元

取穴要点：脐下 3 寸，前正中线上。有腹壁浅动、静脉及腹壁下动、静脉分支，第十二肋间神经前皮支的内侧支（内部为小肠）。

操作应用：按、摩、振、揉，多有沉、胀感觉。常用于遗精、阳痿、遗尿、小便频数、尿闭、月经不调、闭经、崩漏、带下、阴挺、产后出血、小腹痛、泄泻、脱肛、中风脱证、虚劳等病症的治疗与保健。

（八）气冲

取穴要点：任脉曲骨外 2 寸处。有腹外斜肌腱膜，髂腹下神经，髂腹股沟神经，腹壁下动脉，腹壁浅动脉。

操作应用：按压，多有热感传到下肢。常用于外阴肿痛、腹痛、疝气、阳痿、月经不调、下肢冷痛等的治疗与保健。

（九）气海

取穴要点：前正中线，脐下 1.5 寸。有腹壁浅动、静脉分支及腹壁下动、静脉分支，第十一肋间神经前皮支的内侧支（内部为小肠）。

操作应用：按、揉、摩、振，多有沉、胀感觉。常用于腹痛、泄泻、便秘、遗尿、疝气、遗精、月经不调、痛经、阴挺、水肿、虚脱等病症的治疗与保健。

（十）中极

取穴要点：前正中线，脐下 4 寸。有腹壁浅动、静脉分支及腹壁下动、静脉分支，髂腹下神经的分支（内部为乙状结肠）。

操作应用：按、揉，多有沉、胀感觉。常用于泌尿生殖系统病症（如月经不调、经闭、带下、阴挺、阴痒、阳痿、遗精、遗尿、小便不利等）的治疗与保健。

（十一）带脉

取穴要点：第十一肋游离端直下与脐相平处。有腹内、外斜肌，腹横肌。有第十二肋间动、静脉。布有第十二肋间神经（内部右侧为升结肠，左侧为降结肠）。

操作应用：按、拿，多有胀、痛感觉。常用于妇科疾病及胸胁痛的治疗与保健。

四、腰骶部

（一）肝俞

取穴要点：第九胸椎棘突旁开1.5寸。在背阔肌、最长肌和髂肋肌之间。有第九肋间动、静脉后支的内侧支，第九胸神经后支内侧支；深层为第九胸神经后支外侧支。

操作应用：按、揉、指拨、弹筋、擦，多有酸、沉、胀、热感觉。常用于黄疸、胁痛、目赤、眩晕、脊背损伤等的治疗与保健。

（二）胆俞

取穴要点：第十胸椎棘突旁开1.5寸。在背阔肌、最长肌和髂肋肌之间。有第十肋间动、静脉后支的内侧支，第十胸神经后支内侧支；深层为第十胸神经后支外侧支。

操作应用：按、揉、指拨、弹筋、擦，多有酸、沉、胀、热感觉。常用于黄疸、胁肋痛、口苦、脊背损伤等的治疗与保健。

（三）脾俞

取穴要点：第十一胸椎棘突旁开1.5寸。在背阔肌、最长肌和髂肋肌之间。有第十一肋间动、静脉后支的内侧支，第十一胸神经后支内侧支；深层为第十一胸神经后支外侧支。

操作应用：按、揉、擦、指拨、弹筋，多有酸、胀感觉。常用于腹胀、黄疸、呕吐、水肿、脾胃虚弱及背痛等的治疗与保健。

（四）胃俞

取穴要点：第十二胸椎棘突旁开1.5寸。在腰背筋膜、最长肌和髂肋肌之间有肋下动、静脉后支内侧支，第十二胸神经后支内侧支；深层为第十二胸神经后支外侧支。

操作应用：按、揉、指拨、弹筋、擦，多有酸、胀感觉。常用于胃脘痛、腹胀、肠鸣、胸胁痛、呕吐、脾胃虚弱等的治疗与保健。

（五）三焦俞

取穴要点：第一腰椎棘突旁开1.5寸。在腰背筋膜、最长肌和髂肋肌之间。有第一腰动、静脉后支内侧支，第十胸神经后支外侧皮支末端；深层为第一腰神经后支外侧支。

操作应用：揉、按，多有酸、沉、胀感觉。常用于腰背疼痛强硬、肠鸣、腹胀满、呕吐、泄泻、水谷不化、水肿等的治疗与保健。

（六）命门

取穴要点：第二腰椎与第三腰椎棘突之间。有腰背筋膜、棘下韧带及棘间韧带。有腰动脉后支及棘突间皮下静脉丛。布有腰神经后支内侧支。

操作应用：揉、按、搓、擦，多有酸、胀、热感觉。常用于阳痿、遗精、早泄、带下、月经不调、泄泻、腰脊强痛的治疗与保健。

（七）肾俞

取穴要点：第二腰椎棘突旁开 1.5 寸。在腰背筋膜、最长肌和髂肋肌之间，有第二腰动、静脉后支内侧支，第一腰神经后支外侧皮支末端；深层为第一腰神经后支外侧支。

操作应用：揉、擦、点，多有酸、胀感觉。常用于耳鸣、耳聋、水肿、腰痛、遗精、阳痿、月经不调及遗尿等的治疗与保健。

（八）志室

取穴要点：第二腰椎棘突旁开 3 寸。背阔肌、髂肋肌。有第二腰动、静脉背侧支及第一腰神经外侧支。

操作应用：点压、按、揉、擦，多有酸、胀感觉。常用于小便不利、水肿、腰痛、遗精、阳痿、腰脊强痛等的治疗与保健。

（九）腰阳关

取穴要点：第四腰椎与第五腰椎棘突之间。有腰背筋膜、棘上韧带及棘间韧带。有腰动、静脉后支，棘突间皮下静脉丛。布有腰神经后支内侧支。

操作应用：按、压、擦，多有沉、痛感觉。常用于月经不调、遗精、阳痿、腰骶部疼痛、下肢痿痹等的治疗与保健。

（十）大肠俞

取穴要点：第四腰椎棘突旁开 1.5 寸。在腰背筋膜、最长肌和髂肋肌之间。有第四腰动、静脉后支，布有第三腰神经的后支。

操作应用：点压、按、揉、擦，多有酸、胀感觉。常用于腰腿痛、腰肌劳损、腰脊强痛、肠炎等的治疗与保健。

（十一）秩边

取穴要点：第四骶椎棘突旁开 3 寸。有臀大肌，有梨状肌下缘，正当臀下动、静脉，深层当臀下神经及股后皮神经，外侧为坐骨神经。

操作应用：㨰、点压、按、揉，多有酸、胀感觉。常用于腰腿痛、下肢痿痹、小便不利、便秘等的治疗与保健。

（十二）八髎

取穴要点：上、次、中、下髎，左右共八穴，合称八髎。上髎在第一骶后孔中；次髎在第二骶后孔中；中髎在第三骶后孔中，下髎在第四骶后孔中。在骶棘肌及臀大肌起始部，第 1～4 骶后孔处，有第 1～4 骶神经后支及其伴行的动、静脉。

操作应用：揉、压、擦、搓，多有沉、胀、热感觉。常用于月经不调、白带过多、小便不利、小腹痛及腰痛、坐骨神经痛等的治疗与保健。

五、上肢部

（一）肩贞

取穴要点：垂臂合腋，在腋后纹头上 1 寸。在肩关节的后下方，肩胛骨外侧缘，三角肌后缘，下层是大圆肌，有旋肩胛动、静脉。

操作应用：揉、按、拨、㨰、叩，多有酸、沉、胀、痛感觉。常用于肩胛部疼痛、肩周炎、手臂痛、上肢不能抬举的治疗与保健。

（二）极泉

取穴要点：举臂开腋，在腋窝中间，腋动脉内侧。在胸大肌的外下缘，深层为喙肱肌。外侧为腋动脉，布有尺神经、正中神经、前臂内侧皮神经及臂内侧皮神经。

操作应用：压、拨，多有上肢胀、麻、热感觉。常用于上肢冷痛、麻木的治疗与保健。

（三）肩髃

取穴要点：三角肌上部的中点，肩峰与肱骨大结节之间，肩平举时，肩前呈现凹陷处。有旋肱后动、静脉。布有锁骨上神经及腋神经。

操作应用：按揉、拨、压、搓，多有酸、沉、胀感觉。常用于肩关节疼痛、上肢不能抬举的治疗与保健。

（四）肩髎

取穴要点：在肩峰突起后端之下方凹陷处。在肩胛骨肩峰的后下缘，肩关节后方三角肌中，有旋肱后动脉分支，分布有腋神经分支。

操作应用：㨰、按揉、拨、压、搓，多有酸、沉、胀感觉。常用于肩臂酸痛、肩关节活动不便等的治疗与保健。

（五）曲池

取穴要点：屈肘成直角时，肘横纹桡侧头与肱骨外上髁连线之中点。在肱桡关节的桡侧，桡侧伸腕长肌起始部，肱桡肌的桡侧，有桡返动脉的分支。布有前臂背侧皮神经本干。

操作应用：揉、压、拨、拿，多有胀、痛、酸、沉感觉。常用于发热、咽喉肿痛、头痛、肘痛及手臂肿痛、高血压的治疗与保健。

（六）合谷

取穴要点：拇、食两指伸张时，在一、二掌骨的中点，稍偏食指。在第一掌骨和第二掌骨之间，第一骨间背侧肌中，深层有内收拇肌横头，有手背静脉网，为头静脉的起部穴位侧正当桡动脉从手背向手掌之处，布有桡神经浅支的指背侧神经，深部有正中神经的指掌侧固有神经。

操作应用：揉、压、拿，多有酸、胀感觉。常用于头面部疾患、妇科病、肠胃病及高热、抽搐、小儿惊风的治疗与保健。

（七）外关

取穴要点：手背侧横纹上 2 寸，两骨间。在尺桡骨之间，伸指总肌和伸拇长肌之间，屈肘俯掌时则在伸指总肌的桡侧。

操作应用：揉、压，多有酸、胀感觉。常用于上肢关节痛、偏瘫、落枕、感冒等的治疗与保健。

（八）内关

取穴要点：伸臂仰掌腕横纹正中直上 2 寸，两筋之间。在桡侧屈腕肌与掌长肌腱之间，有屈指浅肌，深部为屈指深肌，有正中动、静脉，前臂掌侧骨间动、静脉。布有前臂内侧皮神经，前臂外侧皮神经，下为正中神经，深层为前臂掌侧骨间神经。

操作应用：点、按、揉，多有酸、胀、沉的感觉。常用于心痛、心悸、胸闷、胃痛、呕吐、失眠、眩晕、上肢痹痛等的治疗与保健。

六、下肢部

（一）环跳

取穴要点：在股骨大转子最高点与骶骨裂孔（尾骶骨）连线的外 1/3 与内 2/3 交界处。在臀大肌、梨状肌下缘，内侧为臀下动、静脉，布有臀下皮神经、臀下神经，深部正当坐骨神经。

操作应用：揉、按压、拨、叩，多有酸、沉、胀、麻的感觉。常用于半身不遂、腰痛、下肢痛、坐骨神经痛等的治疗与保健。

（二）承扶

取穴要点：大腿后侧正中线，臀横纹的中点。在臀大肌下缘，有坐骨神经伴行动、静脉，布有股后皮神经，深层为坐骨神经。

操作应用：按压、揉，多有酸、胀、麻的感觉。常用于腰骶臀部疼痛、痔疾等的治疗与保健。

（三）梁丘

取穴要点：髌骨外上缘上 2 寸。在股直肌和股外侧肌之间。有旋股外侧动脉降支，布有股前皮神经，当股外侧皮神经处。

操作应用：点、按揉、滚，多有酸、胀、麻的感觉。常用于膝部肿痛、下肢不遂、胃痛等的治疗与保健。

（四）膝眼

取穴要点：屈膝、髌骨下缘，髌骨韧带内、外侧凹陷处。有膝关节动、静脉网。布有隐神经的髌下支及胫、腓总神经的膝下内、外关节支。

操作应用：点、按揉，多有酸、胀、麻的感觉。常用于膝痛、腿脚肿痛、脚气等的治疗与保健。

（五）足三里

取穴要点：外膝眼下 3 寸，胫骨外侧约一横指处。在胫骨前肌、伸趾长肌之间，有胫前动、静脉，为腓肠外侧皮神经及隐神经的皮支分布处，深层正当腓深神经。

操作应用：按、揉、拨，多有酸、胀感觉。常用于胃痛、腹胀、呕吐、肠鸣、腹泻、便秘、消化不良、偏瘫、失眠、早泄、阳痿、遗精、腰腿疼痛、下肢酸软无力的治疗与保健。

（六）阳陵泉

取穴要点：屈膝，在腓骨小头前下方凹陷处。在腓骨小头前下方，腓骨长肌与伸趾长肌中，有膝下外侧动、静脉。在腓总神经分为腓浅及腓深神经处。

操作应用：揉、按、拨，多有酸、沉、胀感觉。常用于胁痛、口苦、呕吐、黄疸、半身不遂、下肢痉挛或疼痛、坐骨神经痛、小儿惊风、脚气的治疗与保健。

（七）悬钟

取穴要点：外踝上 3 寸，当腓骨后缘和腓骨长肌腱之间。有腓动、静脉分支，当腓浅神经处。

操作应用：按、揉，多有沉、痛感觉。常用于半身不遂、颈项强痛、胸腹胀满、胁肋痛、下肢痿痹、脚气的治疗与保健。

（八）委中

取穴要点：腘窝横纹的中点。有腘筋膜，深层内侧为腘静脉，有股后皮神经，正当胫神经处。

操作应用：按、揉、叩，多有酸、沉、胀、麻、热感觉。常用于腰背痛、坐骨神经痛、膝关节屈伸不利、半身不遂、下肢瘫痪等的治疗与保健。

（九）承山

取穴要点：俯卧，用力伸直足尖使足跟上提，当委中穴与足跟上之中点，出现“人”字形凹陷处。在腓肠肌二肌腹交界下端，有小隐静脉，深层为胫后动、静脉，布有腓肠内侧皮神经，深层则为胫神经。

操作应用：按、揉、擦，多有酸、沉、胀、麻、热感觉。常用于腰腿痛的治疗与保健。

（十）昆仑

取穴要点：外踝尖与跟腱中点凹陷处。腓骨短肌，有小隐静脉及外踝后动、静脉，当腓肠神经经过处。

操作应用：揉、拨、压，多有胀、痛、麻感觉。常用于腰骶部疼痛、足跟肿痛、头痛、项强、落枕、坐骨神经痛及目眩等的治疗与保健。

（十一）血海

取穴要点：正坐屈膝，髌骨内上缘上 2 寸，当股内侧肌内侧缘。在股骨内上髁上缘，有股动、静脉肌支，布有股前皮神经及股神经股支。

操作应用：揉、压，多有酸、胀感觉。常用于妇女月经病及股、膝内侧疼痛的治疗与保健。

（十二）阴陵泉

取穴要点：屈膝，胫骨内侧髁下缘，胫骨后缘和腓肠肌间凹陷处。有大隐静脉，膝最上动脉，最深层有胫后动、静脉。布有小腿内侧皮神经本干，最深层有胫神经。

操作应用：揉、压，多有酸、沉、胀感觉。常用于腹胀、泄泻、水肿、黄疸、小便不利或失禁、遗精、阴茎痛及膝关节痛等的治疗与保健。

（十三）三阴交

取穴要点：内踝尖直上 3 寸，当胫骨后缘。在胫骨后缘与比目鱼肌之间。深层有屈趾长肌，有大隐静脉，胫后动、静脉，布有小腿内侧皮神经。深层后方有胫神经。

操作应用：揉、按，多有酸、胀感觉。常用于脾胃虚弱、肠鸣腹胀、消化不良、泄泻、月经不调、闭经、带下、子宫脱垂、阳痿、遗精、遗尿、小便不利、失眠、神经衰弱、半身不遂等的治疗与保健。

（十四）太溪

取穴要点：内踝尖与跟腱连线的中点。在内踝与跟腱之间，前方有胫后动、静脉，布有小腿内侧皮神经，当胫神经经过处。

操作应用：揉、拨，多有胀、麻感觉。常用于月经不调、遗精、阳痿、小便不利、咽喉肿痛、牙痛、耳鸣、耳聋、失眠及咳嗽、气短、腰痛、足跟痛等的治疗与保健。

（十五）涌泉

取穴要点：足掌心前 1/3 与后 2/3 交界处。足底第二、三跖骨之间跖腱膜中，内有屈趾短肌腱，屈趾长肌腱，第二蚓状肌，深层为骨间肌，有足底外侧动脉与胫前动脉吻合的足底弓，趾跖侧总神经。

操作应用：按、揉、擦、搓，多有酸、沉、热感觉。常用于头痛、头昏、目眩、失眠、咽喉痛、失声、便秘、小便不利及高血压等病症的治疗与保健。

第二节 推拿特定穴

推拿特定穴是根据推拿操作的特殊性，在不断总结临床实践的基础上，确定的线状和面状穴，这些特定穴能使手法更好地施展，从而发挥更充分的作用。

一、头颈部

（一）天门

取穴要点：眉心至前发际。

操作应用：用双拇指自下而上交替直推，或用单手拇指自下而上直推，反复 30～50 次。开天门能疏风解表、开窍醒脑、镇静安神。常用于外感发热，头痛等症，多与推坎宫、揉太阳等合用；若惊惕不安、烦躁不宁，可与清胆经、按揉百会合用。

（二）坎宫

取穴要点：两眉弓。

操作应用：用双拇指罗纹面着力，自眉心向眉梢同时分推。反复 30～50 次。常用于外感发热、头痛，多与开天门、揉太阳合用；若用于治疗目赤痛，可与清胆经，掐揉鱼际、清河水合用。亦可推后点刺放血或用掐按法，以增强疗效。

（三）太阳

取穴要点：眉后凹陷处。

操作应用：用双手中指罗纹着力，加食指重叠作旋揉法 30～50 次；也可用双拇指罗纹面着力分别作旋揉法。向眼方向揉为补，向耳方向揉为泻。也有用双拇指桡侧面着力，由前向后直推，称推太阳。外感表实头痛用泻法，外感表虚、内伤头痛用补法。推太阳主要用于外感发热。

（四）山根

取穴要点：两目内眦之中。

操作应用：用拇指或食指甲掐 3～5 次。对惊风、昏迷、抽搐等症，常与掐人中、掐老龙合用。本穴还可用于望诊，如见山根处青筋显露为脾胃虚寒或惊风。

（五）人中

取穴要点：人中沟中、上 1/3 交界处。

操作应用：以拇指甲掐 5 次，或醒后即止。主要用于急救，对人事不省、窒息、惊厥者，掐之有效，多与掐十宣、掐老龙合用。

（六）天柱骨

取穴要点：颈后发际正中至大椎穴成一直线。

操作应用：用拇指罗纹面或食中指腹着力，自上而下直推 100～500 次。或用汤匙蘸姜汁或凉水，自上而下刮至皮肤轻度瘀血。推、刮天柱骨能降逆止呕、祛风散寒。治疗呕吐多与横纹推向板门、揉中脘合用；治疗外感发热、项强多与拿风池、掐揉二扇门合用。

（七）桥弓

取穴要点：从翳风穴至缺盆穴成一直线，胸锁乳突肌前缘。有胸锁乳突肌、颈总动脉、颈静脉及颈动脉窦。

操作应用：一手扶住前额，另一手四指并拢，拇指伸直分开成八字形，用大指拇罗纹面由枕后乳突处，自上而下推至锁骨上窝处。具有平肝熄风，清脑明目等作用。用于治疗高血压、头痛、失眠等病症。

二、胸腹部

（一）天突

取穴要点：胸骨切迹上缘凹陷中。

操作应用：中指端按揉 20～30 次，或随呼吸一出一入抠此处 3～5 次。由于气机不利，痰涎壅盛或胃气上逆所致痰喘、呕吐，多与推揉膻中、揉中脘、运内八卦合用。若随呼吸向里深按，动作宜快，可催吐。

（二）膻中

取穴要点：两乳头连线中点，在胸骨上。

操作应用：用中指端揉称为揉膻中；用两拇指自穴中间向两边分推至乳头称为分推膻中；用食中指自胸骨切迹向下直推至剑突称为推膻中。揉、推、分推各 50～100 次。膻中为气之会穴，推揉能宽胸理气、止咳化痰，对各种原因引起的胸闷、吐逆、痰喘咳嗽均有效。治疗呕吐、噫嗝常与运内八卦、横纹推向板门、分腹阴阳合用；治疗喘咳常与推肺经、揉肺俞合用；治疗痰吐不利常与揉天突、按揉丰隆合用。

（三）腹阴阳

取穴要点：两肋弓下缘或上腹部两侧。

操作应用：用双拇指自剑突下分别沿肋弓下缘分推 100～200 次；或自肋弓下缘分推至脐部两侧 5～10 遍。用于治疗腹痛、腹胀等。

（四）摩腹

取穴要点：前腹壁。

操作应用：用四指腹或全掌着力作顺时针旋摩 5 分钟。此法能健脾和胃，理气消食，对消化功能紊乱效果较好，常与捏脊、按揉足三里合用，作为小儿保健手法。

（五）丹田

取穴要点：小腹部，或脐下 2 寸与 3 寸之间。

操作应用：用掌根揉 50～100 次，摩 5 分钟。揉摩丹田能培肾固本、温补下元、分清别浊，多用于小儿先天不足，寒凝少腹及腹痛、脱肛、遗尿等，常与补肾经、推三关、揉外劳宫合用。揉丹田对尿潴留有效果，常与推箕门、清小肠合用。

（六）肚角

取穴要点：脐两旁大筋。

操作应用：用双手拇、食、中三指拿两穴 3～5 次，中指按揉 30 次。拿、按肚角是止腹痛的要法，对各种原因引起的腹痛均可应用，特别对寒痛、伤食痛效果更好。此法刺激性强，不可多拿，一般列在最后操作。

三、腰背部

（一）肩胛骨

取穴要点：两肩胛骨脊柱缘。

操作应用：用双拇指分别沿肩胛骨脊柱缘由上而下反复分推 100～200 次。用于治疗咳嗽、胸痛、发热等。

（二）推脊

取穴要点：大椎至长强之棘突线。

操作应用：推脊，用食中二指罗纹面着力，自上而下反复直推 100～300 次。推脊清热效果较好，常与清天河水、退六腑、推涌泉合用。捏脊，用正手捏或反手捏法，或用“捏三提一”法，自下而上反复操作 3～5 遍。捏脊前在脊柱两旁按摩 1～2 分钟，以使肌肉放松。捏脊法能调阴阳、理气血、和脏腑、通经络、培元气，具有强身健体功能，是保健主要手法之一。临床治疗先、后天不足的一些慢性疾病，均有一定疗效。

（三）七节骨

取穴要点：第四腰椎至骶尾交接隆突处的棘突连线。

操作应用：用拇指罗纹桡侧面或食中指罗纹面着力，自下而上推，称为上推七节骨；由上而下推，称为下推七节骨。各 100～300 次。上推七节骨能温阳止泻，多用于虚寒腹泻、久痢等病症。若与按揉百会、揉丹田合用，可治疗气虚下陷的脱肛、遗尿症。下推七节骨能泻热通便，多用于肠热便秘或痢疾等。

（四）龟尾

取穴要点：骶尾骨交接隆突处下缘。

操作应用：用拇指或中指揉 100～300 次。龟尾穴性平和，能止泻也能通便。多与揉脐、摩腹、推七节骨合用，以治腹泻、便秘等病症。

（五）腰眼

取穴要点：第四腰椎棘突下，旁开 3～4 寸凹陷中。在腰背筋膜、背阔肌、髂肋肌中；有第四腰动、静脉背侧支分布；布有第三腰神经后支，深层为腰丛。

操作应用：揉、按，多有酸、胀感觉。常用于腰痛及月经不调的治疗与保健。

四、上肢部

（一）脾经

取穴要点：拇指罗纹面或拇指屈曲的桡侧指掌面。

操作应用：旋揉拇指罗纹面或循拇指屈曲的桡侧指掌面向掌根方向直推，称补脾经；在罗纹面作向心性直推，称清脾经。各 100～500 次。补脾经能健脾胃，补气血，用于脾胃虚弱、气血不足而引起的食欲不振、肌肉消瘦、消化不良等症；清脾经能清热利湿、化痰止呕，用于湿热熏蒸、皮肤发黄、恶心呕吐、腹泻痢疾等症。在一般情况下，脾经宜补不宜清。

（二）肝经

取穴要点：食指罗纹面。

操作应用：在罗纹面作向心性反复推动 100 ~ 500 次，称为清肝经。在罗纹面旋揉为补，称为补肝经。清肝经能平肝泻火、熄风镇惊、解郁除烦。肝经宜清不宜补，若肝虚应补时则需补后加清，或以补肾经代之，称为滋肾养肝法。

（三）心经

取穴要点：中指罗纹面。

操作应用：在罗纹面作向心性反复推动 100 ~ 500 次，称清心经；在罗纹面旋揉为补，称补心经。清心经能清热退心火，多与清天河水、清小肠合用；心经宜清不宜补，若气血不足而见心烦不安、睡卧露睛者，需用补法时，可补后加清，或以补脾经代之。

（四）肺经

取穴要点：无名指罗纹面。

操作应用：旋揉为补，称补肺经，作向心性直推为清，称清肺经。补肺经和清肺经统称推肺经，各 100 ~ 500 次。补肺经能补益肺气，用于肺气虚损、咳嗽气喘、虚怯怕冷等肺经虚寒证；清肺经能宣肺清热，疏风解表，化痰止咳，用于感冒发热及咳嗽、气喘、痰鸣等肺经实热证。

（五）肾经

取穴要点：小指罗纹面。

操作应用：离心性直推为补，称补肾经；向心性直推为泻，称清肾经。100 ~ 500 次。补肾经能补肾益脑、温养下元；清肾经能清利下焦湿热，用于膀胱蕴热、小便赤涩等。临床上肾经穴一般多用补法，需用清法时，也多以清小肠代之。

（六）五经纹

取穴要点：五指指腹末节横纹。

操作应用：用拇指端侧着力，对五经纹作横向来回推抹，称推五经纹。约 50 次。常用于 6 个月以内乳儿发热。

（七）大肠

取穴要点：食指桡侧缘，指尖至虎口成一直线。

操作应用：从食指端直推向虎口为补，称补大肠；反之为清，称清大肠。补、清大肠统称推大肠。各 100 ~ 300 次。补大肠固脱，温中止泻，用于虚寒腹泻、脱肛等；清大肠能清利肠腑，除湿热，导积滞，多用于身热腹痛、痢下赤白，大便秘结等。本穴可作望诊用，验指纹即验此穴指上三关，红黄相兼为正常，若有病变则以浮沉分表里，红紫辨寒热，淡滞定虚实，三关测轻重。

（八）小肠

取穴要点：小指尺侧缘，自指尖到指根成一直线。

操作应用：从指尖直推向指根为补，称补小肠，反之为清小肠。补、清小肠统称推小肠，各 100 ~ 300 次。清小肠能清利下焦湿热，有利尿的作用。若属下焦虚寒，多尿、遗尿则宜用补小肠。

（九）肾顶

取穴要点：小指顶端。

操作应用：以中指或拇指端按揉 100 ~ 500 次。揉肾顶能收敛元气，固表敛汗，对自汗、盗汗或大汗淋漓不止等症均有一定疗效。

（十）肾纹

取穴要点：小指腹近端指间关节横纹处。

操作应用：以中指或拇指端按揉100~500次。揉肾纹能祛风明目、散瘀结。主要用于目赤肿痛或热毒内陷、瘀结不散所致的高热，呼吸气凉，手足逆冷等症。

（十一）四横纹

取穴要点：食、中、无名、小指腹近端指间关节横纹处。

操作应用：将患儿一手四指并拢，术者以拇指端桡侧面着力，从食指横纹划向小指横纹，反复100~300次，称推四横纹；或以拇指甲分别掐揉各5次，称掐四横纹。本穴推之能调中行气，和气血、消胀满；掐之能退热除烦，散瘀结。临床多与补脾经，揉中脘合用。也可用毫针或三棱针点刺本穴出血以治疗疳积，效果也好。

（十二）掌小横纹

取穴要点：掌面小指根下，尺侧掌纹头。

操作应用：用中指或拇指端按揉100~500次。本法能清热散结，宽胸宣肺，止咳化痰，是治疗百日咳、肺炎的要穴，对治疗肺部湿性啰音，有一定疗效。

（十三）胃经

取穴要点：拇指腹近端指节。

操作应用：向心性直推为清，称清胃经；旋揉为补，称补胃经。二者统称推胃经，各100~500次。清胃经临床多与清脾经、推天柱骨、横纹推向板门合用，治疗脾胃实热或胃气不和引起的上逆呕恶等症；若胃肠热、脘腹胀满、发热烦渴、便秘纳呆，多与清大肠、退六腑、天枢、下推七节骨合用。补胃经能健脾胃，助运化，常与补脾经、揉中脘、摩腹、按揉足三里合用。

（十四）板门

取穴要点：掌面大鱼际部。

操作应用：用拇指或中指端揉，称揉板门；用指推法自拇指根推向腕横纹，称板门推向横纹，反之称横纹推向板门。各100~300次。揉板门能健脾和胃、消食化滞、运上下之气。多用于乳食停积、运化不良、腹胀、呕吐等症。板门推向横纹能止泻，横纹推向板门能止呕吐。

（十五）内劳宫

取穴要点：掌心中，握拳时中指端是穴。

操作应用：用中指或拇指端揉50~100次。揉内劳宫，用于心经有热口舌生疮、发热、烦渴等症；将运小天心、内劳宫、掌小横纹联合起来操作，称运内劳，能清虚热，对心、肾两经虚热最为适宜。

（十六）内八卦

取穴要点：掌心内劳宫四周；以掌心为圆心，掌心至中指根的2/3长度为半径划圆，八卦穴即在圆周上。拇指侧为东，小指侧为西，指根为南，掌根为北。乾（西北）、坎（北）、艮（东北）、震（东）、巽（东南）、离（南）、坤（西南）、兑（西），分别代表八个方位。

操作应用：以拇指端桡侧缘或中指端着力，从乾卦开始向坎卦方向按卦顺序旋运者，顺运八卦；从兑卦开始向坤卦方向按卦位顺序旋运者，为逆运八卦。一般为30~50次。

此外，还有部分运转，如自乾经坎、艮至震等运转，临床较少应用。顺运内八卦有宽胸理气、止咳化痰、行滞消食作用；逆运内八卦有降逆平喘、止呕作用。临床多与推脾经、推肺经、揉板门、揉中脘合用。

（十七）小天心

取穴要点：大小鱼际交接处凹陷中，又名鱼际交。

操作应用：用拇指或中指端揉100～300次，掐、捣5～20次。揉鱼际交能清热、镇惊、利尿、明目，主要用于心经有热而引起的病症，对新生儿硬皮症、黄疸、水肿、疮疖亦有效；掐、捣小天心能镇惊安神，主要用于夜啼、惊风抽搐、惊惕不安等症。

（十八）总筋

取穴要点：掌后横纹中点。

操作应用：用拇指或中指端揉100～300次，掐3～5次。揉总筋能清心经热，散结止痉，通调周身气机，临床多与清天河水、清心经配合。治疗惊风抽搐多加用掐法。

（十九）大横纹

取穴要点：仰掌，掌后横纹。其桡侧端为阳池，尺侧端为阴池。

操作应用：用双拇指自横纹中点（总筋）向两边分推，称分推大横纹，又称分阴阳；自阴池阳池向总筋合推，称合阴阳。分阴阳能平衡阴阳，调和气血，行滞消食。实热证阴池宜重分，虚寒证阳池宜重分。合阴阳能行痰散结，配揉肾纹、清天河水更能加强疗效。

（二十）老龙

取穴要点：中指甲后1分处。

操作应用：用拇指甲掐5次，或醒后即止。用于治疗急惊风。

（二十一）端正

取穴要点：中指甲根两侧赤白肉际处，桡侧称左端正，尺侧称右端正。

操作应用：用拇指甲掐或拇指罗纹面掐揉，称掐揉端正。揉右端正能降逆止呕，揉左端正能升提，主要用于水泻、痢疾；掐端正多用于小儿惊风，常与掐老龙、清肝经合用。本穴对鼻衄有效，方法是用细绳由中指远节横纹起扎至指端（不可太紧），扎好后患儿静卧即可。

（二十二）五指节

取穴要点：指背五指近端指间关节。

操作应用：用拇指甲掐，称掐五指节；用拇食相对揉动，称揉五指节。各掐3～5次，揉30～50次。掐五指节主要用于惊惕不安、惊风等，多与清肝经、掐老龙合用；揉五指节主要用于胸闷、痰喘、咳嗽等，多与运内八卦，推揉膻中合用。

（二十三）二扇门

取穴要点：手背，中指与无名指的掌指关节两侧前陷中，共三穴；或中指的掌指关节两侧前陷中，共两穴。

操作应用：以食中二指端分别按于患儿中指根或无名指根两侧，作揉法100～500次；以拇指或食中指甲掐各5次。掐揉二扇门能发汗透表，退热平喘，是发汗有效法。揉时要稍用力，速度宜快，多用于风寒外感。本法与揉肾顶、补脾经、补肾经配合，适宜于体虚外感者。

（二十四）二马

取穴要点：手背第四、五掌指关节之间后陷中。又名上马，二人上马。

操作应用：用中指或拇指端揉100～500次，掐3～5次。临床多用揉法，能滋阴补肾、顺气散结、利水通淋，为滋补要穴。对体质虚弱，肺部感染有干性啰音配揉掌小横纹，多揉有一定疗效。

（二十五）外劳宫

取穴要点：手背中央，与内劳宫相对。

操作应用：用中指或拇指端揉100～300次，掐3～5次。本穴性温，为温阳散寒，升阳举陷的要穴。临床用揉法为多，用于一切寒证。常与补脾经、补肾经、推三关、揉丹田合用，治疗脱肛、遗尿等症。

（二十六）威灵

取穴要点：手背第二、三掌骨间隙，平合谷穴。

操作应用：用拇指甲掐5次，或醒后即止。主要用于急惊暴死、昏迷不醒的急救。

（二十七）精宁

取穴要点：手背第四、五掌骨间隙，平外劳宫。

操作应用：用拇指甲掐5～10次。掐精宁能行气、破结、化痰。体虚者慎用，若必须应用时则多与补脾经、推三关、捏脊等同用，以免损伤元气。

（二十八）一窝风

取穴要点：手背腕横纹正中凹陷处。

操作应用：用拇指或中指端揉100～300次，掐3～5次。揉一窝风能温中行气、止痹痛、利关节，治疗寒性或伤食腹痛，多与拿肚角、推三关、揉中脘合用。

（二十九）阳池

取穴要点：手背第三、四掌骨间直上腕横纹凹陷处。

操作应用：用拇指或中指端揉100～300次，掐3～5次。本法对便秘有显效，但久泻者忌用；用于感冒头痛或小便赤涩短少，多与其他解表、利尿法同用。

（三十）三关

取穴要点：前臂桡侧缘，腕肘之间。

操作应用：用拇指罗纹桡侧面或食中指腹着力，自腕推向肘100～300次，屈患儿拇指，自拇指桡侧面推向肘，称为大推三关。推三关性温热，能补气行气，温阳散寒，发汗解表，主治一切虚寒病证。治疗四肢厥冷、面色无华、食欲不振、疳积、吐泻等症，多与补脾经、补肾经、揉丹田、捏脊、摩腹合用。治疗感冒风寒，怕冷无汗或疹出不透等症，多与清肺经、推攒竹、掐揉二扇门合用。

（三十一）天河水

取穴要点：前臂屈侧中线，总筋至洪池。

操作应用：用食中二指罗纹面着力，自腕推向肘，称清（推）天河水，反复操作100～300次，或推至该皮肤发凉为度。清河水性微凉，较平和，能清热解表，泻火除烦。主要用于治疗热性病症，清热而不伤阴分。对于感冒发热，头痛，恶风，汗微出，咽痛等外感风热者，常与开天门、推坎宫、揉太阳合用。

（三十二）六腑

取穴要点：前臂尺侧缘，肘腕之间。

操作应用：用拇指或食中指罗纹面着力，自肘推向腕反复操作 100～300 次。退六腑性寒凉，能清热、凉血、解毒。与补脾经合用，有止汗作用。若患儿平素大便溏薄，脾虚腹泻者，本法慎用。

（三十三）落枕穴

取穴要点：手背，第二、三掌骨间，指掌关节后约 0.5 寸。有骨间背肌；有掌背动脉，手背静脉网；布有桡神经分支。

操作应用：点、按、揉，多有酸、胀、麻的感觉。常用于落枕、手臂痛、胃痛等的治疗。

（三十四）腰痛穴

取穴要点：手背，指总伸肌腱两侧，腕横纹下 1 寸处，一手两穴。在骨间背侧肌中，布有手背静脉网，掌背动脉分支；桡、尺神经手背支。

操作应用：点、压、按揉、擦，多有酸、胀、麻的感觉。常用于急性腰扭伤等的治疗。

五、下肢部

（一）箕门

取穴要点：大腿前内侧，髌骨内上缘至腹股沟之间。

操作应用：用食中二指腹或拇指罗纹面着力，自髌骨内上缘直线推至腹股沟，反复操作 100～300 次。推箕门性平和，有较好利尿作用。用于尿潴留多与揉丹田，按揉三阴交配合；用于小便赤涩不利多与清小肠配合。

（二）足膀胱

取穴要点：血海穴上 6 寸处。

操作应用：用拇指罗纹面着力拿捏称拿足膀胱，操作 3～5 次。用于治疗尿闭。

（三）百虫窝

取穴要点：髌骨内上缘 2.5 寸处。

操作应用：用拇指按揉 30～50 次，拿 3～5 次。用于下肢瘫痪及痹痛等，常与拿委中、按揉足三里合用；用于惊风、抽搐，手法刺激宜重。

第三节　敏感诊治区

敏感诊治区是人体个体差异的特殊表现，不同的病人表现的部位和形式各不相同，了解和掌握这些特殊的表现方式，有助于提高推拿的疗效。敏感诊治区既可能是经络学说的“皮部”，又可能是“经筋”。一般认为浅部的感觉，属于皮肤感受器感知的，传达的信息是皮部的功能，深部的感觉；属于本体感受器感知的，传达的信息是经筋的功能。

一、敏感诊治区的概念

在推拿操作中，推拿医生会有这样的体会：同一手法及强度相等的刺激量，作用于正常人体的不同部位，所产生的酸、胀、痛、麻等敏感度不相同。我们把那些敏感性强，并在不同人体的相同部位，具有这种共性的点、线、面敏感区，称之谓敏感诊治区。一般而言，这些“点”的部位并非穴位，而是原因不明确的异常反应点；“线”的行径也不是经脉，而可能是损伤的经筋、皮部出现的异常变化；“面”的部位与内脏反射区相同、相近，或是病人个体的一种特殊反应区。

二、敏感诊治区的分布

将敏感诊治区的分布情况归纳起来，敏感诊治区分布的一般规律大致如下：肌肉起止点，肌间隙，骨膜，肌腱移行部；骨骼凹陷处，骨间隙，扁骨边缘，关节附近；躯干和四肢的伸侧面，胸部和关节的屈侧面，颞部和枕部下方，眉弓以下面部。

其大体部位是：

（一）头面部

面部：眼眶周缘、太阳穴、面部三角区、颧骨上下缘、下颌骨边缘及咬肌部位、耳根周缘。

头部：颞部、前囟门、百会、上项线及其上下缘。

（二）颈部

下颌骨下缘、胸骨切迹、锁骨上窝、胸锁乳突肌前后缘、斜方肌外缘、风池、风府。

（三）躯干部

胸胁部：锁骨下三角、胸大肌区、肋骨下缘、胸骨外缘、胁肋部、膻中穴。

腹部：肋弓下缘、浮肋端、髂骨前内缘、耻骨联合上缘、腹股沟、中脘、天枢、关元。

背部：棘突与颈腰椎横突边缘、骶棘肌外缘、肩胛骨边缘、肩胛冈上下窝、髂骨边缘、骶后孔、会阴部、肩井穴。

（四）上肢部

肩部：喙突、三角肌内外缘凹陷中、肩峰下缘、腋窝、腋窝前后缘。

上臂：三角肌止点、肱二头肌内外侧沟、肱三头肌间隙。

肘部：肱骨内外上髁周缘、尺骨鹰嘴周缘、桡骨小头周缘、小海穴。

前臂：前臂背面尺桡骨间沟及其边缘。

腕及手部：腕关节周围骨间隙及凹陷处、手背掌骨间隙、十指端、十指甲根。

（五）下肢部

臀部：骶裂及尾骨端、髂骨后缘、髂前上棘后缘、髂后上棘周缘、骶髂关节后缘、髋关节前外方、股骨大转子周缘、居髎穴、环跳穴。

大腿部：股三角区、股前外方与内方的肌间隙、腘窝上角。

膝部：髌骨周缘、内外膝眼、股骨内外上髁上缘、胫骨内髁内缘、腓骨小头下缘、腘窝。

小腿部：胫骨前外缘和内后缘、腓骨前缘、承山穴。

踝及足部：内外踝下缘及前后缘、跟骨内上缘、舟骨结节周缘、足间沟及内外侧缘、趾端、甲根、涌泉穴。

三、敏感诊治区与神经及经络腧穴的关系

多数敏感诊治区分布在神经感受器比较集中的部位，深部敏感诊治区（点）多数位于神经干或神经节的位置。对于经络腧穴而言，点状敏感诊治区大多在腧穴部位；线形敏感诊治区大多在经络循行线上，如膀胱经在背部段，从解剖位置看，大体在骶棘肌的内外缘，四肢的经络循行线路基本上在肌间隙，这与敏感诊治区的分布位置大体相符；面部敏感诊治区大多在经络纵横交错或腧穴比较集中的位置，如颞部、耳根周围等。

四、敏感诊治区与内脏疾病的关系

推拿是通过手法作用于人体体表的特定部位来诊治疾病的，因此研究体表与内脏的关系是很重要的。《素问·皮部论》说："凡十二经络脉者，皮之部也。"十二皮部是十二经脉机能活动反映于体表的部位，也是络脉之气散在的部位。十二皮部的分布区域，是以十二经脉在体表的分布范围为依据的。由于皮部居于人体的最外层，是机体的卫外屏障。当机体卫外功能失常时，病邪可通过皮部深入络脉、经脉和脏腑。正如《素问·皮部论》说："邪客于皮则腠理开，开则邪入客于络脉，络脉满则注入经脉，经脉满则入舍于府藏也。"这是外邪由表入里的一个方面。反之，当机体内脏有病时，亦可通过经脉、络脉而反应于皮部，从而在人体体表的相应皮部区域，形成敏感诊治区。

现代医学认知的内脏体表反应区（表6-1），也是临床推拿重要的敏感诊治区。体表与内脏的关系包括两方面：一方面是内脏病变在体表反映的症状或刺激体表所产生的不同程度的敏感反应；另一方面是刺激躯体的一定部位，对内脏功能活动的影响。

表6-1　内脏体表反应区

内脏	体表反应部位	脊髓节段	腧穴所在节段
心	颈、胸肩部、上背部、左前臂尺侧	$C_{3\sim5}$　$T_{1\sim5}$	心俞 T_5
肺支气管	上胸部、中背部	$T_{1\sim7}$（多见于 $T_{2\sim5}$）	肺俞 T_3
肝	上腹部、下背上腰部（右侧）	$T_{8\sim10}$	肝俞 T_9
胆囊	右下胸、上腹部、右肩背	$T_{8\sim9}$或 $T_{5\sim7}$	胆俞 T_{10}
胃	上腹部、下背部	$T_{7\sim9}$	胃俞 T_{12}脾俞 T_{11}
肠	腰部、中下腹部	$T_{9\sim12}$	大肠俞 L_4
食管	胸及下胸部、中背部	主要 T_5 或 $T_{6\sim8}$	
肾	下腹部、下腰部、或腹股沟区上下及上臀部	多在 T_{10}也可在 $T_{11\sim12}$和 L_1	

敏感诊治区在推拿临床应用广泛，具有诊查作用、治疗作用、调节作用、强身作用，其表现是：刺激不同敏感诊治区的敏感反应，对不同疾病提供了诊断依据；不同疾病选用不同的敏感诊治区推拿，可以达到治疗疾病的目的；在远隔病灶的敏感诊治区推拿，通过机体的神经、体液、经络系统等功能来完成对多种疾病的调节作用；健康人或体质虚弱者，经常以手法刺激某些特定敏感诊治区，可以帮助消化，强壮身体，延年益寿。

中篇 治疗篇

第七章 伤科病症

伤科病症历来是推拿的主要对象，临床统称正骨推拿。正骨推拿手法多分为正骨手法和推拿手法两个内容，前者主要针对骨折、脱位，后者的主要范畴，从中医而言，是指除骨折、脱位之外，以筋的损伤疾病为主，即因各种外来暴力或慢性劳损等原因造成筋的损伤，称为筋伤；从西医而言，是指解剖学中的软组织受损，即皮肤、皮下组织、筋膜、肌肉、肌腱、韧带、滑膜、关节囊、以及一部分软骨、周围神经、血管等，所受到的急慢性扭挫伤和劳损，称为软组织损伤（狭义）。对伤科病症的诊治，因解剖、生理学的进步，中西医在认识上日趋相同，中西医结合相得益彰。

第一节 肩部软组织损伤

肩袖损伤

肩袖损伤常见的病理改变主要在冈上肌，表现为冈上肌肌腱炎或冈上肌肌腱断裂。冈上肌肌腱炎系由局部外伤、劳损或感受风寒湿邪，使局部产生无菌性炎症，从而引起局部疼痛及活动受限。冈上肌肌腱从肩峰与肱骨头之间的狭隙中穿过，当上臂外展 60°～120°时，使之受到挤压，如果肩关节同时猛烈内旋，则可使之被挤磨而发生损伤。

【病因病理】

本病可分为急性损伤与慢性损伤。

超范围的突然外展上举或是运动过程中肩部受力突增，以及负重外展转肩时，易发生急性损伤。在体育运动中，较多见于体操中的吊环转肩、田径的投掷、排球的扣球及棒球的投球等动作。慢性损伤则多因上臂外展上举动作过多，日久也可能使肌腱磨损而成肌腱炎，退行性改变，引起无菌性炎症，形成冈上肌肌腱炎。

急性损伤表现为肩袖的完全或不完全撕裂，一般断裂的部位在距大结节约 1.25cm 以内。部分断裂者，多为冈上肌肌腱内在的部分纤维断裂或撕裂；完全断裂者，为冈上肌肌腱完全横断。

中医认为，中年以后，由于气血渐衰，易使冈上肌失去濡养而发生劳损。加上肩关节的频繁活动及感受风寒湿邪而发病。

【诊断】

1. 急性损伤，有明显外伤史。颈肩部突然剧痛、肿胀，伴有肩内组织撕裂或折断感。

2. 慢性损伤的冈上肌肌腱炎，主要表现症状为疼痛、压痛和活动功能受限。

（1）疼痛：主要局限于肩峰和大结节处，可放射至颈肩部或肘部前臂，当肩外展或旋转时疼痛加重。

（2）压痛：压痛点多局限于肩峰与肱骨大结节之间，可随肱骨头的旋转而移位。

（3）活动受限：肩部外展至60°～120°之间时（称为中间疼痛弧征）则疼痛加剧，从而影响肩关节的外展活动。

3. 检查：肩疼痛弧试验、臂外展外旋抗阻试验阳性。肩外展60°后出现耸肩现象，则表明有肌腱断裂。由于肩外展60°～120°范围时，肱骨大结节与肩峰之间的间隙减少，冈上肌受挤压所致。

4. 急性损伤应摄 X 线片，排除骨与关节损伤；慢性损伤可见冈上肌有不规则的钙化影。

【治疗】

1. 治疗原则　解痉止痛，活血通经。急性疼痛期，手法宜轻柔缓和。对肌腱断裂者及时进行手术修补。

2. 基本操作

（1）先在肩部作大面积抚摩、揉和搓等手法，使肩部微热。再由内向外反复揉冈上窝 2～3 分钟，以缓解肌肉痉挛，同时配合按揉秉风、巨骨、天宗、曲池、合谷等穴。经上述治疗后，嘱患者作俯肩垂臂绕环练习，即练习者体前倾约 45°，上肢自然下垂作肩关节的环绕摇晃，活动幅度以不出现疼痛为宜（图 7－1）。一次治疗约 10 分钟。

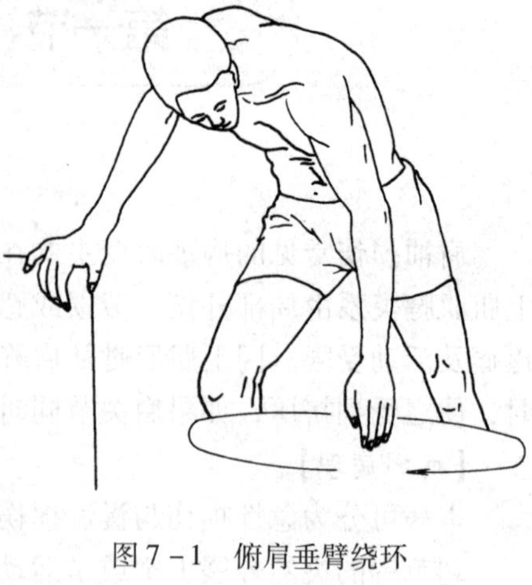

图 7－1　俯肩垂臂绕环

（2）慢性损伤者若出现肌肉紧张或肌肉萎缩可加局部弹拨和抖肩，以解痉止痛、恢复肌肉张力和弹性。

（3）对肌腱断裂手术后期的肩部功能障碍，除用上述手法治疗，还可用抖、拉、扳等活动关节的手法改善关节功能。

（4）搓、揉、牵、拉法：接上势，医者先用双手掌旋转患肩前后作对掌挤压、按揉，同时将肱骨头向外上方牵拉，然后摇肩关节、搓臂、抖上肢。最后在肩关节周围施擦法治疗，以达活血通络、滑利关节的目的。

3. 辅助疗法

（1）推拿治疗后进行不负重肩部活动，对伤病的恢复有积极作用。

（2）治疗期间，可配合封闭、针灸、药物治疗。

（3）急性损伤时外敷中药，并适当用绷带固定，待疼痛缓解后，进行推拿治疗。

（4）慢性损伤可配合中药熏洗，取红花、鸡血藤、桑枝、桂枝、千年健、路路通等中药煎水于患肩局部熏洗，每次 30 分钟，每日 2 次，15 天为 1 疗程。

肩峰下滑囊炎

肩峰下滑囊炎，又称“三角肌下滑囊炎”。是肩峰三角肌下滑液囊，因外力损伤或退行性改变等原因，而引起的损伤性炎症刺激肩峰下滑囊，从而引起肩部疼痛和活动受限为主症的一种病症。属于中医的“肩部伤筋”和“痹证”范畴，是由于肩部的急、慢性损伤，引起气血瘀滞，运行不畅，导致肩外侧痛，活动不利。

【病因病理】

肩峰下滑囊炎多非原发，而是周围其他组织伤病的继发损伤，尤以冈上肌腱损伤、退行性变、钙盐沉积和肩袖破裂的影响最大。运动员的肩峰下滑囊炎则多因运动中多次的微细损伤或长期反复摩擦所致。

外力直接冲击损伤三角肌深层的滑液囊，造成急性损伤性滑囊炎。急性滑囊炎以充血、渗出肿胀为主。年龄 40 岁以后，滑液囊发生变性，退行性变形成慢性滑囊炎可出现囊壁肥厚，玻璃样变，滑膜呈点状缺损以及纤维素、绒毛增生及粘连等。并常与邻近组织慢性损伤并存，互为因果。

【诊断】

疼痛、活动受限和局限性压痛是肩峰下滑囊炎的主要症状。急性损伤时，以肩部肿胀疼痛为主；慢性损伤时，以肩关节活动受限为主。

1. 疼痛位于肩深部并放射至三角肌的止点。关节活动受限为主，夜间痛甚，并呈逐渐加重。

2. 肩部活动以外展、外旋受限明显，上臂外展旋前时，可引出肩前摩擦音，肩疼痛弧试验阳性。

3. 压痛常在肩峰下、肱骨大结节及肩关节处。

4. 后期冈上肌、冈下肌出现不同程度的肌肉萎缩，逐渐导致三角肌的萎缩。

5. 急性期因肩峰下滑囊的过度肿胀和积液，而出现肩部外形改变，常表现为三角肌前缘囊性肿块。

6. X 线检查：早期肩关节多属阴性，晚期可见冈上肌腱内有钙盐沉着。

【治疗】

1. 治疗原则　解痉止痛，活血通络。急性期活血化瘀，手法宜轻柔。慢性期舒筋通络，滑利关节，手法宜稍重。

2. 基本操作

（1）先在肩部作大面积抚摩、全掌揉，使肩部微热。再反复揉捏、搓三角肌 2 ~ 3 分钟，同时配合按揉肩髃、肩髎、阿是穴等穴（图7－2）。双手提捏三角肌数遍。操作时间共约10分钟。

（2）术者站于患者体后，用单手托扶患者伤臂作内收、上举、外展、后伸等动作，活动幅度以出现疼痛为宜。此法可以帮助炎症吸收与组织修复，松解粘连（图7－3）。

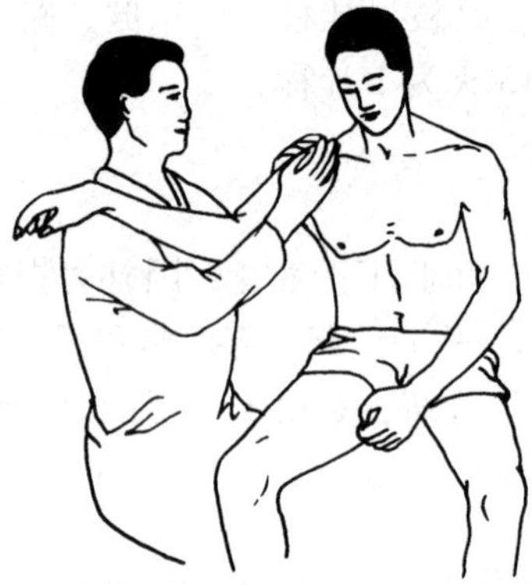

图7－2 搓、揉三角肌

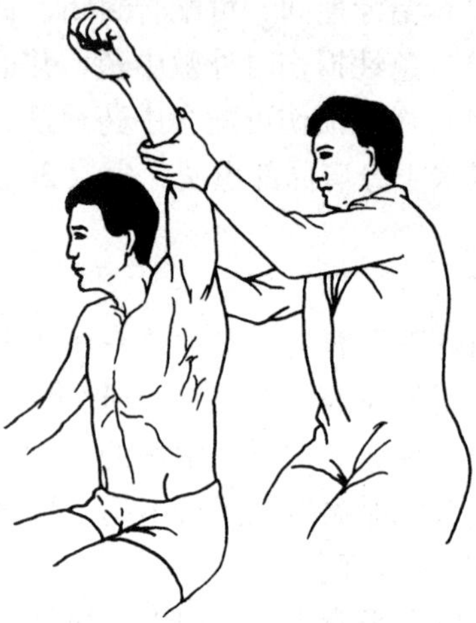

图7－3 托扶旋肩

（3）慢性损伤，手法力量可稍重，并适当增加推拿时间。除用上述手法治疗外，若出现肌肉紧张或肌肉萎缩可加局部弹拨和抖肩，以解痉止痛、恢复肌肉张力和弹性。可用抖、拉、扳等活动关节的手法改善关节功能。

3. 辅助疗法

（1）对有粘连而致关节活动功能受限者，在治疗时要加强肩关节各方向的被动运动，逐渐改善关节的活动范围。

（2）急性期配合中药外敷、封闭疗法，慢性期手法治疗后采用热敷、理疗等效果更佳。

（3）刮痧：于肩峰下及三角肌部位施刮痧治疗，以出现红色瘀斑为度，7天1次，5次为1疗程。

附：肩周炎

肩关节周围炎即肩关节周围软组织广泛性炎症，简称肩周炎，是一种没有明确器质性病变、起病隐匿、以肩关节疼痛和活动受限为特征的常见病。又称肩凝症、冻结肩、漏肩风、五十肩等。肩周炎有自愈性，当疼痛和肌僵逐渐达到某种程度后，症状逐渐好转，甚至完全消失，时间不定，一般约需3～6月。50岁左右的人易发本病。

【病因病理】

多与老年性肩部组织的退变与活动太少有关；其次是肩部软组织劳损与慢性炎症，如肱二头肌长头肌腱鞘炎、肩袖肌腱炎等。

中医认为，本病是由于年老体衰、气血虚损、筋失濡养、风寒湿外邪侵袭肩部，经脉拘急所致，因此，气血不足，血不荣筋为内因，风寒湿侵袭为外因。

主要的病理改变是退行性无菌性炎症反应，反复或持久地出现浆液性纤维性渗出物，致使肩关节周围发生粘连。

有人认为由于胸腔腹腔术后，或上肢及手部的骨折创伤，或肺部肿瘤、带状疱疹、颈椎病、心肌梗死等病症也可诱发肩周炎。

【诊断】

起病缓慢，病程较长，大多数无外伤史，常因上举或外展动作引起疼痛始被注意，少数有轻微肩部或上肢外伤史。

1. 初期疼痛较轻，肩关节活动不便，以后逐渐加重。疼痛部位主要局限在肩部及上臂，可向颈部、前臂及手指放射，肩周肌肉痉挛严重者，稍一触碰，疼痛难忍。部分病人因痛不能入眠，或睡中痛醒。

2. 后期肩关节粘连，活动受限明显，以外展外旋和上举为甚，重者不能自理日常生活，梳头洗脸都有困难。特别是当肩关节外展时，出现典型的“扛肩”现象。在肩峰下部、结节间沟处、喙突常有压痛，三角肌逐渐萎缩。

3. X 线检查可能见到肩部骨质疏松和钙化影。临证时应注意颈部、上肢神经和心肺功能的检查。

4. 应注意颈部、胸膜和心脏的疾病也可引起肩区疼痛，在临床诊断上应注意区别，以免延误诊断，但推拿对此类疾病引起的肩前区疼痛亦有一定的缓解作用。

【治疗】

1. 治疗原则　推拿治疗肩周炎，以解痉止痛、松解粘连、恢复关节功能为目的，应根据病变的不同时期采用相适宜的手法和操作。初期疼痛较重，治疗宜用轻手法在肩部作大面积的治疗，以加强局部血液循环，促进渗出物的吸收和损伤组织的修复，并提高痛阈。中后期加重手法操作力量，重点施治于组织粘连部位，并作肩关节的被动和主动活动，以利松解粘连、恢复关节功能。其治疗原则为早期温经通络、活血止痛；后期松解粘连、滑利关节。

2. 基本操作

（1）点揉摇肩法：本方法适用于治疗肩周炎的初期患者，能通经活络，活动关节，散风止痛，预防粘连。

操作步骤：让患者坐于治疗凳上，施术者站其伤侧。用一手握住患肢腕部将患肢提起，用另一手拇指着力，反复点揉肩髃、中府、云门，拿揉肩贞、肩髃、臂臑、臑会等穴，以及肩部肌肉韧带等软组织。再用一手按住健侧肩头固定，用另一手着力，反复揉揉肩井、巨骨、肩贞、秉风、曲垣、天宗等穴，以及肩胛部软组织。再用一手握住伤肢腕部，将伤肢提起至上举伸直位，用另一手拇指着力，反复拨揉极泉穴、肩贞穴、青灵穴等，并用手拿揉上肢肌肉。然后，让患者站起，术者用肩部摇法，双手交替反复摇动肩关节，往返旋转轮摇各十余圈，以充分活动肩关节，以防粘连。最后，用拍打法，反复拍打肩部及上肢四面肌肉。

（2）拨揉引伸法：本方法适用于肩周炎的中后期，剥离粘连，解除肩关节的活动受限，恢复其活动功能。

操作步骤：让患者坐于治疗凳上，施术者站其身后。先用一手按于健侧肩部固定，用另一手拇指着力，反复对天宗、肩井、肩贞、肩髃、中府、云门进行重点拨揉，以利理气活血、剥离粘连。再用前屈内收引伸法，引导伤肢之手触及健侧肩头，以促使伤肢恢复前屈内收活动功能，拉开肩后方的软组织粘连。再用后背引伸法，引导伤肢向后背伸，并尽量使患肢之手触及健侧肩胛骨，促使其恢复肩关节的后伸功能，拉开肩关节前侧的软组织粘连。再用外展抬举引伸法，引导患肢经外展位向上举，再屈肘横臂，尽量使患肢之手摸及头枕部，用以促使肩关节恢复外展上举功能，拉开肩关节下部的粘连。再反复拿揉肩部及上肢肌肉。最后，用拍打法和搓、抖上肢四面肌肉，用以理气活血、放松肌肉、解除粘连，恢复其正常活动功能。

3. 辅助疗法

（1）在治疗同时必须配合适当的肩部功能锻炼，原则上要求患者持之以恒，循序渐进，因人而异。锻炼时可根据具体情况，选择做蝎子爬墙、体后拉肩、手拉滑轮等活动。

（2）注意休息和肩部保暖，配合中药熏洗和热熨。

（3）早期急性炎症肩关节疼痛为主，可结合理疗、封闭疗法。

（4）对体质虚弱者，配合内服药物。

（5）穴位注射：取肩髃、天宗、肩内陵等穴，选用当归、川芎、红花、丹参注射液各2ml，每穴注射1～2ml，每周注射2次，10次为1疗程。

第二节 肘部软组织损伤

肱骨外上髁炎

肱骨外上髁炎是肘关节外上髁局限性疼痛，并影响伸腕和前臂旋转功能的慢性、劳损性疾病。又称“肘外侧疼痛综合征”、“前臂伸肌总腱炎”。本病易发生于网球运动员，俗称“网球肘”。成年人多见，好发于右侧。

【病因病理】

本病多发于长期从事旋转前臂，伸屈肘关节、腕关节的单一动作的劳动者，如木工、钳工、水电工、网球运动员、手工编织人员等。

当前臂于旋前位，而腕关节经常或突然猛力地做主动背伸活动时，前臂桡侧伸腕肌腱常处于强烈收缩状态，常引起如下病理改变：

1. 桡侧伸腕肌起点的骨膜撕裂，引起骨膜下出血，形成小血肿，促使局部组织粘连、机化、钙化、骨化，从而造成肱骨外上髁骨质增生，刺激伸腕肌腱而引起疼痛。

2. 由于桡侧腕长、短伸肌，经常处于紧张状态，牵扯附着部的软组织发生慢性劳损，引起前臂伸腕肌腱痉挛，从而挤压了夹于这些肌肉群间的血管神经，而引起疼痛。

3. 当桡侧伸腕短肌肌腱，发生慢性劳损时，引起桡侧副韧带损伤，从而继发环状韧带损伤，减弱维持桡骨小头正常位置的力量，使其处于不稳定状态，多引起桡侧腕伸肌的疼痛。

4. 在上肢屈肘位时，突然用力做前臂旋前或伸腕伸肘活动，肘关节囊的滑膜可嵌入肱桡关节间隙，引起损伤而发生疼痛。

肱骨外上髁为肱桡肌及前臂伸肌总腱的附着部。如果前臂在旋前位腕关节经常作背伸性活动，可将其附着部位的软组织牵拉发生损伤，引起局部出血粘连，甚至关节滑膜嵌入肱桡关节间隙而致疼痛。

总之病理改变为典型无菌性炎症，局部充血、水肿，并可有渗出、粘连，部分肌腱、筋膜纤维断裂，周围有淋巴细胞浸润。

【诊断】

1. 发病缓慢，多数病例无急性损伤史。

2. 肘后外侧酸痛为主要症状，逐渐出现方向性疼痛。如端茶、倒水、扫地、拧衣等动作，均可出现症状，或使疼痛加剧。时轻时重，时隐时现，也可经数周或数月不治而愈。受凉劳累之后，可反复发作，症状加重，或持续性疼痛，持物无力。在前臂旋前伸肘时，可因疼痛而动作受限。

3. 压痛点在肱骨外上髁上方者，为桡侧腕长伸肌起点的损伤；在肱骨外上髁者，为桡侧腕短伸肌起点的损伤；在桡骨小头附近者，为环状韧带损伤。疼痛在桡侧伸腕肌上部较广泛而明显者，则有血管神经束受挤压的可能。在肱桡间隙压痛者，则为关节囊滑膜嵌顿而损伤。

4. 局部可有轻度肿胀。

5. 检查：网球肘试验和旋臂屈腕试验皆为阳性。少数病例的 X 线片上可见到钙化影。

【治疗】

1. 治疗原则　解痉止痛，剥离粘连，舒筋活血。多采用㨰、按、揉、弹拨、擦等手法。

2. 基本操作　让患者坐于治疗凳上，施术者一手握住患肢腕部持定，另一手反复捏揉肘部及上肢肌肉，以理气活血、舒筋通络。再用拇指点揉，指拨曲池、曲泽、尺泽、肘髎、手三里等穴，并刮动肱骨外上髁和桡骨小头附近的压痛点（图 7－4），手法由轻逐渐加大用力。再用一手握住肘部，另一手握住腕部，反复做伸屈旋摇活动肘关节，各 10 次（图 7－5）。最后，用拍打法，反复拍打肘及上肢肌肉。

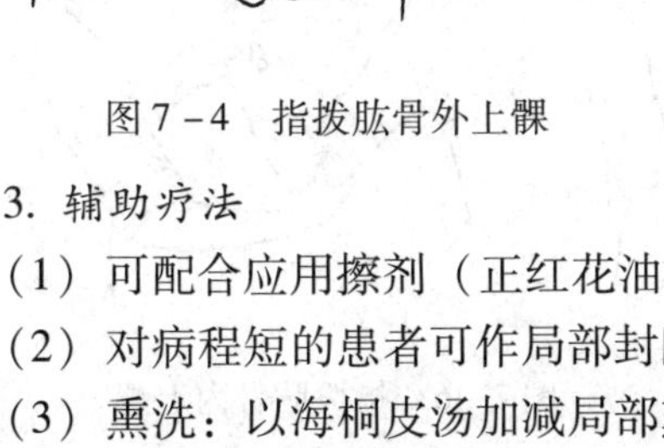

图 7－4　指拨肱骨外上髁

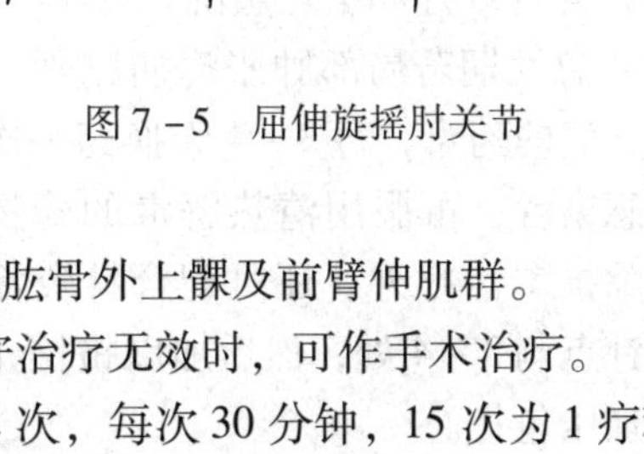

图 7－5　屈伸旋摇肘关节

3. 辅助疗法

（1）可配合应用擦剂（正红花油），擦肘外侧肱骨外上髁及前臂伸肌群。

（2）对病程短的患者可作局部封闭疗法。保守治疗无效时，可作手术治疗。

（3）熏洗：以海桐皮汤加减局部熏洗，每日 2 次，每次 30 分钟，15 次为 1 疗程。

（4）艾灸：痛点隔姜艾灸，每日1次，每次20分钟，10次为1疗程。

（5）封闭：强的松龙12.5mg加1%普鲁卡因2ml作痛点注射，5～7日1次，3次为1疗程。

（6）配合小针刀疗法可以解除局部软组织粘连或肌肉的挛缩。

肱骨内上髁炎

肱骨内上髁炎，又称“前臂屈肌总腱损伤”。是指前臂屈肌及旋前圆肌总腱附着点处的损伤，出现局部疼痛，前臂旋前，主动屈腕受限为主要表现的疼痛。俗称为“矿工肘”、“学生肘”等。中医称之为“肘痛”，其病理变化与肱骨外上髁炎相似。

【病因病理】

在上肢处于屈肘屈腕旋前位用力时，尺侧屈腕肌处于强力收缩状态，若再突然用力，易使其屈肌肌腱的附着点处（肱骨内上髁）发生急性扭伤或慢性劳损。如投手榴弹、投掷标枪等项运动。损伤之后，肌腱附着点出血，形成小血肿，或局部损伤性炎症反应，挤压尺神经皮支引起疼痛。若治疗不当或不及时，则血肿机化，造成局部组织粘连。长期伏案工作，遭受风寒潮湿，可引起肱骨内上髁的慢性劳损。

【诊断】

1. 肱骨内上髁局部肿胀疼痛，刺激到尺神经时，可出现麻木无力，以及无名指和小指的间歇性麻木感。

2. 腕略背伸，屈腕时因屈肌腱被牵扯而疼痛。

3. 检查：肱骨内上髁及尺侧屈腕肌，指浅屈肌部有明显压痛点。屈腕抗阻力试验阳性；抗阻力旋前试验阳性；旋臂伸腕试验阳性。

4. X线检查在晚期可见到骨膜增生，少数病例的X片上可见到钙化影。

【治疗】

1. 治疗原则　解痉止痛，祛瘀消肿。对急性损伤，应局部冷敷，加压包扎。出血停止后，开始推拿治疗。

2. 基本操作　让患者坐于治疗凳上，施术者一手握住伤肢腕部持定，用另一手着力，反复捏揉肘部及上肢肌肉穴位。再用拇指着力，反复推按点揉曲泽、曲池、少海、小海等穴位，及前臂尺侧肌肉。再点揉、指拨肱骨内上髁屈肌附着处（图7－6）。然后再做肘关节的反复屈伸活动，和反复往返交替做旋摇晃肘活动。最后，拍打上肢四面肌肉。

3. 辅助疗法

（1）积极进行腕屈肌的力量练习，防止肘关节不稳的产生。

（2）配合理疗和中药熏洗。

（3）急性期若局部肿胀疼痛剧烈，亦可外敷消瘀止痛的药膏，每3～4天换药一次。若伴有继发感染者，可服用清热解毒的药物。有积液时，除推拿治疗外，还可配合针灸治疗，可用三棱针点刺3～4处，然后加以挤压，外用消毒敷料加压包扎。

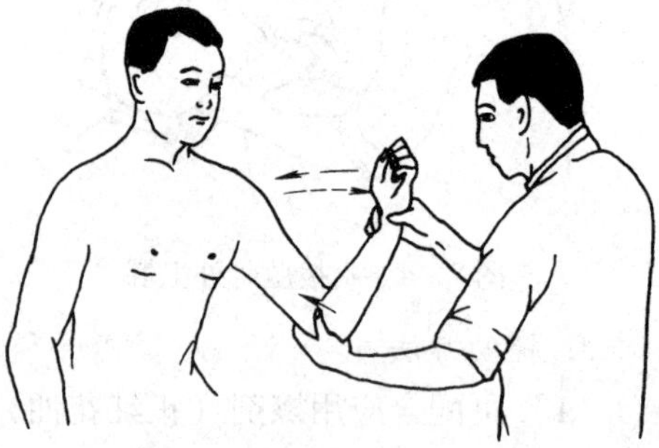

图7－6　指拨肱骨内上髁

第三节 腕部软组织损伤

腕关节扭挫伤

腕关节包括桡腕关节、腕骨间关节及腕掌关节，其活动功能有掌屈、背伸、内收（桡偏）、外展（尺偏）和旋转摇动，完全依靠伸侧与屈侧的长短肌腱、深浅肌腱、内收外展肌腱等多个不同肌腱的协调收缩配合来完成，是日常活动最频繁的关节。由于其活动范围大，活动次数多，因此易于发生损伤。腕关节受到直接暴力或间接暴力，造成周围软组织损伤，引起腕部疼痛，活动受限，称腕关节扭挫伤。属于中医"腕部伤筋"范畴。

【病因病理】

一般多有外伤史，由直接或间接暴力所致。如在生产劳动、体育运动或日常生活中，不慎跌扑手掌猛力撑地；或因持物而突然旋转及伸屈腕关节；或因暴力直接打击而致伤者；亦有因腕关节超负荷量的过分劳累或腕关节长期反复操劳积累而引起的。以上损伤均可造成腕关节周围的韧带、肌腱的撕裂伤。当暴力过大时可合并发生撕脱骨折和脱位。

【诊断】

1. 腕关节损伤，有典型的外伤史；有的并无外伤史。

2. 急性损伤的症状可见腕部肿胀疼痛，功能活动受限，活动时疼痛加剧，局部有明显压痛，甚至有明显的皮下瘀斑。

3. 慢性劳损的症状，可见腕关节疼痛不甚，无明显肿胀，作较大幅度活动时，伤处可有疼痛感，腕部常有"乏力"和"不灵活"感。

4. 检查时，如果将腕关节用力掌屈，在背侧发生疼痛，则为腕背侧韧带与伸指肌腱损伤；反之则为腕掌侧韧带或屈肌肌腱损伤。如果将腕关节向尺侧倾斜，在桡侧茎突部发生疼痛，则为桡侧副韧带损伤；反之则为尺侧副韧带损伤。如果向各种方向均发生疼痛，且活动明显受限，则多为韧带和肌腱等的复合损伤。

5. 腕部解剖结构复杂，损伤疾病繁多，临证时必须注意与桡、尺骨远端骨折，舟状骨骨折，月骨骨折或脱位，三角骨背侧撕脱骨折，舟、月骨无菌性坏死等鉴别，可拍摄X线片以资鉴别。单纯腕与手部扭伤及侧副韧带损伤，X线片除有局部软组织肿胀阴影外，其余无明显发现。

【治疗】

1. 治疗原则　舒筋通络，活血祛瘀。采用按、揉、摇、拿、擦、拔伸等手法。推拿治疗腕部软组织损伤，因损伤部位和损伤时间的不同，在手法的具体应用上亦有不同。

2. 基本操作

（1）急性损伤：由于疼痛和肿胀较为明显，手法操作时宜轻柔，先在伤处附近选用相应经络上的适当穴位，如尺侧掌面可选手少阴心经的少海、通里、神门等穴；桡侧掌面可选手太阴肺经的尺泽、列缺、太渊等穴；桡侧背面可选手阳明大肠经的合谷、阳溪、曲池等穴；其他部位同上选穴。选好穴位后，用点按法使之得气，即有较强的酸胀感，约1分钟。以疏通经气，促使经络气血畅通。再在伤处的周围向上、下、左、右用揉法，约

3～5分钟，以使凝滞消散，改善伤处周围的血液循环。同时配合拿法弹筋，以缓解痉挛。然后用摇腕手法，在拔伸的情况下，被动地使腕作绕环、背屈、掌屈、侧偏等动作，以恢复正常的活动功能。最后再用擦法，以透热为度。

（2）急性损伤后期和慢性劳损：由于疼痛与肿胀较轻，运用以上手法时，要相应加重，活动幅度逐渐加大，以解除挛缩、松解粘连、改善关节活动。医者在手法操作时，要注意用力适度，以防其再度损伤。腕部推拿手法，对骨折愈合后的功能恢复也是十分有益的。

3. 辅助疗法

（1）急性腕关节扭挫伤，应以小夹板固定1～2周。注意休息和保暖，可配合中药外敷与熏洗。

（2）功能锻炼，初期做握拳动作与肘关节活动，继之可逐渐增加腕关节的屈伸活动。

（3）封闭：腕关节劳损可用强的松龙12.5mg加2%普鲁卡因1ml痛点注射，5～7日1次，3次为1疗程。

腕管综合征

腕管综合征，又称腕管症候群、正中神经挤压症。是指正中神经在腕管内受到压迫而引起的手指麻木疼痛无力等神经症状的一种疾病。临床上较为常见，女性多于男性。

腕关节掌侧横行韧带（宽1.5～2.0cm，长2.5～3.0cm）与腕骨沟构成"腕管"，呈骨性纤维管道，其背面由八块腕骨组成，掌面由坚韧的腕横韧带构成；腕管内除一根正中神经通过外，还有9根指屈肌腱通过（图7－7），其间隙狭窄，易产生腕管综合征。

【病因病理】

腕管，是由腕关节掌侧横行韧带与腕骨沟构成的管腔。其背侧是腕骨，掌面是坚韧的腕横韧带，腕管内有正中神经通过，还有四根指浅屈肌腱、四根指深屈肌腱及一根拇长屈肌腱通过。腕管内有一定容量空间，使屈肌腱在腕管内滑动，而不妨碍正中神经。如因腕部的骨折脱位或腕骨增生，以及腕横韧带肥厚、损伤或腕管内占位性疾病引起肌腱肿胀等，导致腕管内容物体积增大，使腕管内容量空间相对缩小，就会挤压腕管内的肌腱和正中神经，而出现症状。

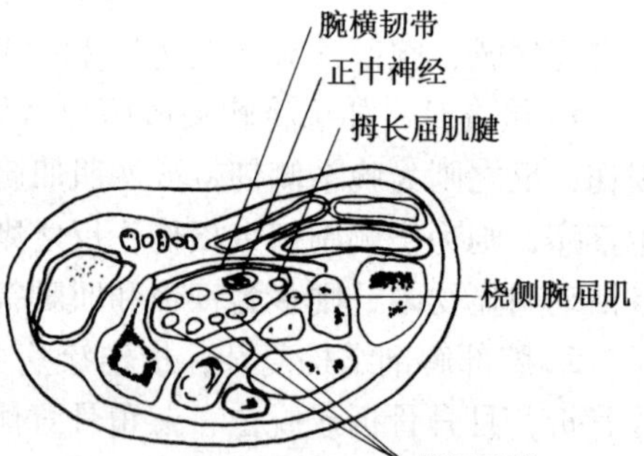

图7－7　腕关节横剖面

中医认为本病由于急性损伤或慢性劳损，使血瘀经络，寒湿淫筋，风邪袭肌，致气血流通受阻而引起。

【诊断】

1. 腕管综合征的表现主要是正中神经受压症状。桡侧三个半手指有感觉异样、麻木、刺痛。

2. 初期症状是手腕部不适或由于急性损伤而发生疼痛。可于晚间熟睡后腕管内组织充血，压力增高而使疼痛加重。随后出现正中神经分布区的蚁行、麻木、刺痛等感觉异常现象，并伴有同侧手怕冷、发凉、发绀等血运障碍。

3. 检查可发现正中神经支配区域早期过敏，后期感觉迟钝。病程长者，大鱼际肌萎缩，拇指外展肌力减弱，不能作对掌运动。屈腕试验阳性，叩击试验阳性（检查者用手指叩击腕管时，正中神经支配区有放射性触电样刺痛）。

4. X 线检查可能发现局部骨质异常或腕横韧带钙化，腕骨陈旧性骨折、脱位等骨性改变的征象。

【治疗】

1. 治疗原则 宜舒筋通络，活血化瘀法。采用一指禅推、按、揉、摇、擦等手法。

2. 基本操作

（1）患者正坐，将手伸出，掌心朝上置于桌上，医者用拇指点按曲泽、内关、大陵、鱼际等穴。再用一指禅推法在前臂至手沿手厥阴心包经往复治疗。在腕管及大鱼际处应重点治疗，手法应先轻，然后逐渐加重。再用摇法摇揉腕关节及指关节。继之用擦法擦腕掌部，以达到舒筋通络、活血化瘀的目的。

（2）患者正坐，前臂放于旋前位，手背朝上。医者双手握患者掌部，右手在桡侧，左手在尺侧，而拇指平放于腕关节的背侧，以拇指指端按入腕关节背侧间隙内。在拔伸情况下摇晃腕关节，然后，将手腕在拇指按压下背伸至最大限度，随即屈曲，并左右各旋转其手腕 2 ~3 次（图 7 –8）。

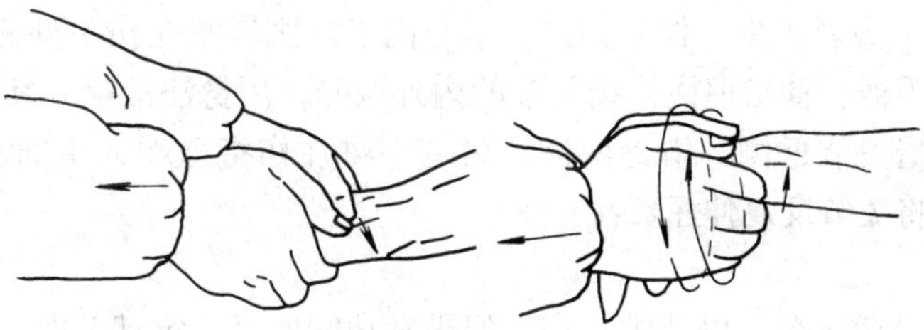

图 7 –8 捏腕法

3. 辅助治疗

（1）术后，用温经通络的药膏外敷，腕部用纸板固定于休息位。

（2）病情缓和后，结合中药外洗，或外用舒筋药水搽擦局部。

（3）针刺：选用内关、大陵、鱼际、合谷等穴，毫针针刺，宜用泻法，留针 20 分钟，每日 1 次，10 次为 1 疗程。

（4）封闭：用强的松龙 12.5mg，加 2% 普鲁卡因 1ml 作腕管内注射，7 日 1 次，3 次为 1 疗程。

（5）配合小针刀疗法可以解除局部软组织粘连或肌肉的挛缩。

掌指指间关节扭挫伤

掌指关节是由掌骨头与近节指骨构成，其关节囊背侧薄掌侧厚，两侧有侧副韧带。指间关节为绞链式关节，背侧有伸指肌腱，掌侧有屈指肌腱，两侧有侧副韧带，以稳定其关节。掌指和指间关节主要是屈伸活动和少许的旋转活动，是日常活动最频繁的关节，故其被扭挫伤的机会也多。

在正常情况下，掌指关节与指间关节两侧都有副韧带加强稳定、限制指关节的侧向活动。当掌指关节屈曲时，侧副韧带紧张；指间关节的侧副韧带在手指伸直时紧张，屈曲时松弛。拇指的掌指关节和其他四指的近侧指间关节囊比较松弛，易遭受损伤。

【病因病机】

本病多因暴力冲击，使手指远端向侧方过度弯曲，而引起一侧副韧带的撕裂伤，甚至断裂伤。这种损伤往往伴有该关节的暂时性半脱位，有的在韧带附着处有撕脱骨折的小骨片，骨片常包含一部分关节软骨。由于侧副韧带和指间关节囊紧密地连在一起，当侧副韧带断裂时，必须有关节囊的撕裂伤，影响到关节的稳定性。临床上双侧副韧带损伤较少见。

【诊断】

1. 有明显的外伤史，关节周围肿胀疼痛，关节活动受限，局部压痛明显。

2. 指间关节扭挫伤后，关节周围肿胀明显，且经久不易消失。

3. 若伴有侧副韧带撕裂，有手指偏向一侧畸形。背伸肌腱断裂时，手指呈屈曲畸形；掌屈肌腱断裂时，呈背伸畸形。合并有关节脱位或骨折时，可见有错位畸形。

4. X 线摄片，对明确骨折脱位的移位情况，有助于确诊。

【治疗】

1. 治疗原则　单纯性指间关节扭挫伤，宜舒筋活血。多采用捻、摇、拔伸法，手法宜轻柔舒适，不可用力过猛。

2. 基本操作　患者正坐，伤手伸出，掌心向下。医者站在伤手外侧，一手托住腕部，拿住伤指，另一手拇、食指捏住伤指关节的内外两侧，用捻法治疗。其后将托腕之手改用拇食两指捏住伤指关节近侧，指骨两侧；另一手拿住伤指远端，用摇法 6～7 次，然后，在拔伸下轻轻地将关节反复伸屈数次。

3. 辅助疗法

（1）局部可外敷中药，以消肿止痛，促进其功能恢复。每日 1 次，3 次为 1 疗程。

（2）有撕脱骨折及脱位者，应及时复位固定。

（3）中药熏洗：指关节扭伤 24 小时后，取中药红花、鸡血藤、伸筋草、乌药等煎水局部熏洗，每日 2 次，每次 20 分钟，10 次为 1 疗程。

第四节　髋部软组织损伤

髂胫束劳损（弹响髋）

系指髋关节在伸屈活动中，髂胫束后缘或臀大肌肌腱前缘在股骨大转子处滑动而发出响声的一种病症。故又称为弹响髋。本病多见于女性，常为双侧性，一般无特殊不适症状。

【病因病理】

阔筋膜位于大腿上部前外侧，是全身最厚的筋膜。它由阔筋膜张肌深浅两层、以及臀大肌筋膜交织组成髂胫束，向下越过股骨大转子后方，与大腿外侧肌间隔密切相连，再向下止于胫骨外髁。当各种损伤促使臀大肌和阔筋膜张肌发生痉挛时，髂胫束产生紧张而增厚，其张力明显加大。所以，当屈伸髋关节，或做内收内旋活动时，髂胫束后缘或臀大肌肌腱前缘，因反复摩擦而产生弹响声。

【诊断】

1. 患者有大腿外侧损伤史。局部有肿胀、压痛，大腿内收时疼痛加重。

2. 髋关节弹响 当髋关节做伸屈、内收内旋活动时，髂胫束后缘或臀大肌肌腱前缘，增厚的组织滑过股骨大转子的突起部，便因摩擦而发生弹响。同时可触及一条粗而紧张的纤维带在转子上滑动。一般无痛感，但始终有不适感。若伴有继发性滑囊炎，则可有局部疼痛。

3. 慢性下腰部疼痛 因阔筋膜紧张，致使骨盆向前旋转，腰椎生理前突增加，腰骶角加大，腰椎负重力线由前部椎体向后移至关节突上，容易造成腰骶后关节慢性劳损，而出现下腰部疼痛。

4. 检查髂胫束紧张试验阳性。

5. X 线检查可排除髋部骨质病变。

【治疗】

1. 治疗原则 舒筋活血，理筋整复。对于无疼痛、无活动障碍、单纯弹响的患者，采用推拿治疗，疗效满意。但对大转子异常等有器质性改变者，应进一步查明原因，采取相应的治疗措施。

2. 基本操作

（1）患者俯卧，在患侧臀部用深沉而缓和的㨰法沿臀大肌方向治疗，同时配合髋关节后伸外展的被动活动，使臀大肌放松，再按揉和弹拨骶部及髂嵴外缘。

（2）患者侧卧，患肢在上，从阔筋膜张肌沿髂胫束到膝部用㨰法治疗。在阔筋膜张肌部手法宜深沉而缓和，到大腿外侧髂胫束处，宜轻快而柔和。再弹拨髂前上棘上方的髂嵴部和大转子处的索状物。随后沿髂胫束按、揉，手法宜缓和而有力。再用擦法沿大腿外侧髂胫束及臀大肌、阔筋膜张肌，顺纤维方向，以透热为度。

（3）患者取卧位，医者一手扶握患侧膝部，另一手抓握住患侧小腿下端，做患肢的屈膝屈髋运动约 10～15 次。然后自大腿上端至膝部做搓法，上下来回反复 5 次，结束治疗。

3. 辅助疗法

（1）外敷中药加红外线照射等理疗后，进行推拿治疗效果更佳。

（2）对有炎症者，治疗配合中药外敷或封闭治疗。

（3）治疗期间作病人的思想工作，以消除病人的心理负担。

（4）若髂胫束痉挛明显，保守治疗无效者，可作髂胫束松解术。

（5）配合小针刀疗法可以解除局部软组织粘连或肌肉的挛缩。

髋周滑囊炎

髋周滑囊炎是指髋关节周围的滑囊由于创伤、感染、化学性刺激、类风湿性病变等因素致使滑囊积液和炎性病变。髋关节的解剖结构相当稳定，伤筋的机会较少，唯小儿的急性髋关节滑囊炎临床多见，俗称“掰胯”、“胯错缝”。髋部肌肉众多，股骨粗隆部是众多肌腱的抵止点。为防止磨损，其抵止处常有滑液囊保护。髋关节滑液囊很多，有髂耻囊，髂腱下囊，梨状肌囊，闭孔内肌囊，臀大肌转子囊，臀中肌浅、深转子囊，臀小肌转子囊，股直肌囊，耻骨肌囊等等。

【病因病理】

髋周滑囊炎的发病原因，有感染性、外伤性、化学性及其他原因，如类风湿性关节炎引起的滑囊炎等。髋关节周围有许多滑囊，较常见的有坐骨结节滑囊炎和大转子滑囊炎。坐骨结节滑囊，位于臀大肌与坐骨结节之间，因承受压力大，久坐硬座的中老年人，尤其是较瘦弱的中老年人，由于长期磨损及外伤，可形成坐骨结节滑囊炎。股骨大转子滑囊位置表浅，急、慢性损伤，可引起滑囊积液、肿胀和炎性反应的症状。

【诊断】

1. 患儿跛行，髋关节疼痛，疼痛可沿股前部放射到膝与小腿内侧。平卧时患者大腿常处于屈曲外展和外旋位，不愿伸直其腿，借此减小臀大肌张力，减轻疼痛；两腿比较，患肢有轻微的“长”于健侧的感觉。局部压痛明显，活动大转子时疼痛加重。

2. 髂耻滑囊炎：股三角区肿胀，大腿呈屈曲强迫位。检查时，被动伸直、外展或内旋大腿均可使疼痛加剧，局部压痛明显。

3. 坐骨结节滑囊炎：患者坐骨结节部疼痛、肿胀、压痛、久坐不能。检查时可在坐骨结节部摸到椭圆形肿物。

4. 临床上应与儿童的其他髋关节疾患相鉴别，如幼年股骨头骨骺炎、髋关节结核等。本病的许多症状，在上述两种疾病的早期也可见到。但本病的病程很短，一般卧床休息1～2周即可痊愈，且股骨头骨骺炎及髋关节结核都可见到相应的X线改变，而本病早期除有关节囊肿胀阴影外，X线检查无其他破坏性改变。

【治疗】

1. *治疗原则*　舒筋活血，消瘀止痛。采用㨰、按、揉、擦等手法。

2. *基本操作*　让患者俯卧于治疗床上，施术者用双手着力，反复揉、按、搓、摩臀部及髋关节周围肌肉穴位，在其疼痛处进行重点推揉。再用手掌顺推法，自上向下反复顺推臀部及下肢后侧肌肉穴位（图7－9）。然后，让患者翻身仰卧，术者用双手着力，反复拿揉下肢前内外侧肌肉和穴位（图7－10），以舒筋通络、理气活血。再用一手前臂伸入患肢腘窝下方，另一手握住患肢踝部，两手协同用力将患肢提起，呈屈髋屈膝位，再提至过度屈膝屈髋，经内收绕过人体中线，至向下伸直位，反复7～8次，称为“屈曲内收摇髋法”。最后，再用拍子或虚拳拍打法，反复拍打臀部及下肢四面肌肉和穴位。用以活血化瘀、消肿止痛。

3. 辅助疗法

（1）可配合舒筋药水搽擦，然后外敷中药或热敷。

（2）治疗后须卧床休息1～2周。

（3）滑囊肿胀明显，滑液较多者，应局部穿刺抽液后，再考虑推拿。

（4）拔罐：以阿是穴为主，留罐20分钟，每日1次，10次为1疗程。

（5）配合小针刀疗法可以解除局部软组织粘连或肌肉的挛缩。

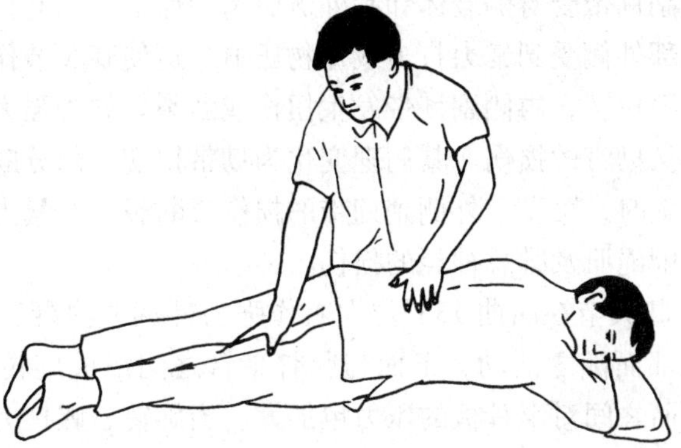

图 7－9 顺推下肢肌肉

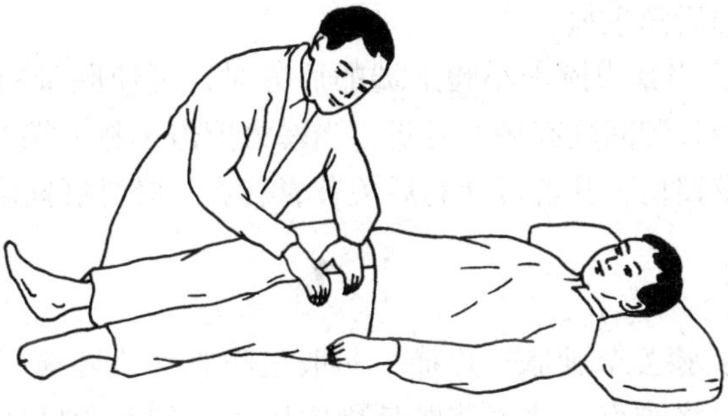

图 7－10 拿揉下肢肌肉

第五节 膝部软组织损伤

急性膝关节扭挫伤

膝关节是人体最大的屈伸关节，由股骨的内、外侧髁与半月板的上面，胫骨的内、外侧髁与半月板的下面，及股骨的髌面与髌骨的关节面构成。各关节面均覆盖一层软骨，以缓冲外来的冲击力。关节囊把股骨下端、胫骨上端和髌骨包裹起来，周围由膝内、外侧副韧带，前、后交叉韧带，髌韧带等对膝关节起着稳定作用。

由于膝关节负重大，结构不甚稳定，特别在活动过程中所受的杠杆作用很大，因而，膝关节容易引起急性扭挫伤。

【病因病理】

1. 创伤性滑膜炎：由于局部暴力打击、创伤、扭伤、过度劳损、关节附近骨折或外科手术等，使滑膜受伤充血，产生大量积液，滑膜损伤破裂则大量血液渗出。积液、渗血可增加关节内压力，阻碍淋巴系统的循环。由于关节内酸性代谢产物的堆积，可使碱性关节液变成酸性，如不及时清除积液或积血，则关节滑膜在长期慢性刺激和炎性反应下逐渐增厚、纤维化，并引起关节粘连，影响关节功能活动。

2. 侧副韧带损伤：膝关节侧副韧带位于膝关节的内、外侧，分为内侧副韧带和外侧副韧带。由于膝外侧副韧带受对侧肢体和膝外侧肌肉的保护，因此损伤机会少。膝关节处于半屈位时，膝或腿部外侧受到暴力打击或重物压迫，迫使膝关节作过度的旋外、外翻动作时，可使膝内侧间隙拉宽，内侧副韧带发生扭伤或断裂。如为强大的旋转暴力，则易合并内侧半月板和前交叉韧带的损伤。其病理变化为韧带扭伤、部分断裂或完全断裂。在外力迫使膝关节过度内翻时，可发生外侧副韧带的损伤或断裂。若暴力强大，损伤严重，可伴有关节囊的撕裂和腘绳肌及腓总神经的损伤。

3. 半月板损伤：膝关节在屈曲135°位左右作强力外翻或内翻、旋内或旋外，半月板的上面因粘住股骨髁部而随之活动，下面与胫骨平台之间形成旋转摩擦剪力。若动作突然，力量很大，关节面之间对半月板的压力也加大。当旋转、碾挫力量超过了半月板所能承受的极限时，即可引起半月板的损伤。如蓝球运动员的转身跳跃、铁饼运动员的旋转动作都是在瞬间完成，具有强大的暴发力易导致半月板损伤；而某些长期蹲位的工作，亦可劳损致伤，使半月板的后角破损。

4. 交叉韧带损伤：当暴力撞击小腿上端的后方时，可使胫骨向前移位，造成前交叉韧带损伤，有时伴有胫骨髁间隆起撕脱骨折；当暴力撞击小腿上端的前方时，使胫骨向后移位，造成后交叉韧带损伤，甚者可伴有后关节囊破裂、胫骨髁间隆起撕脱骨折和外侧半月板的损伤。

【诊断】

1. 创伤性滑膜炎：膝关节肿胀、疼痛，一般呈膨胀性或隐痛，膝关节活动不利，尤以伸直及完全屈曲时胀痛难忍，膝关节髌骨周围压痛，髌上滑囊处尤为明显。肤温可增高，按之有波动感，膝关节活动受限程度随损伤情况而定。浮髌试验阳性（图7－11）。X线摄片骨质无异常表现，可排除骨折以及其他膝关节疾患，穿刺抽出液为淡粉红色液，表面无脂肪滴，白细胞计数小于$0.5\times10^9/L$。

2. 侧副韧带损伤：膝关节侧副韧带损伤后，膝关节呈半屈曲位，主动、被动功能活动受限，局部肿胀，皮下瘀血，继而出现广泛性的膝及膝下部的瘀斑，压痛明显。若合并半月板损伤，膝关节出现绞锁痛。如膝部急性严重损伤合并半月板和前交叉韧带损伤，可见关节内积血，关节不稳，活动严重受限。内侧副韧带损伤时，压痛点在股骨内上髁；外侧副韧带损伤时，压痛点在腓骨小头或股骨外上髁；膝关节分离试验阳性（图7－12）。X线正位摄片可见韧带损伤处关节间隙增宽。若有骨折撕脱者，可在膝关节内见有骨碎片。

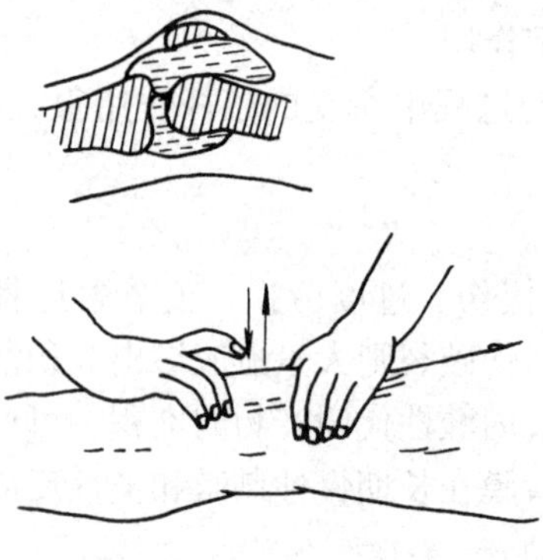

图7－11 浮髌试验

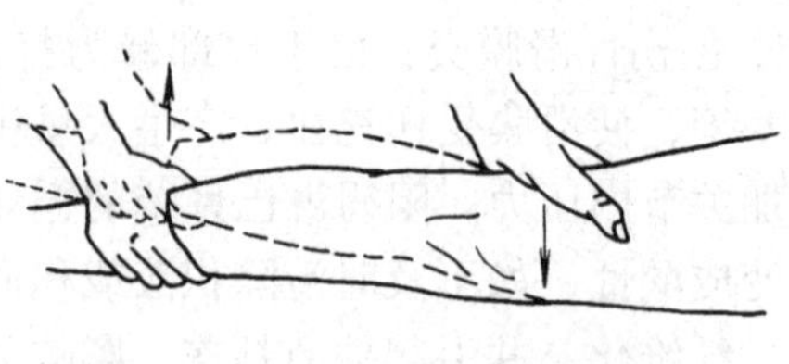

图7－12 膝关节分离试验

3. 半月板损伤：患者多有膝关节突然旋转，跳起落地时扭伤史，或有多次膝关节扭伤、肿痛史。一般关节一侧或后方痛，位置较固定。股四头肌萎缩，肌力减退，膝关节控制乏力。上下楼梯时会发生绞锁，不稳或滑落感，膝关节突然伸直障碍，经人或自己将患肢旋转、摇摆后才能恢复。回旋挤压试验（图7－13）和研磨挤压试验阳性（图7－14）表明半月板损伤，研磨提拉试验阳性表明侧副韧带损伤。膝关节充气造影、碘造影或充气和碘剂结合造影具有一定诊断价值，可确定损伤部位。

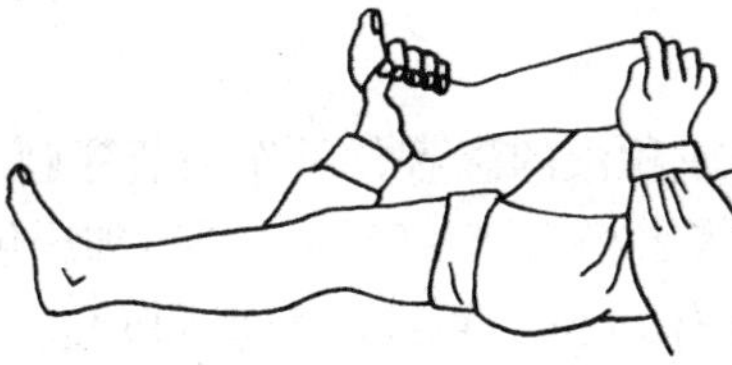

图7－13 回旋挤压试验

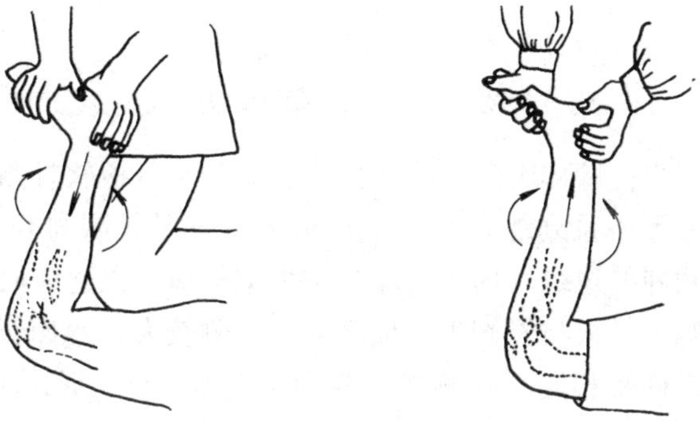

图7－14 膝关节研磨试验

4. 交叉韧带损伤：患者自觉受伤时关节内有撕裂感，关节即觉松弛并失去稳定性。由于组织撕裂，关节内积血，可见膝关节特别肿胀，关节疼痛，功能障碍，膝关节一般呈半屈曲状态。膝关节抽屉试验阳性（应先抽出关节腔内积血或积液，并在局麻下进行检查，图7－15）。膝关节正位片常发现胫骨髁间隆起撕脱骨折，侧位片由于交叉韧带松弛，而多见胫骨移位。

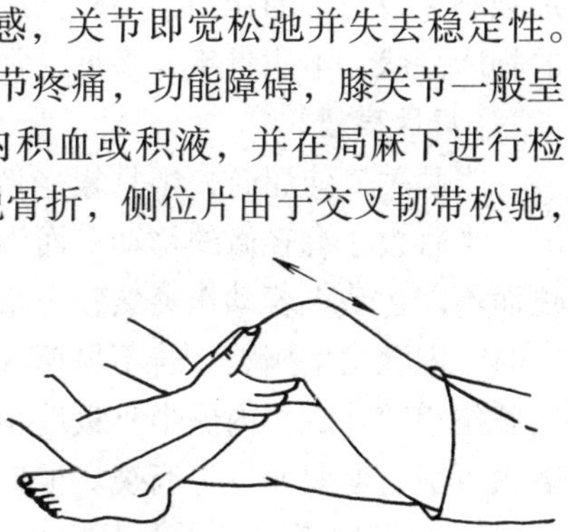

图7－15 膝关节抽屉试验

【治疗】

1. 治疗原则 舒筋通络，活血散瘀，消肿止痛。

2. 基本操作

（1）创伤性滑膜炎：患者仰卧位，腘窝部垫一薄枕，术者先以按揉法于膝关节周围部，然后擦髌骨周围和股四头肌。再屈膝至45°左右，施按法于两膝眼、膝阳关、曲泉穴以酸胀为度；最后擦膝关节两侧以透热为度。患者俯卧位，髌部垫一软枕，术者施㨰法于腘窝部，然后按揉委中、承山穴以酸胀为佳，最后擦腘窝部，以热为度。

（2）侧副韧带损伤：患者仰卧位，膝关节半屈，术者先施按揉法于患部及周围，待疼痛略缓解，改用一指禅推法，先患部后周围，使血肿逐渐消散，并作徐缓的屈伸膝关节动作。然后施擦法于患部以热为度。

（3）半月板损伤：患者仰卧位，术者先施按揉法于髌骨下髌韧带和侧副韧带之间，以酸胀为度。再㨰膝关节，髌骨上下缘及股四头肌部，然后摇膝关节，按揉两膝眼、膝阳关、曲泉、鹤顶诸穴，以酸胀为度。最后擦患部以热为度。

（4）交叉韧带损伤：膝关节交叉韧带损伤后期可适当进行膝部和股四头肌部的手法治疗，并可适当屈伸关节。

3. 辅助疗法

（1）对膝关节损伤严重积血或积液的患者，可作关节穿刺，将积血或积液抽去，并注入1%盐酸普鲁卡因3～5ml及去炎舒松12.5～25mg，再行加压包扎，此法可重复2～3次。

（2）可用石膏固定膝关节于休息位，并鼓励患者同时进行股四头肌的收缩锻炼。去除固定后，进行膝关节的伸屈活动和步行锻炼。

（3）急性期（除红肿热痛者以外）可用透热、热敷等物理疗法，改善局部循环，促进积液或积血的吸收。

陈旧性半月板损伤

膝关节半月板损伤是指膝部因急、慢性损伤，导致半月板软骨撕裂，从而引起膝关节肿胀、疼痛、关节绞锁等一系列综合征。半月板为位于股骨髁与胫骨平台之间的纤维软骨，附着于胫骨内外侧髁的边缘，周边较厚，中央部较薄，以适应股骨髁的凸度，使膝关节稳定。半月板有内侧半月板与外侧半月板之分，内侧较大，弯如新月形，前后长，左右窄，其后半部与内侧副韧带相连。外侧半月板稍小，似“O”形，不与外侧副韧带相连。故外侧半月板活动度比内侧大。半月板具有一定的弹性，可吸收膝关节的振荡，起缓冲和保护关节面的作用，其表面光滑并附着一层滑液，起润滑作用以减少关节面的摩擦，尚有加强膝关节稳定的作用。当外伤或退变，可导致半月板的破裂，而发生膝关节疼痛和绞锁的临床症状，本病青年人多见，常发生在半蹲位工作的矿工、搬运工和运动员等。

【病因病理】

当膝关节伸屈时，半月板一般不随膝关节的运动而移动。膝关节作内旋或外旋运动时，半月板才有轻微的移动。而当膝关节处于半屈曲，小腿内旋或外旋时，半月板即被挤住而不能运动。若动作突然，力量很大，超过了半月板纤维软骨或其周缘的纤维组织的耐力时，即会发生撕裂。若不早期诊断处理，便可转为陈旧性。长期蹲位或跪位劳动者，在屈膝位小腿外旋，内侧半月板后移，后角被挤压于两髁之间，前角则受到牵拉，长期挤压磨损可引起退变而发生撕裂。根据病因，陈旧性半月板损伤可分为：

1. 自发性撕裂（原发退行性改变）：多为蹲位或跪位工作者，在长期磨损造成退变的基础上可发生撕裂。

2. 继发退行性变撕裂（外伤性撕裂的晚期病变）：多因轻微外伤造成半月板不完全的边缘破裂。由于治疗不当，愈合不良，局部退变或因继续的机械作用，使原损伤扩大，以后在新的轻微损伤时，造成明显的撕裂症状。

3. 关节韧带损伤后的晚期病变：当韧带损伤后，关节不稳定，增加了半月板的负担和遭受损伤的机会。内侧半月板后角的损伤（图7－16）多为继发于前内侧不稳定的退变；而前外侧不稳定则易使外侧半月板发生同样的病变。

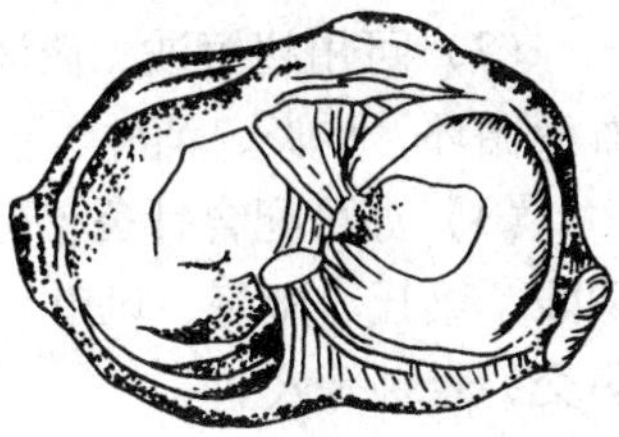

图7－16　内侧半月板后角破裂

由于半月板本身无血运，只在周缘有血液循环，因此仅边缘撕裂有可能愈合，而瓣状破坏或桶柄式破坏（图7－17）其修复机会甚微。破裂的半月板不但失去了协助稳定关节的作用，而且反会干扰膝关节的正常运动，甚至造成绞锁。同时破裂的半月板与股骨髁、胫骨髁之间长期磨损，最后将会导致创伤性关节炎。

【诊断】

1. 膝关节有外伤和劳损病史。

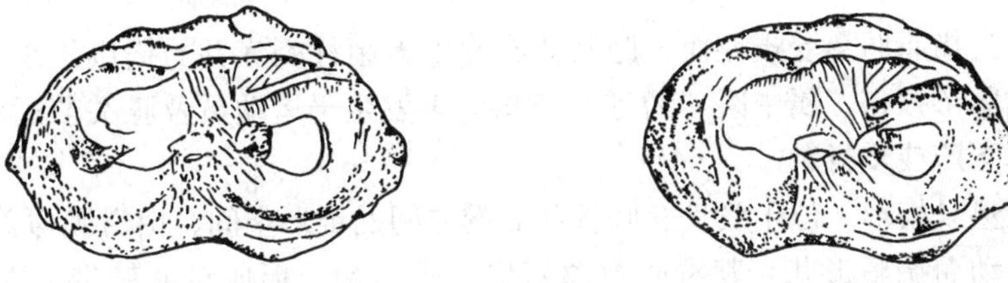

(1) 内侧半月板瓣状破坏　(2) 内侧半月板桶柄式破坏

图7－17　膝关节半月板破裂病理类型

2. 膝关节髌骨下疼痛，往往因膝关节旋转或半屈曲位引起，改变体位后症状可立即消失。

3. 下肢乏力，步行不稳，且不能久走，在高低不平的路上或下楼梯时会发生关节绞锁症状。

4. 损伤时出现清脆的关节弹响音，转为慢性后则膝关节伸屈时有弹响音。

5. 在髌下韧带与侧副韧带之间，沿关节间隙有固定或局限性压痛，伸膝过程中尤为明显。

6. 股四头肌肌力减弱，肌肉萎缩，晚期更甚。

7. 回旋挤压试验阳性（麦氏征试验阳性）。

8. 研磨加压试验阳性。

9. 膝关节充气造影、碘酒造影可作诊断参考，空气加碘油双造影对诊断较为可靠。

【治疗】

1. 治疗原则　舒筋通络，活血散瘀。

2. 基本操作　患者仰卧位，放松患肢。术者用左手施按揉法于髌骨下髌韧带和侧副韧带之间，右手握踝部，徐徐屈曲膝关节并内外旋转小腿，然后伸直患膝。再在髌骨上下缘及股四头肌部施以㨰法促进血液循环。然后按揉两膝眼、膝阳关、曲泉、鹤顶诸穴，以酸胀为度。最后用擦法于患部以透热为度。

对膝关节绞锁的患者，可用屈伸手法解除绞锁。患者仰卧，屈膝、屈髋90°。一助手握持股骨下端，术者握持踝部，两人相对牵引。术者可内外旋转小腿几次，然后使小腿尽量最大屈曲，再伸直下肢，即可解除绞锁。

3. 辅助疗法

（1）疼痛明显者，可用强的松龙 25mg 加 2% 利多卡因 2～3ml 作痛点封闭。

（2）可用超短波、微波辐射、温水浴、矿泉浴、漩涡浴、泥敷等疗法，以改善局部血液循环，抗炎、消肿、止痛，保持和增强关节功能。

（3）亦可配合针灸治疗，以解痉止痛、温经散寒、活血通络，常用穴位：足三里、膝眼、梁丘、血海、风市、伏兔、鹤顶、阳陵泉、髀关、承扶、阴陵泉、委中、承山、三阴交、悬钟等穴。

（4）平时可进行膝关节的屈伸活动和步行锻炼。

（5）配合小针刀疗法可以解除局部软组织粘连或肌肉的挛缩。

脂肪垫炎

脂肪垫炎是指脂肪垫受损充血、肥厚甚或发生无菌性炎症并与周围组织粘连的疾患。又称为髌下脂肪垫损伤，属中医“痹证”范畴。多发生于运动员及膝关节运动较多之人，如经常爬山、下蹲或步行者。

髌下脂肪垫呈楔形，位于股骨、胫骨和髌腱之间的锥形空间，由滑膜覆盖，突向关节腔并随关节运动而调整形状。其滑膜衬覆发出三角形褶，形成粘液韧带，内含血管，向上、向后止于股骨髁间窝。一旦损伤，可引起关节内出血，该韧带具有固定脂肪垫，限制其前移的作用，其游离缘向两侧延伸与脂肪垫侧缘一起被称为翼状韧带。髌下脂肪垫具有衬垫和润滑作用，并能防止关节面的摩擦。正常情况下，即使极度消瘦或衰竭，脂肪垫体积变化也很小。

【病因病理】

当膝关节伸直时，髌骨被股四头肌牵拉向上，髌下脂肪垫也随之向上移动，以免嵌入髌股关节间。如脂肪垫中脂肪沉积过多或股四头肌张力减退，或膝反张，脂肪垫就可能被反复地嵌夹在股胫之间，以致引起疼痛、肿胀、渗出等症状。

造成脂肪垫增大的主要原因：①创伤：如摔倒时直接损伤、交通事故时挡泥板撞伤等。②劳损：随膝屈伸活动，对局部造成反复牵拉和挤压等。③水肿：最常见的原因是妇女月经前水潴留综合征。④髌下间隙内的占位性病变：最常见的是内侧半月板纵行提篮样破裂，为篮柄移位所致，多伴有不同程度的滑膜改变。⑤膝反张畸形：滑膜及脂肪垫易受嵌挤而导致纤维变。

髌下脂肪垫急性损伤或慢性劳损，均可产生无菌性炎症，造成出血、水肿、渗出、增生、肥大、硬化、纤维变化或粘连，刺激皮神经而引起疼痛。

【诊断】

1. 多见于女性，中青年常见。登山运动员或经常下蹲和步行者居多。

2. 患者自觉膝前下方酸痛乏力，膝关节完全伸直或用力时疼痛加重。疼痛位于髌韧带上端后方及其两侧，有时可放射到腘窝，甚至沿小腿后侧窜到足跟。亦可向小腿前下方放射，沿胫骨前方向下直至足背与足趾。

3. 膝关节活动无明显障碍。踢腿、跳跃、跑步、劳累后症状加重，休息后减轻。

4. 充分伸膝时疼痛加重，稍微屈膝则减轻，患者常诉说穿高跟鞋减轻，穿平跟鞋加重。

5. 髌腱两侧肿胀，偶有皮温增加。有少量积液，休息多可消退。脂肪垫肥厚，可见膝眼膨隆。

6. 若脂肪垫嵌于关节间隙内，会出现剧痛和跛行。

7. 膝关节过伸试验阳性：患者仰卧，膝关节伸直平收。医者一手握伤肢踝部，另一手按压膝部，使膝关节过伸，髌下脂肪垫处有疼痛。

8. 髌腱松弛压痛试验阳性：患者仰卧，膝伸直。医者一手拇指放在内膝眼或外膝眼处，另一手掌根放在前一拇指指背上，放松股四头肌（髌腱松弛），逐渐用力向下压拇指，压处有明显疼痛感。若令患者收缩股四头肌，重复以上动作，且压力相等，出现疼痛减轻，为阳性。

9. X 线摄膝关节侧位片可见脂肪支架纹理增粗，并由髌骨下向膝关节放射排列。

【治疗】

1. 治疗原则　舒筋通络、活血散瘀、消肿止痛。

2. 基本操作　患者仰卧位，将膝关节屈曲90°，医者先点按梁丘、血海、膝眼、阳陵泉、足三里等穴，然后将患肢伸直，医者于膝关节处施一指禅推法或揉法5～10分钟，以舒筋活血。再以医者的手掌根部对髌韧带处作揉、捻、压、推等手法，力量由轻到重，务使局部有酸、胀、热感为度。再将膝屈至140°左右，用拇指捋散两膝眼处，由韧带向两侧捋散之，再将小腿及大腿的肌肉理顺。

3. 辅助疗法

（1）局部肿胀疼痛明显者，可局部注射泼尼松龙12.5mg加1%普鲁卡因5～10ml。

（2）适当进行膝关节的屈伸活动和股四头肌收缩锻炼，可预防关节粘连和肌肉萎缩。

髌骨软化症

髌骨软化症是髌骨软骨面及其相对的股骨髌面的关节软骨由于损伤而引起的退行性变。主要病理变化为髌骨关节面软骨有局限性的软骨软化、纤维形成、发生软骨裂隙等病变。

【病因病理】

本病多由慢性或急性损伤引起，如膝的长期猛烈屈伸活动，如登山、跳高、长期半蹲位劳动者，多见于中年人。使髌股之间发生长期猛烈的摩擦，或长期的直接压迫（长期在髌骨部包扎过紧）；或高位或低位髌骨以及膝内、外翻畸形等因素，均使髌骨软骨被磨损，而引起本病。早期软骨面失去光泽，呈黄白色，以后为局限性粗糙、软化、纤维化、碎裂和脱落。损伤面积可逐渐扩大，同时股骨髁的髌面亦发生同样病变，还可以累及关节滑膜的脂肪垫，而发生充血、渗出和肥厚等改变。碎裂的软骨脱落后，形成关节内游离体。

【诊断】

1. 患者初为膝部不适，继而有髌骨后方疼痛，膝内侧隐痛，活动时或活动后疼痛加重，上、下楼梯尤为明显。随后，自觉髌股之间有摩擦感，压迫髌骨有疼痛，尤以膝外侧压痛明显，膝关节活动度正常，但有细小摩擦音。

2. 髌骨压磨试验阳性：即挤压髌骨或左右、上下滑动髌骨时有粗糙感和摩擦音，并伴有疼痛不适；或一手尽量将髌骨推向一侧，另一手直接按压髌骨，髌骨后出现疼痛者。

3. 单腿下蹲试验阳性：即患肢单腿站立，逐渐屈膝下蹲时出现膝软、膝痛或髌下出现摩擦音者。

4. X线摄片早期无病变可见，中、晚期在侧位片上可见关节间隙变窄，髌骨软骨面粗糙不平，软骨下骨硬化和髌骨边缘骨质增生。

【治疗】

1. 治疗原则　舒筋通络、活血止痛、松解粘连、滑润关节。

2. 基本操作　患者仰卧，患肢伸直，股四头肌放松。术者用手掌轻轻按压髌骨体作研磨动作，以不痛为度，每次5~10分钟，然后用拇、食指扣住髌骨的两侧，作上下捋顺动作，约5分钟，以松解髌骨周围组织，减轻髌、股之间超过生理限度的压力和刺激；再在膝关节周围施以㨰法、揉捻法、捋顺法、散法等舒筋手法。

3. 辅助疗法

（1）早期宜用夹板或石膏托将膝关节固定于伸直位3~4周，同时进行股四头肌收缩锻炼。去除固定后，可进行膝关节屈伸活动和步行锻炼。

（2）疼痛明显者，可用泼尼松龙12.5mg加1%普鲁卡因2~3ml作关节内注射。

（3）早期可局部热敷、理疗。

第六节　踝部软组织损伤

踝关节扭挫伤

踝关节周围主要的韧带有内侧副韧带、外侧副韧带。外侧副韧带起自外踝止于距骨前外侧的为距腓前韧带，止于跟骨外侧的为跟腓韧带，止于距骨后外侧的为距腓后韧带。内侧副韧带又称三角韧带，起于内踝，向下呈扇形附于足舟骨、距骨前内侧、跟舟足底韧带和跟骨的载距突，较坚韧，不易损伤。下胫腓韧带又称胫腓联合韧带，包括下胫腓前韧带、骨间韧带和下胫腓后韧带三部分，是保持踝关节稳定的重要韧带。踝关节扭挫伤甚为常见，可发生于任何年龄，以青壮年居多，临床上一般分为内翻扭伤和外翻扭伤两大类，其中内翻扭伤多见。包括踝部韧带、肌腱、关节囊等软组织的损伤，但主要是指韧带的损伤。

【病因病理】

1. 多因行走或跑步时突然踏着不平的地面或上下楼梯、走坡路不慎踏空；或骑自行车、踢球等运动中不慎跌倒，使足过度内翻或外翻而产生踝部扭伤。

2. 跖屈内翻损伤时，容易损伤前外侧的距腓韧带；单纯内翻损伤时，则容易损伤外侧的跟腓韧带。踝关节极度背伸位受到内翻应力时，则可致距腓后韧带损伤。三角韧带比较坚强，由外翻或外旋应力引起单纯三角韧带损伤，多为前部撕裂，较少完全断裂。若为直接的外力打击，除韧带损伤外，多合并骨折和脱位。

【诊断】

1. 有明显踝关节扭伤史。

2. 伤后踝部即觉疼痛，跛行或不能着地步行，伤处肿胀、压痛，甚至出现瘀斑。

3. 内翻扭伤时，外踝前下方压痛明显；被动内翻踝关节时，则外踝前下方疼痛。外翻扭伤时，内踝前下方压痛明显；被动外翻踝关节时，则内踝前下方剧痛。严重损伤者，在韧带断裂处可摸到凹陷，甚至摸到移位的关节面。

4. X 线摄片检查可帮助排除内外踝的撕脱性骨折。若损伤较重，应摄内翻或外翻位应力片，可见到胫距关节面倾斜度增大，以帮助判断韧带损伤程度。

【治疗】

1. 治疗原则　舒筋通络，活血散瘀，消肿止痛。急性期宜活血化瘀，消肿止痛；慢性期宜理筋通络，滑利关节。

2. 基本操作　损伤严重，局部瘀肿较甚者，不宜行重手法。对单纯的踝部伤筋或部分撕裂者，可使用推拿手法。患者仰卧位或坐位，医者先以按揉法于踝部，从患部到周围，接着自外踝，经小腿外侧至阳陵泉数遍，重点在丘墟、绝骨、阳陵泉等穴。再以一指禅推法推患部，先从局部向周围以活血散瘀。然后医者一手托住足跟，另一手握住足尖部，缓缓作踝关节的背伸、跖屈及内翻、外翻动作（图 7－18），再用两掌心对握内外踝，轻轻用力按压，以理顺筋络、消肿止痛。然后按丘墟和阳陵泉穴以酸胀为度，再施以擦法自足背经踝部至小腿部。

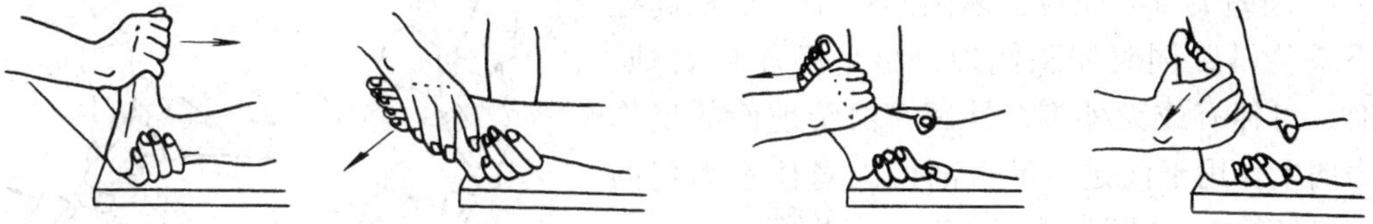

图 7－18　踝关节扭伤理筋手法

恢复期或陈旧性踝关节扭伤者，手法宜重。特别是血肿机化、产生粘连、踝关节功能受限者，则可施以牵引摇摆、摇晃屈伸等法，以解除粘连，恢复功能。

3. 辅助疗法

（1）踝部瘀肿较甚者，在无菌技术下用三棱针或皮肤针点刺出血，超短波治疗 20 分钟。

（2）踝部肿痛明显者，可选用泼尼松龙 12.5mg 加 1% 普鲁卡因 2～4ml 作痛点封闭，每周 1～2 次。

（3）针灸治疗可取解溪、昆仑、丘墟、阿是穴。针用泻法，陈伤留针加灸，或用温针。每日 1 次，1～2 周为 1 疗程。

（4）封闭、针灸、拔罐、推拿治疗后，可用 TDP 灯照射 30 分钟，以改善局部血液循环、止痛、消炎、消肿、促进渗出物的吸收和消散。每日 1 次，1 周为 1 疗程。

跖跗、跖趾关节半脱位

跖跗关节半脱位，因其解剖结构及遭受不同暴力而表现不同方向不同部位脱位，临床上以第 2～5 跖骨向外、向背脱位最常见。

跖跗关节是由第 1～3 跖骨与第 1～3 楔骨及第 4、5 跖骨与骰骨组成的关节，其中第 1 跖骨与第 1 楔骨所组成的关节，关节腔独立，活动性较大，其余关节相互连通，仅可作轻微滑动。第 1、3 楔骨较长而第 2 楔骨较短，第 2 跖骨嵌入第 1、3 楔骨之间而使第 2 跖楔关节较深、较稳。第 2 跖骨基底部背侧较跖侧长，所以一般只向背侧而不向跖侧脱位。除第 1、3 跖骨外，跖骨之间均有横韧带（骨间韧带）相连，在第 1 楔骨、第 2 跖骨之间的楔跖内侧韧带是跖跗关节最主要的韧带之一。

跖跗关节是足横弓的重要组成部分。其位置相当于足内、外侧缘中点画一连线，即足背的中部横断面。损伤后若恢复不完全，必然影响足的功能。第1、2跖骨基底部分离脱位，可影响足背动脉及因扭转暴力影响胫后动脉，均可导致前足缺血性坏死。临床上，以第1跖骨向内脱位，第2、5跖骨向外、背脱位多见。两者可单独发生或同时发生。直接暴力打击、辗压等则多为开放性骨折脱位。

跖趾关节半脱位，是指跖骨头与近节趾骨构成的关节发生分离。临床上以第1跖趾关节向背脱位多见。

跖趾关节由跖骨小头和近节趾骨构成，其结构及功能与掌指关节相似，可作屈伸、收展活动，但活动范围较掌指关节小，其中背伸又比跖屈小，以拇趾最为显著。当全足着地时，跖骨参与形成足纵弓。跖趾关节处于伸展状态，跖趾关节囊薄弱，囊的两侧有侧副韧带加强，在5个跖骨小头之间，有足底深横韧带相连。

【病因病理】

1. 跖跗关节半脱位：多因间接暴力如从高处坠下或骑马跌倒时屈膝倒地，足呈跖屈位着地，此时，可伴有或无外旋、外翻，由于地面的反作用力向上作用于前足，足后部连同身体重力仍向下，可使第1、2跖骨基底分离，发生第1跖骨向内脱出，第2～5跖骨整排向背、同时向外脱出，或两者单独发生。第1跖骨基底部可合并骨折；第2～5跖骨则因外旋力作用下向外移位。当第1、2跖骨基底分离时，可能损伤足背动脉引起前足缺血坏死；亦可因外旋时扭转暴力的作用扭曲胫后动脉而引起胫后动脉痉挛和主要跖部血管的血栓形成（图7－19）。

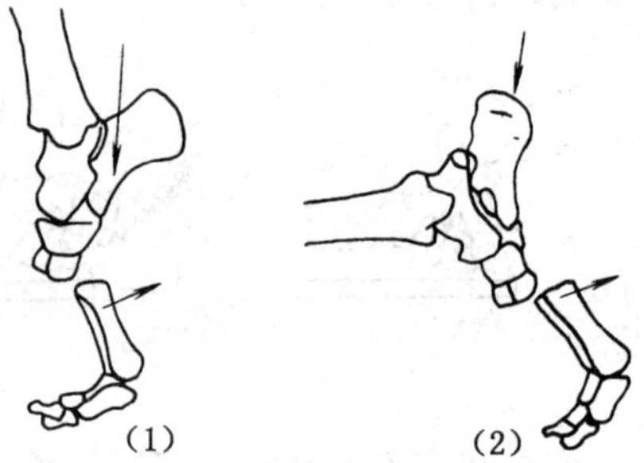
(1)　　(2)

图7－19　间接暴力致跖跗关节脱位

2. 跖趾关节半脱位：多因奔走急迫时，足趾踢硬物或踢足球时姿势不对而引起。由于第1跖骨较长，趾仅有二节，踢碰硬物时常先着力，外力迫使跖趾关节过伸，近节趾骨基底部冲破关节囊背侧而向跖骨头背侧脱出。

【诊断】

1. 跖跗关节半脱位：损伤后前足或足背部肿胀，功能丧失，足部畸形呈弹性固定。足呈外旋、外展畸形，足宽度增大，足弓塌陷。足部正、侧位X线片可明确类型、跖骨移位方向及是否伴有骨折。

2. 跖趾关节半脱位：有明显踢碰硬物的外伤史。局部肿胀、疼痛较剧，患足不敢触地，拇趾背伸过度、短缩，关节屈曲，第1趾骨头在足底突出，拇趾关节趾骨基底部在背侧突出，关节呈弹性固定。严重者跖趾关节呈直角，或有皮肤破裂，露出近节趾骨基底部。足部正、侧位X线片可明确诊断并观察是否伴有撕脱性骨折。

【治疗】

1. *治疗原则*　活血消瘀，理筋整复。

2. 基本操作

(1) 跖跗关节半脱位：患者仰卧，膝屈曲 90°。一助手握踝部，另一助手握前足作对抗牵引，医者站于患侧，按脱位类型作相反方向，用手直接推在跖骨基底部使之回复。如第 1 跖骨向内，第 2～5 跖骨向外，则用两手掌对向夹挤，将脱位分离的跖骨推向原位。或踝部助手不变，另一助手牵引足趾向远端拔伸，医者用拇指逐个推挤跖骨基底部使之复位（图 7－20）。

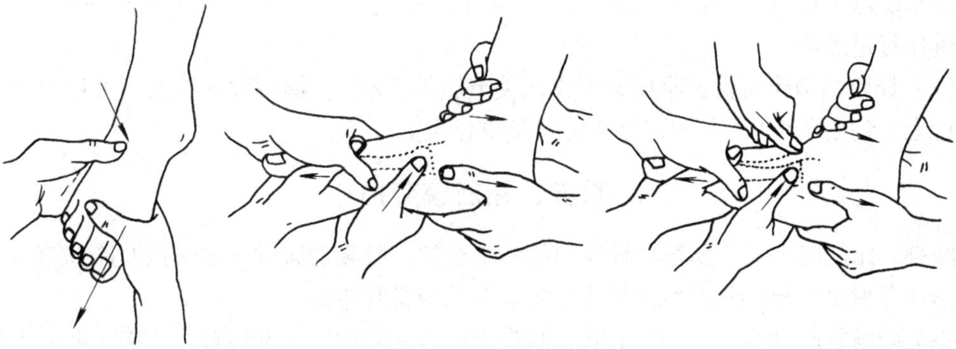

(1) 单人复位　　(2) 纠正侧方移位　　(3) 纠正侧方及向背移位

图 7－20　跖跗关节脱位复位法

(2) 跖趾关节半脱位：一助手固定踝部，医者一手持拇趾，或用绷带提拉拇趾用力牵引，一手握前足，先用力向背牵引，加大畸形，然后握足背的拇指用力将脱出的趾骨基底部向远端推出，当滑到跖骨头处时，在维持牵引下，将拇趾迅速跖屈，即可复位。有时，因屈趾肌腱嵌入关节间隙阻碍趾骨基底部回复，可将跖趾关节极度背伸，以解脱缠绕的肌腱及关节囊，然后用力在背伸位将趾骨底部推至跖骨头处，再跖屈趾，即可复位（图 7－21）。

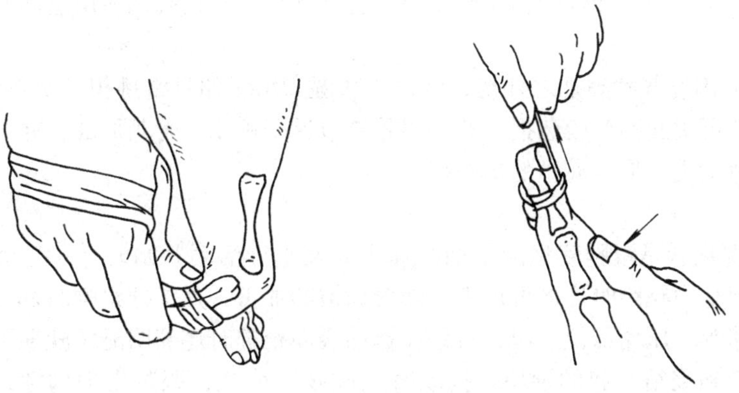

(1)　　(2)

图 7－21　跖趾关节脱位复位法

跖跗关节半脱位复位后，可用一直角足底后腿托板，连脚固定踝关节背伸 90°中立位。足弓处加厚棉垫托顶，以维持足弓；在足背处或足两侧脱出跖骨头处加压力垫，然后上面加一大小与足背相等的弧形纸板，用绷带加压将纸板连足底托板一齐包扎固定 3～4 周。或用短腿石膏后托，塑形后上覆以硬纸板。固定后抬高患肢，以利消肿。

跖趾关节半脱位整复后，用绷带包扎患处数圈，再以夹板或压舌板固定跖趾关节伸直位2～3周（图7－22）。

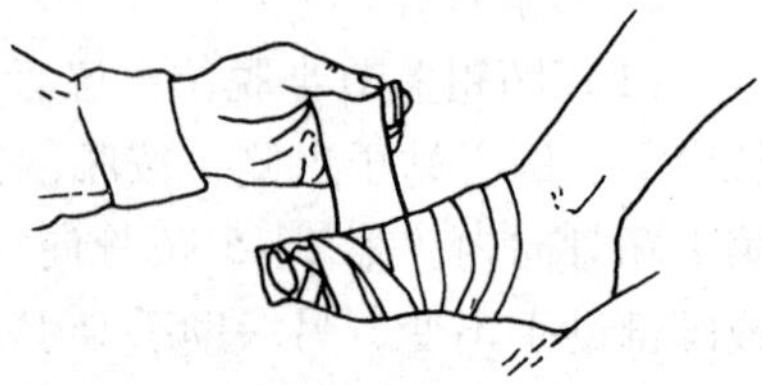

图7－22　跖趾关节脱位的固定外观

3. 辅助疗法

（1）跖跗关节半脱位：整复固定后，行踝背伸、跖屈动作，早期不宜作旋转及内、外翻锻炼。4～6周后，逐步练习不负重行走。8周后，可穿配有纵弓垫的皮靴作行走锻炼。

（2）跖趾关节半脱位：早期即可作踝关节屈伸活动。1周后肿胀消退，可扶拐以足跟负重行走。4周后可去除外固定逐步练习负重行走。

跟腱、跖筋膜劳损

跟腱、跖筋膜劳损主要指跟腱周围的脂肪组织、腱膜和跟腱下滑囊以及跖筋膜，因受到外伤和劳损而引起的急慢性无菌性炎症。多见于青壮年人。

小腿腓肠肌起自股骨内、外上髁，两头于小腿后面的中上部结合在一起，并向下移行成肌腱，再与其深层的比目鱼肌肌腱结合形成跟腱而止于跟骨结节。跟腱与其表层的深筋膜之间有一种腱围组织，其结构近似滑膜，共7～8层。各层之间虽有结缔组织联系，但互不粘合，跟腱腱围组织在踝关节屈伸过程中起润滑作用，以避免跟腱磨损。

跖筋膜即跖腱膜，是足底的深筋膜，位于足底部，附着在跟骨结节上，其中央部分坚强，内、外侧部分薄弱。有保护足底肌肉、肌腱，协助活动，保护足底关节，支持足弓的作用，同时又是足底某些内在肌的起点。

【病因病理】

1. 跟腱劳损：多因急性损伤误治、失治引起，也可因反复做超过本人活动能力的跑跳运动，逐渐劳损而发病。由于慢性劳损，腱围组织变性坏死，导致腱围各层之间及腱围与跟腱之间发生粘连。

2. 跖筋膜劳损：多因肾气亏虚加之外伤、劳损或寒湿入络，如日常挑担、负重行走、长途跋涉、局部挫伤均可引起跖筋膜劳损。此外跟骨结节退变钙化、骨刺形成，亦可导致纤维脂肪垫炎、跟下滑囊炎，形成典型的足跟痛。

【诊断】

1. 跟腱劳损：主要症状是跟腱疼痛。早期疼痛主要发生于活动开始时，一旦活动开后，疼痛反见减轻，但猛力跑跳时疼痛可加重。随着病情的加重，凡牵扯跟腱时都可引起疼痛，如上下楼、走路等。压痛部位表浅，特别在捻动表面跟腱时疼痛明显。晚期可出现跟腱变形，其表面可摸到聚结一起的硬块，捻动时“吱吱”作响，跟腱失去韧性，挤捏时缺乏弹性，局部增粗成梭形。患者足尖抵地后蹬时，可引起抗阻力疼痛。

2. 跖筋膜劳损：患者足跟下或足心疼痛，足底有紧张感，不能久行，每遇劳累则更甚，得热则舒，遇寒则痛。跟骨结节前缘压痛明显，牵扯患者跖筋膜可使其疼痛加重。

【治疗】

1. 治疗原则　活血祛瘀，舒筋通络。

2. 基本操作

（1）跟腱劳损：患者俯卧位，小腿及足踝部垫以软枕。医者用㨰法、捏法治疗小腿后部肌肉及跟腱，手法由轻渐重，由浅及深，以明显胀感为宜，自上而下，反复4～5次。用搓揉法使肌腹放松。然后用拇指推、揉跟腱局部。跟腱变形而有硬块者，以拇、食两指相对拿、捻，以散其结。最后医者一手握足背，一手在小腿后侧施轻快柔和的拿法，随后握足背之手将踝关节摇动，并缓慢加大幅度使踝关节背伸。

（2）跖筋膜劳损：患者俯卧，医者点按阴谷、阴陵泉、筑宾、三阴交、太溪、照海、然谷等穴后，继以拇指按揉局部及其周围并弹拨跖筋膜附着点的前部，最后以擦法擦其足底，以透热为度。

3. 辅助疗法

（1）局部疼痛明显，或时轻时重，反复发作，可局部注射泼尼松龙12.5mg加1%普鲁卡因3～5ml，每周1～2次。

（2）手法治疗后可配合理疗，如使用超短波、磁疗，以促进局部血液循环，加速组织的修复，恢复肢体功能。

（3）跖筋膜劳损，患者在急性期间应注意适当的休息，减少负重，控制剧烈运动。症状缓解后，逐渐进行足底部肌肉的收缩锻炼，以增强足底肌的肌力。可采用矫形鞋垫，以垫高跖骨头近端，使跖骨头少持重。

（4）配合小针刀疗法可以解除局部软组织粘连或肌肉挛缩。

第七节　颈椎病

颈椎病，又称颈椎综合征、颈肩综合征。是指颈椎间盘退行性变、颈椎骨质增生以及颈部损伤等引起脊柱内外平衡失调，刺激或压迫颈部血管、神经、脊髓而产生一系列症状。主要的症状有颈肩痛、头晕、头痛、上肢麻木，严重者有双下肢痉挛、行走困难，以致于四肢瘫痪。多见于中老年人，男性发病略高于女性。

【病因病理】

引起颈椎病的原因是多方面的，归纳起来有以下几点：

1. 外伤：颈椎位于头颅和胸椎之间，是人体脊柱活动范围最大的部位，受伤的机会也较多，头颈部的任何一种损伤都可成为颈椎病的发病因素，据文献报道，5%～15%的颈椎病人有急性外伤史。因外伤后，特别是颈椎骨折、脱位后出血、水肿可波及椎间孔，或骨碎片的移位直接压迫神经根或脊髓；也可因骨折后的骨痂形成，使椎间孔变窄；椎体脱位或半脱位，使椎间孔和椎管变窄均可压迫神经根或脊髓而产生症状。

2. 颈部的慢性劳损：长期的低头工作，如刺锈、刻写等而引起颈部的肌肉、韧带与关节的劳损。姿势不良，不当的枕头和睡姿亦可造成颈部的劳损。使颈椎的生理曲度改变，促进小关节的增生和退变，从而导致颈椎病的发生。

3. 颈椎的退行性变：本病多见于40岁以上中老年患者。因年高肝肾不足、筋骨懈惰引起颈部韧带的钙化。颈椎间盘、椎体、椎间小关节等的退行性改变，是颈椎病发生的主要原因。颈椎间盘因退变而变扁并向周围膨出，椎体周围的韧带及关节囊变得松弛，使脊柱不稳定，活动度增大，刺激周围的骨膜和韧带，导致椎体缘及小关节部形成骨刺。椎体增生的骨刺可引起周围膨出的椎间盘以及韧带、关节囊的反应，如充血、肿胀、纤维化等，共同形成混合性突出物。如突出在前方一般不引起临床症状；如果是椎体侧方的突出，可刺激压迫椎动脉（图7－23），造成脑基底动脉的供血不足，产生椎动脉型颈椎病；后外侧的突出物，可使椎间孔变窄，造成颈神经根和交感神经的挤压（图7－24），而发生神经根型颈椎病；突出物是突向椎体后方，则压迫脊髓，造成脊髓型的颈椎病。

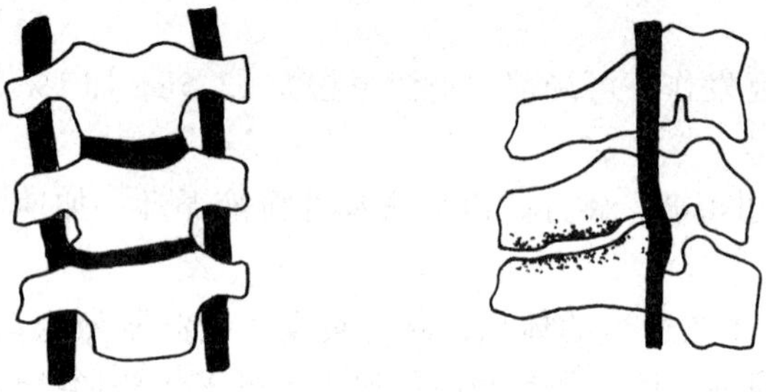

图7－23 椎动脉受压示意图

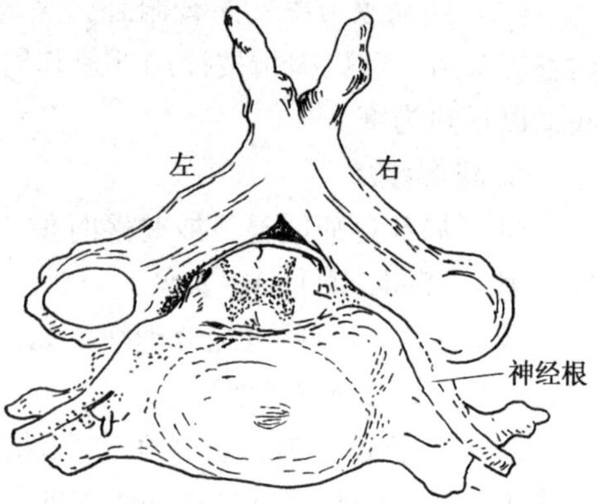

图7－24 颈神经根受压

此外，外邪的侵袭、毒邪的感染、先天性的畸形，都可促进颈椎病的发生。

【诊断】

颈椎病可按病变部位、范围以及受压组织不同，而出现不同症状，临床上将其分为神经根型、脊髓型、椎动脉型、交感神经型及混合型。其中以神经根型最常见，约占各型颈椎病的60%左右，后四型较少。

1. 神经根型颈椎病 多见于30岁以上，男多于女，重体力劳动者较多见，可单侧发病，也可双侧发病。它是颈椎侧后方的突出物压迫或刺激颈神经根所引起。其症状有疼痛，主要是颈肩疼痛，向一侧或两侧上肢放射。疼痛为酸痛、钝痛或灼痛，伴有针刺或过电样窜痛。重者为阵发性剧痛，影响工作和睡眠。颈部后伸等活动时，或咳嗽、喷嚏、用力大便时疼痛加剧。部分患者有头晕痛、耳鸣。劳累或受寒后易诱发疼痛。上肢有发沉、酸软无力、握力减退或持物易坠落现象。麻木和疼痛部位往往相同，多出现在手指和前臂。

检查有颈部明显活动受限，发僵。病变颈椎棘突、患侧肩胛骨内上角和胸大肌区常有压痛。上肢及手指的感觉减退，可有肌肉萎缩。以下检查阳性有助于诊断。

（1）牵拉试验阳性：检查者一手扶病人头部的患侧，另一手握患侧上肢，将其外展90°，两手作反方向牵拉，若有上肢放射性痛或麻木感即为阳性（图7－25）。

（2）压头试验阳性：病人坐位，颈后伸，偏向患侧，检查者以左手托下颌，右手从头顶逐渐下压。或检查者双手掌放于头顶部，依纵轴方向施加压力时，患肢出现放射性疼痛加重者为阳性（图7－26）。

（3）椎间孔挤压试验阳性：患者头偏向患侧，术者用左手掌放于病人头顶部，右手握拳，轻轻叩击左手背，患肢有放射性疼痛为阳性。

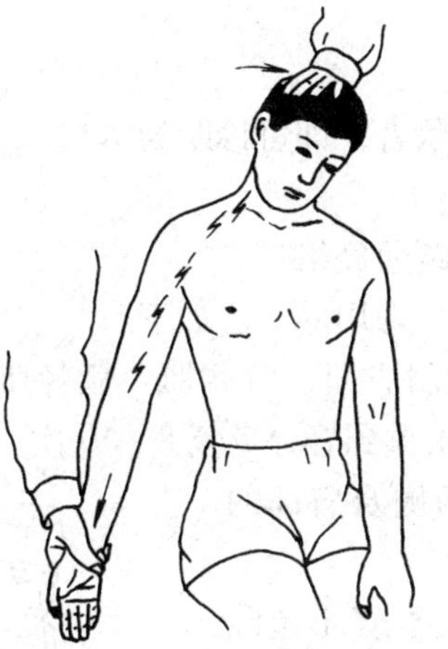

图 7－25 牵拉试验

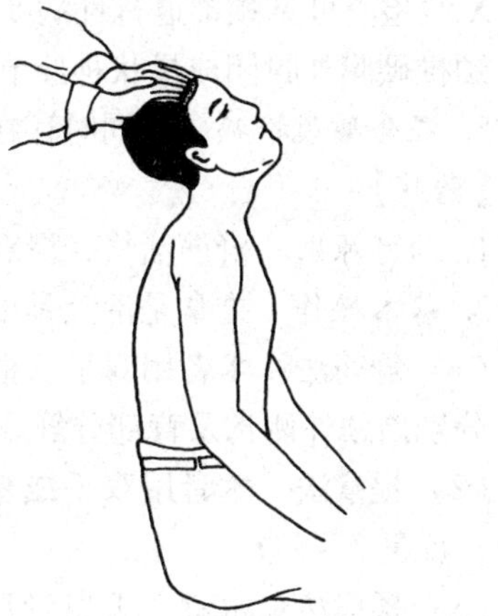

图 7－26 压头试验

（4）X 线检查：正位片显示钩椎关节和椎间关节变窄；侧位片显示颈椎变直，椎间隙变窄，骨质增生，韧带钙化。

2. 脊髓型颈椎病 脊髓型颈椎病以慢性进行性四肢瘫痪为特征。早期双侧或单侧下肢发紧、麻木、疼痛、僵硬发抖、无力、打软腿或易绊倒。步态笨拙，走路不稳或有踩棉花感。继而一侧或双侧下肢麻木、疼痛、烧灼感。手部肌肉无力，发抖，活动不灵活，持物不稳，容易坠落，甚至四肢瘫痪，小便潴留或失禁，卧床不起。患者常有头颈部疼痛，半边脸发烧，面部出汗异常等。

脊髓型颈椎病患者，颈部活动受限不明显，上肢动作欠灵活，肌张力可能增高，腱反射（肱二头肌、肱三头肌、髌腱和跟腱反射）可亢进，常可引出病理反射，如霍夫曼征（Hoffman 氏征）、巴彬斯基征（Habiknski 氏征）等阳性，甚至踝阵挛和髌阵挛。

X 线检查：颈椎生理曲度变直或向后成角，颈椎骨质增生，椎间隙狭窄，椎间孔缩小。脊髓造影，造影剂在颈椎间隙部分或完全受阻，可确定病变部位和受压程度。

肌电图检查对诊断有一定的帮助。

诊断脊髓型颈椎病时，要注意和其他脊髓损害性疾病（如脊髓肿瘤、脊髓空洞症、粘连性蛛网膜炎、肌萎缩性侧索硬化症、颈椎骨折等）相鉴别。

3. 椎动脉型颈椎病 患者常有头痛头晕、颈后伸或侧弯时眩晕加重，甚至猝倒，猝倒后颈部位置改变而立即清醒，可有耳鸣耳聋、视物不清、肢体麻木、感觉异常、持物落地。

检查颈椎棘突部有压痛，压头试验阳性，仰头或转头试验阳性，即在头部后仰或者旋转时，眩晕、恶心等症状发作或加重。

X 线检查：钩椎关节有骨质增生，向侧方隆突，以及椎间孔变小。椎动脉造影对诊断有帮助，但有一定危险性，除个别诊断困难者或拟行手术的病例外，一般不做椎动脉造影检查。

椎动脉型颈椎病要注意与美尼埃综合征、体位性眩晕等相鉴别。

4. 交感神经型颈椎病 偏头痛或颈枕痛，头昏头沉重视物模糊，目干涩，同时伴有心跳加快，心前区痛，肢体发凉，多汗或心动过缓、流泪、血压偏低等症状。

X线检查可见颈椎退行性病变、增生等征象。

颈椎硬膜外封闭或星状神经节封闭，有助诊断。

5. 混合型颈椎病　凡同时存在两型或两型以上症状者，即可诊断为本型。

【治疗】

1. 治疗原则　舒筋活络，滑利关节，整复筋位，疏通经络。

2. 基本操作　推拿是治疗颈椎病的主要方法之一，常用的手法如下：

（1）舒筋法：术者用双手掌根部，从头开始，沿斜方肌、背阔肌、骶棘肌的纤维方向，分别向颈外侧沟及背部分舒。手法由轻到重，再由重到轻，反复8～10次。

（2）提拿法：术者用双手或单手提拿颈后、颈两侧及肩部的肌肉，反复3～5次。

（3）揉捏法：术者立于患者后侧，以双手拇指或掌侧小鱼际肌部置于颈后两侧，着力均匀，上下来回揉捏10～20次。

（4）点穴拨筋法：术者用中指或拇指点按天宗、合谷、阳溪、曲池等穴，以及阿是穴（痛点），以有麻窜胀感为宜。继之拨腋下的臂丛神经、桡神经和尺神经，以麻窜至手指端为宜。在背部拨脊柱两侧的骶棘肌，沿该肌垂直方向从外向内拨3～5次。

（5）端提运摇法：术者立于患者后侧，双手置于颈项部，用力向上提颈，并慢慢用力使头部向左右两侧旋转各30°～40°，重复8～12次（图7－27）。

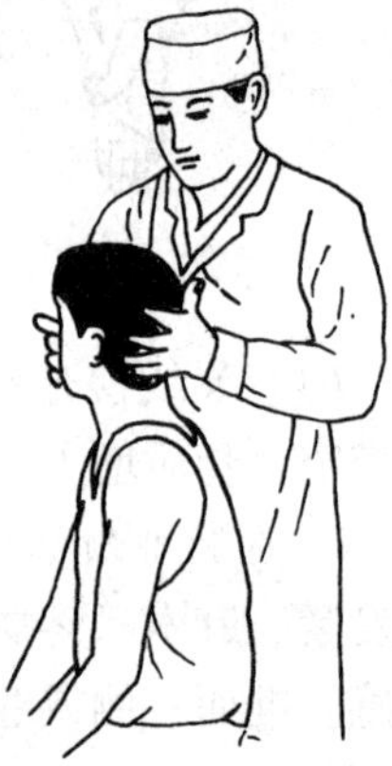

图7－27　端提运摇法

（6）双手端项旋转：嘱患者自然放松颈项部肌肉，术者一手持续托起下颌，一手挟后枕部，使颈略前屈，下颌内收。双手同时用力向上提拉，并缓慢地左右旋转头部5～10次，以活动颈椎小关节。最后用力将下颌向一侧作稳妥斜扳，即可听到清脆之响声，立感颈项部舒适。手法要轻快而稳妥，且不可突发暴力，否则导致医源性损伤的不良后果。

（7）拍打叩击法：术者分别在项背部及肩胛部用手掌，或双手握拳进行拍打、叩击，反复3～5次，使组织舒展和缓解。运用此法时，动作要轻柔，要使病人感到轻松舒适。

脊髓型颈椎病，手法治疗效果较差，治疗时应审慎，如经1～2个疗程治疗，无效或效果不显著，应及早进行手术治疗，以免贻误病机，造成不良后果。

3. 辅助疗法

（1）枕颌带牵引治疗：又称颈牵引。患者坐位或卧位，头部略向前倾，牵引重量为3～5kg，每次牵引时间约30分钟，每日1～2次（图7－28）。牵引可以缓解肌肉痉挛，扩大椎间隙，流畅气血，缓解症状。牵引重量和时间长短，可根据患者情况灵活掌握。

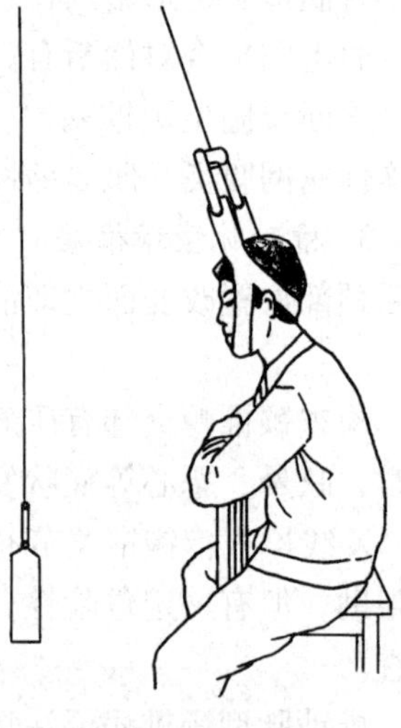

图7－28　枕颌带牵引

（2）药物治疗：按照颈椎病的临床特点不同，将其分为痹证型、眩晕型和瘫痪型进行辨证用药。

①痹证型　以肩颈、上肢的疼痛、麻木为主。治宜温经活血，用桂枝葛根汤或蠲痹汤

加减。

②眩晕型 以发作性眩晕、头痛、目眩，转动头颈即发眩晕或猝倒为主。若属气虚下陷者，宜补中益气，用补中益气汤加减；若属痰瘀交阻者，宜祛湿化痰、散瘀通络，用温胆汤加减；若属肝肾不足、风阳上亢者，宜滋水涵木、调和气血，用六味地黄汤或芍药甘草汤加减。

③瘫痪型 以下肢运动障碍、发抖、病起缓慢、间歇性发作为主，治宜活血化瘀、疏通经络，用补阳还五汤加减。

（3）穴位封闭治疗：根据病症辨证选穴和经络触诊检查出阳性反应的穴位进行注射。也可寻找准确的压痛点后，进行痛点注射。常用的穴位有颈椎夹脊穴、风池、曲池、合谷等穴。常用的药物有丹参注射液、当归注射液、麝香注射液，以及5%葡萄糖液。每次选1~2穴，隔日1次，15次为1疗程。

（4）针灸疗法：可取绝骨、后溪、大杼、魄户、天柱、天井、合谷、风府等穴。一般留针10~20分钟，每日1次，10次为1疗程。此外理疗、药物醋离子导入、中药熏洗、热敷等也是常用的治疗方法。

（5）配合小针刀疗法可以解除局部软组织粘连或肌肉的挛缩。

（6）练功疗法：颈椎病患者需要适当休息，但不是绝对的。需积极地进行功能活动，以调整颈椎和周围软组织的关系，缓解脊髓及神经根的病理刺激，改善血液循环，松弛痉挛肌肉，增强肌力和颈椎的稳定性，缓解颈椎病的症状。

在颈椎病的急性发作期应以静为主，动为辅；在慢性期以动为主，作颈前屈、后伸、左右旋转及左右侧屈等活动，各作3~5次。但椎动脉型颈椎病患者不宜作颈部的旋转运动。此外，还可作体操、打太极拳、练八段锦等。

附：落枕

落枕，又称失枕，是颈部软组织常见的损伤之一，多见于青壮年，男多于女，春冬两季发病较高。临床上以急性颈部肌肉痉挛、强直、酸胀、疼痛以致转动失灵为主要症状。轻者四五天不治自愈，重则可延至数周。若成年人经常落枕，多系颈椎病的前驱症状。

【病因病理】

落枕多因睡眠时枕头过高、过低或过硬。或睡姿不良，头枕过度偏转，使颈部肌肉长时间受到牵拉，处于过度紧张状态而发生静力性损伤。平素缺乏筋肉锻炼，身体衰弱，气血不足，循行不畅，舒缩活动失调，复遭受风寒侵袭，致经络不舒，肌肉气血凝滞而痹阻不通，僵凝疼痛而致病。损伤往往以累及一侧软组织为主，多发生于胸锁乳突肌、斜方肌或肩胛提肌痉挛等。

【诊断】

1. 睡眠醒后出现颈部疼痛，头常歪向患侧，活动不利，颈项不能自由旋转后顾，旋头时常与上身同时转动，以腰部代偿颈部的旋转活动。疼痛可向肩背部放散。颈部肌肉痉挛压痛，触之如条状或块状，斜方肌、大小菱形肌等处亦有压痛。

2. 因风寒外袭，颈项强痛，可有恶风、微发热、头痛等表证。其起病较快，病程短，多在1周内自行痊愈，但易于复发。

【治疗】

1. 治疗原则　推拿手法治疗落枕，有很好的效果。因推拿手法具有舒筋活血，温经通络，滑利关节的作用，可很快缓解肌肉痉挛，消除疼痛，故经治 1 ~ 3 次，症状减轻消失。

2. 基本手法

（1）揉摩法：患者端坐，术者站立于患者身后，先用小鱼际在患者颈项部和肩胛部肌肉上依次揉按 2 ~ 3 分钟。

（2）提拿法：揉按之后，术者用拇指和食指提拿颈项部患处。提拿时手指与肌腹垂直，一提一松，双手或单手交替进行。手法强度以患者感到患处酸胀、微痛为宜。重复操作 5 ~ 10 次。

（3）㨰法：提拿之后，用轻柔的㨰法，在患侧颈项部及肩背部往返操作治疗 2 ~ 3 分钟，并配合以头部缓慢的前屈、后伸及左右旋转活动。

（4）点按穴位：患者取坐位，用点揉、点按风府、风池、肩井、天宗、曲池、合谷等穴，手法由轻而重，逐渐发力，每穴要求点按 1 分钟。

（5）双手端项旋转：上法术毕，嘱患者自然放松颈项部肌肉。术者一手持续托起下颏，一手扶后枕部，使颈略前屈，下颏内收。双手同时用力向上提拉，并缓慢地左右旋转头部 5 ~ 10 次，以活动颈椎小关节。最后用力将下颌向一侧作稳妥斜扳，即可听到清脆之响声，立感颈项部舒适（图 7 – 29）。运用此手法时，动作要轻柔，用力要适当，以免加重疼痛或加重损伤。

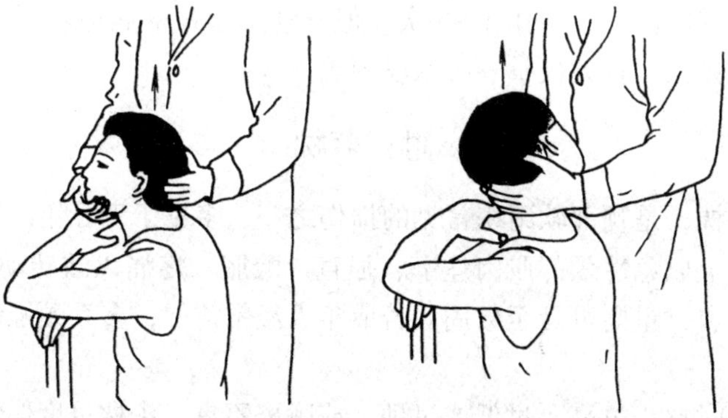

图 7 – 29　落枕端项旋转法

（6）擦法：患者取坐位，用擦法于颈项、上背部，以透热为度。

（7）拍打法：患者取坐位，用拍击法于颈项、背部反复拍击 4 ~ 6 次，结束手法。

3. 辅助疗法

（1）针灸疗法：可选用落枕、后溪穴为主，配合绝骨、昆仑、大椎、风池、阿是穴等，用强刺激手法，起到舒筋活血、散瘀镇痛的作用。

（2）药物疗法：内服药宜疏风散寒、舒筋活血。可选用羌活胜湿汤、葛根汤等加减。伤后瘀血凝滞者，可用和营止瘀汤加减。外用可贴伤湿止痛膏、麝香止痛膏等。

第八节 背部软组织损伤

菱形肌劳损

菱形肌损伤属中医的“背部伤筋”范畴。菱形肌位于斜方肌深面，起于颈 6 至胸 4 棘突，抵止于肩胛骨的脊柱缘。该肌肉受肩胛背神经（颈 2～5）支配，收缩时牵拉肩胛骨向脊柱靠拢。

【病因病理】

患者多因上肢用力不当、过度牵拉、以及扛抬重物等使菱形肌受到急剧的挤压和牵拉损伤，引起局部创伤性炎症。长期伏案工作，使肩胛骨外移也是菱形肌受到慢性牵拉损伤的常见原因。背部受凉、潮湿或感受风寒湿邪，痹阻经络，均可导致本病。

【诊断】

1. 急性损伤 肩背部疼痛难忍，肩胛骨内缘与脊柱之间有明显的压痛，筋肉僵硬，其疼痛牵掣颈肩部，重者可出现局部肿胀隆起，或出现条索状结节，咳嗽及深呼吸时疼痛加剧。伤侧上肢活动受限，不能持重。

2. 慢性劳损 肩胛骨附近肌肉一般无疼痛，但在肩胛骨活动时，可出现酸痛无力。若肩关节剧烈活动，则肩胛骨内缘出现明显疼痛，以致引起肌肉痉挛和活动受阻。

3. 部分病久患者，肩胛骨活动时可听到“咯噔”声。

4. X 线摄片无异常。

【治疗】

1. 治疗原则 疏筋通络，活血化瘀。

2. 基本操作 患者取坐位，施四指推法于患侧上背部，时间 10 分钟。①施拇指按揉法于阿是穴、肩中俞、肩外俞、曲垣、天宗诸穴。②施拇指弹拨法弹拨菱形肌，自上而下治疗 15 次。③施用拇指指端或示、中、环三指之端插向肩胛骨内侧缘里层，时间 1 分钟。④施小鱼际揉法于患侧肩胛骨内侧缘，时间 3 分钟。⑤施小鱼际擦法自上而下直擦肩胛骨内侧缘，以透热为度。

3. 辅助疗法

（1）刮痧：于肩胛骨内侧缘施以刮痧治疗，以局部出现红色瘀斑为度，每周 1 次，5 次为 1 疗程。

（2）拔罐：肩胛骨内侧缘施以拔罐治疗，留罐 15 分钟，10 次为 1 疗程。

（3）加强功能锻炼，可多做扩胸展背运动。

背腰部筋膜劳损

背腰部筋膜劳损，是指腰背部肌肉纤维、筋膜的一种急慢性损伤引起的非细菌性炎症。亦称为“腰背肌纤维炎”，属于中医的“背部伤筋”、“痹证”范畴。颈肩部、腰背部为好发部位。

【病因病理】

大多因慢性劳损、扭闪、跌挫，损伤筋膜、肌肉；或因劳累受凉，风寒侵袭，气血瘀滞。加之治疗不当，致使筋膜肌肉痉挛粘连、僵硬，时时作痛。或因年老肝肾亏损、筋骨肌肉失于条达，结节粘连，挛缩发僵而致。

身体的姿势不良，使背部的背阔肌、菱形肌、斜方肌和筋膜紧张，导致局部血液循环减慢，出现疲劳产生炎症。

【诊断】

1. 本病随年龄增长和体质虚弱而多发，女多于男，发病多在遭受外伤、劳累、风寒湿侵袭或感染性疾病之后。局部酸沉乏力是本病的主要症状。

2. 背部或腰部酸胀、疼痛、发凉、早晨起床时症状较重，稍活动后症状减轻，劳累、受凉后症状又加重，阴雨天或天气变化时症状亦加重。

3. 检查时受累部位有压痛，较局限，皮肤麻痹，肌肉轻度萎缩，有时可触及肌筋膜结节、肌紧张，重压有酸痛感。

4. 病程可持续数日或数周，好转后受寒冷潮湿、病毒感染或遇外伤劳累等复发。呈现反复发作、长期、慢性的临床过程。

5. X 线摄片可排除骨与关节的疾病。

【治疗】

1. 治疗原则　温经散寒，解痉止痛。

2. 基本操作　根据辨证施治分三型而治疗。

（1）气聚凝筋型

①主证：腰背僵板不适，酸软无力，久卧重坠疼痛难忍，夜不得眠，黎明尤重。晨起适度活动后疼痛略减；动之太过，腰背筋肌牵拉拘挛而疼痛加重。治宜疏通气机，舒展经筋。

②操作步骤：让患者俯卧于治疗床上，施术者站其身旁，先用双手掌着力，反复揉按腰背脊柱两侧肌肉，反复 3～5 遍，对其拘挛结节僵硬之处重点多揉数遍。再用双手四指着力，反复点揉脊柱两侧肌肉及华佗夹脊穴和膀胱经腧穴。再用拇指着力，反复拨揉拘挛僵硬条索状结节，促其逐渐缓解，并点揉承扶、委中、承山等穴。最后，用拍子反复拍打腰背及下肢后侧肌肉，反复 3～5 遍，若无拍子也可用拳头拍打。

（2）血瘀凝筋型

①主证：腰背沉痛，筋拘不能仰卧，痛处固定而重着，脊节粘连硬直，活动痛掣尤甚，触按筋肌弦紧僵硬。治宜活血化瘀通络，舒展筋肌。

②操作步骤：让患者俯卧于治疗床上，施术者先用手掌着力，反复按揉腰背脊柱两侧肌肉 3～5 遍。再用双手捏拿法，反复捏拿腰背脊柱两侧肌肉，边捏拿边向下移动位置，对其腰背肌肉拘挛之处，反复多捏拿数次（图 7－30）。然后，再用拳揉法，反复按揉脊柱两侧腰背肌肉 3～5 遍。对其拘挛僵硬之条索状结节，用拳尖着力，反复拨揉之（图 7－31），以活血化瘀、缓解痉挛。最后，用双拇指按揉两委中穴、承山穴。用拍子拍打腰背及下肢后面。

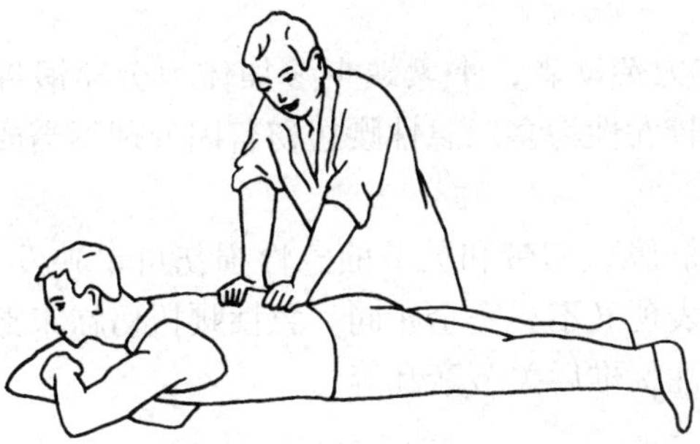

图 7－30　捏拿按揉腰背部肌肉

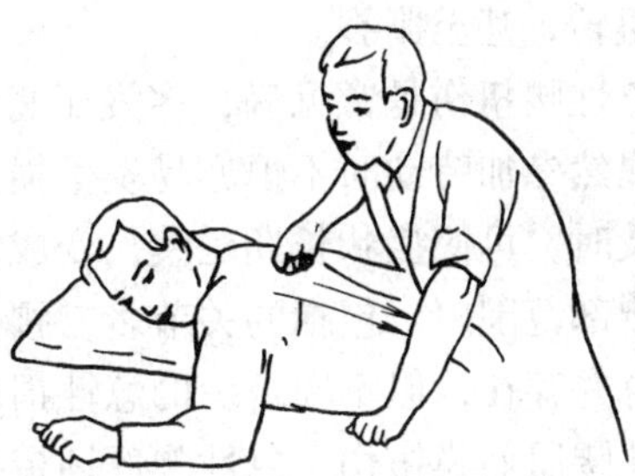

图 7－31　拳头拨揉患处

（3）寒湿凝筋型

①主症：腰背酸痛重坠，仰卧不利，腰背筋肌板结僵硬，重坠不适，遇劳累或阴雨天气加重，不能久卧、久立、远行，喜温热畏寒冷，寒则气血凝聚，筋肌拘挛痛甚。治宜祛湿散寒，舒展筋肌，散瘀镇痛。

②操作步骤：让患者俯卧于治疗床上，施术者用手掌着力，反复搓摩腰背脊柱两侧肌肉，至其皮肤温热为度，对其拘挛僵硬之处要进行重点搓摩（图 7－32）。再用右肘尖着力，反复点揉腰背两侧肌肉，对其拘挛结节僵硬之处，进行重点拨揉，促其缓解。再用直滚法，反复滚揉腰背脊柱两侧肌肉 3～5 遍。再用臂肘揉运法，反复揉运腰背脊柱两侧肌肉 3～5 遍。最后，用肘尖点揉环跳、委中等穴。拍打腰背及下肢后侧肌肉。

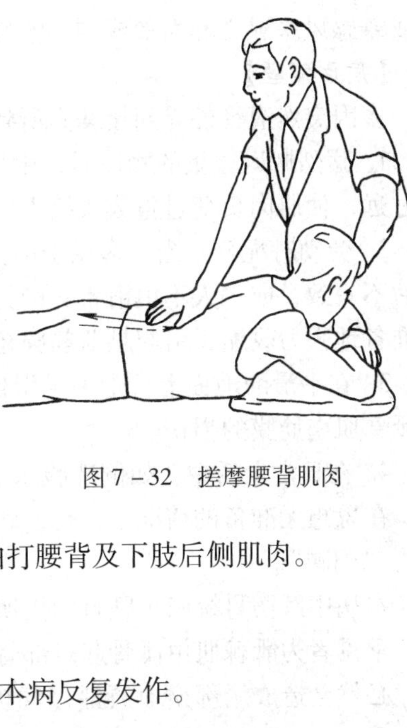

图 7－32　搓摩腰背肌肉

3. 辅助疗法

（1）寒湿凝筋型可配合热敷，疗效更佳。

（2）积极进行体育锻炼，提高机体免疫力，防止本病反复发作。

（3）血瘀凝筋型手法结束后，结合针灸、拔罐。

（4）理疗：用频谱仪照射背部，每日 1 次，每次 20 分钟，10 次为 1 疗程。

（5）配合小针刀疗法可以解除局部软组织粘连或肌肉的挛缩。

第九节　腰部软组织损伤

急性腰扭伤

急性腰扭伤是腰部肌肉、筋膜、韧带、椎间小关节、腰骶关节的急性损伤，从而引起腰部疼痛及活动功能障碍的一种病症。多系突然遭受间接外力所致。俗称闪腰、岔气。中医古代文献称为瘀血腰痛。损伤可使腰部肌肉、筋膜、韧带、关节囊等组织，受到过度牵拉、扭转，甚至撕裂。

急性腰扭伤是常见病，多发于青壮年和体力劳动者，平素缺少参加体力劳动锻炼的人，偶然参加劳动时不慎亦易发生损伤。男性较女性为多。急性腰扭伤若因处理不当或治疗不及时，可使症状长期延续，变成慢性。

腰部范围广，包括的关节多，腰部肌肉、筋膜、韧带和关节的急性损伤可单独发生，亦常合并存在，但不同组织的急性损伤其临床表现又不尽完全相同。急性腰扭伤临床常见于急性腰肌筋膜扭伤、急性腰部韧带损伤和急性腰椎后关节紊乱等。

急性腰肌筋膜扭伤

急性腰肌筋膜扭伤是一种较常见的腰部外伤，属于中医学闪腰、岔气范畴。急性损伤如治疗得当，可使损伤的腰肌筋膜修复，腰痛痊愈。若治疗不及时或治疗不当，即转为慢性或兼感风寒湿之邪而形成腰部慢性痹痛。

【病因病理】

多因突然遭受外界间接暴力所致，致伤的原因很多，最常见的损伤原因有以下几种：

1. 猛烈搬运过重的物体时，由于搬重物的姿势不正确，所搬物体的重心离躯干中轴线过远，使肌肉负荷过重或收缩不协调所致。

2. 劳动时配合不当，多见于两人搬抬重物时，一人上肩快或下肩早，或放下时动作先后不一致，或一人不慎滑手，则另一人思想无准备，瞬时处于不利的姿势下，致使腰肌无准备地强力收缩，引起腰肌筋膜扭伤。

3. 在平滑的地面上行走失足滑倒或下楼时不慎跌倒，腰部屈曲，下肢伸展，亦造成腰骶部肌肉筋膜的损伤。

4. 在日常生活中，如倒洗脸水、弯腰、起立，甚至咳嗽、喷嚏、打哈欠、伸腰等动作，在思想无准备的情况下，会使腰部肌肉骤然收缩而造成腰肌筋膜的扭伤，即人们所俗称的“闪腰”。

本病中医伤科统归于跌打闪挫所致。损伤时间、受力大小不同，组织损伤程度亦不一样。常见者为骶棘肌由骶骨起点部骨膜撕裂，或筋膜等组织附着点撕裂。筋膜损伤血脉破损，必然会造成局部瘀血凝滞，气机不通，遂产生瘀血肿胀、疼痛、活动受限等临床表现。

【诊断】

1. 有明显的外伤史，多为男性青壮年体力劳动者。

2. 腰部一侧或两侧剧烈疼痛，不能伸直，屈伸俯仰、转身起坐则疼痛加剧，整个腰部多不能活动，呈强直状，严重者不能起床，深呼吸、咳嗽、喷嚏时疼痛加剧。

3. 压痛点：绝大多数患者都有明显的局限性的压痛点，多在腰骶关节、第3腰椎横突尖和髂嵴后部。压痛点代表组织受伤处之所在。

4. 肌痉挛：主要发生于骶棘肌和臀大肌，因疼痛刺激所引起，也是对疼痛的一种保护性反应，可为单侧或双侧。

5. 脊柱生理性曲线的改变：肌肉、筋膜和韧带的撕裂可引起疼痛，疼痛可引起肌肉的保护性痉挛，不对称的肌痉挛可引起脊柱生理性曲线的改变。曲线的改变，亦是机体为了照顾受伤组织，照顾神经根免受刺激所产生的一种自动性调节。

6. 直腿抬高试验可引起腰部疼痛，乃因骨盆向后旋转，使腰部生理前凸变平，腰部受伤组织受牵拉所致。

7. X线检查：对于严重的腰扭伤患者，应拍腰骶部正、侧位X线片，必要时拍斜位片。一般软组织扭伤，X线片无异常表现。

【治疗】

1. 治疗原则　急性腰肌筋膜扭伤采用手法治疗疗效显著，它具有行气活血、消肿止痛、舒筋活络的作用。通过手法可以缓解肌肉和血管痉挛，增进局部血液循环，消除瘀滞，加速瘀血早日吸收，以促进损伤组织的修复。

2. 基本操作

（1）揉按法：患者俯卧治疗床上，肢体放松，术者先用两手大拇指或手掌，自大杼穴开始由上而下，经下肢环跳、委中、承山、昆仑等穴，施行揉按，次用手掌或大鱼际部揉按脊椎两旁肌肉各4～6次，使气血流畅，筋络舒展（图7－33）。

（2）推理腰肌：术者立于患者腰部健侧，以双手拇指在压痛点上方自棘突旁把骶棘肌向外下方推开，由上而下，直至髂骨后上棘，如此反复操作3～4次（图7－34）。

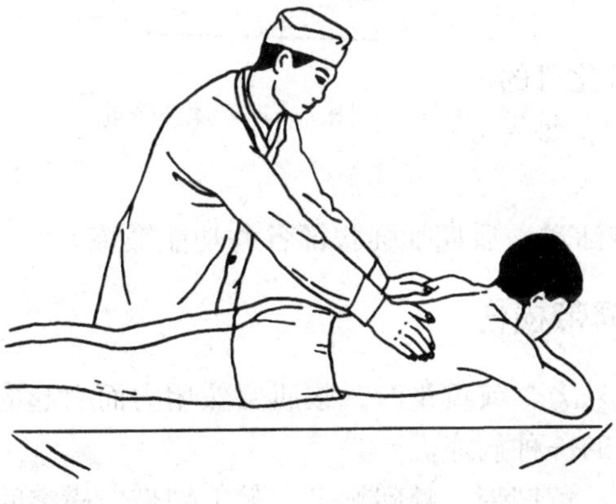

图7－33　揉按法

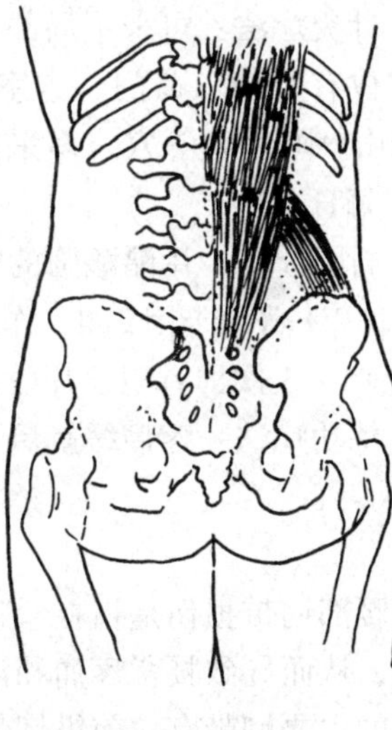

图7－34　推理腰肌

（3）捏拿腰肌：术者用两手拇指和其余四指指腹对合用力，捏拿腰部肌肉。捏拿方向与肌腹垂直，从腰1起至腰骶部臀大肌，由上而下，先轻后重，先患侧后健侧，重点推拿腰椎棘突两侧骶棘肌和压痛点最明显处，反复捏拿约1～2分钟（图7－35）。

（4）扳腿按腰：术者一手按其腰部，另一手肘关节屈曲，用前臂抱住病员一侧大腿下1/3，用力将下肢向后上抱起，两手配合，一手向下按压腰骶部，另一手托其大腿向上提拔扳腿，有节奏地使下肢一起一落，随后摇晃拔伸，有时可听到响声，每侧操作3～5次（图7－36）。

（5）揉按舒筋：术者以掌根或小鱼际着力，在患者腰骶部进行揉按手法，从上至下，先健侧后患侧，边揉按边移动，反复进行4～6次，使腰骶部感到微热为宜（图7－37）。

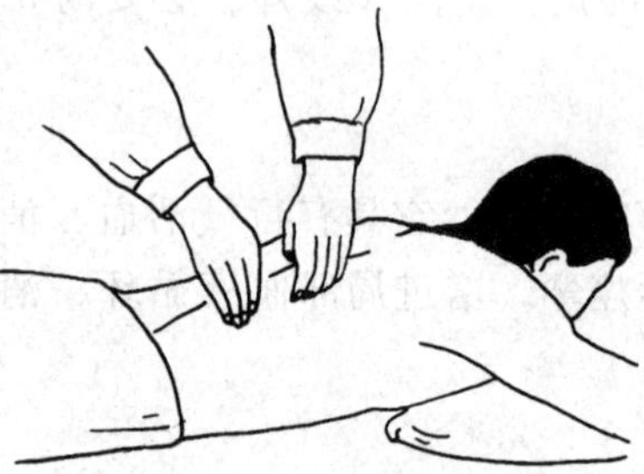

图 7－35 捏拿腰肌

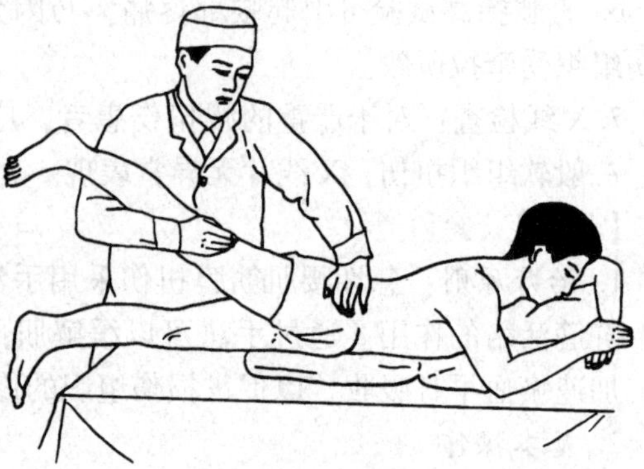

图 7－36 扳腿按腰

3. 辅助疗法

（1）固定疗法：伤后宜卧硬板床休息，以减轻疼痛，缓解腰肌痉挛，防止继续损伤。

（2）针灸疗法：可采用局部取穴，循经取穴。常用针刺穴位有肾俞、命门、志室、大肠俞、腰阳关、委中、承山、阿是穴等穴，多采用强刺激，留针 5～10 分钟，每日 1 次。

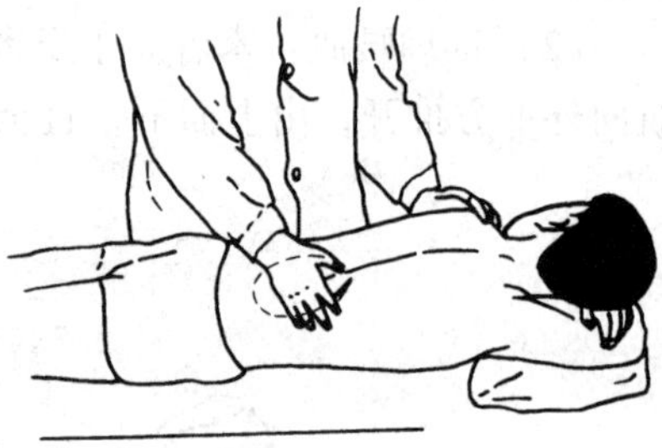

图 7－37 揉按舒筋

（3）封闭疗法：用醋酸强的松龙或醋酸氢化可的松 0.5ml 加 2% 普鲁卡因 2ml，作局部痛点封闭，每周 1 次，一般 1～3 次即有明显疗效。

（4）练功疗法：疼痛缓解后宜做腰部背伸活动，后期加强腰部各种功能锻炼。

急性腰部韧带损伤

急性腰部韧带损伤是指在弯腰时突然遭受外力，或负重时，腰肌突然用力而引起的急慢性损伤，从而导致腰背疼痛和活动功能障碍的一种病症。

腰部的主要韧带有：前纵韧带、后纵韧带、黄韧带、棘间韧带、棘上韧带、横突间韧带及脊椎各关节囊韧带。而临床常见的韧带损伤，主要是棘上韧带、棘间韧带和髂腰韧带。

腰部韧带限制椎骨间的过度活动。正常情况下肌肉的保护作用使韧带免于遭受过度的牵拉外力。当韧带处于紧张状态而肌肉收缩力量不足时，韧带则易被外力拉伤，甚至断裂。

棘上韧带是架在各椎骨棘突上的索状纤维组织，自上而下纵行，比较坚强，但在腰骶部此韧带比较薄弱。

棘间韧带处于相邻的棘突之间，呈长方形，其腹侧与横韧带相连，其背侧与背长肌的筋膜和棘上韧带融合在一起，棘间韧带的纤维较短，较棘上韧带为弱。腰部日常的屈伸动作，使棘间韧带经常遭受牵引和挤压，由于腰部活动最多，所受的应力也最大，所以腰椎 4、5 和腰 5 骶 1 之间的韧带损伤的机会也最多。

髂腰韧带较为坚强，从髂嵴后部的内侧面至第 5 腰椎横突，呈向下的斜行位置。该韧带有限制第5腰椎前屈的功能，可发挥其保护椎间盘的作用。在腰部运动时腰骶部所受应力最大，尤其是当腰部完全屈曲时，骶棘肌完全放松，整个脊柱的稳定性由韧带来承担，由于姿势不正或弯腰工作，也易招致韧带的损伤。

腰部韧带损伤，多见于青壮年体力劳动者，为多发病。损伤之后，若得不到及时恰当的治疗，常会拖延为慢性韧带损伤。每当体力劳动时，即感到腰部酸痛不适，甚至不能胜任繁重的劳动，临床上必须引起重视。

【病因病理】

1. 弯腰搬取重物：棘上韧带、棘间韧带、黄韧带以及髂腰韧带都有限制脊柱过度前屈的作用。这些韧带在正常的情况下皆能受骶棘肌的保护而免受损伤，但在人体充分弯腰搬移重物时，骶棘肌处于松弛状态，臀部肌肉和大腿后部肌肉收缩，以腰椎为杠杆将重物提起，支点常位于腰骶部，此刻韧带无骶棘肌保护，所以人体上半身的重量及重物全落在韧带上，因而在所搬的物体过重，重物距躯干支点过远时，极易造成棘上韧带、棘间韧带的损伤，尤以腰骶部最多见（图7－38）。

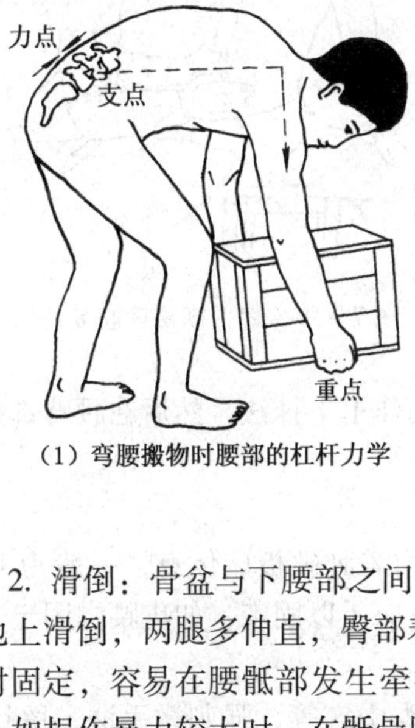

（1）弯腰搬物时腰部的杠杆力学

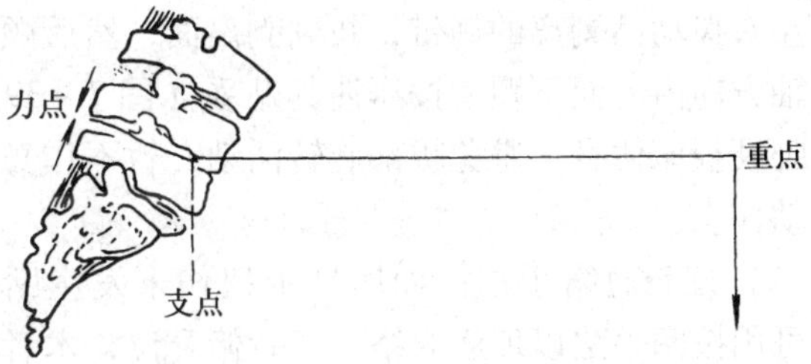

（2）重点、力点、支点的示意图

图 7－38

2. 滑倒：骨盆与下腰部之间为固定与活动的交界处。当患者自楼梯上不慎滑下或在平地上滑倒，两腿多伸直，臀部着地，躯干多屈曲。此时由于股后肌紧张，两髂骨及骶骨相对固定，容易在腰骶部发生牵拉性损伤，腰下部棘上、棘间韧带可首先部分或全部撕裂，如损伤暴力较大时，在骶骨固定的情况下，髂骨亦可同时向前屈曲或移位，引起骶髂关节韧带撕裂。

3. 直接外力的撞击：直接外力加于背部使腰部前屈，或腰部受外力直接挫伤，均可造成腰部韧带的损伤。此种损伤往往较重，多合并骨折、脱位或神经受伤。

腰部韧带限制椎间的过度活动，当韧带处于紧张状态而肌肉收缩力量不足时，韧带则易被外力拉伤，甚至断裂。屈曲外力可造成棘上、棘间韧带损伤，一般以腰骶间棘韧带损伤为最多，棘上韧带损伤为最多，棘上韧带损伤以胸椎段为多见。旋转外力可造成横突间或髂腰韧带损伤。

4. 慢性劳损：长期从事弯腰劳动，韧带经常受到牵拉而超出其弹性限度被拉松，逐渐发生水肿、炎症和粘连，刺激背神经后支而引起慢性腰痛。

【诊断】

1. 有明显外伤史。

2. 伤后腰骶部有撕裂感、剧痛。

3. 腰部活动受限，屈曲时疼痛加重。

4. 棘上、棘间处有明显压痛，棘突间距可增宽。

5. 普鲁卡因局部封闭后疼痛减轻或消失，也可确定损伤的性质和部位。

6. X 线检查：一般韧带损伤者，X 线片无异常表现；如有棘上棘间韧带断裂者，其棘突间距离可增大，同时可了解是否合并骨折或脱位。

【治疗】

1. 治疗原则　以理筋整复、休息制动、舒筋通络、活血止痛为其主要原则。

2. 基本操作

（1）手法理筋复位：如属棘上韧带撕裂或从棘突上剥离者，可用手法理顺复位。患者站立或端坐方凳上，术者坐在病人身后，以双手拇指触摸棘突，找到棘上韧带剥离处，嘱患者稍向前弯腰，术者一手拇指按于剥离的棘上韧带上端，向上推按牵引；另一手拇指左右拨动已剥离的韧带，找到剥离面，然后顺脊柱纵轴方向由上而下顺滑按压使其贴妥（图 7－39）。术后卧硬板床休息。避免腰部旋转活动，暂不作身体屈曲动作。

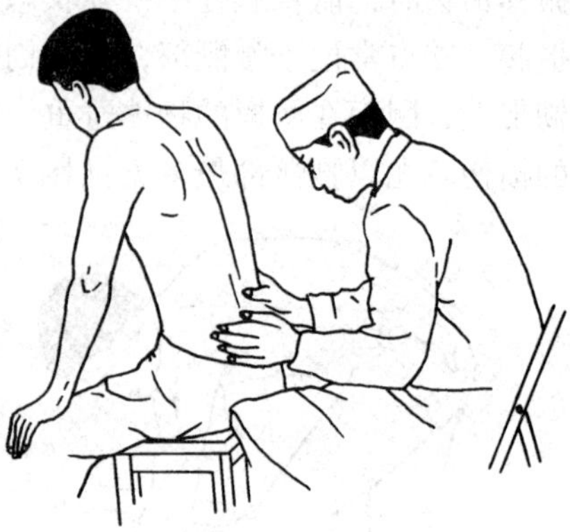

图 7－39　棘上韧带理筋复位法

（2）理筋通络手法：如属韧带扭伤未发生断裂者，可用按摩手法以理筋通络。患者俯卧位，术者先在脊柱两侧用按、揉手法治疗，用一手拇指在患部棘上韧带做与其呈垂直方向的弹拨治疗，并沿棘上韧带方向作上下抹法，然后在腰背部督脉上直擦，以透热为度。

3. 辅助疗法

（1）固定与休息：对一般急性腰部韧带损伤患者，均需卧硬板床休息，一般为 1～3 周。如属棘上、棘间韧带断裂者，在施行理筋复位手法后应予以固定，如皮腰围固定、腰柱固定等。

（2）针刺疗法：可针刺闪腰穴或阿是穴、后溪穴、委中穴等，强刺激手法，留针 10 分钟。亦可行手针治疗，在手背腕横纹远侧 1.5 寸、第 2 伸指肌腱桡侧、第 4 伸指肌腱尺侧处，用两根长毫针，分别斜刺于伸指肌腱与掌骨之间，进针 5～8 分，用捻转、提插强刺激手法，同时令患者作弯腰活动，腰痛缓解后即拔针。

（3）局部封闭：用醋酸强的松龙或醋酸氢化可的松 0.5ml 加 2% 普鲁卡因 2ml，作局部痛点封闭。

腰部劳损

腰部劳损系指腰部积累性的肌肉、筋膜、韧带、骨与关节等组织的慢性损伤，导致局部无菌性炎症，从而引起腰背部一侧或两侧的弥漫性疼痛，有人称为功能性腰痛。它是由于长期下蹲弯腰工作，腰背部经常性地过度负重、过度疲劳，或工作时姿势不正确，或因腰部解剖特点和缺陷等所致，但亦可因腰部急性损伤治疗不及时、治疗不当或反复受伤后遗留为慢性腰痛。

腰部劳损是腰痛中最常见的一种，它常常没有明显的外伤，而是在不知不觉中慢慢出现的一种腰腿痛疾患。各行各业的人员都可发病，体力劳动者和脑力劳动者的人数，往往没有多大差别。对生产劳动和生活影响较大，故应积极进行防治。

【诊断】

1. 腰部酸痛，反复发作，时轻时重，绵绵不愈，劳累后加重，休息后减轻，阴雨天或气候变化时症状加重，喜暖怕冷，急性发作时，各种症状明显加重。

2. 腰部压痛广泛，压痛点多在骶髂关节背面和腰椎横突处，轻者压痛不明显，重者一侧或双侧骶棘肌、腰肌僵硬，感觉迟钝。

3. 腰部活动无明显障碍，部分患者可有脊柱侧弯及下肢牵涉痛。神经系统检查多无异常，直腿抬高试验阴性。

4. X 线检查除少数可发现腰骶椎先天性畸形或骨质增生外，多无异常发现。

【治疗】

1. 治疗原则 舒筋活血、松解粘连、滑利关节、温补督肾、祛邪通络。

2. 基本操作 体位：患者取俯卧位，医者立于一侧。

（1）揉腰骶部，反复操作 2～3 分钟。

（2）㨰揉腰骶部，反复操作 2～3 分钟。

（3）推督脉、膀胱经，由上向下，单方向直线推动，反复操作 4～6 遍，以舒筋止痛。

（4）捏拿腰肌、骶棘肌 4～6 遍，以舒筋活血、解痉止痛。

（5）扳腰：按腰扳腿，按腰扳肩，旋扳腰，力量根据患者体质决定，不可用暴力，以免造成医源性损伤，一般反复操作 1～3 次。

（6）点按穴位：取命门、腰阳关、肾俞、大肠俞、关元俞、八髎、环跳、殷门、委中及阿是穴等穴，用较重的按揉点振，每穴约 1 分钟，酸胀为度，以舒筋活血、调理经气。

（7）用按摩乳或活血酒为介质，直擦腰背部两侧膀胱经，横擦腰骶部，以透热为度。

（8）用拍打棒纵向击打腰骶部，腰部用力较轻，骶部用力稍重，以皮肤微红为度。

3. 辅助疗法

（1）针灸疗法：取肾俞、腰阳关、关元俞、承扶、委中、昆仑、阿是穴诸穴，用毫针刺，施平补平泻法，每日 1 次，留针 20 分钟，7 次为 1 疗程。并配合艾灸、火罐等。

（2）穴位注射疗法：用当归注射液、丹参注射液或维生素 B_1、B_{12} 2～4ml 作穴位注射。2～3 日 1 次，6 次为 1 疗程。采取循经或邻近取穴，可分为 2～3 组交替进行封闭。

（3）理疗：可采用红外线、超短波、TDP 灯和中药离子导入等。

（4）练功疗法：加强腰背肌锻炼，如五点支撑法、拱桥式锻炼、俯卧起坐、飞燕式锻炼。

第 3 腰椎横突综合征

第 3 腰椎横突综合征是以第 3 腰椎横突部明显压痛为特征的慢性腰痛，又叫第 3 腰椎横突周围炎、第 3 腰椎横突滑囊炎，是指腰 3 横突及周围软组织的急慢性损伤、劳损及感受风寒湿邪，致腰 3 横突发生无菌性炎症，刺激腰脊神经而引起腰臀部疼痛的综合症候群。由于第 3 腰椎居全腰椎之中心，活动度大，其横突较长，抗应力大，劳损机会多，故易产生腰痛和臀痛。本病好发于从事体力劳动的青壮年，是临床常见的腰背痛的疾病之一。

【病因病理】

1. 急性腰部软组织损伤后，未能及时治疗或诊治不当，或因反复多次损伤，腰三横突出血渗出，产生纤维变性或形成瘢痕和粘连，压迫或刺激脊神经后支而产生腰痛。

2. 长时间习惯性姿势不良，使腰部肌肉、筋膜、软组织过度疲劳而引起腰部酸痛。正常时两侧横突附近的肌肉、筋膜、韧带是相互拮抗或起协同作用的，以维持人体的动态平衡。若因一侧腰部肌肉、筋膜和韧带长期经常紧张，易打破这种平衡而产生腰痛。

3. 风、寒、湿邪外因侵袭后，局部可出现肌肉痉挛、小血管收缩，影响到局部的代谢和营养障碍，而产生慢性腰痛。

当第三腰椎横突处受到以上病因的侵袭时，可在局部产生瘢痕组织，并与周围正常组织发生粘连或肌肉痉挛，影响局部神经的血供和营养，从而通过神经的反射产生腰痛和放射性的下肢痛。

【诊断】

1. 腰痛或腰臀部弥漫性疼痛，可向大腿后侧至腘窝平面以上扩散，晨起或弯腰疼痛加重，有时翻身及步行困难，腰部活动受限。

2. 第三腰椎横突尖端有明显压痛，可触及粗硬的条索或圆形硬块。

3. 臀中肌外缘可触及条索状物，并有压痛。个别病人股内收肌挛缩紧张，有压痛。

4. 检查直腿抬高试验阳性，但加强试验阴性。

5. X线检查：可见第三腰椎横突明显过长，左右横突不对称或向后倾斜，还可见第三腰椎横突肥大。

【治疗】

1. *治疗原则* 舒筋活血通络，松解粘连，软坚散结。

2. *基本操作*

（1）推揉压按骶棘肌法 患者俯卧，两下肢伸直，术者立于其左，两手手掌或大鱼际从第10胸椎起，自上而下轻快反复地推、揉、压按脊柱两侧的骶棘肌，直至骶骨背面或臀部的股骨大转子附近，并以两手拇指分别反复揉压两侧委中穴、承山穴。施术应以患侧为主。

（2）弹拨第3腰椎横突处，用一手拇指在第3腰椎横突处作与条索状硬块垂直方向弹拨，弹拨要由浅到深，由轻到重，然后用拇指或肘尖在该处反复揉压。

（3）捏拿㨰擦腰肌 沿患侧骶棘肌自上而下地捏拿，再用深沉缓和的㨰法，上下往返治疗，然后沿骶棘肌纤维方向自上而下地搓擦，同时配合腰部后伸被动活动。

（4）在患侧腰及下肢用轻柔的掌根揉或鱼际揉法结束治疗，时间3～5分钟。配合点按环跳、秩边、委中、承山等穴，以舒筋通络、活血散瘀。

3. *辅助疗法*

（1）针灸疗法：作阿是穴针刺治疗，深度4～8cm，留针10～15分钟，每日1次，10次为1疗程，1～2疗程后常有明显疗效。

（2）局部封闭疗法：用醋酸强的松龙0.5ml加2%普鲁卡因2ml，在压痛点明显的第3腰椎横突处作滑膜及其周围组织的浸润注射。每周1次，共2～3次即可。

（3）拔罐疗法：在腰部及患侧下肢阿是穴处拔火罐，留罐15分钟，以达到疏通筋络止痛之效，每日1次，10次为1疗程。

（4）局部热敷、理疗。

腰椎小关节滑膜嵌顿

腰椎小关节滑膜嵌顿，亦称腰椎后关节紊乱或腰椎间小关节综合征，是指因椎间小关节的解剖位置改变，而导致脊柱机能失常所引起的一系列临床症候群。中医称为“闪腰”、“弹背”。多由于轻度的急性腰扭伤或弯腰猛然起立，很可能由于关节突扭动使滑膜嵌插于关节内，使脊柱活动受限。伤后腰部立即发生难以忍受的剧痛，其疼痛程度远远超过一般的急性腰扭伤。以往由于对其发病机制的认识不十分清楚，多被误诊为急性腰肌筋膜扭伤或急性腰肌纤维织炎等，而延误治疗，产生慢性腰痛。

本病是临床上的一种常见病，是引起急性腰痛的常见原因之一。其发病年龄以20～40岁为多见，男性多于女性。

【病因病理】

1. 腰椎后关节为上位椎骨的下关节突与下位椎骨的上关节突所构成。每个关节突面是互成直角的两个面，一呈冠状位，一呈矢状位，所以侧弯和前后屈伸运动的范围较大。至腰骶关节，则小关节面成为介于冠状和矢状之间的斜位，由直立面渐变为近似水平面，上下关节囊较宽松，可做屈伸和旋转各种运动，其活动范围更为增大。当腰部突然闪扭，或突然无准备地弯腰前屈和旋转，腰椎后关节后缘间隙张开，使关节内产生负压，吸入滑膜。此时，腰脊椎突然后伸时，滑膜就可能来不及退出而被嵌夹在关节面之间，形成腰椎后小关节滑膜嵌顿，或关节突关节面的软骨相互错位，可引起腰部剧烈疼痛。若有先天性腰骶关节突不对称，一侧关节突发生斜向运动，使骨膜更易嵌入，或关节突错位。

2. 滑膜和关节囊有丰富的感觉和运动神经纤维，对于刺激和炎症反应极为敏感。当滑膜嵌顿后，滑膜可因关节的挤压而造成严重的损伤，必然导致充血和水肿，因而引起剧烈的疼痛和反射性腰肌痉挛。如不及时解脱嵌顿，则会发生关节炎或粘连，形成慢性腰痛。

【诊断】

1. 多有腰部扭伤、闪腰或弯腰后立即直腰的病史。伤后腰部立即发生难以忍受的剧烈疼痛，表情痛苦，不敢活动，特别惧怕他人的任何搬动，甚至轻轻移动下肢或轻整床褥时都可引起无法忍受的疼痛。全部腰肌处于紧张状态和僵板，腰部的活动功能几乎完全丧失，站立时髋、膝关节常取半屈位，两手扶膝以支撑。待嵌顿解除后，剧痛亦自行缓解或转为一般扭伤后的腰痛。

2. 检查腰部呈僵直屈曲位，后伸活动明显受限，一般无神经根刺激性体征。触诊时发现患椎棘突偏歪，棘突间隙无变化，多在腰4、5或腰5骶1棘突和椎旁有明显压痛。

3. X线检查有时可显示后关节排列方向不对称，或有腰椎后突和侧弯，椎间隙左右宽窄不等。但主要诊断依据是临床症状和体征。

4. 本病与急性腰肌筋膜扭伤鉴别：急性腰肌筋膜扭伤时，腰部各方向的活动均受限制，并引起疼痛加剧，在棘突旁骶棘肌处、腰椎横突或髂嵴后部有压痛，压痛点较表浅。急性腰椎后关节滑膜嵌顿，腰前屈尚可，但不能过度前屈，腰部被动旋转活动和后伸受限，并使疼痛加剧，其疼痛程度远远超过腰肌筋膜扭伤，腰肌痉挛或僵硬，棘突两侧有深处的压痛。

【治疗】

1. *治疗原则* 解除滑膜嵌顿，缓解腰肌痉挛，纠正小关节功能紊乱，迅速消除疼痛，恢复正常功能。如果诊断明确，施行手法治疗，临床症状迅速得到消除或缓解。临床上除采用一般的行气活血、解痉止痛的腰部推拿手法外，可选用以下手法解除滑膜嵌顿。

2. *基本操作*

（1）牵抖法：患者俯卧位，一助手双手拉住患者腋下，或患者自己双手抓住检查床头，术者握患者双踝关节，作对抗牵引，持续1分钟后，再慢慢松开。如此重复数次，然后用力将下肢快速地上下抖动数次，使牵引之力传递至腰部（图7－40）。令患者慢慢起床，一般都可使腰部伸直，必要时第2天可重复牵抖治疗，使腰能全伸。

（2）斜扳法：患者侧卧位，患侧在上，髋、膝关节屈曲，健侧髋、膝关节伸直。术者立于背侧，一手推臀，一手扳肩，两手相对用力，使上身旋后，骨盆旋前，令患者腰部放松，活动至最大范围时，用力作一稳定的推扳动作。此时往往可听到清脆的弹响声，疼痛可随之缓解（图7－41），也可用背法（图7－42）。

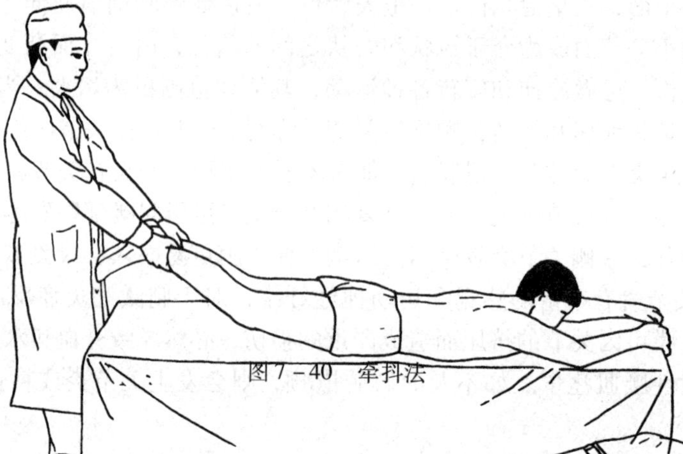

图7－40 牵抖法

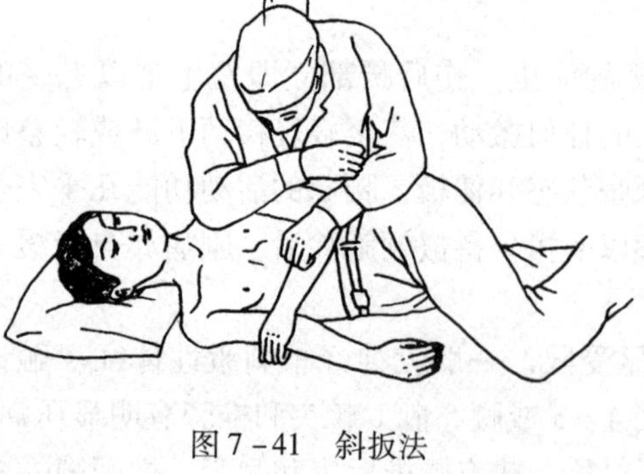

图7－41 斜扳法

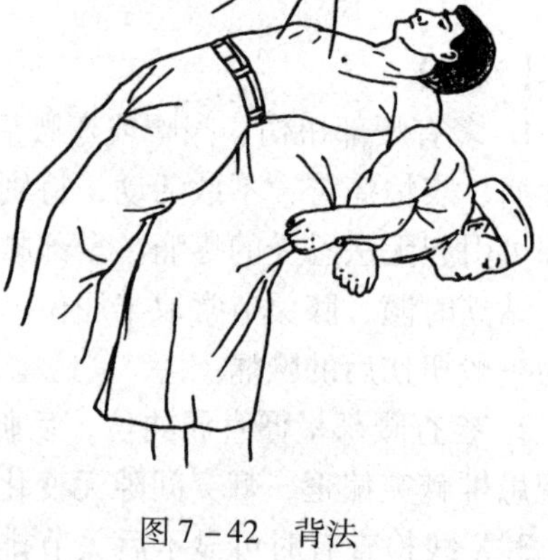

图7－42 背法

临床选用何种手法进行治疗，主要根据患者病情，采用患者易于接受的体位，以及与其相适应的手法进行治疗，这样可缓解患者的恐惧心理，使腰部的肌肉易于放松，治疗中能得心应手，易于获得成功。也可采用坐位脊柱旋转复位法（操作方法见腰椎间盘突出症一节）。

3. 辅助疗法

(1) 针灸治疗：取阿是穴并在其邻近部位取穴，如肾俞、志室、气海俞、腰阳关等穴，针刺后可加拔火罐，以散瘀止痛、通经活络。

(2) 局部封闭疗法：可用醋酸氢化可的松或强的松龙 25mg 加 2% 普鲁卡因 5～10ml 局部痛点封闭。

(3) 理疗：患部用音频治疗，每日 1 次，10 次为 1 疗程。

(4) 药物治疗

①内服药 急性期，治宜行气止痛、活血化瘀，可选用顺气活血汤、和营止痛汤。或选用成药七厘散、三七片。后期，治宜补益肝肾，可选用补肾健筋汤、补肾壮筋汤等。

②外用药 经手法治疗后，临床症状多可基本消除，但有时仍感腰痛不适。可适当地选用消瘀止痛的外用药物，局部外敷双柏散、消炎散、舒筋止痛药膏，或外擦红花油、万花油、治伤水等。

(5) 固定与休息：急性期应适当卧床休息 1～2 周。症状缓解后，工作时应用腰围或宽布带固定。

(6) 练功疗法：急性症状解除后，锻炼腰背肌和腹肌，可适当地下床活动。

第十节 腰椎间盘突出症

腰椎间盘突出症，又称腰椎间盘纤维环髓核突出症，它是腰椎间盘发生退行性病变之后，在外力的作用下，纤维环破裂、髓核突出，刺激或压迫神经根、血管或脊髓等组织所引起的腰痛，并且伴有坐骨神经放射性疼痛等症状为特征的一种疾病。

腰椎间盘突出症是临床上最常见的腰腿痛疾患之一，好发于 20～45 岁的青壮年，男多于女，其发病部位以腰 4～5，腰 5～骶 1 之间椎间盘突出最常见，其次见于腰 3～4 椎间盘突出。

【病因病理】

1. 内因

(1) 解剖结构的因素：腰椎间盘纤维环后外侧较为薄弱，后纵韧带纵贯脊柱的全长，加强了纤维环的后面，但自第 1 腰椎平面以下，后纵韧带逐渐变窄，至第 5 腰椎和第 1 骶椎间，宽度只有原来的一半。腰骶部是承受动、静力最大部分，故后纵韧带的变窄，造成了自然结构的弱点，使髓核易向后方两侧突出。

(2) 椎间盘的退变和发育上的缺陷：椎间盘随年龄的增长，可有不同程度的退变，至 30 岁以后退变明显开始。由于负重如脊柱运动的机会增多，椎间盘经常受到来自各方面的挤压、牵拉和扭转应力，因而容易使椎间盘发生脱水、纤维化、萎缩、弹力下降，致脊柱内外力学平衡失调，稳定性下降，最后因外伤、劳损、受寒等外因导致纤维环由内向外破裂。这是本病发生的主要原因。

2. 外因

(1) 损伤和劳损：尤其是积累性损伤，是引起该病的重要因素。由于腰椎排列成生理性前凸，椎间盘前厚后薄，人们在弯腰搬运重物时，由于受到体重、肌肉和韧带等张力的影响，髓核产生强大的反抗性张力，在此情况下，如腰部过度负重或扭伤，就很可能使髓核冲破纤维环而向侧后方突出，引起脊神经根、马尾或脊髓的刺激或压迫症状。

椎间盘在弯腰活动或受压时则变形，此时，椎间盘吸水能力降低，直至压力解除后，变形和吸水能力方能恢复。若长期从事弯腰工作，或腰部积累性劳损，至髓核长期得不到正常充盈，纤维环的营养供应也长期不足，加之腰背肌肉张力增高，导致椎间盘内压力升高，故轻微外力也可使纤维环破裂而致髓核突出。

（2）寒冷刺激：长期受寒冷的刺激，使腰背肌肉、血管痉挛收缩，影响局部血液循环，进而影响椎间盘的营养供应。同时，由于肌肉的紧张痉挛，导致椎间盘内压力升高，特别是对于已变性的椎间盘，更可造成进一步的损害，致使髓核突出。

其主要病理改变是椎间盘的退变或发育缺陷，加之外力的作用，造成椎间盘的纤维环破裂，髓核突出，刺激和压迫神经根而发生一系列的临床症状。临床上根据髓核突出的程度，分为三型：

①隐藏型（幼弱型）：纤维环不全破裂，其外层尚保持完整，髓核在受压情况下，向破裂部分突出。

②突出型（移行型）：纤维环裂隙较大，但不完全，外层尚保持完整，髓核突出较大，呈球状，此型可转为破裂型，可经手法复位而治愈。

③破裂型（成熟型）：纤维环完全破裂，髓核从破裂的纤维环向外突出。此种情况，回纳较困难。

【诊断】

1. 病史：有腰部外伤、慢性劳损或受寒湿史。大部分病人在发病前有慢性腰痛史。

2. 常见年龄：青壮年。

3. 好发部位：腰椎4～5，腰椎5～骶椎1。

4. 症状体征

（1）主要症状是下腰痛，沿坐骨神经向下肢放射性疼痛，当行走、站立、咳嗽、喷嚏，用力排便、弯腰、伸膝起坐或负重及劳累时症状加重，屈髋、屈膝卧床休息后可减轻。如向椎管内突出，可压迫马尾神经出现部分性双下肢瘫痪，会阴麻木和大小便功能障碍，病程长者常觉小腿、足背外侧、足跟和足底外侧麻木。

（2）腰部畸形：发病时，腰部僵硬，病人可有功能性脊柱侧弯，腰椎生理前凸减弱或消失，病者为了防止神经根的刺激，而用改变体位来放松神经根，这是一种保护性的反应。脊椎侧弯可以侧向患侧，也可侧向健侧。当椎间盘突出在受压神经根的内下方时，则脊柱侧向健侧，受压神经根可得到缓解；椎间盘突出在受压神经根的外上方时，则脊椎侧弯向患侧，可使受压神经根可得到缓解。前屈明显受限，后伸受限较少。侧弯则根据畸形方向而出现疼痛或受限，一般弯向凹侧，疼痛减轻；弯向凸侧，疼痛将加重。

（3）压痛点：压痛点的位置有定位意义。若在某腰椎间隙棘突旁有深在压痛，并引起或加剧下肢放射痛，即证明该椎间隙是腰椎间盘突出的部位，在患侧臀上神经处、腘窝部或承山穴处都可有压痛。若俯卧位检查局部压痛不明显时，病人可取站立位后伸，并向患侧弯曲，使腰背肌松弛，再压棘突旁，如系椎间盘突出，可产生强烈窜痛，直至足跟。

（4）患肢温度下降：患者感觉患肢不温、怕冷，要与健肢对比。

（5）腰部运动障碍：腰部各方向活动均受限，尤以后伸和前屈为甚。

5. 检查

（1）直腿抬高试验：患者仰卧，患肢直腿抬高时出现患肢疼痛或窜麻感，为阳性。此病多数患者该试验阳性。这是直腿抬高时坐骨神经受牵拉所致。

（2）屈颈试验：患者仰卧，双下肢伸直，医者一手托住患者头部，将头颈压至极限前屈位，若腿痛加重为阳性。此是因为牵拉脊髓或粘连的神经根所致。

（3）足拇背伸试验：患者仰卧，医者用双手拇指分别压住患者两侧拇趾背侧，嘱病人用力背伸，如肌力减退为阳性。此多为腰4神经根受压迫的表现。

（4）颈静脉压迫试验：患者仰卧，医者用手指压住双侧颈静脉，患肢窜痛感加重为阳性。此为加压后脑脊液压力增高，受累神经根随膨胀的硬膜移动所致。

（5）跟腱反射：用叩诊锤叩击跟腱，腰5～骶1椎间盘突出者，多为患侧反射减弱；中央型突出常有双侧跟腱反射减弱。

（6）感觉检查：用棉花纤维触及或用针头点刺双侧下肢皮肤进行对比，如腰4～5椎间盘突出，可表现为足背或小腿前外侧感觉减弱；腰5～骶1椎间盘突出可表现为足底外侧和足跟皮肤感觉减退；中央型突出可见马鞍区感觉降低。

6. 辅助检查

（1）X线检查

①X线摄片检查　有坐骨神经痛的患者，常需作X线摄片检查。若发现椎间隙发生左右不等宽，或有椎间盘钙化影像及增生现象，说明椎间盘有退行性改变。若发现椎间隙前窄后宽，左右不等宽，皆与保护性姿态有关，必须与临床体检及定位相符才有意义，不能作为独立诊断依据。所以X线检查只能用于与骨病相鉴别使用。

②脊髓造影　脊髓造影在疑有椎管内病损或临床检查与症状不符时使用。临床常用造影剂有油剂、水溶性造影以及空气。

（2）CT检查　对诊断脊柱疾病极为有价值，能显示硬膜囊界限以及神经根袖。但不能确定椎管内肿瘤和蛛网膜炎，也不能区分瘢痕及椎间盘。

（3）磁共振影像　是显示脊柱的最新技术，能证明椎管内肿瘤，检查整个脊柱，辨别椎间盘退行性变。

【治疗】

1. 治疗原则　舒筋通络，活血止痛，松解粘连，理筋整复，消瘀退肿，缓解腰臀腿肌肉痉挛。

（1）降低椎间盘内压力，增加盘外压力，促进突出物回纳，为纤维环的修复创造有利条件。

（2）改变突出物的位置，松解（粘连）解除或减轻神经根的压迫。

（3）加强局部血液循环，促进受损神经根恢复正常功能。

2. 基本操作

（1）卧位推拿手法

①揉摩法：患者俯卧，术者立其身旁，以双手拇指和手掌自肩部起循脊椎两旁足太阳膀胱经路线自上而下，揉摩脊筋，过承扶穴后改用揉捏，下至殷门、委中而过承山穴，重复3次。

②按压法：术者双手交叉，右手在上，左手在下，以手掌自第1胸椎开始，沿督脉向

下按压至腰骶部，左手在压按时稍向足侧用力，反复3遍。再以拇指点按腰阳关、命门、肾俞、志室、居髎、环跳、承扶、委中等穴。

③㨰法：术者于背腰部督脉和足太阳膀胱经，自上而下施行㨰法，直至下肢承山穴以下，反复3次。重点在下腰部可反复多次。

④牵引按压法：患者俯卧，两手把住床头。一助手在床前拉住患者腋部，一助手拉住两踝，向两端拔伸牵引约10分钟，术者立于病员一侧用拇指或手掌按压椎旁压痛点。按压时力由轻变重。此法可使椎间隙增宽，髓核还纳。

⑤抖法：患者俯卧，双手把住床头。术者立于患者足侧，双手握住患者双踝，在用力牵引的基础上，进行上下抖动，左手掌揉按下腰部，反复进行2~3次。

⑥俯卧扳腿法：术者一手按住腰部，另一手托住患者对侧膝关节部，使该下肢尽量后伸，双手同时交替用力，可听到有弹响声，左右各作1次。

⑦斜扳法：患者侧卧，卧侧下肢伸直，另一下肢屈曲放在对侧小腿上部。术者站在患者背后，一手扶住病人髂骨缘后外缘，另一手扶住病人肩前方，同时拉肩向后，推髂骨向前，使腰部扭转，有时可听到或感觉到“咔嗒”响声。

⑧㨰摇：病人仰卧，两髋膝屈曲，使膝尽量靠近腹部。术者一手扶两膝部，一手挟两踝部，将腰部旋转㨰动，再将双下肢用力牵拉，使之伸直。推拿按摩后病人多感到轻松舒适，症状减轻。

以上手法应遵循辨证施治的原则，按患者的体质、年龄、病期、腰部活动受限的方位，以及手法过程中与手法后病人的感受情况等，灵活选用，不宜千篇一律。

（2）麻醉推拿手法

以硬膜外麻醉较为安全，麻醉后，施行推拿手法。

①患者仰卧，两助手分别握患者两足踝部及两侧腋窝部，作对抗拔伸，然后将患肢屈髋屈膝，作顺时针旋转髋关节3~4圈后，再将患肢作直腿抬高试验，并在最高位置时用力将踝关节背伸，共作3次，健侧也作3次（图7-43）。

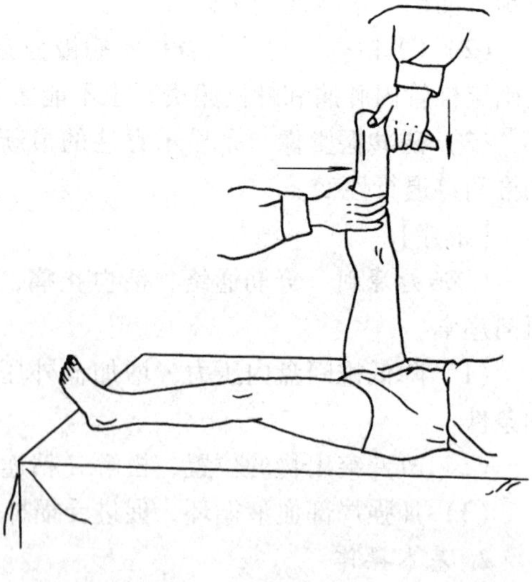

图7-43 直腿抬高法

②患者侧卧：患侧在上，术者站于患者背后，以一侧手臂托起患侧之大腿，另一手压住患侧腰部，先转动髋关节2~3圈，再将髋关节在外展30°位置下作向后过伸2次，即拔腿（图7-44）。换体位作另一侧。

③患者俯卧，术者将两下肢摇动2~3圈（此时腰部随之摇动），然后作腰过伸，共2次（图7-45）。

④患者俯卧，助手2~3人再作一次腰部拔伸，同时术者用掌根按压第4、5腰椎棘突部，共作3次，每次约1分钟（图7-46）。

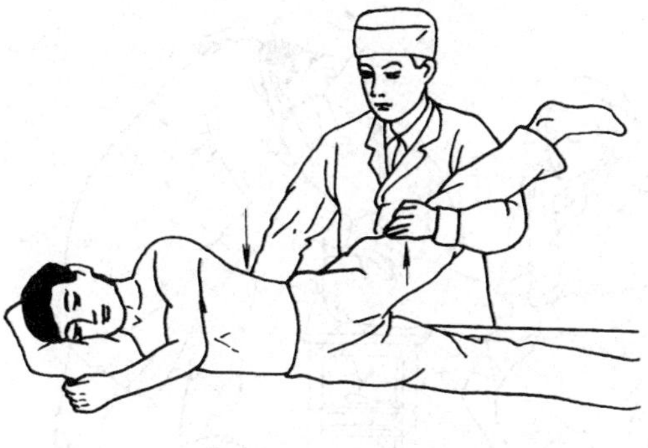

图 7－44 侧卧扳腿法

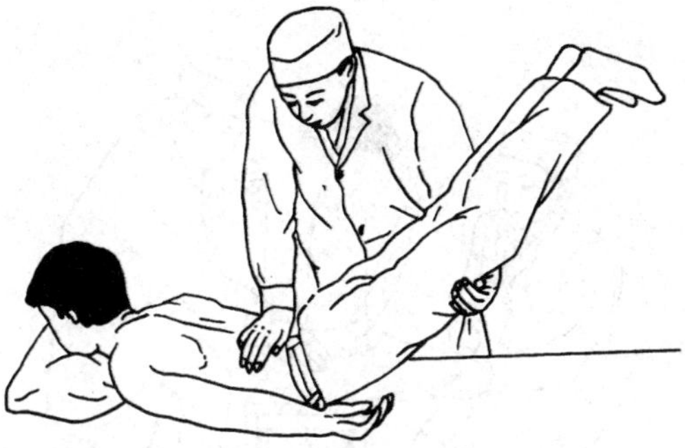

图 7－45 俯卧位运腰法

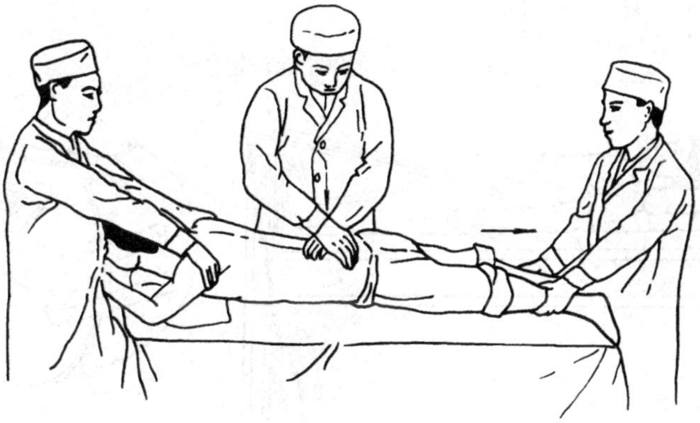

图 7－46 俯卧对抗牵引按压法

在麻醉下施行手法的过程中，要注意麻醉反应。术中当天可有腰痛、腹胀等反应。第 2 天起腰痛即逐渐减轻。一般需严格卧硬板床 3 周。

3. 旋转复位手法：患者端坐方凳上，两足分开与肩同宽。以右侧痛为例，术者立于患者之右后侧，右手经患者右腋下至患者颈后，用手掌压住颈后，拇指向下，余四指扶持左颈部，同时嘱患者双足踏地，臀部正坐不要移动，术者左拇指推住偏歪的腰椎棘突之右侧压痛处。一助手面对患者站立，两腿夹住并用双手协助固定患者左大腿，使患者在复位时能维持正坐姿势。然后术者右手压患者颈部，使上半身前屈 60°～90°，再继续向右侧弯，在最大侧弯时使患者躯干向后内侧旋转。同时左拇指向左顶棘突，此时可感到指下椎体轻微错动，有“喀嗒”响声（图 7－47）。最后使患者恢复正坐，术者用拇食指自上而下理顺棘上韧带及腰肌。

3. 辅助疗法

（1）牵引 主要采用骨盆牵引法，适用于早期病人或反复发作的急性病人。患者仰卧于牵引床上，腰髂部绑好牵引带后，每侧用 10kg 重量作牵引，并抬高足跟一侧的床架作对抗牵引，每天牵引 1 次，每次持续牵引约 30～60 分钟，可坚持 4～6 周，牵引的重量和时间应结合病人具体情况而定（图 7－48）。或用电动牵引床牵引。

（2）针刺疗法 取肾俞、环跳、委中等穴位，每日 1 次，10 次为 1 疗程。亦可用药物作穴位注射。

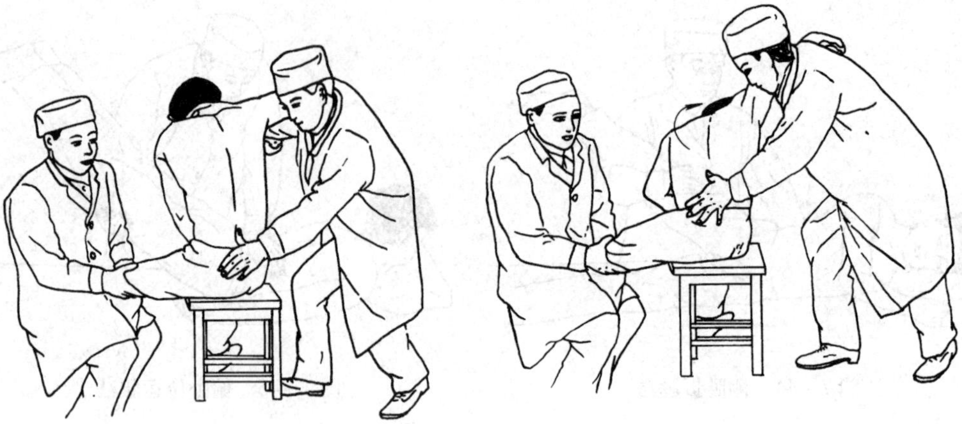

(1)　　(2)

图 7－47　坐位脊柱旋转复位法

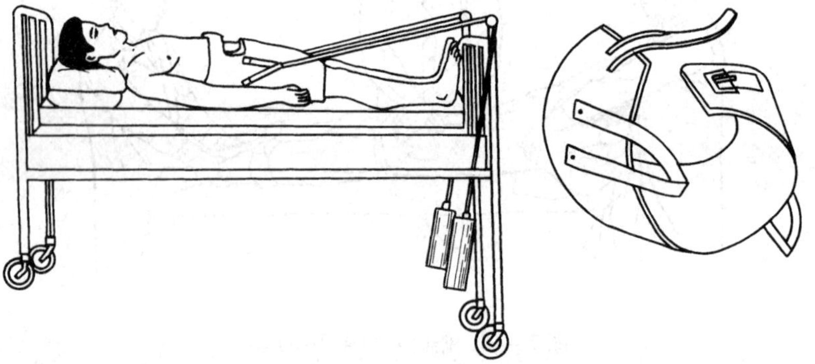

图 7－48　骨盆牵引

（3）硬膜外注射醋酸强的松龙 25mg 加 2% 普鲁卡因 2～3ml。每周 1 次，3 次为 1 疗程，效果较好。注射应严格在无菌操作下进行，注意勿将药液漏入硬脊膜腔内。

（4）休息与固定急性期应完全卧床休息，卧床可减轻体重对椎间盘的压力，减少因负重而增加的损伤，使突出的椎间盘和附近软组织的炎症反应消退。一般经严格的卧床休息 3 周后症状可基本缓解。待症状基本消失后，可戴腰围保护下起床活动。

第十一节　胸胁屏伤

胸胁屏伤，是指胸壁软组织在呼吸道及外力的作用下引起胸胁部气机壅滞，出现以胸部板紧掣痛、胸闷不舒为主要症状的一种病症。多见于重体力劳动者，俗称“岔气”。

【病因病理】

胸胁屏伤，多因屏气用力，或准备不足下骤然用力过猛，如提拉托举、搬运重物、扛抬负重时，姿势不良，肋间和胸部肌肉受到过度牵拉而致伤；或由于呼吸肌的猛烈收缩，使胸腔内压力骤然增高，导致呼吸道和肺组织的损伤，严重者引起气管和支气管破裂，合并气胸、纵隔气肿和皮下气肿等。从而使气机阻滞，经络受阻，壅塞横逆，不通则痛。因此，屏伤多以伤气为主，严重者可由气及血，产生气血两伤。

【诊断】

1. 一般有明确的外伤史。

2. 胸胁部或肩部疼痛或有刺痛、闷胀等感觉，范围较广，疼痛部位走窜不定，呼吸、咳嗽时有牵扯痛，活动时症状加重。伤及肺组织者可能痰中带血，严重者面色青紫、心慌、气急、胸肋胀痛，甚至咯血。

3. 局部检查，轻伤者呼吸音减弱，其他体征不明显，重伤胸部叩诊呈鼓音，语颤和呼吸音均减弱，气管向健侧移。肌纤维断裂处有固定压痛。胸廓挤压试验阳性。气血两伤患者可见损伤部位有青紫瘀斑和肿胀，压痛明显，拒按。

4. 严重肺组织损伤时，X线检查可见肺内出血点聚集成片状阴影。并能排除肋骨骨折。

【治疗】

1. 治疗原则　行气止痛，活血化瘀，理筋整复。在损伤后第2天，可开始按摩治疗。中医将其分为伤气型与气血俱伤型两种类型进行治疗。

2. 基本操作

（1）伤气型

①主证：伤后胸闷不适，隐隐窜痛，不敢深呼吸者。治以宽胸顺气止痛法。

②操作步骤：医者先用拇指点按章门、期门、大包、膻中及相应背部的膀胱腧穴，以行气止痛。然后掌揉、摩或擦胸胁部及肩部患处，以解除肌肉痉挛。

患者正坐，患侧在右，医者以右前臂自前向后插于腋下，以右前臂向上提拉（即拔伸）肩部，将移位的关节和痉挛的肌肉理顺。随后嘱患者用力大口吸气，医者以左手掌根部叩击右胸背侧患处一次。再令患者作深呼吸，则疼痛即可消失（图7－49）。

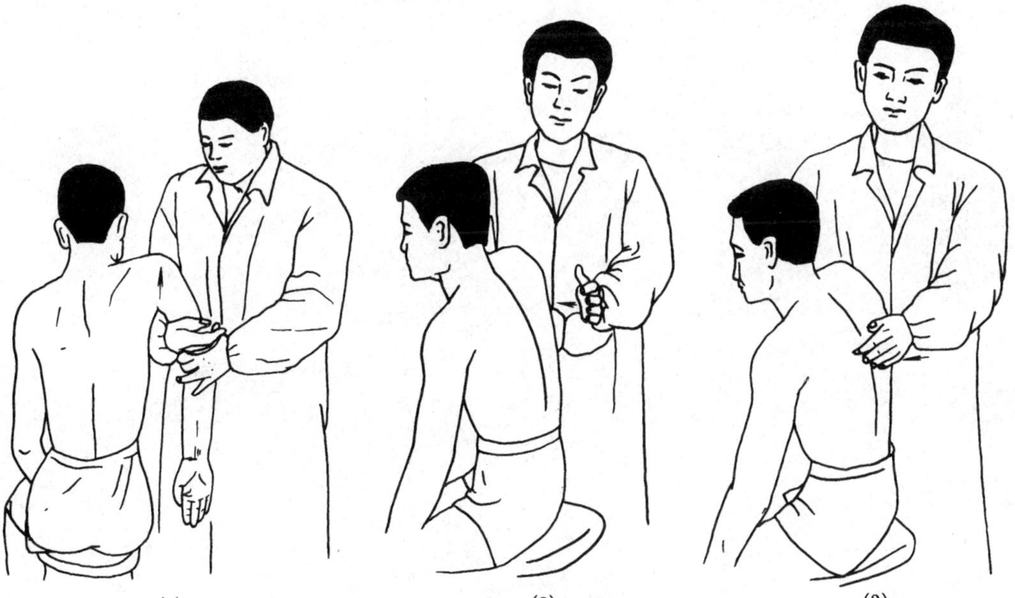

(1)　(2)　(3)

图7－49　胸胁屏伤治疗手法

（2）气血俱伤型

①主证：伤后出现胸中刺痛，胀闷气急，痰中带血，以手护胸，不敢呼吸等症。治以理气活血止痛。

②操作步骤：让患者仰卧于治疗床上，施术者先用手掌着力，反复按揉胸部受伤之处及其四周5～10分钟，手法开始宜轻，逐渐酌情加大用力。再用拇指着力，反复点揉中府、云门、膻中、大包等穴，再掐揉内关、外关、支沟、合谷等穴。然后，让患者翻身俯卧，术者站其床头前方，用双手掌呈八字形分开着力，在患者背部自脊柱中线向两侧呈八字形分推，沿两侧肋间隙边分推边向下移动位置，反复3～5遍。再用双手拿揉肩井穴、大杼穴等。再用拇指着力点揉风门、肺俞、膈俞、肝俞等穴。最后，按揉两委中穴、承山穴等。

3. 辅助疗法

（1）可配合中药内服、外敷，疗效更佳。

（2）治疗期间注意休息。

（3）疼痛固定处可结合拔罐疗法。

第八章 内科病症

中医内科病症的范围很广，多以外感、内伤两大类划分，研究并阐明内科病症的病因、病机、证候、诊断、辨证论治规律、转归预后等问题，是内科学的主要任务。推拿用于内科病症是有限的，本书对内科病症相关内容的阐述，是以中医临床思维方法，注重从推拿诊治角度出发，突出推拿治疗的关键所在，以达到掌握、提高实际操作技能的目的。

第一节 感 冒

感冒指因风邪冒犯肺表所致。以发热恶寒、头身疼痛、鼻塞喷嚏、喉痒咳嗽等为主要表现的外感疾病。

本病相当于西医学所说的普通感冒。多由病毒感染引起，以鼻病毒最为多见。

中医认为由于正气不足，肺卫机能失调，腠理疏松，或气温变化，调摄失宜，触冒风寒、风热、风湿、风燥等邪，邪气外感，侵犯皮毛肺卫，正邪相争于表，而成感冒，故有恶寒发热、头身疼痛等症。

本病预后良好，若体弱、病久等，可引发其他原有疾病。

【诊断】

1. 四时均有，多见于冬春，常因气候骤变而发病，一般有感受风寒等因素，起病多急。

2. 以发热恶寒、鼻塞流涕、喷嚏等为主症，多兼咳嗽，或有周身不适、咽痒咽痛、声嘶，可伴呕吐、腹泻、头痛头晕或高热等症。

3. 白细胞计数多正常或减少，中性粒细胞减少，淋巴细胞相对增加，单核细胞增加。

【治疗】

1. 治疗原则　感冒治疗以发散通窍、清脑明目为基本治疗原则。

2. 基本操作

（1）患者坐位：医者施行点按太阳、迎香等穴，力量适度，每穴 0.5 ~1 分钟；按揉风池 0.5 ~1 分钟；拿揉合谷 0.5 ~1 分钟；擦鼻、摩颈项各 20 ~30 次。

（2）患者仰卧位：医者施行摩面 2 ~3 分钟；擦胸 20 ~30 次。

（3）患者俯卧位：医者施行旋揉背部膀胱经背俞穴，左右各3遍，并重点按揉肺俞、风门等穴位；旋揉大椎穴2～3分钟。

3. 辨证施治

（1）风寒束表：患者取仰卧位，术者手蘸少许润滑剂，在腹部揉、按1～3分钟；推印堂，揉攒竹、上星、头维、鱼腰各1分钟；一指禅推、揉迎香1分钟；揉按太阳0.5分钟，擦两鬓，揉风池2分钟；然后沿颈椎两侧向大椎方向推揉8～10次。患者取坐位，术者在颈肩部反复揉、推、按、㨰3～5分钟；推擦肺俞、按揉合谷各1分钟；拿曲池8～10次；拿捏肩井3～5次。

（2）风热犯表：由印堂向上星方向推运8～10次，然后揉按印堂、上星、神庭、太阳、攒竹、鱼腰、迎香各1分钟，推运颈两侧8～10次。在颈肩部施以揉、按、推、摩、㨰3～5分钟；揉风池、大椎，擦肺俞；掐按曲池、外关、合谷各1分钟；拿肩井3～5次。

附：头痛

头痛为患者自觉头部疼痛的症状。风寒湿热等邪外侵，风阳火毒上扰，痰浊瘀血阻滞，致经气不利，气血逆乱，或因气血营精亏虚，清阳不升，脑神失养等，均可导致头痛。除脑系疾病、头颅损伤及眼、口、鼻等头部病变外，许多全身性疾病也都可以导致头痛。头痛作为主症还可以是独立的病种，如偏头痛、面风痛、厥头痛等。

头痛的病因复杂，有外感头痛与内伤头痛之别。外感头痛，因六淫疫毒之邪外感，上犯巅顶，阻滞清阳，气血逆乱，清窍蒙蔽，每致头痛，有风寒、风热、风湿之分。内伤头痛，与肝、脾、肾三脏关系密切。因于肝者，情志内伤，肝气不舒，郁而化火，上扰清空；火盛伤阴，肾水不足，水不涵木，肝失濡养，导致肝肾阴亏于下，肝阳亢扰于上而致头痛。因于脾者，劳倦过度，或病后体虚，脾胃虚弱，化生不足，营血亏少，不能上荣于脑；饮食不节，嗜酒肥甘，脾失健运，痰湿内生，上蒙清窍，阻遏清阳而致头痛。因于肾者，多因先天禀赋不足，肾精久亏，脑髓空虚而致头痛。此外，外伤跌仆、久病入络，使血行瘀滞，脉络瘀阻，不通则痛，亦每致头痛。

【诊断】

1. 根据头痛的主要位置以辨病位与病种，如：

（1）前额痛多属阳明经病变，多见于眼、鼻病变。

（2）侧头痛多属少阳经病变，多见于耳病及偏头风（痛）、面风痛等。

（3）后头痛多属太阳经病变，多见于项痹、风眩、脑瘤等。

（4）巅顶痛多属厥阴经病变，多见于神郁（神经症）。

（5）头痛部位固定、持久，可见于脑瘤、颅脑痈。

（6）全头痛或痛位不定者，多见于头脑外伤、神劳、虚眩等。

2. 根据头痛的新久缓急及时间进行辨病思考，如：

（1）新起头痛多属外感，如感冒、时行感冒、春温（瘟）等。

（2）经常头痛多为内伤杂病，如各类虚劳性疾患等。

（3）突起剧痛可见于厥（真）头痛、面风痛、偏头风（痛）、雷头风、出血中风等病。

（4）下午或晚间头痛甚者，常为眼部疾病。清晨或上午头痛甚者，常为鼻科疾病。

（5）持续痛且进行性加剧者，常为脑部癌瘤、颅脑痈。

（6）痫病则于发作后常有头痛。

3. 根据伴随症状进行诊断思考，如：

（1）头痛伴恶心、呕吐，并有发热者，可为邪毒及脑，如春温（瘟）、暑温（瘟）、脑劳、温毒发斑、颅脑痈等；不伴发热者，可为头部外伤及内伤、厥头痛、脑部癌瘤等。

（2）神劳之头痛常伴头晕、失眠、健忘。

（3）脑劳之头痛常伴盗汗、潮热等症。

（4）面风痛常因风冷等刺激而诱发。

（5）女性头痛间歇发作，与月经有关者，常为偏头风（痛）。妊娠期间出现偏头痛者，称妊娠偏头痛。

（6）外感温热、温毒所致头痛，常伴高热等症。

（7）老年人头痛伴肢体震颤等症者，常见于脑络痹。

（8）疟疾发作时，见寒战、发热而头痛剧烈。

（9）神郁（神经症）之头痛多与精神情绪密切相关。

4. 应测量体温、血压，作血常规检查，必要时作五官科检查，有条件时作脑电图、脑血流图、脑脊液检查、头颅及颈椎 X 线摄片、CT 等检查，以助明确诊断。

临床若对导致头痛的病种尚不能确定时，可以头痛待查作为初步诊断，并进行辨证论治。

【治疗】

1. 治疗原则　头痛治则为通经络，和气血，镇静止痛。风寒者，祛风散寒；风热者，解表清热；暑湿者清热利湿；肝阳者，平肝潜阳；痰浊者，健脾化湿；血虚者，补气养血；阳衰者，温肾壮阳；阴亏者，养阴补肾；瘀血者，活血祛瘀。

2. 基本操作　患者坐位：用一指禅推法沿项部两侧膀胱经上下往返治疗 3 ~4 分钟；按风池、风府、天柱各 0.5 ~1 分钟；拿风池、沿项部两侧膀胱经自上而下操作 4 ~5 遍。

用一指禅推法从印堂开始，向上沿前发际至头维、太阳往返 3 ~5 遍，配合按印堂、鱼腰、太阳、百会等穴各 0.5 ~1 分钟；五指拿头顶→风池；三指拿风池→大椎两侧，往返 4 ~5 遍。

3. 辨证施治

（1）风寒头痛　用㨰法在项背部治疗 2 ~3 分钟，配合按、揉肺俞、风门；拿两侧肩井 3 ~5 次；直擦背部两侧膀胱经，以透热为度。

（2）风热头痛　按、揉大椎、肺俞、风门等穴各 1 分钟；拿两侧肩井 3 ~5 次；按、拿两侧曲池、合谷，以酸胀为度；拍击背部两侧膀胱经，以皮肤微红为度。

（3）暑湿头痛　按、揉大椎、曲池各 1 分钟，配合拿肩井、合谷 3 ~5 次；拍击背部膀胱经，以皮肤微红为度；提捏印堂及项部皮肤，以皮肤透红为度。

（4）肝阳头痛　自上而下两侧交替推桥弓，每侧各 20 余次；在头部胆经循行部位自前上方→后下方扫散数十次，两侧交替，配合按角孙 0.5 ~1 分钟；按揉两侧太冲、行间，以酸胀为度；擦两侧涌泉，以透热为度。

（5）痰浊头痛　用一指禅推法及摩法在腹部治疗 6 ~8 分钟，重点在中脘、天枢；按、揉脾俞、胃俞、大肠俞各 1 分钟；横擦左侧背部，以透热为度；按、揉两侧足三里、丰隆、内关各1分钟。

（6）血虚头痛　摩腹6~8分钟，以中脘、气海、关元为重点；横擦左侧背部及直擦背部督脉，以透热为度；按、揉两侧心俞、膈俞、足三里、三阴交，以微微酸胀为度。

（7）肾虚头痛　肾阳不足者，摩腹6~8分钟，以气海、关元为重点；横擦背部督脉，横按肾俞、命门及腰骶部，均以透热为度。

肾阴不足，阴虚火旺者，治疗同肝阳头痛。

（8）瘀血头痛　按、揉、抹太阳、攒竹及前额、头侧胆经循行部位6~8分钟；擦前额及两侧太阳穴部位，以透热为度。

第二节　失　眠

失眠是指经常不能获得正常睡眠的症状。多因思虑劳神太过，气血亏虚，或因情志所伤，气机不舒，以及火热内扰，痰浊阻滞等，使阴阳不和，神气不宁所致。常见于不寐、神劳、癫病、狂病、脏躁、脑络痹等脑系疾病，亦可因其他全身疾病引起。

失眠之病因病机复杂，多与脑、心、肾、肝胆、脾胃等脏腑相关。思虑劳倦太过，阴血暗耗，久病耗血，外伤失血，年迈血少，致血虚而脑神失养；禀赋不足，房劳久病，心火上炎，肾水下亏，水不济火，心肾不交；七情所伤，肝郁化火，心虚胆怯，决断无权；饮食不节，或宿食内停，致胃气不和，生痰蕴热，致神志不宁，皆可导致失眠。

【诊断】

1. 失眠的表现不一，包括难以入睡（起始失眠），睡后易醒、醒后难以再入睡（中间失眠），早醒（终点失眠），睡眠不深，亦有彻夜辗转难眠者。

2. 以经常不能获得正常睡眠，并有头晕健忘等症者，病名为不寐。

3. 结合病史、病情等进行诊断，如：

（1）失眠多与精神情志因素有关，有明显精神刺激原因导致者，常见于癫病、狂病、癫狂病、神郁（神经症）等。

（2）病久不愈，形体瘦弱而且失眠者，多属虚劳类疾病，如神劳等。

（3）起始失眠多因思虑太过引起，终点失眠常见于老年人，有脑络痹、风眩以及脏躁等病。

4. 目前对失眠尚缺乏客观检查手段，临床可据需要，进行脑电图、脑血流图等有关检查。

临床若对导致失眠的病种不能确定时，可以失眠待查作为初步诊断，并进行辨证论治。

【治疗】

1. 治疗原则　健脾安神。虚证辅以滋阴养血，实证佐以疏肝清热化痰。

2. 基本操作

（1）患者坐位：先用一指禅推或揉印堂→神庭，往返5~6次，印堂→眉弓→太阳往返5~6次；一指禅推眼眶周围，往返5~6次；一指禅推印堂→鼻两侧→迎香→颧骨→两耳前，往返2~3次。治疗过程中以印堂、神庭、睛明、攒竹、太阳为重点，沿上述部位用双手抹法，往返5~6次，抹时配合按睛明、鱼腰；扫散头两侧胆经循行部位，配合按角孙；从头顶→枕骨用五指拿法，枕骨以下→项部用三指拿法，配合按、拿两侧肩井。时间约10分钟。用拇指、多指、鱼际沿督脉及少阳经路线，从印堂→百会、前额中部→颞颅部、后项部、肩部，反复施用推法、揉法及拿法，最后点印堂、上星、百会、太阳、风池、肩井等。时间约5分钟。

（2）患者仰卧位：顺时针方向摩腹，配合按、揉中脘、气海、关元。时间约6分钟。双手分别按、揉胸腹部任脉及胃经路线；拇指揉、点膻中、中脘、天枢、气海、关元、足三里、三阴交、内关、神门、章门。时间约8分钟。

（3）患者俯卧位：用掌揉法，肘臂擦法在背部、腰部、督脉及膀胱经路线往返4~6遍；用拇指点按膈俞、肝俞、心俞、胃俞、肾俞、命门、腰阳关、膀胱俞，手法宜轻，以感觉舒适为度。时间约5~10分钟。

3. 辨证施治

（1）心脾两虚：按、揉中脘、天枢、气海、足三里、三阴交、心俞、肝俞、脾俞、胃俞、小肠俞。轻揉轻按，每穴约1分钟。

（2）阴虚火旺：推桥弓，两侧交替，每侧20~30次；横擦肾俞、命门，以透热为度；擦两涌泉，每侧30~60次；按、揉神门、太溪、通里、大钟、少府、然谷，每穴约1分钟。

（3）痰热内扰：擦背部脊柱两侧约5分钟，手法要轻柔；按、揉脾俞、胃俞、心俞，每穴约1分钟；摩腹并按、揉中脘、气海、天枢、神阙、足三里、丰隆。时间约10分钟。

（4）肝郁化火：按、揉太阳、头维、风池、肝俞、胆俞、太冲、行间。每穴约1分钟，手法宜重。

（5）饮食不节：延长摩腹时间，加按、揉神阙、天枢、足三里、胃俞、膈俞、大肠俞，每穴约1分钟；酌情配合捏脊。

第三节　胸痹（心痛）

胸痹（心痛）指因胸阳不足，阴寒、痰浊留踞胸廓，或心气不足，鼓动乏力，使气血痹阻，心失血养所致。以胸闷及发作性心胸疼痛为主要表现的内脏痹病类疾病。

本病相当于西医学所说的缺血性心脏病。

中医认为素体阳虚，胸阳不足，则阴寒之邪乘虚侵袭，阴乘阳位，寒凝气滞，闭阻胸阳；心气亏虚，运血乏力，血滞脉中，心脉不畅，气血营运不利，心失血养；情志不调，忧思伤脾，脾虚气结，聚湿生痰，或肝郁气滞，气郁化火，炼津成痰，痰气交阻，血行不畅，胸阳被遏，均可发生胸痹。

本病以心脉不畅，胸阳不宣为主。其证多虚实挟杂，或虚为主，或实为主，但虚中多兼实，实中亦多有虚。

胸痹病变过程中，可并发心动悸、心衰等病。病情危笃者，可猝然心胸大痛，而为厥〔真〕心痛。

【诊断】

1. 多发生于40岁以上的中老年人。常有风眩、消渴等胸痹易发因素。

2. 主要表现为胸骨后或心前区发作性疼痛，常因劳累、情绪激动等诱发，时间常为1～5分钟，休息或含苏合香丸、救心丸及硝酸甘油等可缓解。疼痛常向左肩背、左臂等部位放射。

3. 心电图检查出现ST－T段的缺血性改变，血脂常增高。心脏B型超声波，冠状动脉造影、^{201}铊心肌显像等具有相应改变。

【治疗】

1. 治疗原则　活血化瘀，行气止痛。心阳亏虚辅以温补心阳；痰阻心脉辅以祛痰宣痹；心脉瘀阻辅以化瘀宽心。

2. 基本操作

（1）患者仰卧位：双手交替横摩胸部约3分钟；双手多指指腹从上向下推胸部10次；顺胁肋分推10次；手掌揉胸部、心前区约3分钟；双拇指按胸部任脉循行路线约1分钟；多指按天池→云门之间约1分钟。

（2）患者俯卧位：双手推背部脊柱两侧约10次；双手掌或掌根揉肩胛骨内侧（以左侧为重点）约3分钟；双拇指按厥阴俞→肺俞（以左侧为重点）约2分钟；掐至阳约2分钟

（3）患者侧卧位：双手从肩关节→腕关节拿、揉上肢，往返约10次；拇指点、按内关、神门、心俞、中府，每穴约1分钟。

3. 辨证施治

（1）心阳亏虚：点揉心俞、厥阴俞、内关、通里，每穴约1分钟。

（2）痰阻心脉：点揉肺俞、脾俞、胃俞、膻中、郄门、太渊、丰隆、阴陵泉，每穴约1分钟。

（3）心脉瘀阻：点揉膻中、巨阙、膈俞、阴郄、太渊，每穴约1分钟。

第四节　风　眩

风眩指因肝肾阳亢阴亏，风阳上扰，气血逆乱所致。以眩晕、头痛、血压增高、脉弦等为主要表现的眩晕类疾病。多发于中老年人，发病率高，也是造成其他心血管疾病的主要原因。

本病相当于西医学所说的高血压病。一般认为是一种原因不明的以体循环动脉压升高为主要表现的慢性、全身性疾病。

中医认为风眩之病位在心脉，影响脑神，但其常与肝肾阳亢阴虚有关。素体阳盛，肝阳化火，上扰清窍；或痰阻经络，清阳不升，清空失养；或平素肾阴亏虚，水不涵木，肝阳偏亢；或长期忧郁恼怒，气郁日久化火，肝阴暗耗，风阳升动，皆可致气血逆乱，上扰清窍，发为风眩。

【诊断】

1. 以中老年人发病为多。起病一般较缓慢。可有家族史。

2. 头晕头痛，眼花耳鸣，头重脚轻，常伴失眠、健忘，烦躁易怒等症状。

3. 面赤，血压增高，成人 >21.3/12.7kPa（160/95mmHg）。

4. 能除外症状性高血压。

【治疗】

1. 治疗原则 风眩病虚则治以滋补肾阴；实则治以平肝潜阳，化痰通络。治疗目的在于阴阳气血的平衡。如患者血压起伏过大，或血压过高，有相关脏器损害者，推拿治疗不适宜。

2. 基本操作

（1）患者坐位：医者施行点百会、加用振法；点双风池、加用振法；点双肩井、加用振法；分别点按肩前与肩贞、曲池、内关与外关、合谷等穴；力量适度，每穴 0.5～1 分钟。头部拿五经法 5～10 遍；轻拿揉颈项部 2～3 分钟，分别推左右桥弓穴，各 20～30 次。分别捋左右上肢，内外各 3～5 遍。缓运双肩，前后各 3 遍。

（2）患者俯卧位：医者施行旋揉背部膀胱经背俞穴，左右各 3 遍，并重点按揉心俞、膈俞、肝俞、肾俞等背俞穴；匀速平推背部膀胱经由大杼→足跟腱，左右各 3 遍；背腰部提筋法，左右各 3 遍；由上而下背腰部分推法 3 遍；背腰及下肢部轻柔叩法 1～2 分钟。

（三）患者仰卧位

医者施行按揉双攒竹穴约 1 分钟；分推坎宫穴 10～20 遍；抹前额 3～5 遍；揉运太阳穴 1 分钟；指推膻中→鸠尾→中脘，约 20～30 次；分推腹阴阳 10～20 遍；摩腹法 15 分钟以上；按揉足三里穴约 1 分钟；拿揉小腿肚各约 1 分钟；对掌轻揉击打下肢，以酸胀为度，左右各 2～3 遍。

3. 辨证施治

（1）肝阳上亢：头侧部扫散法，左右各 20～30 次；由轻渐重点压缺盆穴 1～2 分钟，以得气为度；按揉阳陵泉穴、点按太冲穴，稍重刺激，各约 1 分钟。

（2）痰浊阻滞：缓施按弦走搓摩法 5～10 遍；延长摩腹操作时间，并以泻法为主；重按揉丰隆穴（酸胀感较甚），约 1～2 分钟，掌根推胫前足阳明经，由上而下各 5～10 遍。

（3）肝肾阴虚：横擦肾区，以透热为度；按揉太溪穴 1～2 分钟；擦涌泉穴，以透热为度。

4. 自我降压保健操

（1）预备势：养性，闭目静养，双手扶膝，呼吸均匀，舌舔上腭，意守丹田。

（2）第一节：明目，双示指放于攒竹穴，双拇指放于太阳穴，两手同时做按揉动作。

（3）第二节：平肝，双中指放于百会穴，双拇指放于率谷穴，两手同时做按揉动作。

（4）第三节：止眩，双中指放于风池穴，双示指放于天柱穴，然后同时做按揉动作。

（5）第四节：醒脑，双手十指微屈分开，指端紧贴头皮按于督脉，两侧膀胱经和胆经，由前发际向后缓慢推动，当拇指移至风池穴时改用按风池穴。

（6）第五节：降压，分别用大鱼际抹对侧桥弓穴。

（7）第六节：清热，分别按揉两侧曲池穴。

（8）第七节：补心，分别按揉两侧内关穴。

（9）第八节：调气，缓缓地深吸气和深呼气。

以上每节做 4 次，每次 8 拍，每日 2 次，每次约 20 分钟。

第五节 肺 咳

肺咳是指因外邪犯肺，或痰浊内蕴，气阴亏虚等，使肺失清肃而肺气上逆，以咳嗽为主要表现的肺系疾病。

本病常分为暴咳和久咳。一般指西医学所说的急性、慢性气管－支气管炎。

暴 咳

暴咳为肺咳之属于新起、病程短暂者。暴咳多由风寒燥热等外邪袭肺，使肺失宣降，出现以新起咳嗽为主症的肺脏急性非特异性疾病。

本病相当于西医学所指的急性气管－支气管炎。

中医认为外感六淫之邪从口鼻或皮毛而入，或吸入烟尘秽浊之气，外邪犯肺，肺气被束，肺系壅滞不畅而肺失肃降，肺气上逆则发为咳嗽。暴咳属于邪实，其邪以风为先导，或为风寒，或为风热，或为风燥，并多伴有表证症状。肺失宣降，水道失却通调，以致痰浊停肺，故有痰阻于肺的表现。外邪若不能及时宣达，可进一步发生演变，表现为风寒化热，风热化燥，或痰热、痰湿壅肺等情况。

本病为临床常见病、多发病。预后良好，但若治疗不及时，病情久延不愈或反复发作，常发展为久咳。

【诊断】

1. 发病无年龄、季节之限，但以气候突变之时多见。病程一般不超过 1 个月。

2. 起病较急，初起常有恶寒发热、鼻塞流涕等外感表证症状。

3. 以咳嗽为主症，并可伴咯痰、气喘、胸闷。

4. 可无明显阳性体征，或听诊两肺呼吸音增粗，或伴散在干湿啰音，用力咳嗽或咯痰后，啰音性质易改变或消失。

5. 肺部 X 线检查大多正常，或仅见肺纹理增粗，而无其他特异性改变。

6. 外周血白细胞计数大多正常，或可增高。

久 咳

久咳指肺咳时日已久，或反复发作者。久咳多由暴咳迁延不愈或反复发作而成，以长期咳嗽、咯痰为主症的肺脏慢性非特异性疾病。

本病相当于西医学所指的慢性气管－支气管炎。

中医认为暴咳迁延未愈，邪伤肺气，更易复感于邪，而致咳嗽累作，使肺脏虚弱，气阴耗伤，肺气不得宣降，痰浊壅滞于肺，故长期咳嗽，咯痰不愈，于是转为久咳。病情可为正虚或虚实夹杂。正虚多以气虚为主或兼阴虚，痰饮停聚的基本病理，或偏寒、或偏热。其病位不仅在肺，并可涉及脾、肾或心。

久咳不已常演变为肺胀，甚至发展为肺心病。

【诊断】

1. 多见于 40 多岁以上的中老年患者。常有长期吸烟史。病情进展缓慢，常因反复发作而加重，一般每年发病持续3个月，并连续2年以上，常在冬春季节发作频繁。

2. 以经常咳嗽、咯痰为主症，多为粘液泡沫痰，早晚咯痰较多，或伴有胸闷、气喘。

3. 咳嗽发作期常于背部及肺底部听到散在的干、湿啰音。

4. X线检查可见两肺纹理增粗、紊乱等，病轻时亦可无改变。

【治疗】

1. 治疗原则 宣肺止咳。暴咳以祛邪为主；久咳扶正兼以祛邪。

2. 基本操作

（1）患者俯卧位：用手掌自上而下推、揉背部约10次，重点在第1~7胸椎两侧；拇指按、揉身柱、肺俞、心俞、太溪、然谷，每次约1分钟。久咳者，按、揉肺俞时可蘸少许盐粉。

（2）患者仰卧位：双掌自上而下推、揉前胸部约10次；拇指按、揉中府、尺泽、鱼际、足三里，每穴约1分钟。

3. 辨证施治

（1）风寒束肺：揉、按腹部约3分钟；点、按建里、上脘、天突、气户、中府、云门各1分钟；推、擦膻中、华盖、彧中约2分钟；按、揉风池、肩井5~7分钟；推、擦肺俞、风门约1分钟；推、摩、运、揉颈椎两侧约2分钟；拿、捏肩井3~5次。鼻塞、流涕者加推印堂，揉攒竹、迎香，每穴约1分钟；左手拇指按、压彧中穴，右手直推腹部约1分钟。

（2）风热犯肺：揉、按腹部1~3分钟；揉、按建里、上脘、天突、气户各1分钟；推膻中1分钟；一手拇指按住彧中，一手直推腹部1分钟。鼻塞恶风者加揉印堂、迎香、太阳各1分钟。

（3）痰热壅肺：推、揉、按、摩腹部约5分钟；点按天突、气户、建里、中脘、下脘、水分、水道、归来各1分钟；推、按膻中约2分钟；一手拇指按住彧中，一手直推腹部约1分钟；反复揉、按背部约3分钟；揉、按肺俞、风门、三焦俞、大肠俞、小肠俞、脾俞、胃俞、丰隆、阴陵泉各1分钟；推、运背部膀胱经循行部位3~5次；拿、捏肩井3~5次。

（4）肝火灼肺：揉、按腹部约3分钟；点、按天突、气户、建里、中脘、期门、章门各1分钟；推膻中约1分钟；一手拇指按彧中，一手直推腹部约1分钟；双手沿肋间隙推运1~2分钟；揉、推、揉、摩肩背部约3分钟；揉、按肺俞、肝俞、胆俞、三焦俞、三阴交、阳陵泉、尺泽、太冲各1分钟；推运足三里约2分钟；拿、揉小腿约2分钟。

附：肺胀

肺胀常继发于肺咳、哮病等之后，因肺气长期壅滞，肺叶恒久膨胀，不能敛降，而胀廓充胸。以胸中胀闷、咳嗽咯痰、气短而喘为主要临床表现的肺系疾病。

本病相当于西医学所指的慢性阻塞性肺气肿。

中医认为久咳、久哮、肺痨、尘肺等慢性肺病迁延不愈，肺体受损，主呼吸，司宣发之功能减弱，痰浊潴留伏着于胸，瘀痰互结阻于肺络，使肺气长期壅滞，肺叶恒久膨胀，张缩无力，不能敛降，胀廓充胸，而成肺胀。每因复感外邪诱使病情发作或加重。病变由肺而影响脾肾，后期可累及于心。

体质不弱，环境较好，调摄适宜，治疗得当，可使病情稳定，带病延年；否则常并发肺心病，晚期可致肺衰、肺厥、心衰。

【诊断】

1. 多见于老年人，常有久咳、哮病等病史。病程缠绵，病势较缓，感外邪后病情加重。

2. 在原有长期咳嗽、咯痰等症状的基础上，出现持续性的胸中胀闷，明显的气短而喘，动则尤甚。

3. 可见唇、舌、指甲紫暗，肋间隙增宽，或为桶状胸，叩诊呈过清音，心浊音界缩小或不易叩出，肺肝界下移，听诊呼吸音及心音减弱，呼气延长，语言、语颤减弱。可有肢体或颜面轻度浮肿。

4. X线检查见胸廓扩张，膈肌下降、变平，肺野透明度增加，肺周围血管减少、变细，心形狭长，或见局限性肺大泡等特殊改变。

5. 肺功能检查示残气容积/肺容积 > 35%，肺最大通气量、第1秒时间肺活量均降低。

【治疗】

1. 治疗原则　宽胸理气。实证以祛邪为主，虚证以扶正为主。治疗可配合少林内功锻炼以扶正祛邪。

2. 基本操作

（1）患者坐位：交替自上而下推两侧桥弓20～30次；自额→下颌用分法向左右两侧分抹2～3遍；交替扫散两侧头部胆经循行部位，自前上方向后下方操作10余次；五指拿头顶部→枕部、三指拿枕部→项部3～4遍。

（2）患者仰卧位：用多指或手掌摩、揉、推胸胁部约5分钟；沿锁骨下缘→十二肋横擦前胸部，往返2～3遍；点揉中府、气户、库房、内关各1分钟；直擦上肢内外两侧，以透热为度；自肩部→腕部拿上肢2～3遍；理手指，搓、抖上肢。

（3）患者俯卧位：横擦肩、背、腰部、往返2～3遍；直擦大椎→腰骶部督脉部位，以透热为度；推、揉背腰部脊柱两侧，以透热为度；按、压胸椎两侧约2分钟；点、揉大椎、肺俞、肾俞、命门各1分钟。

（4）重复头面部操作，加点揉百会、大椎、命门各1分钟。

3. 辨证施治

（1）痰气互结：横擦左侧背部，以透热为度；按、拿两侧尺泽、内关、肺俞、足三里、丰隆各1分钟，以酸胀为度。

（2）寒饮停肺：直擦背部膀胱经，以透热为度；一指禅推或按、揉背部两侧肺俞、膈俞各约2分钟；拿风池、肩井、曲池、合谷各1分钟；按通天、迎香各1分钟。

（3）痰热壅肺：直擦背部膀胱经，以温热为度；横擦左侧背部，以透热为度；三指拿、按、揉颈椎两侧，往返5～6遍；按、拿两侧尺泽、内关、肺俞、足三里、丰隆，以酸胀为度，每穴约1分钟；重振大椎约2分钟。

（4）肺气亏虚：重点横擦前胸上部及背部心俞、肺俞区域，均以透热为度；按、揉膻中约1分钟；用轻揉的一指禅推或按、揉法在肺俞、脾俞、肾俞治疗。每穴约1～2分钟。

（5）脾肾气虚：直擦背部督脉及横擦腰部肾俞、命门，均以透热为度；按揉两侧肾俞、脾俞、肺俞，手法宜轻柔，切忌刺激太重。每穴约1分钟。

一般先练功，稍休息后，再进行推拿。练功以少林内功的站裆、马裆、弓档为基本裆式，再选择“前推八匹马”、“倒拉九头牛”、“风摆荷叶”、“霸王举鼎”等动作进行锻炼，时间从2分钟开始，逐渐增加到30分钟。

第六节　呃逆病

呃逆是因进食生冷、辛辣，或情志郁怒等因素刺激，膈间之气不利，引动胃气上冲喉间。以呃呃有声、声音短促、持续不能自制为主要表现的特发性疾病。

本病类似西医学所说膈肌痉挛、胃神经症。

中医认为饮食不节，过食生冷，致寒邪中阻；或嗜食过热、辛辣，酿生胃肠积热；情志失调，郁怒不节，肝失条达，横逆克伐脾胃，运化失常，聚湿生痰，痰气互结；素禀脾胃阳虚，或胃阴亏虚等，均可致使膈间之气不利，引动胃气上冲喉间而为呃逆。

本病预后一般良好，多能经治而愈。少数可因病情复杂，或失治误治而久延难愈。

【诊断】

1. 多见于青壮年，女性多于男性。常有进食过冷、过热、过于辛辣，或情志郁怒等诱因。

2. 以呃逆为主症，呃声频频，呈持续状态不能自制，可伴呕吐，情绪紧张，胸膈脘腹间疼痛，或有嗳气、纳呆，甚则厌食或拒食、不寐等症。

3. 偶发呃逆，或病危胃气将绝时之呃逆，均属短暂症状，不列为呃逆病。

4. X线钡餐及胃镜等检查无器质性病变征象。

【治疗】

1. *治疗原则*　和胃、降逆、平呃为主。胃寒气逆者，加温中祛寒之法；胃热气逆者，佐以泻热通腑；痰气阻膈者，辅以降气化痰；正气亏虚者，则治宜温补脾胃。

2. *基本操作*

（1）患者坐位：按、揉两侧缺盆，以酸胀为度，每侧约0.5分钟；按、揉膻中约1分钟；两手拇指分别点按胸锁乳头肌上端，第4颈椎旁开1寸两侧的膈神经行走起始部位，时间约2分钟；按膈俞、内关各1分钟，力量能使患者忍受为度。

（2）患者仰卧位：以中脘为重点，顺时针摩腹6～8分钟；掌根按揉膻中1分钟；叠掌以掌根按压膻中5分钟，直至呃逆消失。

（3）患者俯卧位：一指禅推法自上而下在背部膀胱经治疗3～4遍，重点在膈俞、脾俞，约6分钟；按、揉肩井、膈俞、脾俞、胃俞各1分钟，以酸胀为度；搓背部及两胁约3分钟；双掌推背部3～5遍；双掌揉背部，往返3～5遍。

3. *辨证施治*

（1）胃寒气逆：延长摩腹时间，加揉气海2分钟；按、揉中脘、足三里各1分钟；擦背部两侧膀胱经，以热透为度；横擦左侧背部，以热透为度。

（2）胃热气逆：横擦八髎，以热透为度；按、揉脾俞、大肠俞、至阳、照海、支沟、大横、腹结各1分钟，以酸胀为度；摩少腹约3分钟。

（3）痰气阻膈：按、揉中府、云门、膻中、章门、期门各1分钟，以酸胀为度；摩两胁约2分钟；擦胸部，以微热为度；横擦左侧背部脾胃区域约3分钟；直擦督脉约2分钟；按、揉肺俞、肝俞、内关、足三里、丰隆各1分钟，以酸胀为度；掐太冲0.5分钟。

（4）脾胃虚弱：横擦左侧背部脾胃区域，直擦督脉，均以透热为度；延长摩腹时间，加揉气海、关元各1分钟；按、揉足三里、内关各0.5分钟。

第七节 胃脘痛

胃脘痛是因各种不良因素的长期刺激，使胃之气机紊乱，络脉失和。以无规律的胃脘疼痛、痞胀等为主要表现的痛病类疾病。

本病相当于西医学所说的慢性浅表性胃炎。

中医认为感受邪毒，内蕴胃膜；饮食不节，恣食辛辣、燥烈；嗜烟、酒；长期服用温燥或酸性药物，皆可导致湿热中阻，积热蕴胃；情志不调，肝胆疏泄失司，横逆犯胃等因素，长期刺激胃体及胃膜，或复加脾胃禀赋薄弱，致使胃之气机紊乱，气滞血瘀，胃络失和而成。病程多迁延，时发时缓。病性多属虚实寒热夹杂。

本病预后一般良好，部分病人可并发胃溃疡等病。

【诊断】

1. 病程迁延。好发于青壮年男性。

2. 以无规律性胃脘饱胀疼痛为主症，多于纳后明显，常伴嗳气、泛酸、恶心呕吐、纳差等，或有便血，胃脘部有轻压痛等。

3. X线钡餐检查缺乏特征性表现。

4. 胃酸分泌大致正常，血清胃泌素可有下降。

5. 胃镜检查及活检为最可靠的确诊方法，可见胃粘膜呈斑点状充血、水肿、红白相间，或有局灶性糜烂、出血、粘液多而粘稠。活检发现病变浅表，淋巴细胞和浆细胞浸润，上皮有变性、再生、化生或增生。

【治疗】

1. *治疗原则* 理气止痛。病邪阻滞者，辨其邪而去之；肝胃不和者，疏肝理气；饮食伤胃者，消食导滞；寒客于胃及脾胃虚寒者，温中散寒。

2. *基本操作*

（1）患者仰卧位：一指禅推、摩胃脘部约6分钟；按、揉中脘、气海、天枢、足三里各1分钟；从上脘→气海用拇指往返推5～6遍。

（2）患者俯卧位：一指禅推背部脊柱两旁膀胱经循行路线至三焦俞，往返4～5次；较重按、揉肝俞、脾俞、胃俞、三焦俞、大肠俞各1分钟。

（3）患者坐位：拿肩井循臂肘而下，在手三里、内关、合谷等穴作较强的刺激；搓上臂；由上而下搓抹两胁，往返5～6次。

3. *辨证施治*

（1）寒邪犯胃：摩腹约6分钟；擦左侧背部（T7～T12），以透热为度；较重点按脾俞、胃俞各1分钟。

（2）饮食停滞：以中脘、天枢为重点，顺时针方向摩腹5分钟；按、揉神阙1分钟；按、揉脾俞、胃俞、三焦俞、大肠俞、八髎、足三里、梁门、章门、滑肉门、公孙各1分钟。

（3）肝气犯胃：一指禅推或揉天突→气海约2分钟，重点在膻中；按、揉两侧章门、期门、肝俞、胆俞、膈俞、阳陵泉、太冲各1分钟；斜擦两胁。

（4）脾胃虚弱：轻按、揉气海、关元、足三里各1分钟，气海穴治疗时间可适当延长；直擦背部督脉，横擦左侧背部（T7～T12）及腰部肾俞、命门，以透热为度；捏脊3～5遍。

疼痛剧烈者，先用较重手法点、按背部脾俞、胃俞压痛点，并微微拨动，连续刺激2分钟，并掐内关约2分钟，待疼痛缓解后，再辨证施治。

第八节 胃 缓

胃缓多因长期饮食失调，或因劳倦太过等，使中气亏虚，脾气下陷，肌肉瘦消不坚，固护升举无力，以致胃体下垂。以脘腹坠胀作痛，食后或站立时为甚等为主要表现的痨病类疾病。

本病常见于西医所说胃下垂、胃无力症等。

中医认为长期饮食失调，或因劳倦太过等，引起肝胃不和、脾气亏虚、运化无力、营气亏虚、形体失充、肌肉瘦消、筋肉松弛、脾气下陷、固护升举无力，以致胃体下垂而成胃缓。先天禀赋薄弱，形体消瘦，分娩后腹壁弛缓，均可使肌肉不坚，亦可形成胃缓。证属脾虚气陷，但若病情久延，气郁血瘀、寒饮停胃、阴虚内热，则形成虚实夹杂之证。

本病预后一般良好，若久延失治，则缠绵加剧。

【诊断】

1. 多发于20～40岁之女性。身长体瘦者易患。

2. 以脘腹痞胀为主症，食后发生脘腹坠胀感，站立时或劳累时症状加重，平卧或向上托扶下腹时坠胀减轻。伴无规律性胃痛，疼痛性质与程度变化很大，食欲不振、乏力、消瘦，可有嗳气、恶心、肠鸣辘辘、眩晕等症，偶有便秘、腹泻或交替性腹泻及便秘。部分病人可有直立性低血压、昏厥等症。

3. 上腹部可扪及强烈的主动脉搏动。可同时伴有其他内脏下垂（如肾下垂、肝下垂）体征。肋下角常$<90°$。

4. 胃肠钡餐检查：站立时胃位置下降，紧张力减退，小弯弧线最低点在髂嵴连线以下；十二指肠第三段可因肠系膜动脉压迫而呈十二指肠壅滞；饮水超声试验可见胃下缘移入盆腔内。

【治疗】

1. *治疗原则* 健脾和胃，补中益气。脾气下陷者，补气升提；肝胃不和者，疏肝和胃。

2. *基本操作*

（1）患者仰卧位：双手揉、拿腹部（以中脘、关元、气海为重点）3～5次；一指禅推、揉鸠尾→气海，以鸠尾、脐周围、天枢、气海为重点，手法轻柔，时间约5分钟；用并拢四指的罗纹面自胃下端向上托，同时指振中脘和掌振上腹部，时间约5分钟；手掌自下而上推颤腹部5~6次；逆时针方向摩腹约15分钟。

（2）患者俯卧位：轻揉㨰脊柱两侧膀胱经，以T_6~T_{12}的两旁穴位为重点，时间约6分钟；轻按、揉脾俞、胃俞、肝俞、气海俞、关元俞各1分钟；交替擦肩胛骨与肋骨间约2~3寸处，每侧2~3次。

3. 辨证施治

（1）脾气下陷：直擦背部督脉，横擦左侧背部，均以透热为度；按揉足三里约2分钟。

（2）肝胃不和：按、揉章门、期门、肝俞、太冲各1~2分钟；擦两胁肋，以微微透热为度。

第九节　伤　食

伤食是因饮食不慎，进食过饱，或因脾胃不健，感受风寒，再加饮食失调，使食积胃肠，运化不及所致。以恶心厌食、嗳腐吐馊、脘腹胀痛等为主要表现的胃肠积滞性疾病。

本病相当于西医学所说的消化不良。

中医认为饮食不节，进食过饱，进食生冷油腻，过食五味腥荤，或食用坚硬难化之品，伤害脾胃；或脾胃素弱，感受风寒，复加饮食失调，使食积胃肠，运化传导不及，宿留而成。病情以实证居多，或虚实夹杂。

本病预后良好，一般无严重并发症。

【诊断】

1. 常有饮食过饱或不慎史，起病较急，病程短。

2. 脘腹胀满疼痛，恶心厌食，嗳腐或呕吐馊酸食物，腹痛肠鸣，大便臭秽如败卵，得吐泻后脘腹胀痛减轻，或伴头痛，恶寒发热，舌苔厚浊等。

3. 大便检查可见不消化食物或脂肪滴。

【治疗】

1. 治疗原则　消食导滞，补脾健胃。

2. 基本操作

（1）患者仰卧位：顺时针方向轻揉摩脘腹5分钟；点、按肓俞、关元、中脘、天枢、梁门、章门、滑肉门各1分钟；按、揉神阙约2分钟；拿、揉手三阴经循行部位，每侧约3分钟；点按内关1分钟。

（2）患者俯卧位：单掌自上而下推膀胱经循行部位5~8次；叠掌揉膈俞→三焦俞膀胱经循行部位3~5次，重点按压脾俞、胃俞、地仓各2~3分钟；按、揉大肠俞、八髎、足三里、阳陵泉、公孙、太冲各1分钟；捏脊5~10次。

脾胃虚弱者，加点、按三阴交1.5分钟。

第十节 久泄

久泄是因腹泻日久，脾肾虚弱，或肝脾不调所致。以腹泻持续或反复超过2个月以上为主要表现的泄泻类疾病。

本病相当于西医学所说的慢性肠炎。

中医认为感受外邪，饮食不慎，情志失调，年老或素禀脾胃薄弱等，均可引起泄泻。泄泻迁延日久，脾胃气虚愈甚，寒湿内生，或湿郁化为湿热，使脾气受困；或肝脾失调，肝郁脾虚，疏泄、运化遏制；或气损及阳，脾肾阳虚，腐熟、运化水谷无力，清浊不分，水走肠间，发为久泄。病性多属虚实夹杂。脾胃气虚，或脾肾阳虚为本；寒湿、湿热、食积、气滞为标。

本病预后一般良好，迁延日久有可能发展成脾痿、脾水。

【诊断】

1. 曾有暴泻病史，或起病缓慢，病程较长（超过2个月以上），病势较缓，反复发作或持续不止，常因饮食不慎、寒温失调、情绪波动、劳累等而诱发或加重。

2. 以长期腹泻为主症，大便稀溏或水样便，次数增多，每日在3次以上，伴腹部隐痛，食欲不振，肠鸣矢气等症。

3. 大便检验见有未消化食物残渣，一般无脓血粘液，镜检或可见真菌丝、孢子，或见成堆葡萄球菌和假膜等。

【治疗】

1. 治疗原则　调中止泻。寒湿困脾者，温中化湿；湿热蕴脾者，清热利湿；肝郁脾虚者，疏肝健脾；脾虚食积者，补中消导；脾胃气弱者，补脾健胃；脾肾阳虚者，温补脾肾。

2. 基本操作

（1）患者仰卧位：一指禅推中脘→关元，往返5~6遍；手法要沉着，移动要缓慢；按、揉中脘、天枢、神阙、气海、关元各1分钟；逆时针方向摩腹约5分钟；拿、捏水分、阴交3~5次；按、揉足三里约1分钟。

（2）患者俯卧位：一指禅推或㨰脾俞→大肠俞往返5~6遍；推背腰部10遍；按、揉脾俞、胃俞、大肠俞、长强各1分钟；擦、揉背腰部约5分钟。

3. 辨证施治

（1）寒湿困脾：加拿风池、肩井、合谷各1分钟；延长摩腹时间2分钟；擦脾俞、胃俞，以透热为度。

（2）湿热蕴脾：摩腹后点、按上脘、中脘、下脘、天枢各1分钟；按、揉大椎、曲池各1分钟；拿、捏足三阴经循行部位6分钟；点、按、足三里、丰隆、阴陵泉各1分钟。

（3）肝郁脾虚：擦、搓胁肋部位约3分钟；按、揉章门约1分钟；按、揉肝俞、脾俞、曲泉、阴陵泉各1分钟。

（4）脾虚食积：一指禅推、摩脘腹部约5分钟；按、揉脾俞、胃俞、足三里、三阴交各1分钟。

（5）脾胃气弱：点、按上脘、中脘、下脘各1分钟；揉、摩腹部约6分钟；点、按关元、气海各1分钟；按、揉脾俞、胃俞、阴陵泉、足三里、三阴交各1分钟。

（6）脾肾阳虚：延长摩、揉气海、关元2分钟；横擦肾俞、命门、八髎、以透热为度；按、揉脾俞、足三里、上巨虚各1分钟。

第十一节　气腹痛

气腹痛是因饮食不慎、感受寒邪、情志刺激等，使胃肠气机阻滞而发。以突起腹部阵发性剧痛为主要表现，而检查无形质改变的疼痛类疾病。

本病多指西医学所说的胃肠痉挛。

中医认为饮食不慎，贪食寒凉生冷，或衣单腹凉，感受寒邪，内犯胃肠，中阳受遏；情志失调，郁怒不节，疏泄失司，肝木克土，致使胃肠气机阻滞而发。病性多属虚实夹杂、寒凝气滞为标，脾胃阳虚为本。

本病预后一般良好，可经治疗或自然缓解，但可有反复发作。

【诊断】

1. 成人多见。常于夜间或清晨突发，缓解后可无明显症状。

2. 突起腹部或胃脘部绞痛阵作，痛剧难忍，四肢厥冷，或见恶心呕吐，肠鸣欲便，但呕泻不明显，面白冷汗，可经治疗或自然缓解，移时又可复作。

3. 腹部一般喜按，无肿块，或仅感脘腹痛硬，压痛不固定，肠鸣音亢进。

4. X线及胃肠镜等检查，无器质性病变发现（或难以解释阵发性剧痛的表现），血、大便、小便常规一般无特殊发现。

【治疗】

1. 治疗原则　行气止痛。寒滞胃肠者，温中散寒；寒滞肝脉者，暖肝散寒；脾胃阳虚者，温补脾胃。

2. 基本操作

（1）患者仰卧位：点、按上脘、中脘、下脘各1分钟；按、揉幽门、期门、章门、梁门各1分钟；顺时针方向摩、揉腹部约6分钟；点、按天枢、气海各1分钟；轻揉腹部约3分钟。

（2）患者俯卧：双手拇指点、按肝俞、胆俞、膈俞、脾俞、胃俞、三焦俞、大肠俞各1分钟；滚腰背部5～6遍；横擦腰背部，以透热为度。

3. 辨证施治

（1）寒滞胃肠：延长点、按天枢、气海各1分钟；延长摩、揉腹部约2分钟。

（2）寒滞肝脉：推上脘→关元5～6遍；推两胁肋5～6遍；点、按太冲、天枢各1分钟。

（3）脾胃阳虚：延长点、按脾俞、胃俞、肾俞、命门、天枢、气海各1分钟；延长摩揉腹部约2分钟。

第十二节 肠郁

肠郁是因情志不舒，气机郁滞，使肠道运化失常。以腹痛、腹泻或便秘为常见表现的郁病类疾病。

本病类似西医学所说的肠道神经症、肠道易激惹综合征、肠功能紊乱等。

中医认为长期情志失调，抑郁不舒，致使肝气郁结，疏泄失司；肝木克土，肝脾不和，肝郁脾虚，中州斡旋乏力，引起脾胃虚弱，健运失司，水反为湿，谷反为滞。湿滞久郁化热，寒热互结，热灼阴津，阴虚肠燥；寒凝血瘀，肠道瘀滞，运化转输失常，发为肠郁。病情变化与情绪密切相关，对饮食不慎、寒温失调、劳累过度等亦甚敏感，病情多属虚实寒热错杂。

本病预后一般良好，但易时发时愈。久延不愈者，病程缠绵，病情可加剧。

【诊断】

1. 多见于青壮年，起病缓慢，病程多经年累月，呈持续性，或反复发作，症状轻重不一，一般情况较好。

2. 病情与情绪关系密切，对饮食、寒温、劳累等亦颇敏感而易于诱发，常伴有失眠、焦虑、精神涣散、头痛、健忘、神经过敏等症状。对药物“敏感”，初服多有效，再服则无效。

3. 主要表现为腹部不适，多为胀痛或呈痉挛痛，部位以左少腹为多见，矢气或排便后腹痛可减轻或缓解。排便习惯改变，可为便秘、腹泻或两者交替出现。粪便带粘液，但无脓血便，多伴有食欲不振、嗳气、腹胀、肠鸣、消化不良等症。体检可无阳性发现，或于左下腹有轻压痛，或可扪及条索状肠管。

4. 实验室检查：大便粘液较多，镜检无红细胞、白细胞，找不到阿米巴及血吸虫卵，细菌培养阴性，隐血试验阴性。血常规及血沉等均属正常。

5. X线、钡剂灌肠检查：无阳性发现，或结肠有激惹现象。

6. 内窥镜检查：示肠运动亢进，甚至痉挛，粘膜无异常，活检基本正常。

【治疗】

1. *治疗原则*　疏肝理气，健脾和胃。肝郁脾虚者，疏肝健脾；寒热错杂者，平调寒热；脾胃气虚者，补脾益气；阴虚肠燥者，滋阴通便。

2. *基本操作*

（1）患者俯卧位：掌推、揉腰背部8～10遍；㨰腰背部5～6遍；横擦腰骶部，以透热为度；按、揉身柱、至阳、命门、心俞、肝俞、脾俞、胃俞、肾俞、三焦俞各1分钟。

（2）患者仰卧位：掌揉腹部约5分钟；掐、点人中约0.5分钟；点、按、揉关元、气海、中脘、膻中各1分钟；顺、逆时针摩腹约5分钟；按、揉期门、梁门、章门、足三里、三阴交、太冲各1分钟。

3. *辨证施治*

（1）肝郁脾虚：揉、拨肝俞约1分钟；点按期门、梁门、章门各1分钟；拿、拨肩井、太冲各3～5次。

（2）寒热错杂：按、揉肝俞、胃俞、三焦俞、大肠俞各1分钟；点、按章门、膻中各1分钟；点、按、揉足三里、手三里、内关、太冲、内庭各1分钟。

（3）脾胃气虚：掌按中脘约5分钟，以热透胃腑为佳；顺时针方向摩腹约3分钟；按、揉足三里约3分钟；按、揉脾俞、胃俞、肾俞、三焦俞各1分钟；捏脊5～10遍。

（4）阴虚肠燥：一指禅推、揉、振中脘、气海、关元各5分钟；拿、揉内关、神门、足三里、三阴交各1分钟；按、揉脾俞、胃俞、肾俞、肝俞、太溪、内关各1分钟。

第十三节　脾约

脾约多因燥热内结，阴津亏少，或脾虚失运，阴寒凝滞等，使肠道传导迟缓所致。以经常大便干结，排便困难，排便间隔时间延长为主要表现的内脏痹病类疾病。

本病相当于西医学所说的习惯性便秘。

中医认为饮食不节，嗜食辛辣、炙煿及醇酒，或偏食精细、少渣食品；内伤七情，郁怒失节，肝失疏泄；生活习惯不良，起居无常，劳逸失度；经常服用泻下剂及洗肠；老年及产妇精血衰少，或气血不足等，影响脾胃及大肠，运化传导失司，气机郁滞，郁蕴化热，阴血亏耗，燥热内结而成。亦有因恣食寒凉生冷，或过用苦寒药物，或老年及病后阳气衰微，阴寒凝滞，传导无力，腑气不行所致者。病性多属虚实夹杂。

本病预后一般良好，若久延不愈，可致肛裂、内痔、外痔等，并加重影响脾胃的纳化功能。

【诊断】

1. 起病缓慢，或继发于热病、产后或见于老年、体弱者。

2. 大便干燥，多呈大块或如小粒，若羊屎状，排出不畅，左少腹有胀压感，服润下通便药物虽可排便，但不久又秘结。常伴食欲不振、口苦或口臭、腹痛、神疲、头痛、不寐等，或于左少腹触及包块。

3. 胃肠X线检查：见钡剂到达结肠后运行明显减慢，特别显出扩张的直肠壶腹，或见钡剂在结肠内被分成小块。

4. 直肠镜、乙状结肠镜及纤维结肠镜检查：可见直肠粘膜有不同程度的充血、水肿、血管走向模糊，或可见肠管痉挛性收缩等。

【治疗】

1. *治疗原则*　调理肠胃，润肠通便。肠道热结者，清泻肠热；肠道气滞者，理气导滞；阴血亏虚者，滋阴养血；脾气亏虚者，补益中气；脾胃阳虚者，温通散结。

2. *基本操作*

（1）患者仰卧位：一指禅推中脘、大横、关元约3分钟；顺时针方向摩腹约1分钟；顺时针方向揉小腹约100次（由轻到重，再由重到轻）；按、揉中脘、大横、天枢、大巨、水道、足三里各5～10分钟，以酸胀或有传导感为度。

（2）患者俯卧：自上而下推腰背部膀胱经循行部位约10遍；一指禅推、拨肝俞、八髎（自上而下，然后再自下而上），反复5次；点、按肝俞、肾俞、三焦俞、大肠俞、膀胱俞、八髎、长强各1分钟；擦八髎、长强，以热为度。

3. 辨证施治

（1）肠道热结：加按、揉支沟、曲池、合谷，点八髎、长强、胃俞、足三里各1分钟；横擦八髎，以透热为度。

（2）肠道气滞：加按、揉中府、云门、膻中、章门、期门、肺俞、肝俞、胆俞、膈俞各1分钟，以酸胀为度；顺时针方向摩气海2分钟；横擦胸上部，以透热为度；斜擦两胁肋8～10次，以微有热感为度。

（3）阴血脾气亏虚：加横擦胸上部、左侧背部，以透热为度；轻揉肺俞、心俞、脾俞、肾俞、气海、内关、足三里、支沟各1分钟；推、擦八髎、长强，以透热为度；纳呆腹胀者，捏脊3遍。

（4）脾胃阳虚：加横擦脾俞、肾俞、命门、八髎、以透热为度；直擦背部督脉，以透热为度。

4. 自我推拿：脾约自我推拿疗效也十分显著，而且简单易行，方便及时。操作如下：

（1）腹部运气：平卧，全身放松，双目微闭，舌抵上腭，排除杂念，意守丹田，平静地腹式呼吸3分钟。

（2）绕脐按摩：继续进行腹式呼吸，同时以脐为中心绕脐顺时针方向按摩5分钟。1日3次，2周为1疗程。

（3）按摩左腹：睡前接上式意守丹田3分钟，两掌交替从左侧腹部向肛门方向按摩约15分钟，手法由轻到重，再由重到轻，由慢到快，再由快到慢。每日1～2次，2周为1疗程，疗程间隔5日。

第十四节　胆胀、胆石

胆胀是因湿热痰瘀等邪阻滞于胆，或因情志郁怒等刺激，使胆气郁滞不舒。以反复发作右上腹疼痛、痞胀等为主要表现的内脏疾病。相当于西医学所说的慢性胆囊炎。

胆石是因嗜食肥甘及湿浊热邪虫毒等蕴聚于胆，胆汁瘀积，与邪毒凝结而成砂石。以右上腹胀闷或痛，检查发现胆道结石为主要表现的结石类疾病。本病即西医学所说的胆石症，包括胆囊结石、胆总管结石及肝胆管结石，常与胆瘅或胆胀并存。

中医认为胆胀病位在胆，涉及肝与脾胃。由于饮食偏嗜，情志失调，湿热未尽，邪著胆腑，以致肝气郁滞，胆腑气机通降失常，气血瘀阻，湿热蕴结，甚至形成砂石，影响脾胃运化功能，故现右胁痞胀、疼痛，纳呆腹胀等症而反复发作。本病较为顽固，常反复发作，且多数合并有胆石。正气尚旺者一般预后良好，若体弱而经常发作则预后较差。

胆石乃嗜食肥甘，肝郁气滞，或湿热虫毒蕴阻，影响肝的疏泄和胆腑的通降功能，胆汁排泄不畅而淤积。肝汁与湿热邪毒凝结，相互煎熬，日积月累而成结石。结石积于肝胆，气机阻闭，胆汁不能下泄以助消化，故有右上腹胀闷或痛等症。胆石未经及时治疗，痛久不已，则常形成慢性过程，并可因情志失调、寒温不慎、过食油腻等而诱发疼痛胀闷。

【诊断】

胆胀

1. 多见于女性肥胖者。好发于30～50岁。可有胆瘅病史，病程较长，常呈慢性迁延性经过，可反复急性发作。

2. 右上腹部隐痛，痛胀不舒，纳呆，腹胀，嗳气，便溏。诸症于进食油腻后加重。

3. 发作时可为右上腹绞痛，放射至右肩，可伴发热，或有恶心呕吐。右上腹有压痛，胆囊区触痛明显，甚或触及肿大之胆囊。白细胞总数增高。

4. 腹部X线摄平片可显示结石、膨大的胆囊、胆囊钙化和胆囊乳状不透明阴影等。胆囊造影可见胆囊显影淡或不显影，胆囊缩小或变形，脂餐后胆囊收缩或排空功能不良。超声波检查见胆囊壁增厚，胆囊缩小或变形，胆囊结石等。

胆石

1. 多见于40岁以上女性，体型多肥胖。部分病人可无症状，而于检查中发现。

2. 平时仅有脘腹或右胁胀闷不适、腹胀、嗳气等症，饱餐或食油腻后明显。

3. 进食油腻或饱餐、劳累、腹部受震动、左侧卧位，可诱发结石梗阻胆道，出现右上腹绞痛或持续胀痛，可向右肩或背部放射。伴恶心呕吐，呕后痛可稍减。可伴轻度发热及黄疸。

4. 绞痛发作时，右上腹或剑突下可有压痛和反跳痛，或可触及肿大的胆囊。

5. B型超声波可显示胆囊或肝胆管内有增强光团，有声影。X线腹部摄片常可见结石阴影。胆囊胆道造影可显示结石阴影。

【治疗】

胆胀多与胆石并存，推拿治疗原则和操作基本相同，故合并讨论。

1. 治疗原则　疏肝清热，利胆排石，疏通经络，解痉止痛。

2. 基本操作

（1）患者俯卧位：按、揉、拨背部膀胱经循行部位；点、按、揉膈俞、胆俞、肝俞、阿是穴各2～3分钟，以右侧为主；重手法点按胆囊、阳陵泉，直至腹痛缓解。合并胆石者，掌揉背部5分钟；前臂㨰背部约5分钟，均以右侧为主；点按肝俞、胆俞3～5分钟；捏脊6遍。

（2）患者仰卧位：逆时针方向轻揉上腹部3～5分钟；两拇指由剑突下沿肋弓向两侧轻轻分推5～7次；点按梁门1分钟；由上腹部向下推、抚5～7遍；点、揉足三里、足临泣、日月、期门、胆囊穴各1～2分钟；掌按两侧期门，徐徐下压1分钟，大幅度颤抖20～30次，以舒适为度，反复3遍；单掌轻揉右胁肋1分钟，小幅度振颤20～30次，以舒适为度。

（3）患者左侧卧位：手掌自肋弓由右→左推5～7遍；双手提拿季肋部3～5遍；揉右季肋部3～5分钟。

3. 辨证施治

（1）肝胆气滞：延长摩、揉季肋部时间及点按期门、章门时间。

（2）肝胆湿热：加按、揉脾俞、肾俞、阴陵泉各1～2分钟。

（3）热毒瘀胆：加按、揉太冲、外丘各1～2分钟。

第十五节 癃 闭

癃闭指因败精阻塞、阴部手术等，使膀胱气化失司，水道不利。以小便量少，点滴而出，甚至闭塞不通为主要表现的内脏痹病类疾病。

本病相当于西医学所说的尿潴留。

中医认为新产后、阴部手术及挫伤，湿热蕴结下焦，肝郁气失疏泄，瘀血败精阻塞，脾虚清阳不升，肾虚关门开阖不利，均可导致膀胱气化失司，水道不利，尿液停聚膀胱而成癃闭。

本病预后一般良好，但若数日不通，则胀迫难忍，甚至危殆。

【诊断】

1. 渐起而逐渐加重者，多见于老年男性；新起突发者，多见于产后妇女及肛门、会阴部手术及损伤患者。

2. 小便不利，点滴不畅，或小便闭塞不通，尿道无涩痛，小腹胀满甚至胀痛。

3. 病情严重者，可伴头晕头痛，呕吐，腹胀，喘促，水肿，烦躁不宁等症，甚至出现神昏。

4. 小腹部叩诊呈明显浊音，触及膨胀的膀胱，拒按，直肠指诊检查可有前列腺肥大。插入导尿管可引出大量尿液。

5. 尿液实验室检查多无异常改变。作膀胱镜、B 型超声波、腹部 X 线检查，有助于诊断。

【治疗】

1. 治疗原则 疏利气机，通利小便。膀胱湿热者，清利膀胱湿热；肝郁气滞者，疏肝理气，开窍泄浊；瘀浊阻滞精室者，祛瘀通络，开窍泄浊；肾气亏虚者温肾利水。

2. 基本操作

（1）患者仰卧位：手蘸少许润滑剂，点、按天突、膻中、水分、阴交、归来、中极、气海、关元、曲骨、水道各 1 ~2 分钟；顺时针方向摩、揉、擦小腹各 2 分钟；揉、摩足三阴经循行部位 2 分钟；按、揉髀关、足五里、委阳、三阴交、阴陵泉各 1 分钟；手掌按压膀胱隆起部有力振颤，以有排尿感为宜。

（2）患者俯卧位：推、揉、㨰腰背部 2 ~ 3 分钟；按、揉肺俞、脾俞、三焦俞、肾俞、膀胱俞、八髎各 2 分钟；横擦腰骶部 1 分钟；按、揉三阴交 1 分钟；由上而下推、抚膀胱经 3 ~5 遍，以有温热感为度。

3. 辨证施治

（1）膀胱湿热：加揉带脉、大肠俞、小肠俞、膀胱俞、三阴交、阴陵泉、委阳、八髎各 1 分钟。

（2）肝郁气滞：加斜擦两胁约 3 分钟；按、揉肝俞、章门、期门、太冲各 1 分钟。

（3）瘀浊阻滞精室：加按、揉肾俞、志室、三焦俞、水道、三阴交各 1 分钟，以酸胀为度；擦腰骶部，以透热为度。

（4）肾气亏虚：加一指禅推、按、揉脾俞、胃俞、肾俞、膀胱俞、三焦俞、长强、命门、足三里、中脘、关元、气海各1分钟；拿阴谷、委阳、太溪3~5次。

4. 简易推拿排尿法

（1）根据充盈膀胱上界的不同位置，相应按、压气海、关元、石门。按压时，应顺着患者的呼气，由浅入深，徐徐向耻骨联合及脊柱方向用力，时间为0.5~2分钟，即可排尿。

（2）拇指或中指由轻到重按压利尿穴（神阙→耻骨联合连线的中点）5~15分钟，即能排尿。

（3）右手食、中和无名指伸直，由大腿内侧呈直线向上推至腹股沟膀胱穴（大腿内侧，上至腹股沟处）300次；食、中和无名指顺时针方向轻揉中极穴300次，即可排尿。

（4）中指按于中极穴，向里向下呈40°角徐徐用力按压1~2分钟，即可排尿。

第九章 儿科病症

小儿推拿因其儿科学生理病理的特殊性，以及临床应用的优越，在推拿学中自成一体，独具特色。小儿推拿最能反映中医学的辨证论治原则，推拿诊治中特别注重调阴阳、分虚实、别温清、顺升降。推拿之中特定穴位的灵活选用，操作技能的合理施展，使其能量转换、生物效应的作用越见明显。小儿推拿内容广泛，本章仅是选择介绍。

第一节 发 热

发热即体温升高，可由多种疾病引起，临床较为常见。一般可分为外感发热、肺胃实热与阴虚内热三类。其中外感发热除感冒外，还可见于急性传染病初期，如流行性乙型肝炎、急性病毒性脑炎、猩红热、白喉等，因此，应注意辨别，不可忽视。

中医认为小儿脏腑娇嫩，肌肤疏薄，卫外不固，故当气候骤变，冷热失常或看护不周时，外邪易乘机侵入肌表，使卫阳被郁，而致外感发热；或由外感误治，或乳食内伤，至肺胃壅实，郁而化热，郁热熏蒸于肌肤，而为肺胃实热；或小儿先天禀赋不足，肝肾阴亏；或后天失养，气虚血弱，阴液不足，或久病伤阴等，导致阴虚内热。

【诊断】

1. 外感发热：风寒者，恶寒重，发热轻，无汗，头痛，鼻塞流清涕，苔薄白，脉浮，指纹鲜红；风热者，发热重，恶风，微汗出，口干，咽痛，鼻流黄涕，苔薄黄，脉浮数，指纹红紫。

2. 肺胃实热：高热，面红，气促，不思饮食，渴而欲饮，便秘溲黄，舌红苔燥，脉数实，指纹深紫。

3. 阴虚内热：午后潮热，手足心热，盗汗，形瘦，食欲减退，舌红苔剥，脉细数，指纹淡紫。

【治疗】

外感发热

治则：风寒者，发汗解表，宣通卫阳；风热者，清热解表，宣肺利咽。

处方：开天门，推坎宫，揉太阳，运耳后高骨，拿风池，清肺经，揉肺俞。

本方疏风解表，治一切外感发热证。开天门、推坎宫、揉太阳、运耳后高骨为治外感的主要推拿法，配拿风池以疏风解表，清肺经，揉肺俞则宣通肺气。

加减：风寒者加推三关，掐揉二扇门等；风热者加清天河水，推脊等；鼻塞者加黄蜂入洞；咳嗽者加推揉膻中，运八卦等。脘腹胀满，不思饮食，呕吐者加揉中脘，分腹阴阳，运内八卦，运板门，清补脾经；烦躁不宁，惊惕不安者加清肝经，掐揉小天心等。

肺胃实热

治则：清泻里热，理气消滞。

处方：清肺经，清胃经，清大肠，揉板门，运内八卦，水底捞明月，清天河水，退六腑，揉天枢，摩腹。

本方清肺经、清胃经能清肺胃之经实热；清大肠、揉天枢、摩腹以疏调肠腑结滞，通便泻热；清天河水、退六腑、水底捞明月以清热除烦；揉板门、运内八卦以理气消食。

阴虚内热

治则：滋阴清热。

处方：揉二马，补肾经，补脾经，补肺经，清天河水，揉涌泉，运内劳宫，按揉足三里。

本方揉二马、补肾经、补肺经能滋肾养肺，壮水制火；清天河水、运内劳宫可调和阴阳，清虚热；补脾经、按揉足三里以和胃健脾，增进食欲；揉涌泉可引热下行。

加减：自汗、盗汗者加揉肾顶；烦躁不安者，加清肝经，清心经。

若高热持续不退，伴咳嗽，呼吸气急，白细胞增高的小儿肺炎，则要以药物治疗为主，推拿作为一种辅助治疗。对于小儿急性传染病要根据临床症状，体征，实验室检查及早的诊断，用内科治疗方法处理，切勿误认为外感发热而失去治疗良机。

第二节 咳 嗽

咳嗽是肺脏疾病的主要证候之一，多种疾病如感冒、肺炎等都可以引起咳嗽。本节着重讨论外感风寒、风热和肺脾两虚所致的咳嗽。相当于西医的急、慢性支气管炎。

中医认为邪气外侵，首当犯肺，风寒或风热之邪外束于肌表，伤及肺卫，肺气壅塞不宣，清肃失职，发为外感咳嗽。或由久病体虚，或平素体弱，以致肺脏虚损，阴伤气耗，肃降无权，气逆为咳；或乳食不当，脾失健运，痰湿内生，上扰肺络而致内伤咳嗽。

【诊断】

1. 外感风寒　咳嗽，头痛，鼻塞流涕，发热轻，恶寒重，咳痰稀白，苔薄白，脉浮紧，指纹淡红。

2. 外感风热　咳嗽，头痛，鼻塞流浊涕，恶寒轻，发热重，咳痰黄稠，口渴，咽痛，脉浮数，苔薄黄，指纹鲜红。

3. 肺虚阴伤　干咳无痰，或痰少粘稠，口燥咽干，喉痒声嘶，舌红无苔，脉细数。

4. 脾失健运　咳嗽痰多，食欲不振，神疲乏力，或有便溏，舌淡苔薄白，脉缓无力。

【治疗】

外感风寒

治则：解表散寒，宣肺止咳。

处方：开天门，推坎宫，揉太阳，运耳后高骨，推三关，掐揉二扇门，按揉天突，推揉膻中，揉肺俞，推肺经，分推肩胛骨，运内八卦。

开天门、推坎宫、揉太阳、运耳后高骨、推三关、掐揉二扇门以解表散寒；按揉天突、推揉膻中、运内八卦以宽胸理气，化痰止咳；揉肺俞、推肺经、分推肩胛骨可宣肺化痰止咳。

加减：恶寒重者加揉外劳宫；发热者加清天河水。

外感风热

治则：解表清热，宣肺止咳。

处方：开天门，推坎宫，揉太阳，运耳后高骨，拿风池，退六腑，清天河水，按揉天突，推揉膻中，揉肺俞，分推肩胛骨，推肺经，运内八卦。

本方开天门、推坎宫、揉太阳、运耳后高骨、拿风池、退六腑、清天河水以解表清热；按揉天突、推揉膻中、运内八卦以宽胸理气，化痰止咳；揉肺俞、分推肩胛骨、推肺经以宣肺化痰止咳。

加减：高热者加推脊；痰多喘咳，有干、湿啰音者加推小横纹，揉掌小横纹。

肺虚阴伤

治则：补益肺阴，化痰止咳。

处方：补肺经，补肾经，运内八卦，按揉天突，推揉膻中，揉乳旁，揉乳根，按揉肺俞，分推肩胛骨。

本方补肺经、补肾经能补肺养阴；按揉天突、推揉膻中、运内八卦、揉乳旁、揉乳根以宽胸理气化痰；按揉肺俞、分推肩胛骨以宣肺止咳。

加减：虚热者加清天河水，推涌泉；久咳体虚者加捏脊。

脾失健运

治则：健脾养肺，化痰止咳。

处方：补脾经，补肺经，揉脾经，揉肺俞，摩中脘，按揉足三里，按揉天突，推揉膻中，揉乳旁，揉乳根，运内八卦。

本方补脾经、补肺经以健脾养肺；摩中脘、按揉足三里以健脾胃，助运化，祛痰浊；按揉天突、推揉膻中、运内八卦以宽胸理气、化痰止咳；揉肺俞、揉乳旁、揉乳根以宣肺止咳。

加减：腹泻者加补大肠，推上七节骨，揉龟尾；久咳体虚者加捏脊，补肾经。

推拿主要适用于治疗以咳嗽为主症的急、慢性支气管炎。对于肺炎、肺化脓症、肺结核等疾病引起的咳嗽，应以其他治疗法为主进行治疗。

第三节 腹 泻

婴儿腹泻，亦称消化不良，是以大便次数增多，粪质稀薄或水样，或兼有不消化的乳食残渣为主症。一年四季均可发生，尤以夏秋季为多。如治疗不及时，迁延日久可影响小儿的营养、生长和发育。重症患儿还可产生脱水、酸中毒等一系列严重症状。故诊断上必须十分注意。

西医认为婴儿腹泻除与饮食、气候等因素有关外，尚与致病性大肠杆菌、病毒及其他因素有关。

中医认为感受外邪，腹泻的发生与气候有密切关系。寒、湿、暑、热之邪皆能引起腹泻，而尤以湿邪引起的为多。寒湿所侵，湿困脾阳，脾失健运，饥饱无度，脾胃受伤，运化失职，升降失司，清浊不分而成腹泻；或内伤乳食引起，乳食不当，或过度生冷，油腻，或饥饱无度，脾胃受伤，运化失职，不能腐熟水谷则成腹泻；或由脾胃虚弱引起，小儿脏腑娇嫩，脾常不足，且小儿生机蓬勃，脾胃负担相对较重，一旦遇到外来因素的影响就能导致脾胃受损，使水谷不得运化，则水反而为湿，谷反而为滞，水湿滞留，下注肠道而为腹泻。

【诊断】

1. 寒湿泻　大便清稀多沫，臭气不甚或带腥气，肠鸣腹胀，时有疼痛，舌苔白腻，脉濡，指纹淡红。

2. 湿热泻　泻下稀薄或如水注，色黄热臭，腹痛即泻，肛门灼热而红，小便短黄，口渴，舌苔黄腻，脉滑数，指纹色紫。

3. 伤食泻　脘腹胀满，口嗳酸气，大便量多，酸臭如败卵，肚腹作痛，痛则欲泻，泻后痛减，不思饮食，或伴呕吐，苔厚腻或微黄，脉滑。

4. 脾虚泻　久泻不愈，时轻时重，多见食后作泻，面色萎黄，肌肉消瘦，神疲倦息，舌淡苔薄，脉濡细。若损及肾阳，则泻下频作，粪质清稀，完谷不化，或有脱肛，面色恍白，四肢厥冷，精神萎靡，睡时露睛，舌淡苔白，脉细弱。

【治疗】

寒湿泻

治则：温中散寒，化湿止泻。

处方：推三关，揉外劳宫，补大肠，补脾经，揉脐，推上七节骨，揉龟尾，按揉足三里。

本方推三关、揉外劳宫、补脾经、补大肠以温阳散寒；揉脐、推上七节骨、揉龟尾以温中调肠止泻；按揉足三里可健脾化湿。

加减：腹痛者加掐揉一窝风，拿肚角。

湿热泻

治则：清热利湿，调中止泻。

处方：清脾经，清胃经，退六腑，清大肠，清小肠，按揉天枢，揉龟尾，按揉足三里。

本方清脾经、清胃经、退六腑以清中焦湿热，清小肠以清热利尿除湿；清大肠、按揉天枢以清利湿热积滞；揉龟尾、按揉足三里以调中理肠止泻。

加减：热重者加清天河水。

伤食泻

治则：消食导滞，和中健脾。

处方：清补脾经，清大肠，运内八卦，揉中脘，揉天枢，揉龟尾，揉板门，摩腹。

本方清补脾经、运内八卦、揉板门、摩腹、揉中脘以和胃健脾，消食导滞；清大肠、揉天枢以清理积滞；揉龟尾可涩肠止泻。

脾虚泻

治则：健脾益气，温阳止泻。

处方：补脾经，补大肠，推三关，摩腹，揉脐，推上七节骨，揉龟尾，捏脊。

本方补脾经、补大肠健脾益气，固肠实便；推三关、摩腹、揉脐、捏脊温阳补中；配推上七节骨、揉龟尾以温阳止泻。

加减：久泻不止者加按揉百会，腹胀者加运内八卦，损及肾阳者加补肾经，揉外劳宫。

如小儿出现面色苍白，小便极少或无尿，眼眶凹陷，呕吐频繁，饮食难进，精神萎靡等症时，要抓紧时机，配合中西医药物治疗。

第四节 疳 积

疳积是指小儿脾胃虚损，运化失宣，消化吸收功能长期障碍，以致气液耗伤，脏腑失养，形体羸瘦，饮食不为肌肤，而形成的慢性疾患。

本病与西医所说的“小儿营养不良”的临床表现相似，小儿营养不良是摄取不足或摄入食物不能充分利用的结果。

中医认为由于证候轻重虚实的不同，有分积滞和疳积。如小儿不思乳食，食而不化，腹部饱胀，形体消瘦，大便不调者，成为积滞；若形体干瘦，肚腹膨大，气血不和，头发干枯稀少，精神疲惫，饮食异常者，成为疳积。在病因病机可分为乳食不节，伤及脾胃，脾主运化，胃主受纳，小儿饮食不节，过食肥甘生冷，伤及脾胃，脾胃失调，受纳运化失职，升降不调，乃成积滞，积滞日久，脾胃更伤，转化为疳。或因脾胃虚寒薄弱，则乳食难于腐熟，而致乳食停积，壅聚中州，阻碍气机，时日渐久，致使营养失调，患儿羸瘦，气血虚衰，发育障碍。此外，也有感染虫症，因病后失于调养，慢性呕吐，泻痢等，致使脾胃受损，耗伤津液，气血亏虚而成疳积证者。

【诊断】

1. 积滞脾胃　形体消瘦，体重不增，腹部胀满，饮食不香，精神不振，夜眠不安，大便不调，常有恶臭，舌苔厚腻，脉弱或滑数。

2. 气血两亏　面色萎黄或苍白，毛发枯黄稀疏，骨瘦如柴，精神萎靡或烦躁，睡卧不宁，啼声低小，四肢不温，发育障碍，腹部凹陷，大便溏泻，舌淡苔薄，指纹色淡，脉细无力。

【治疗】

积滞脾胃

治则：消食导滞，调理脾胃。

处方：补脾经，揉板门，掐揉四横纹，揉中脘，揉天枢，分腹阴阳，运内八卦，按揉足三里，摩腹，捏脊。

本方补脾经、摩腹、按揉足三里以调补脾胃，消食和中；揉中脘、按天枢、分腹阴阳、揉板门以消积导滞；掐揉四横纹、运内八卦、捏脊以理气调中，调和气血。

加减：便溏者加补大肠，揉龟尾；便秘者加清大肠，按揉膊阳池，推下七节骨；手足心热者加清天河水，揉涌泉，补肾经。

气血两亏

治则：温中健脾，补益气血。

处方：补脾经，补大肠，推三关，揉外劳宫，掐揉四横纹，运内八卦，揉中脘，摩腹，捏脊，按揉足三里。

本方补脾经、补大肠、推三关、揉外劳宫以温中健脾，补益气血；运内八卦、摩腹、捏脊以理气和中，补益气血；掐揉四横纹主治疳积；揉中脘以消食助运化；按揉足三里以调脾胃和气血。

加减：烦躁不安者加掐五指节，清肝经；便溏者加推上七节骨，揉龟尾；便秘者去补大肠，加清大肠、推下七节骨、揉龟尾；五心烦热，盗汗者去推三关、揉外劳宫，加补肾经、揉二马、清肝经。

本病单用捏脊配合针刺四横纹治疗，隔日 1 次或每周 2 次，效果亦好。

附 小儿保健推拿

小儿保健推拿，主要是通过推拿方法，起到健脾和胃，增进食欲，强壮身体的作用，从而达到预防疾病，保障小儿健康发育、成长的目的。

处方：补脾经 300 ~ 500 次，摩腹 3 ~ 5 分钟，揉脐 3 ~ 5 分钟，按揉足三里 50 ~ 100 次，捏脊 3 ~5 遍。

一般宜在清晨或饭前进行，每天操作 1 次，7 次为 1 疗程，1 疗程后休息 3 天，可继续进行第 2 疗程；小儿在急性传染病期间可暂停，待病愈后再恢复施术。

第五节 呕 吐

有物有声谓之呕，有物无声谓之吐，有声无物谓之干呕。因临床上呕与吐常同时出现，故一般统称为呕吐。

呕吐是由于胃气上逆，胃与肠呈逆行蠕动所致，是临床上小儿常见的症状，可见于多种疾病中，也可单独出现。若因哺乳过量或过急，出现哺乳后，乳汁自口角溢出，则称为“溢乳”，并非病态，当改善哺乳方法，即可消失。

西医认为呕吐是某些急性传染病如流脑、乙脑和某些急腹症如肠梗阻、肠套叠的先兆症状，临床时必须注意鉴别，必要时配合实验室，X 线检查，明确诊断，不能单纯见吐止吐，以免贻误病情。

中医认为胃为水谷之海，以降为和。小儿脾胃薄弱，凡外感六淫，侵扰及胃；或饮食过多，饥饱不节，或恣食生冷油腻以致停滞不化，损伤脾胃，运化失司，胃失和降，气逆于上而为呕吐。

【诊断】

1. 寒吐 饮食稍多即吐，时作时止，吐物酸臭不甚，面色苍白，四肢欠温，腹痛喜暖，大便溏薄，舌淡苔薄白，指纹色红。

2. 热吐 食入即吐，呕吐物酸臭，身热口渴，烦躁不安，大便臭稀或秘结，小便黄赤，唇舌红而干，苔黄腻，指纹色紫。

3. 伤食吐 呕吐酸馊频繁，口气臭秽，胸闷厌食，肚腹胀痛，大便酸臭，或溏或秘，苔厚腻，脉滑实。

【治疗】

寒吐

治则：温中散寒，和胃降逆。

处方：补脾经，横纹推向板门，揉外劳宫，推三关，推天柱骨，揉中脘。

本方推天柱骨和胃降逆，祛寒止呕，配横纹推向板门善止一切呕吐；补脾经、揉中脘以健脾和胃；推三关、揉外劳宫温中散寒。

热吐

治则：清热和胃，降逆止呕。

处方：清脾经，清大肠，退六腑，推天柱骨，横纹推向板门，运内八卦，推下七节骨。

本方清脾经、清大肠、推天柱骨以清中焦积热，配横纹推向板门以降逆止呕；退六腑以加强清热作用；运内八卦以宽胸理气，和胃止呕；推下七节骨以清热通便，使胃气下行。

伤食吐

治则：消食导滞，和中降逆。

处方：补脾经，揉板门，运内八卦，揉中脘，揉足三里，横纹推向板门，分腹阴阳，推天柱骨。

本方补脾经、揉中脘、按揉足三里以健脾和胃，以助运化；揉板门、运内八卦、分腹阴阳以宽胸理气，消食导滞；推天柱骨、横纹推向板门以降逆止呕。

呕吐严重者可使患儿呈呼吸暂停的窒息状态，如护理不当，呕吐物吸入，尚可继发吸入性肺炎等呼吸道病变，反复呕吐又可导致脱水、酸中毒，此时应当配合中西医疗法进行综合治疗。

第六节 便 秘

便秘是指不能按时排便，或大便坚硬干燥，欲大便而排时不爽，坚涩难以排出。便秘是一个症状，本身并非一种疾病，除先天性巨结肠以外，便秘在婴幼儿比较少见，相对地多见于幼儿与儿童。

中医认为便秘分为实秘、虚秘两类。如饮食不节，过食辛辣厚味，以致肠胃积热，气滞不行，或于热病后耗伤津液，导致肠道燥热，津液失于输布不能濡润，而致大便干结，难以排出。或因先天不足，身体虚弱；或病后体虚，气血亏损，气虚则大肠传送无力，血虚则津少，不能滋润大肠，以致大便排出困难。

先天缺陷，先天性肛门狭窄，粪便排出受阻。肛裂当粗硬的大便通过时，剧痛的刺激使婴儿抑制排便，粪便越积越多，水分被吸走，粪便块变得粗硬，难以排出。先天性巨结肠，由于直肠和乙状结肠的远端，肠壁肌层内神经丛的神经节细胞完全缺如或减少，使病变肠段失去正常蠕动，经常处于收缩痉挛状态形成一种机能性梗阻，粪便通过就发生阻碍，大量积聚在上段结肠内。

【诊断】

1. 实秘　大便干结，面赤身热，呕吐，口臭唇紫，小便短赤，腹胀，胸胁痞满，纳食减少，苔黄燥，指纹色紫。

2. 虚秘　面色苍白无华，形瘦乏力，神疲气怯，虽有便意，而努挣乏力难下，舌淡苔薄白，脉细或细涩，指纹色淡。

【治疗】

实秘

治则：顺气行滞，清热通便。

处方：清大肠，退六腑，运内八卦，按揉膊阳池，摩腹，按揉足三里，推下七节骨，搓摩胁肋，揉天枢。

本方清大肠、揉天枢荡涤肠俯邪热积滞；摩腹、按揉足三里健脾和胃，行滞消食；搓摩胁肋、运内八卦疏肝理气，顺气行滞；推下七节骨、按揉膊阳池，配退六腑以清热通便。

虚秘

治则：益气养血，滋阴润燥。

处方：补脾经，补肾经，清大肠，推三关，揉二马，按揉膊阳池，揉肾俞，捏脊，按揉足三里，推揉涌泉。

本方补脾经、推三关、捏脊、按揉足三里以健脾和中、补益气血、强壮身体；清大肠、按揉膊阳池以理气通便；补肾经、揉二马、揉肾俞、推揉涌泉以滋阴润燥。

第七节　夜　啼

夜啼是指婴儿白天如常，入夜则间歇性啼哭吵闹，甚则持续不停，通宵达旦，民间常称为“夜啼郎”。

中医认为可由脾寒引起，婴儿素禀虚弱，脾常不足，至夜阴盛，脾为阴中之阴，若护理略有失意，寒邪内侵，脾寒仍生。夜属阴，阴盛脾寒愈盛，寒邪凝滞，气机不通，故入夜脾痛而啼。或由新热引起，孕妇有伏火郁热，胎儿受之，出生之后，蕴有胎热，以致心经积热，心火过亢，故心神不宁，烦躁啼哭。或由惊恐引起，小儿心气未充，神志祛弱，突受惊恐，则神志受扰，心神不宁，故常夜间惊啼不眠。

由于尿布潮湿，或衣服过暖过寒，或因饥渴等引起者，找出原因及时处理后，啼哭可停止，不必治疗。

【诊断】

1. 脾寒　啼哭声低，睡喜伏卧，腹喜按摩，四肢欠温，食少便溏，小便清长，面色青白，唇舌淡红，舌苔薄白，脉沉细，指纹淡。

2. 心热　哭声宏亮，睡喜仰卧，烦躁不安，见灯则啼哭更剧，便秘尿赤，面赤唇红，舌尖红，苔黄，脉数有力，指纹紫滞。

3. 惊恐　睡中时作惊惕，突然啼哭，虽恐惧状，紧偎母怀，面色乍青乍白，舌苔多无异常变化，夜间脉多急数。

【治疗】

脾寒

治则：温中健脾，养心安神。

处方：补脾经，推三关，摩腹，揉中脘，揉小天心，揉百会，揉外劳宫。

本方补脾经、推三关、摩腹、揉中脘以温中健脾；揉脐、揉外劳宫以温中散寒，止腹痛；揉小天心、揉百会以养心安神。

心热

治则：清心降火，宁心安神。

处方：清心经，清肝经，掐揉小天心，清天河水，掐揉五指节。

本方清心经、掐揉小天心、清天河水以清心降火，宁心益志；清肝经、掐揉五指节以清热安神，除烦。

惊恐

治则：镇静安神。

处方：清肝经，清心经，掐揉小天心，掐揉五指节，清补脾经，清天河水。

本方清肝经、清心经、清天河水以清心除烦；掐揉小天心、掐揉五指节以镇静安神。

第八节 遗 尿

3 岁以上小儿，经常在睡眠中不知不觉将小便尿在床上，称为遗尿。3 岁以下小儿，由于智力未健，脑髓未充，尚未养成正常的排尿习惯，或学龄前儿童，由于精神激动、疲乏，以及睡前饮水过多等原因，偶尔出现尿床，均不属病态。

遗尿症必须及早治疗，如病延日久，就会防碍儿童的身心健康，影响发育。

中医认为本病可由下元虚冷所致。先天禀赋薄弱，肾气不足，下元虚冷，不能温养膀胱，膀胱气化功能失调，闭藏失职，水道失约，而为遗尿。或为脾肺气虚所致，由于其他疾病导致脾肺虚损，气虚下陷，不能固摄，而为遗尿。

【诊断】

1. 下元虚冷　经常遗尿，甚至一夜数次，面色苍白，神疲乏力，智力迟钝，腰腿酸软，四肢不温，喜暖畏寒，小便频数，舌质淡，苔薄白，脉沉迟无力。

2. 脾肺气虚　睡后遗尿，少气懒言，神疲乏力，形体消瘦，面色苍黄，食欲不振，大便溏薄，自汗，舌质淡，苔薄白，脉缓弱。

【治疗】

下元虚冷

治则：温肾固涩。

处方：补肾经，推三关，揉外劳宫，揉丹田，揉肾俞，揉命门，擦腰骶部。

本方补肾经、揉丹田、揉肾俞、揉命门、擦腰骶部温补肾气以壮命门之火，固坚下元；推三关、揉外劳宫温阳散寒以加强补肾壮阳之力、温固下元之功。

脾肺气虚

治则：益气固涩。

处方：补脾经，补肺经，揉外劳宫，按揉百会，揉中极，按揉膀胱俞。

本方补脾经、补肺经以补脾肺而益气；揉外劳宫、按揉百会以温阳升提；揉中极、按揉膀胱俞，以固涩水道。

加减：大便溏者加补大肠俞、揉脾俞；食欲不振者加运内八卦；自汗出者加揉肾纹。

自幼应培养孩子按时排尿的习惯，夜间一般要唤醒小儿排尿 1～2 次。每晚睡前应控制饮水量，不宜多饮。

第九节　腹　痛

腹痛是临床上小儿最常见的一个症状，它是腹部外科疾病主要表现之一，尤其是急腹症。许多内科疾病也经常发生腹痛，本节所讨论的内容是针对儿科多见的无外科急腹指征的一类功能性腹痛进行辨证论治。

西医认为腹痛多由腹部器官病变所致，功能性腹痛常因单纯的胃肠痉挛引起，如消化不良、蠕动紊乱、过敏性肠痉挛等；器官性病变则腹痛为阵发性疼痛或转变为一种固定的持续性局部疼痛，腹肌紧张，有压痛或反跳痛，可能触及腹部肿块或肠壁。如急性肠梗阻、阑尾炎、急性肠套叠等，在诊断中，必须详细询问发病经过，注意腹痛性质，伴随症状，以及有关体征，特别要注意排除急腹症。

中医认为可由感受外邪引起，由于护理不当，或气候突然变化，小儿腹部为风寒冷气所致。寒主收引，性凝不散，搏结肠间，以致气机阻滞，不通则痛。或由乳食积滞引起，乳食不节，暴饮暴食，或恣食生冷食物停滞中焦，气机受阻，而致腹痛。或由虫积引起，由于感染蛔虫，扰动肠中，或直行胆道，或虫多而扭结成团，阻止气机而致气滞作痛。或由脾胃虚寒，平素脾胃虚弱，或久病脾虚，致脾阳不振，运化失司，寒湿滞留，气血不足以温养而致腹痛。

【诊断】

1. 寒痛　腹痛急暴，哭叫不安，常在受凉或饮食生冷后发生，遇冷则加剧，得热则舒，面色青白，或兼大便过稀，舌淡苔白滑，指纹色红。

2. 伤食痛　腹部胀满疼痛，拒按厌食，嗳腐吞酸，恶心呕吐，矢气频作，腹泻或便秘，苔厚腻，脉滑。

3. 虫痛　腹痛突然发作，以脐周为甚，时发时止，有时可在腹部摸到蠕动之块状物，时隐时现，有便虫病史，小儿消瘦，食欲不振，或嗜食异物，如蛔虫直行胆道则痛如钻顶，时发时止，伴见呕吐。

4. 虚寒腹痛　腹痛隐隐，喜温喜按，面色萎黄，形体消瘦，食欲不振，易发腹泻，舌淡苔薄，指纹色淡。

【治疗】

寒痛

治则：温中散寒，理气止痛。

处方：补脾经，揉外劳宫，推三关，摩腹，掐揉一窝风，拿肚角。

本方补脾经、摩腹温中健脾，配推三关、揉外劳宫以助阳除寒；掐揉一窝风、拿肚角散寒理气止痛。

伤食痛

治则：消食导滞，和中止痛。

处方：补脾经，清大肠，揉板门，运内八卦，揉中脘，揉天枢，分腹阴阳，拿肚角。

本方补脾经、揉板门、揉中脘、分腹阴阳健脾和胃，消食导滞，理气止痛；清大肠、揉天枢调畅肠中积滞；运内八卦宽胸理气，调和气血；拿肚角止痛。

加减：呕吐者加推天柱骨，横纹推向板门；发热者加退六腑，清天河水。

虫痛

治则：温中行气，安蛔止痛。

处方：揉一窝风，揉外劳宫，推三关，摩腹，揉脐。

本方摩腹、揉脐健脾和胃，理气止痛，配揉一窝风、揉外劳宫、推三关以温中安蛔。腹痛甚者，加按揉脾俞或背部腧穴压痛点。

虚寒腹痛

治则：温补脾肾，益气止痛。

处方：补脾经，补肾经，推三关，揉外劳宫，揉中脘，揉脐，按揉足三里。

本方补脾经、补肾经、推三关、揉外劳宫温补脾肾，益气止痛；揉中脘、揉脐、按揉足三里健脾和胃，温中散寒，增进食欲。

第十节 小儿肌性斜颈

小儿肌性斜颈，是以患儿头向一侧倾斜，颜面旋向健侧为特征的病症。本节讨论的是指一侧胸锁乳突肌挛缩而造成的肌性斜颈。对于因脊柱畸形而引起的骨性斜颈，视力障碍的代偿性姿势斜颈，不在本节讨论之列。

肌性斜颈的病因，尚未完全肯定，其病理主要是患侧胸锁乳突肌发生纤维性挛缩，起初可见纤维细胞增生和肌纤维变性，最终全部为结缔组织所代替。病因上多数认为，胎儿在分娩时，一侧胸锁乳突肌受产钳或产道挤压受伤而出血，血肿机化形成挛缩。有人认为胎儿在分娩时头位不正，阻碍一侧胸锁乳突肌血运供给，引起该肌缺血性改变所致。也有人认为是由于胎儿在子宫内头一侧偏斜所致，与生产过程无关。

【诊断】

患儿颈部一侧胸锁乳突肌出现肿块，底部稍可移动，可能触摸到。患儿头向患侧倾斜，颜面部旋向健侧，当将患儿颈部向健侧转动时，颈部肿块突出明显。少数患儿仅见患侧胸锁乳突肌在锁骨的附着点周围有骨疣样改变的硬块物。

若不及时治疗，患侧颜面的发育受到影响，健侧颜面部也相对产生适应性的改变，致使颜面部的大小不对称。晚期还会产生继发的代偿性胸椎侧凹畸形。

【治疗】

治则：行气血，散瘀结。

操作：患儿取仰卧位，医者坐于健侧，在患侧的胸锁乳突肌施用按揉法；拿患侧胸锁乳突肌；医者一手扶住患侧肩部，另一手扶住患儿头顶，使患儿头部渐渐地向健侧肩部倾斜，逐渐拉长患侧胸锁乳突肌。反复进行数次，再在患侧胸锁乳突肌施用按揉法。

本病早期诊断，早期治疗，效果较好。按揉及拿捏患侧胸锁乳突肌，能舒筋活血，改善局部血运供给，缓解肌肉痉挛，促使肿物消散；伸展扳住患侧胸锁乳突肌，能改善和恢复颈部活动功能。

家长可经常在患侧胸锁乳突肌部作被动牵拉伸展，在日常生活中采用与头面畸形相反的动作加以纠正，如喂奶、睡眠的枕垫或玩具吸引患儿的注意力等，都可用于纠正姿势。病程超过一年，或因胸锁乳突肌挛缩严重，经推拿治疗持续6个月无效者，可考虑手术治疗。

第十一节　小儿麻痹后遗症

小儿麻痹后遗症为临床常见的一种小儿瘫，发生于小儿麻痹症，又称“脊髓灰质炎”的后期，

小儿麻痹症是一种急性传染病，多见于1~5岁的小儿，常流行于夏秋季节，以先见发热、肢痛，继而出现肢体麻痹瘫痪为特征，属于中医“痿证”的范畴。

中医认为小儿麻痹症是因湿热疠气从口鼻而入，侵袭肺胃两经，湿热阻滞，蕴蒸气血，津液耗损，气血失调，筋脉失养，而致瘫痪萎缩。

西医认为是一种急性传染病，为感染病毒引起，病毒主要在脊髓（也可累及延脑、桥脑及小脑），累及脊髓前角的运动神经细胞，故临床表现为相应的肌组的弛缓性麻痹。

【诊断】

患者肌肉明显萎缩、麻痹，瘫痪呈弛缓型，肢体可出现各种畸形，如脊柱侧突、肩关节如脱臼状，膝后凸或外展，足内翻、外翻，马蹄形，仰趾足等，结合病史，一般不难作出判断。

【治疗】

治则：通经活络，荣筋养肌，矫正畸形。

操作：取坐位，在面部用推揉法自攒竹向瞳子髎、颊车、地仓穴等往返操作5~6次。在颈和上肢部，用推法自天柱至大椎、肩井等处往返数次，再用推揉法施于肩关节周围，然后用推拿法从三角肌部经肱二头肌部至肘关节，向下沿前臂到腕部，往返数次。

取俯卧位，用推法或㨰法从腰部起，向下到尾骶部、臀部，循大腿后侧往下至足跟，往返数次，配合按肾俞、腰阳关、拿委中。接着取仰卧位，用推揉法或捻法，从腹股沟向下经股四头肌至小腿前外侧，往返数次，配合按伏兔、足三里、阳陵泉、绝骨、解溪等穴。如踝关节有畸形者加摇法，并在畸形部位作重点治疗。

本法推、揉、㨰、拿患侧局部及有关经穴，能疏通经络，活血行气，改善局部血运供给，使经脉肌肉得其濡养，助长肌肉恢复，缓解筋脉的挛缩，配合摇法等被动活动，能改善关节活动功能，矫正畸形。

第十二节 小儿脑瘫

小儿脑瘫，是指患儿在母亲妊娠期至新生儿期，受到多种原因引起的脑部损伤，导致非进行性，非一过性，以运动功能障碍和姿势异常为主要表现，兼有多种并发症的脑部疾患。脑性瘫痪严重影响患儿的生长、发育及长大后的生活与工作能力，给患儿及其父母带来很大痛苦，严重病例除肢体瘫痪外，还有智力不足、惊搐夜啼、错齿流涎、视听或语言功能障碍等症状。

中医认为先天胎禀不足，肝肾亏损，后天失养，气血虚弱，或生后受寒，阳气不运，肌肤失其温煦所致。其性质类似于“五迟”“五软”的证候。

西医认为病因复杂，致病因素可分为三类：

出生前因素：主要是脑穿通畸形，胎儿期感染，出血或缺氧，以及母体的妊娠高血压综合征，糖尿病，腹部创伤和频繁的接触放射线等。

出生时因素：胎膜早破，羊水堵塞，胎粪吸入，脐带绕颈所致窒息；或难产，产钳所致的创伤，颅内出血或缺氧。由于早产婴儿血管脆弱易受损害及并发症窒息，或产前代谢障碍，因而容易引起本病。

出生后因素：新生儿发生核黄疸或严重感染、外伤及脑缺氧等可导致脑性瘫痪。

脑性瘫痪的发病机制主要是脑组织的缺氧与瘀血，在各种发病因素所造成的脑损伤中以此二者最为常见。

【诊断】

1. 肝肾不足　筋骨痿弱，发育迟缓，坐起、站立、行走明显迟于正常同龄儿童。甚至4～5岁尚不能行走，亦有10岁左右仍行而不稳。平素活动甚少，容易疲倦，喜卧，面色不华，全身无力，舌质淡苔薄白。

2. 肝肾两亏　头颈软弱倾斜，不能抬举，口软唇弛，咀嚼乏力，常有流涎，手软下垂，不能握举，足软弛缓，不能站立，肌肉松弛，活动无力，唇淡苔少。

3. 气血虚弱　肢体痿软，四肢关节软弱，神情呆滞，智力迟钝，面色苍白，四肢不温，口开不合，舌伸口外，食少不华，唇白苔光。

4. 脾虚水泛　面色苍白，白睛多，无神采，头缝裂开不全，头皮光亮，肢体消瘦，食欲不振，大便稀溏，神情呆滞，小便不利。

【治疗】

治则：补肾养肝，补益气血，健脾利湿。

操作：患儿取坐位，首先补脾经，补肾经，揉板门，摩腹，揉中脘，足三里；患儿俯卧，按揉脾俞、肾俞、肝俞，再用㨰法在背部两侧膀胱经治疗，直擦督脉及足底涌泉，横擦腰部肾俞和骶部八髎穴。

加减：肝肾不足者，加太溪、太冲；脾肾两亏者，加太溪、三阴交穴；气血虚弱者，加关元、气海、心俞；脾虚水泛者，加阴陵泉、三阴交、中极。失语者加廉泉、风府、哑门；流涎者，加颊车、地仓、合谷；肢体畸形者，在各畸形局部加推、揉、扳、摇等手法，以逐步矫正局部畸形。

加强营养，防止跌伤，加强被动和主动运动锻炼，坚持和加强语言训练，患儿活动受到影响者，可做矫形手术。

第十章　其他病症

推拿治疗方法作为一种物理疗法，所涉及的病症种类比较繁杂，临床应用不胜枚举。本书将部分在临床常见，且推拿施治疗效肯定的病症汇为一章，以期通过对这些病症的学习，掌握推拿诊治的操作技巧，领会推拿实际操作应用的规律，举一反三，灵活运用。

第一节　痛　经

痛经指因情志所伤、六淫为害，导致冲任阻滞，或因精血不足，胞脉失于濡养所致。以经期或经行前后周期性出现小腹疼痛，或痛引腰骶，甚至剧痛晕厥为主要表现的月经类疾病。痛经亦称"经行腹痛"。

本病与西医学同名。分为原发性痛经和继发性痛经。前者又称功能性痛经。

中医认为本病的发生与冲任、胞宫的周期性生理变化密切相关。经水为血所化，而血又随气运行。若情志不舒，肝气郁结，血不能随气流通；或久居潮湿之地，或经期冒雨涉水，或过食生冷，寒湿之邪客于胞宫，血得寒则凝；或素有湿热内蕴，或经期、产后，感受湿热之邪，与血搏结，稽留于冲任、胞宫；或先天肾气不足，或房劳多产，或久病虚损，伤及肾气，致精亏血少，冲任不足；或素体虚弱，气血不足，或大病久病，耗伤气血，或脾胃虚弱，化源不足，气虚血少。邪气内伏，更值经期前后冲任二脉气血的生理变化急骤，导致胞宫的气血运行不畅，"不通则痛"；精血素亏，胞宫失于濡养，"不荣则痛"。

【诊断】

1. 经行腹痛史，注意有无精神过度紧张，经期产后冒雨涉水、过食寒凉或不节房事等情况及妇科手术史。

2. 每遇经期或经行前后小腹疼痛，随月经周期性发作，甚者疼痛难忍，甚或伴有呕吐汗出，面青肢冷，以至晕厥者。也有部分患者，经期小腹疼痛连及腰骶，放射至肛门或两侧股部。

3. 功能性痛经者，妇科检查多无明显病变，部分患者可有子宫体极度屈曲，宫颈口狭窄。子宫内膜异位症多有痛性结节，子宫粘连。活动受限，或伴有卵巢囊肿；子宫腺肌症的子宫多呈均匀性增大，局部有压痛；慢性盆腔炎者，有盆腔炎症的征象。

4. 盆腔B超扫描对子宫内膜异位症、子宫腺肌病、慢性盆腔炎的诊断有帮助，必要时进行腹腔镜检查。

【治疗】

1. 治疗原则　通调气血，调经止痛。气滞血瘀者，行气活血，祛瘀止痛；寒湿凝滞者，温经散寒，祛瘀止痛；气血虚弱者，补气养血，和中止痛；肝肾亏损者，滋补肝肾，养血止痛。

2. 基本操作

（1）患者仰卧位：自膻中→中极抹任脉 8～10 遍；顺时针方向摩少腹约 5 分钟；一指禅推或揉气海、关元、中极，往返 2～3 遍；按、揉气海、关元各 1 分钟；拿、揉血海、三阴交、合谷各 1 分钟。

（2）患者俯卧位：㨰腰部脊柱两旁及骶部约 4 分钟；一指禅推或按、揉肝俞、脾俞、膈俞、肾俞、八髎各 1 分钟，以酸胀为度；擦肾俞、八髎及腰骶部，以透热为度。

3. 辨证施治

（1）气滞血瘀：加按、揉章门、期门、肝俞、膈俞各 0.5 分钟；掐太冲 0.5 分钟；拿血海、三阴交 3～5 次，以酸胀为度；从后向前斜擦两胁 7～8 遍；叩打八髎 8～10 次。

（2）寒湿凝滞：直擦背部督脉 8～10 次；横擦腰部肾俞、命门 8～10 次，以透热为度；两指分点太溪，以有热感为度；按大椎、曲池、丰隆各 1 分钟；拿风池 3～5 次；按、揉血海、三阴交各 1 分钟。

（3）气血虚弱：直擦背部督脉 8～10 次；横擦左侧背部 8～10 次，以透热为度；按、揉脾俞、胃俞、足三里各 1 分钟；按、揉中脘 2～3 分钟；振关元 3 分钟。

（4）肝肾亏损：按、揉肝俞、肾俞、血海、筑宾、涌泉各 1 分钟。

月经来潮前 1 周治疗 2 次，以后每月在月经前 1 周治疗 2 次，连续 3 个月为 1 疗程。

第二节　闭　经

闭经指因肝肾不足，气血亏虚，阴虚血燥，血海空虚，或因痨虫侵及胞宫，或气滞血瘀，痰湿阻滞冲任所致。以女子年逾 18 周岁月经尚未初潮，或已行经、非怀孕而又中断达 3 个月以上为主要表现的月经类疾病。前者称原发性闭经，后者称继发性闭经。妊娠期、哺乳期或更年期的月经停闭属生理现象，不作闭经论。有的少女初潮 2 年内偶尔出现月经停闭现象，可不予治疗。

中医认为本病发病机制主要是冲任气血失调，有虚、实两个方面。虚者或因肾虚冲任气血不足，或因脾虚气血化源不足，血海不能满溢，或因血虚冲任血少，导致冲任亏败，源断其流；实者或因情志不舒，气滞血瘀，或因寒客冲任，血运受阻，或因痰湿壅塞冲任，邪气阻隔冲任，经血不通。

本病属难治之症，病程较长，疗效较差。因此，必要时应采用多种方法综合治疗以提高疗效。因先天性生殖器官缺如，或后天器质性损伤致无月经者，不属本节讨论范围。

【诊断】

1. 有月经初潮来迟及月经后期病史、反复刮宫史、产后出血史、结核病史和使用避孕药等病史。

2. 闭经3个月以上，可伴有体格发育不良、畸形、绝经前后诸症、肥胖、多毛、不孕、溢乳等或结核病症状。

3. 妇科检查可见子宫体细小、畸型等。

4. 实验室检查测定卵巢激素、甲状腺、肾上腺、促性腺激素和催乳素，对丘脑下部－垂体－卵巢性腺轴功能失调性闭经的诊断有意义。

5. 其他检查。B超检查了解子宫内膜及卵泡发育情况；诊断性刮宫、子宫碘油造影以及宫腔镜、腹腔镜等检查有助于子宫内膜结核或非特异性炎症导致闭经的诊断。

【治疗】

1. 治疗原则　疏经通络，理气活血。肝肾不足者，益肾养肝；气血虚弱者，益气养血；肝气郁结者，疏肝理气；寒凝血瘀者，温经活血；痰湿阻滞者，行气化痰。

2. 基本操作

（1）患者仰卧位：逆时针方向深沉缓慢摩小腹6分钟；一指禅推、揉中脘、气海、关元各1～2分钟；按、揉血海、三阴交、足三里各2分钟；自上而下、振小腹任脉约10次；点、按章门、气冲各1分钟。

（2）患者俯卧位：掌根自上而下推、揉腰背膀胱经10遍；一指禅推、㨰腰部脊柱两旁约5～6分钟；按、揉肝俞、胃俞、脾俞1～2分钟；擦腰骶部，以透热为度；捏脊3～5遍；拿肩井3～5次。

3. 辨证施治

（1）肝肾不足：按、揉、推、摩腹部3～5分钟；点、按、揉气海、关元各2～3分钟；沿腹部任脉循行部位提拿腹肌3次；点、按、揉肾俞、肝俞1～2分钟；逆推督脉7次；擦腰骶部3～5分钟；点、按太溪、昆仑各1分钟；掐然谷0.5分钟。

（2）气血虚弱：点、按、揉水分、建里、天枢各2分钟；揉腹3分钟；按、揉梁门、中脘、关元各1分钟；按、揉、推、摩脾俞、胃俞、膈俞、三焦俞各2分钟；按、揉足三里3～5分钟，拨足三里处大筋3～5次。

（3）肝气郁结：按、揉章门、期门各0.5分钟；按、掐太冲、行间，以酸胀为度；斜擦两胁，以微热为度。

（4）寒凝血瘀：直擦背部督脉10次；横擦腰骶部，以小腹透热为度；按、揉八髎，以微热为度。

（5）痰湿阻滞：按、揉脾俞、胃俞、三焦俞、八髎各2分钟，以酸胀为度；横擦左侧背部及腰骶部，以透热为度；点、按、揉水分、天枢、建里、中脘各2分钟；按、揉丰隆约3分钟。

第三节　绝经前后诸症

绝经前后诸症指因肾气渐衰，天癸将竭，阴阳失调所致。以妇女在绝经前后或轻或重、或久或暂出现月经紊乱，烘热汗出，头晕耳鸣，失眠健忘，心悸，烦躁易怒，浮肿便溏，皮肤燥痒等为常见表现的妇科疾病，又称“经断前后诸症”。这些证候常参差出现，发作次数和时间无规律性，病程长短不一，短者数月，长者可迁延数年以至数十年不等。

本病相当于西医学更年期综合征，双侧卵巢切除或放射治疗后双侧卵巢功能衰竭者，也可出现更年期综合征的表现。

中医认为本病的发生与绝经前后的生理特点有密切关系。妇女49岁前后，肾气由盛渐衰，天癸由少渐至衰竭，冲任二脉也随之而衰少，在此生理转折时期，受内、外环境的影响，如素体阴阳有所偏胜偏衰，素性抑郁，宿有痼疾，或家庭、社会等环境改变，易导致肾阴阳失调而发病。

“肾为先天之本”，又“五脏相移，穷必及肾”，故肾阴阳失调，每易波及其他脏腑，而其他脏腑病变，久则必然累及于肾，故本病之本在肾，常累及心、肝、脾等多脏、多经，致使本病证候复杂。

【诊断】

1. 发病年龄多在45~55岁，若在40岁以前发病者，应考虑为“卵巢早衰”。要注意发病前有无工作、生活的特殊改变。有无精神创伤史及双侧卵巢切除手术或放射治疗史。

2. 最早出现的症状为潮热、汗出和情绪改变。潮热从胸前开始，涌向头部、颈部和面部，继而出汗，汗出热退，这个过程持续时间长短不定，短者数秒，长者数分钟，每日发作次数也没有规律；情绪改变表现为易激动，烦躁易怒，或无故悲伤啼哭，不能自我控制。此外，尚有头晕、头痛、失眠心悸、腰酸背痛，月经紊乱等。晚期症状则有阴道干燥灼热，阴痒，尿频急或尿失禁，皮肤瘙痒等症状。

3. 妇科检查　晚期可有阴道、子宫不同程度的萎缩，宫颈及阴道分泌物减少。

4. 实验室检查　阴道脱落细胞涂片检查显示雌激素水平不同程度的低落，血清垂体促卵泡生成素（ESH）水平增高而雌二醇（E2）水平下降，对本病的诊断有参考意义。

【治疗】

1. *治疗原则*　疏肝理气，补益心脾。肾阴不足者，滋补肾阴；肾阳亏损者，温助肾阳。

2. *基本治法*

（1）患者仰卧位：摩腹约5分钟；一指禅推、按、揉中脘、肓俞、气海、关元、子宫穴各1分钟；按、揉内关、足三里、三阴交、太冲、涌泉各1分钟。

（2）患者俯卧位：按、揉脊柱两侧膀胱经循行部位5~6遍；点、按、揉心俞、肝俞、脾俞、肾俞、次髎各1分钟；擦命门3分钟；捏脊3~5遍。

（3）患者坐位：按、揉、扯印堂1~2分钟；推印堂→前发际5~6遍；按、揉、推印堂→太阳5~6遍；分推前额→后头部5~6遍；点、揉印堂、太阳、百会1~2分钟；拿、揉项部、肩部3~4遍；点、揉风池、大椎各1分钟；拿肩井3~5次；拿、揉两上肢3~4遍；按、揉内关、合谷各1分钟。

3. *辨证施治*

（1）肾阴不足：推、擦两腿内侧1~3分钟；掐、按、揉阴陵泉、三阴交、复溜、太溪、涌泉各1.5分钟；推、按、擦揉腰背部2~3遍；按、揉肝俞、肾俞各1分钟；分运腰骶部1~3分钟；横擦腰骶部1~3分钟。

（2）肾阳亏损：点、按建里、梁门、气海、关元、水道各1分钟；拿、捏三阴交2分钟；扣、按脾俞、胃俞、命门、肾俞、大椎各1分钟，拿、捏肩井3~5次；横擦腰、骶约3分钟，以透热为度；点、按手三里、阳池、神门各1分钟。

第四节 近视（目倦）

近视指因禀赋不足，阴精亏损，不能收敛光华。以视近物清晰，视远物模糊为主要表现的内障类疾病。多发于青少年，发病率高。其与远视、散光同属于屈光不正一类眼病，古称“能近怯远”症。

本病相当于西医学的近视眼。

中医认为形成近视的原因很多，以不良用眼习惯，如阅读、书写、近距离工作的照明不足，光线强烈，姿势不正，持续时间过久，使眼过度疲劳为主要因素。心阳不足，目窍失去温养；脾虚气弱，化源不足，影响升清输布；肝肾亏虚，目不得血濡养；髓海空虚，目失所养，是造成近视的内在因素。

目倦指因目力过度、情志不畅、肝脾肾亏损等所致。以视物不能持久，久则视物昏花、头痛、眼胀为主要表现的内障类疾病。目倦又称视疲劳、假性近视。

本病相当于西医学视力疲劳。

【诊断】

1. 以青少年学生为多见，多有长期近距离视物史。

2. 视近物清晰，视远物模糊。

3. 目测视力低于0.8。

4. 眼底镜、验光等检查。< -3D为轻度近视；-3D ~ -6D之间为中度近视；> -6D为高度近视。曲光度正常而目力不能持久者为目倦。

【治疗】

1. 治疗原则　滋补肝肾，解痉明目。

2. 基本操作

（1）患者仰卧位：双手拇指交替推印堂→前发际30~40次；分推鱼腰、承泣各20次；多指按、揉鱼腰、承泣、瞳子髎30圈；点、按、揉睛明、阳白、四白、光明各1~2分钟。

（2）患者俯卧位：点、按心俞、肝俞、肾俞、养老、足三里各1分钟；推督脉5~7遍。

（3）患者坐位：按、揉风池、翳明、天柱各0.5分钟，以酸胀为度；自上而下拿项部8~10遍；拿肩井3~5次；拿合谷、曲池各3~5次。

3. 功能锻炼

（1）坚持做眼保健操，以预防和治疗近视、目倦。

（2）强肝明目功：强肝明目功集气功、点穴和按摩之法，能培育真气、活血通络、调畅肝气、滋养肝窍，对近视、远视、散光等眼病和肝胆病有显著疗效，并能强壮身体，怡神益智。简便易学，易于推广。

内功部分

预备：成立正姿势站立，沉肩垂肘，含胸拔背，口唇轻闭，舌顶上腭，下颌微收，两眼微闭。

①起势调息　身体重心移至右腿，左腿轻抬左移，两脚平行站立，与肩同宽，膝盖微曲。如此松静站立，自然呼吸，意守下丹田（脐下3寸处）5分钟。

②吸嘘练气　双手重叠，搂抱丹田（男性左手在上，女性相反）。吸气腿稍伸直，脚趾抓地，意想气沿肝经上行，经胸、颈部入目；呼气默念“嘘”字，让气从口中吐出，同时全身放松，曲膝下蹲，双目圆睁，注视前方。做18息。

③劳宫运气　吸气两臂平举，腿稍伸直，脚趾抓地，意想双手劳宫穴进气；呼气双臂落回，屈膝下蹲，身体放松，意想劳宫穴放气，做18息。

④开合聚气　接上式两手立掌相对，屈膝站立。待两手有热、麻、凉、胀、痒等气感后，吸气合掌，可感到两手有气充斥，不易合拢。至双掌相距2~3寸时再呼气分掌复原，此时两手似有吸力相联，有拉不开之感。如此开合18次。两手经体前随呼气放回身体两侧。

⑤调气祛邪　吸气右臂上抬并屈肘，让劳宫对准右眼，当距跟2~3寸时，五指空抓，意想将眼中病气抓吸出来；呼气翻掌，放回体侧，意想将吸入掌中的病气放出。左右交替，各做9次。

⑥行气推拉　吸气双手前平举，手心向上。继之屈肘立臂，双手劳宫对着双眼，捧气向双眼靠近，距眼3寸时停0.5分钟。然后呼气时两手外拉至一尺远稍停，再吸气内推至距眼3寸。如此推拉6次，两手停于眼前0.5分钟，意想手掌之气进入眼中，并体验眼中有何感觉。

⑦运气转睛　接上式两手绕眼转圈，先左转，后右转，各转7圈。左转时吸转呼停，右转时呼转吸停。手眼并转，好像是劳宫穴之气带转眼球。转毕两手停于眼前0.5分钟，如之意想、体验。

⑧双掌熨目　接上式双掌抚按眼上，旋摩眼部，先左向后右向，各7圈。左向时吸摩呼停，右向时呼摩吸停。摩毕双手经体前随呼气放回身体两侧。

⑨浴面抚头　接上式搓热双掌，如洗脸样浴面36次，再由前向后梳头36次，最后双掌掩耳抱头，食指架在中指上，下弹后脑36次。

⑩静立养气　如起势调息式站立，意守上丹田（两眉之间入脑内3寸处）2~3分钟，然后再意守下丹田3~5分钟。

收势：身体重心右移，左腿收回，慢慢睁目，结束练功。

外功部分

预备：起势同内功部分。

①宁神熨目　意守上丹田，自然呼吸片刻后，把意念移注两眼，意守1~2分钟。然后搓热拇指背面，竖置于两眉上，接着旋摩眼眶。左向吸摩呼停7圈，右向呼摩吸停7圈。

②按揉鱼（腰）攒（竹）　两手食、中指分别取鱼腰、攒竹穴，吸气轻按，呼气轻揉，做18次。

③推捏睛明　两手食拇指靠拢睛明穴。吸气拇指推按睛明，呼气拇、食两指端捏提睛明，做18次。

④按揉承泣　食指端点按承泣穴，吸气轻按，呼气轻揉，做18次。

⑤按揉巨（髎）鱼（尾） 两手中、食指分别按巨髎、鱼尾穴，吸气轻按，呼气轻揉，做18次。

⑥运目开光 如起势静立片刻后，向左转眼7圈，吸转呼停；向右转眼7圈，呼转吸停。然后闭目定神片刻，突然睁目前视远处目标0.5分钟，再闭目休息。重复3遍。

⑦远眺近视 接上式两眼前视远方一细小目标约0.5分钟后，上臂前平举，手心向上，屈肘使手心正对双眼，距眼1尺，近视掌纹0.25分钟。重复3遍。

⑧按揉太阳 中指端点按太阳穴，吸按呼揉，做18次。

⑨龙啸虎视 如起势松静站立，吸气毕头随"嘘"气左转侧摆，圆睁双目。稍停，吸气头转正，再"嘘"气右转侧摆睁目，稍停头又转正。左右各摆5次。

⑩浴面抚头 同内功第9节。

收势：同内功部分。

练功要领和注意事项：①姿势、动作、意念、呼吸要轻松自然，不要勉强或用蛮力。②集中时间（最少1月）练功，使视力有一定程度提高后再坚持练功以提高和巩固疗效；集中练应1日练3次以上，巩固提高时可酌情练1~2次，全练或选练，贵在坚持。③保持头面手足清洁，剪短指甲；头部有感染时应停练内功的8节、9节和外功部分（6节、7节可练）。④练养结合，既要不懈练功，又要注意用眼卫生，消除不合理的用眼习惯和不适当的用眼条件。

第五节 伤风鼻塞（鼻窒）

伤风鼻塞指因风寒或风热之邪壅塞肺系、犯及鼻窍所致。以鼻塞、流涕为主要表现的鼻病。本病相当于西医学所说的急性鼻炎。

中医认为气候多变，寒热不调，或生活起居失慎，过度疲劳，致使正气虚弱，肺卫不固，风邪病毒得以乘虚侵袭，内犯于肺，上聚鼻窍，发为鼻塞。

鼻窒指因脏腑虚弱，邪滞鼻窍所致。以鼻塞时轻时重，或双侧交替鼻塞，反复发作，下鼻甲肿大为主要表现的鼻病。

本病相当于西医学所说的慢性鼻炎。

【诊断】

1. 伤风鼻塞与感冒有关，以鼻塞声重，流涕喷嚏为主要症状，全身症状不明显；鼻窒多由伤风鼻塞，日久不愈所致，也可由灰尘或化学物质长期刺激造成，以阵发性或交替性鼻塞，流涕粘稠，头闷痛为主要症状，病程长，反复发作，并常因感冒风寒、风热，劳累或其他疾病而诱发。

2. 鼻腔检查 鼻腔粘膜弥漫性充血、肥厚或萎缩，下鼻甲肿大等。

【治疗】

1. 治则 宣肺疏邪通窍，佐以补肾健脾化湿。

2. 基本操作

（1）患者仰卧位：点、按上星、印堂、迎香、颧髎、太阳各1分钟；揉、推山根→迎香，往返3~4遍；按、揉中府1分钟，以酸胀为度；拿、揉曲池、合谷、列缺各1分钟。

（2）患者俯卧位：㨰风池→大椎及背部膀胱经循行部位，往返3～4遍；按、揉大椎、风门、肺俞各1～2分钟。

（3）患者坐位：拿风池5～7次；拿肩井3～5次；擦风池→肺俞8～10遍；横擦大椎，以透热为度；捏、捻两鼻孔1～2分钟。

3. 辨证施治

（1）风寒袭肺：加点、按列缺、外关各1～2分钟；直擦背部膀胱经循行部位5～7遍，以透热为度。

（2）风热犯肺：加轻拍项部大椎，以皮肤微红为度。

（3）肺经郁热：加拿、揉两侧风池2分钟；拇指推风府2～3分钟；按、揉印堂、迎香、合谷2～3分钟；梳、理前发际→后发际2～5分钟；双手指交叉合掌提、拿项部4～6次。

第六节　喉　痹

喉痹指因外邪犯咽，或邪滞于咽日久，或脏腑虚损，咽喉失养，或虚火上灼，咽部气血不畅所致。以咽部红肿疼痛，或有干燥、异物感，咽痒不适等为主要表现的咽部疾病。

本病相当于西医学所说的急性咽炎和慢性咽炎。

中医认为咽部为肺胃所属。外感风热或风寒化热，肺胃实热，肺肾阴虚，皆可引起咽喉红肿疼痛，发为喉痹。

【诊断】

1. 多发于冬春季节，常有急性鼻炎、鼻窦炎、扁桃体炎等病史或有吸烟饮酒、发音过度、吸入有害气体等不良刺激。

2. 以咽喉疼痛，吞咽尤剧，咽喉干燥、灼热、瘙痒、刺激感、异物感，咳嗽痰多粘稠，声音嘶哑，甚至失声。或自觉咽喉干燥瘙痒，微痛不适，干咳或咳出少量粘痰，音调低沉，说话乏力，声音粗糙、嘶哑或完全失声，常有“清嗓”习惯为主要表现。

3. 咽喉检查见咽喉部粘膜充血、水肿、糜烂等炎症性改变。

【治疗】

1. 治疗原则　疏散外邪，清利咽喉。

2. 基本操作

（1）患者仰卧位：一指禅推、拿、揉喉结两旁、天突各3分钟；推、压、抹、擦天突→曲骨9次；振喉结→天突1～3分钟；

（2）患者俯卧位：揉、压风府→大椎、天柱→肩井各5～6遍；按、揉肺俞、风门、膏肓各1分钟；擦背部膀胱经循行部位10遍。

（3）患者坐位：按、揉通天柱、玉枕、风池、风府、肩井各1～2分钟；拿风池、肩井、曲池、合谷各1分钟。

3. 辨证施治

（1）外感风寒：加掐风池、风府各1～2分钟；提、拿风池2～3分钟；一指禅推风府2～3分钟；按、揉肺俞2～3分钟。

（2）外感风热：加掐少商约3～5分钟；掐、揉曲池、合谷2～3分钟；掐少商、关冲、陷谷各0.5分钟。

（3）肺胃实热：横擦胸部3分钟；振胸部1～2分钟；拿、抖腹部5～7次；按、揉天突、气舍1～2分钟。

（4）肺肾阴虚：轻按、揉胸部3～5分钟；分推分抹胁肋5～7次；按、揉人迎、足三里、太溪、照海、三阴交、肺俞、肾俞各1分钟，同时嘱患者频咽唾液。

第七节 尪 痹

尪痹是因风寒湿热之邪留滞于筋骨关节，久之损伤肝肾阴血。以关节晨僵，小关节对称性多发性肿痛，活动受损，甚至僵硬变形为主要表现的肢体痹病类疾病。

本病相当于西医学所说的类风湿性关节炎。

中医认为肾藏精、生髓、主骨；肝藏血、主筋。因房事不节、劳倦过度等，肝肾精血不足，风寒湿热之邪得以乘袭，留滞筋骨，流注关节，痹阻经络，血行不畅，瘀痰阻滞，久之更加损伤肝肾精血，阴阳亏损，筋骨关节失养，以致筋脉挛急，骨质疏松，关节变形，活动受限。

本病多迁延反复，甚至可致残。

【诊断】

1. 好发年龄在15岁以后，高峰在35～45岁之间。女性较多，起病缓慢，病势迁延反复。

2. 晨起指关节或脊背僵硬，活动不利，特别是握拳不紧。至少有1个以上的关节在活动时疼痛或压痛、拒按，功能受限，常有对称性特点。症状出现持续6周以上，间隔期少于3个月。受累关节一般依顺序是指（趾）、腕、踝、膝、肘、肩和髋。病久可出现关节梭状畸形、强硬、表面平滑、肌肉萎缩、形体羸瘦，伴全身虚弱症状。

3. 少数病例于关节周围的骨突起处或伸面可有皮下结节。

4. 血清类风湿因子阳性。活动期血沉增快。有贫血。

5. X线检查：早期可见关节软组织肿胀及骨质疏松，中期显示关节间隙变窄及不同程度骨质腐蚀，晚期显示关节严重破坏、脱位或融合。

【治疗】

1. 治疗原则 早期以和营通络，滑利关节为原则；后期骨性强直者以舒筋通络，活血止痛为原则。

在整个治疗中，以早期治疗效果较好，采用推拿配合中药治疗，以控制病情的发展，保护关节功能。对晚期发生畸形和关节僵硬、骨质疏松的患者，治疗时严防手法粗暴，以免发生骨折。

2. 基本操作

（1）患者坐位：从腕部→肩部㨰手臂内、外侧，上下往返5～6遍；被动活动上肢各关节10～15分钟；从肩部→腕部拿上肢5～6遍；重点拿肩、肘、腕部；按、揉肩髃、肩贞、肩髎、曲池、尺泽、手三里、合谷、阳池、大陵各1分钟；捻、揉腕部及各掌指和指间关节，同时配合适度的摇法5分钟；摇肩、肘关节3分钟；搓上肢4~5次。

（2）患者俯卧位：自下而上推揉督脉8~10遍；㨰擦膀胱经循行部位约10分钟；㨰臀部→踝关节5~6遍，重点㨰髋、膝、踝关节后面；被动后伸、外展髋关节及屈伸膝关节；按、揉肾俞、膀胱俞、环跳、居髎、足三里、委中、承山各1分钟。

（3）患者仰卧位：㨰大腿前部及内外侧，向下到小腿外侧，沿足三里、阳陵泉向下到踝部3~5遍；被动外展、外旋髋关节5分钟；㨰膝关节周围3分钟；按、揉膝眼2分钟；㨰踝关节周围及足背部3分钟；屈伸及内外翻踝关节2分钟；捻摇足趾、摇踝关节约5分钟；拿委中→跟腱4~5次；搓大腿→小腿5~6遍。

施术后嘱患者自行活动关节5~10分钟，以巩固疗效。

不论上肢或下肢，病变较重的关节，均可加用擦法和热敷，对提高疗效有一定帮助。

第八节 阳 痿

阳痿指因命门火衰，肝肾亏损，或因惊恐、抑郁等所致，以阴茎萎软，或举而不坚，不能插入阴道进行性交为主要表现的痿病类疾病。

本病与西医学同名。

中医认为恣情纵欲、早婚、手淫、先天发育不全、劳伤心脾、大病久病等，均可致命门火衰，气血生化不足，宗筋失却温煦润养，作强不能，阳事不举。他如惊恐伤肾而气下，肝气郁结而失疏达，以及湿热下注等，致宗筋弛纵，阳痿不用而成本病。

本病预后良好。

【诊断】

1. 男性在青壮年时期，在任何情况下阴茎不能勃起，或勃而不坚，不能插入阴道。

2. 阴茎虽能勃起，但举而不坚，临房时即萎软，无射精动作。

3. 排除性器官发育不全，或药物引起的阳痿等。

【治疗】

1. 治疗原则　补肾壮阳，养心健脾。

2. 基本操作

（1）患者俯卧位：一指禅推肝俞、脾俞、肾俞约5分钟；按、揉、擦腰骶部5分钟；点、按、揉命门、肾俞、脾俞、心俞、腰阳关、八髎、足三里、三阴交各0.5~1分钟。

（2）患者仰卧位：擦胁8~10遍；顺时针揉小腹20~30次；揉中脘、气海、关元各1分钟；擦少腹10次；拿、揉下肢3~5次；点按百会、内关、足三里、神门、关元各1分钟。

3. 辨证施治

（1）心脾两虚：加点、按中脘、梁门、大横、归来、气冲各1分钟；扣、按带脉0.5分钟；沿任脉循行路线提拿腹肌3~5次；按、揉足三里、阳陵泉、三阴交各2分钟；擦小腿内侧1分钟；点、按心俞、脾俞、膈俞、次髎、阴谷、三阴交各1分钟；揉、按足三里1分钟；横擦腰骶部3分钟；拿肩井3~5次。

（2）命门火衰：加按、揉中极、神阙各1分钟；指压冲门1分钟；按、揉足三里、三阴交、复溜、太溪各1分钟；由下向上推两腿外侧5~8遍；推、擦肩背5分钟；点、按肾俞、命门、腰阳关、次髎、上髎、关元各1分钟；横擦腰骶部，以透热为度；拿肩井3~5次；按、压大椎1分钟。

第十一章 康复病症

推拿治疗方法（包括导引）是康复医学中一种常用的康复手段，在我国渊源古老，应用广泛。康复医学是以恢复伤病员的机体功能为目的，是针对疾病在临床治愈中往往并不伴随机体功能恢复的实际问题，采取多种方法促进病人功能恢复、功能代偿，防止后遗症发生、发展，减少残疾或残而不废。本章所列康复病症，是推拿临床常需治疗的病症，推拿施治得法，有直接的作用，或为伤病患者功能恢复创造条件，或为功能锻炼提供方便。推拿具有活血通络、舒筋镇痛等功效，也对病员的精神康复大有益处。

第一节 偏瘫

偏瘫又称“半身不遂”，脑血管意外后遗症。是指由于脑出血或脑血栓形成后，出现一侧肢体瘫痪、口眼㖞斜、舌强语涩等症状的一种疾患。多见于有高血压病史的老年人，古人称之为“中风”。推拿治疗对促进肢体功能恢复，具有不同程度的效果。

本症是由于中风所致。《诸病源候论》说：“中风者风气中于人也”。不论外感之风或内动之风，必以肝木为之内应。由于火盛、气虚、湿痰内盛，以致肝阳上亢，肝风内动，波及清窍，神明不能自主，故病人意识模糊，神志不清。肝主筋，肝风内动，则皮肉筋脉受害，因而颜面歪斜，手足搐搦抽动，偏废不用。

现代医学认为本病是高血压和动脉硬化而致。当血压突然升高时，动脉血管壁破裂，脑出血，大量血液渗入脑实质内，引起昏迷和瘫痪，若患者不立即死亡，脑部血块可逐步液化、吸收，受损的脑组织由纤维所替代而形成后遗症。或由于脑血栓形成及脑栓塞造成脑血管腔狭窄或闭塞致脑组织局部缺血，或供血不足，如缺血时间过长或侧支循环代偿不良，缺血的脑组织可坏死、软化，而出现偏瘫等神经症状。此外，血液病、恶性肿瘤、先天性脑血管畸形也可发生本病。

【诊断】

1. 一侧上下肢体瘫痪无力，口眼㖞斜，舌强语謇等主症。初期患者患肢软弱无力，知觉迟钝或稍有强硬，活动功能受限，以后逐渐趋于强直挛缩。患者患侧肢体姿势常发生改变或畸形等。

2. 测血压，作神经系统、眼底等检查，脑部 CT，磁共振检查可有异常发现。

3. 检查肢体的肌肉痉挛，关节功能，感觉及肌肉萎缩程度，诊断疾病轻重。

【治疗】

1. 治疗原则 本病以早期治疗为主，一般在中风后 2 星期，适宜用推拿治疗。治则为舒筋通络、行气活血，促进功能恢复。

2. 基本操作

（1）背部及下肢部操作：患者取俯卧位。医者站在患者侧面，先施按法于背部脊柱两侧，自上而下 2～3 次，重点在天宗、肝俞、胆俞、膈俞、肾俞等穴。再在脊柱两侧用㨰法治疗，并向下至臀部、股后部、小腿后部。以腰椎两侧、环跳、委中、承山及跟腱部为重点治疗部位。同时配合腰后伸和患侧髋后伸的被动活动，时间约 5 分钟。

向下至踝关节及足背部治疗，重点在伏兔、膝眼、解溪诸穴。同时配合髋关节、膝关节、踝关节的被动伸屈活动和整个下肢的内旋动作。再用拿法施于患侧下肢，拿委中穴、承山穴，以大腿内侧中部及膝部周围为重点治疗。按揉风市、膝眼、阳陵泉、解溪诸穴，最后用搓法施于下肢，时间约 3 分钟。

（2）上肢部操作

①患者仰卧位。用㨰法自患侧上臂内侧至前臂进行治疗，肘关节及其周围为重点治疗部位。在进行手法的同时，配合患肢外展和肘关节伸屈的被动活动。按揉尺泽、曲池、手三里、合谷诸穴。继之在患肢腕部、手掌和手指用㨰法治疗，同时配合腕关节及指间关节伸屈的被动活动，手指关节可配合捻法，时间约 5 分钟。

②患者取坐位。用㨰法施于患侧肩胛骨周围及颈项两侧，在进行手法时，配合患肢向背后回旋上举及肩关节外展内收的被动活动。然后用拿法自肩部拿至腕部，往返 3～4 次，配合活动肩、肘、腕关节。再作肩、肘、腕部摇法，最后用搓法自肩部搓至腕部往返 2～3 次。时间约 3 分钟。

（3）头面颈项部操作

①患者坐位。先推印堂至神庭。继之用一指禅推法自印堂依次至睛明、阳白、鱼腰、太阳、四白、迎香、下关、颊车、地仓、人中等穴，往返推 1～2 遍，然后配合抹法与按揉法；最后以扫散法施于头部两侧（重点在少阳经），拿五经，擦面部。

②患者坐位。医者站于患者后侧面，按、揉颈项两侧，再按风府，拿风池、肩井。

本病病程的长短与康复有直接关系，尽早对本病进行治疗是十分重要的。治疗应以“治痿独取阳明”为指导，重点在手、足阳明经，其次是膀胱经。病程在半年以内为初期，治以活血化瘀；半年以上则为后期，治以补益气血、扶正固本、强筋健骨。病程在 1 年以上，则推拿效果较差。手法治疗时根据病情辨证加减：语言謇涩者，重点按揉廉泉、通里、风府、风池等穴；口眼㖞斜者，用抹法在瘫痪侧面部推抹 3～5 分钟，重按下关、瞳子髎等穴；口角流涎者，按揉面部一侧与口角部。

3. 辅助疗法

（1）可配合中药、针灸、理疗等治疗，内、外兼治有利于病情的恢复。

（2）可采用药膳康复手段进行治疗。

（3）病情好转，要进行全身性锻炼与轻便的活动，促进肢体功能恢复，但不宜过度疲劳。

（4）头皮针：取瘫痪对侧的运动区、感觉区、血管舒张区。

（5）水针：用维生素 B_1、B_{12}或复方当归注射液，注入偏瘫阳经穴位。

第二节 脊髓损伤

脊髓损伤或疾病引起受累平面以下的肢体发生瘫痪的病症，称为截瘫。损伤在颈膨大或其以上者，上下肢均出现瘫痪，称高位截瘫；损伤在颈膨大以下者，不论损伤平面在胸段或腰段，肢体瘫痪则仅出现于下肢，称为低位截瘫。

脊柱是由7个颈椎、12个胸椎、5个腰椎、1块骶骨和1块尾骨组成，其借椎间盘、关节和韧带相连接，组成一个完整的脊柱，既是人体躯干的支柱，又是负重、运动、吸收震荡和平衡肢体活动的重要结构，此外还有支持和保护内脏和脊髓的功能。椎管内容纳脊髓，脊髓的被膜有三层，自外向内，依次为硬脊膜、蛛网膜及软脊膜。在脊髓的横切面上，可见其外周为白质，中央为灰质。白质主要是由密集的神经纤维组成，灰质主要由大量的细胞体、树突和神经末梢组成，用以传导运动及感觉，以完成周围神经与大脑信息之间的传递。

【病因病理】

开放性脊髓损伤多由战时火器外伤引起，闭合性脊髓损伤多见高处坠下、重物压砸、翻车撞车、房屋倒塌等意外事故，是脊椎骨折与脱位的严重并发症。脊椎骨感染、结核、肿瘤及椎间盘突出等疾患，亦可损伤或压迫脊髓。

根据脊髓损伤的程度，可分为脊髓休克、脊髓受压、脊髓本身破坏三种病理改变。损伤脊髓内锥体束（中枢神经元）产生痉挛性瘫痪，损伤周围神经元，表现弛缓性瘫痪。

1. 脊髓休克：脊髓无明显器质性损伤，脊髓周围亦无压迫性水肿或其他占位性病变，仅表现为功能上暂时性传导中断。临床表现为损伤平面以下弛缓性不完全性瘫痪。一般在1～3周后可逐渐恢复。

2. 脊髓受压：属于继发性损伤。可由下列诸因素引起，形成对脊髓的机械性压迫。①移位的椎体、骨碎片、突入的椎间盘及黄韧带、异物等。②硬膜内或硬膜外出血，使硬膜内、外压力增高，压迫脊髓。③脊髓损伤后，局部组织充血、水肿，因血运障碍，水肿加重，使脊髓受压更为严重，一般持续1～2周。如果这些压迫因素能及时解除，脊髓功能可以完全或大部分恢复。否则脊髓因血循环障碍，发生萎缩、缺血性坏死、液化及瘢痕形成，结果成为永久性瘫痪。

3. 脊髓断裂（脊髓本身器质性损害）：可发生脊髓完全横断，神经细胞被破坏，神经纤维断裂，脊髓内出血和血肿，造成不可恢复的终身瘫痪。

中医认为，脊髓损伤截瘫的发生与肝肾肺胃有关。肝伤则筋骨拘挛，肾伤则精髓不足，肺与胃虚则难以濡养筋脉。

【诊断】

1. 有严重的外伤史或其他脊柱病史。

2. 感觉障碍：损伤平面以下的浅、深感觉均消失，临床重点检查痛觉和关节位置觉。可以根据其感觉丧失平面来推断损伤部位及病情进展。

3. 运动功能障碍：检查肌力判断瘫痪的程度，弛缓性瘫痪者肌张力减弱，痉挛性瘫痪者肌张力增高。截瘫时间较长可肌肉萎缩、无力，关节僵硬。

4. 反射：弛缓性瘫痪者损伤平面以下的生理反射消失；痉挛性瘫痪者生理反射亢进。

5. 大、小便失禁。

6. 自主神经系统功能紊乱：如高热、无汗、肠蠕动减慢、大便秘结等。

7. 辅助检查

(1) X线检查：病变部位的正位与侧位X片，能显示脊柱骨折、脱位及病变的部位、性质及程度。

(2) CT检查：可以确诊病变的位置、形态及大小，为手术治疗提供依据。

【治疗】

1. 治疗原则　舒筋通络，行气活血。脊髓损伤经前期的手术和药物治疗后，脊髓功能逐渐恢复。早期推拿治疗对促进患者肢体功能康复，预防肌肉萎缩、褥疮和关节僵直，有着积极作用。

2. 基本操作　以胸腰段脊髓损伤为例。

(1) 患者俯卧位，医者站其侧，用手掌或拇指自上而下推揉胸腰段损伤部位两侧夹脊穴及膀胱经路线，反复操作4~5遍。术前应涂伤油膏和伤筋药水。

(2) 接着用拇指点揉督脉路线和两侧相应的夹脊穴和膀胱经腧穴，通过刺激脊神经后支，达到刺激损伤段脊髓神经的作用。再用一手掌搓揉腰骶部以透热为度。

(3) 医者用掌指关节处自臀部开始按揉、拿捏下肢瘫痪肌群，反复5~6遍。动作要轻柔，尤其是痉挛性瘫痪，以不引起肌肉痉挛收缩为度。弛缓性手法的力度可以加大。以促进血液循环，使萎缩的肌纤维增粗，恢复肌力。再用拇指点揉环跳、委中、承扶、承山等穴。

(4) 患者仰卧位，医者拿揉患者股四头肌、小腿，然后用拇指揉拨足三里、阳陵泉、解溪等穴，尔后缓缓屈伸、旋转髋、膝、踝关节。擦大腿前外侧与前侧，小腿前外侧，最后搓下肢，捻五趾。

(5) 有大、小便不通者，应顺时针方向揉摩腹部约数分钟，并取天枢、气海、关元等穴点振。最后，患者俯卧，在腰骶、臀以及大腿后部用㨰法，点肾俞、八髎、长强等穴，可以预防褥疮。

3. 辅助疗法

(1) 针灸：每日1次，并配合理疗和中药内服。

(2) 尽早进行肢体练功活动，1周后即开始上肢锻炼，3个月后可练习抓床上支架坐起，继而学习扶拐站立。功能锻炼能调动患者主观能动性，采用不同体位方法进行锻炼，应作为一项重要的治疗措施。

第三节　骨及关节手术后遗关节功能障碍

开放性骨折、陈旧性骨折或骨与关节的疾病经西医手术治疗后，因各种原因致关节功能不同程度障碍，是一种严重的后遗症。临床通过康复治疗和患者的自身锻炼，在短期内都能恢复工作及生活能力。

【病因病理】

骨及关节手术后遗关节障碍，可分为骨性和肌性（粘连性）两类。严重的关节内骨折脱位，常由于畸形愈合使关节面破坏，导致骨性关节功能障碍，妨碍关节活动。肌性关节功能障碍，主要原因有严重损伤，瘀肿较大，久未消散后血肿机化形成粘连；或是粉碎性、缺损性等骨折迟缓愈合，疗程较长，不能按期进行功能活动；或是手法整复次数过多、外固定过久；或切开复位不恰当导致内固定物松脱、断裂等，影响骨折愈合，妨碍功能恢复。

【诊断】

1. 有骨折或骨病的手术和外固定病史。

2. 关节活动功能障碍。

3. 关节附近肌肉废用性萎缩，肌腱、韧带、关节囊粘连和挛缩。

4. 关节肿胀和疼痛，活动时疼痛加重。

5. X 线摄片，排除骨与关节其他疾病。

【治疗】

1. 治疗原则　舒筋活络，剥离粘连。本节重点介绍肘关节和膝关节粘连性功能障碍的推拿治疗方法，其他部位的关节功能障碍可参照施治。

2. 基本操作

（1）肘关节粘连性功能障碍　先在上臂及前臂作抚摩、揉捏和搓法，屈肘受阻，着重放松肱三头肌；伸肘障碍，重点推拿肱二头肌、肱桡肌，以解除肌肉痉挛。用抚摩、揉、推等手法推拿肘部，在筋结和挛缩处施行重推和弹拨。然后用一手握住上臂下段，另一手握其手指作抖动和摇晃，以使局部组织粘连和肘关节松动。每次治疗 10 ~ 15 分钟，每日或隔日 1 次。

肘关节内有粘连者，用扳法、拉法被动屈伸肘关节，以松解粘连。

（2）膝关节粘连性功能障碍　在膝部上下作抚摩、揉、揉捏和搓法。屈膝障碍者着重推拿髌周、髌上囊和股四头肌；伸膝障碍时，重点推拿腘窝、大腿后侧肌群和小腿三头肌。以揉、搓、拨等手法推拿膝部的肌腱、韧带和伸膝筋膜。如果髌骨活动度小，需用力将它作上下左右的推动。然后摇晃和扳动膝关节。每次治疗 10 ~ 15 分钟，每日或隔日 1 次。

关节内粘连未超过 5 个月者，可在神经阻滞麻醉下进行粘连松解，即用扳法被动屈曲或伸直关节，以松解粘连，隔 10 天扳动 1 次，每次使关节活动范围增加 15°左右，施行扳法后外敷消肿止痛中药。

3. 辅助疗法

（1）手法治疗期间，推拿前后配合中药熏洗。

（2）施行扳法后，肿痛会加重。因此，扳法后宜外敷中药，尽快缓解肿痛。

（3）关节僵直冷痛者，可结合针灸、理疗、热敷。

（4）鼓励患者主动伸屈关节，对治疗有积极作用。

第四节 肌萎缩

因肌肉营养不良发生正常体态萎陷，肌纤维减少甚至消失，或两者同时存在，称为肌萎缩。肌萎缩应与消瘦鉴别，前者多为局部现象，伴有肌力减退，后者为全身现象，肌力一般正常。肌萎缩是各种肉萎的结局，属中医“痿证”范畴，临床表现主要是肌萎缩和瘫痪等症状。

【病因病理】

1. 肝肾亏虚：患者先天不足，肾精肝血虚弱，或病久体虚，伤及肝肾，经脉失其濡养，筋肉失其营养，而致痿。

2. 湿热浸淫：湿热浸淫经脉，影响气血运行，肌肉弛纵不收，痹而不仁，因而成痿。

3. 脾胃虚弱：脾胃受纳运化功能失常，津液气血生化之源不足，肌肉失养，渐而成痿。

现代医学认为肌萎缩的病因是肌肉的病变，神经损害或长期废用所致。因而分成肌源性、神经源性、废用性三种类型。

1. 神经源性萎缩：是成年期的一种进展性疾病，好发于40～50岁之间，病例中有家族史，有明显的遗传因素，由于某些主要细胞内酶系的缺乏而导致运动神经元过早发生变性。

2. 肌源性萎缩：是由于肌肉病变，如遗传、感染、营养代谢障碍、内分泌紊乱，影响肌肉功能，目久出现肌肉萎缩。

3. 废用性萎缩：与肢体长期不运动有密切关系。

【诊断】

神经源性肌萎缩

1. 先有上肢肌萎缩无力，继之下肢肌力减退。

2. 肌张力增高，腱反射亢进，病理反射出现。

3. 数年后出现进行性延髓麻痹症状，全身肌肉萎缩、消瘦、呼吸肌麻痹。个别病例有括约肌功能障碍。

4. 实验室检查：①肌电图显示有肌纤维颤动，运动单位电位数目减少，有肌束颤动；②脑脊液检查约有1/3病例有轻度蛋白量增高；③尿肌酐排出量减少，肌酸排量增高。

肌源性肌萎缩

1. 近端对称性肌萎缩，无感觉障碍，无肌纤维震颤。

2. 肌电图检查呈多相电位特征。

3. 实验室检查血磷酸肌酸激酶及其同工酶明显增高。

废用性肌萎缩

1. 老年人或长期卧床的患者。

2. 骨与关节损伤或疾患用石膏、夹板长期固定制动。

3. 局限性的肌萎缩，关节僵硬。

4. X线摄片有骨质疏松和脱钙。

【治疗】

1. 治疗原则　健脾益肾，调补气血，通经活络，濡养经筋。

治痿独取阳明。推拿治疗痿证在于促进肢体血流循环与代谢功能，增加血管神经的营养供应，恢复损伤神经组织，从而提高患肢神经的兴奋，增加肌力，改善患肢的肌肉萎缩，促进患者的运动功能。

2. 基本操作

（1）胸腹部操作：操作方法：患者仰卧位。医者用一指禅推法或指按揉法在中府、云门、膻中、中脘、气海、关元等穴，每穴约1分钟。

（2）腰背部操作：操作方法：患者俯卧位。医者用指按揉法，按揉肺俞、肝俞、胆俞、脾俞、胃俞、肾俞、命门等穴，每穴约1分钟。用拇指平推法从肺俞穴开始向下一直推到肾腧穴为止，反复操作3分钟左右。施擦法在背部督脉与膀胱经，以透热为度。

（3）上肢部操作：操作方法：患者仰卧位。医者用㨰法在肩及上肢部操作，同时配合患肢的被动运动，反复操作3分钟左右。用指按揉在肩髃、臂臑、曲池、尺泽、手三里、外关、列缺等穴，每穴约1分钟。用拿法在腕关节，用捻法在掌指关节、指关节等处施用，约2分钟。最后施擦法于上肢部，以透热为度。

（4）下肢部操作：操作方法：患者仰卧位，医者施㨰法于下肢前侧、内侧、外侧，同时配合下肢的被动运动，时间约5分钟。用拿法在上述部位治疗，时间约3分钟。用指按揉法按揉阳陵泉、解溪穴各1分钟左右。患者俯卧位，医者㨰法于下肢后侧、外侧、内侧，时间约5分钟，同时配合下肢的被动运动。用拇指按揉法，按揉环跳、居髎、承扶、风市、委中、承山等穴，每穴约1分钟。用掌平推法从臀部一直向下推到足跟部，反复平推2分钟左右。

3. 辅助疗法

（1）穴位注射：用维生素 $B_1$100mg、维生素 B_{12}1. 0mg 或当归注射液2ml、黄芪注射液2ml 作手三里、足三里、肝俞、脾俞、肾腧穴位注射，每次选2穴，每穴注射1～2ml，隔日1次，10次为1疗程。

（2）头针：常选用顶颞后斜线或顶旁1线、顶旁2线，用毫针刺，通以脉冲电流，中等刺激，留针30分钟左右，每日1次，10次为1疗程。休息5～7天，再作第2疗程。

（3）针灸：取穴同推拿选穴，10天为1疗程。第1疗程每日针刺1次，休息5天后行第2疗程，改为隔日针刺1次。

（4）在治疗期间患者应进行适当的功能锻炼。

（5）增进营养，给高蛋白与富有维生素的饮食。适当给予B族维生素及维生素E。

第五节　糖尿病

糖尿病是一种比较常见的内分泌代谢性疾病。以多饮、多食、多尿、尿糖及血糖增高为典型特征。重症患者常伴发酮症酸中毒，高渗昏迷等。中医称其为“消渴病”。

糖尿病的发生，主要是由于胰岛素分泌不足，以及胰升血糖素不适当的分泌过多所致。本病多见于40岁以上，喜食甜食而肥胖的病人，与遗传有关。少数病人的发病，与病毒感染和自身免疫反应有关。精神创伤、多次妊娠以及某些药物，常是诱发或加重的因素。基本病理变化是由于胰岛素绝对或相对不足，引起糖、脂肪、蛋白质和继发的水、电解质代谢紊乱。

中医认为“消渴病”主要由于素体阴虚，复因饮食不节，情志失调，劳欲过度而作。病变的脏腑主要是肺、胃、肾三脏。此外，消渴发病常与血瘀有关。

【诊断】

1. 轻型病人可无症状，仅有体态肥胖，偶尔发现食后有少量糖尿。在糖尿病的并发症出现后才被发现，故其病程较长。

2. 中型病人有典型的“三多”症状，昼夜尿量可达 3～10L。检查空腹血糖可在 200～300mg%，患者开始由于多食而肥胖，以后可逐渐消瘦。

3. 重型病人可在 15 岁以前发病，早期生长较一般儿童快。但发病之后，生长迟缓。起病快而症状显著，空腹血糖在 300mg% 以上，故易继发酮症酸中毒，严重时发生昏迷。

4. 酮症酸中毒，除因糖尿病未经治疗或控制不当外，也可因感染、外伤、手术、麻醉及妊娠等情况而引起。症状表现为软弱无力，极度口渴，厌食兼有恶心呕吐，呼吸加快，呼气有烂苹果样气味。尿量初期增多，晚期减少，甚至尿闭。皮肤干燥，舌唇干呈樱桃红色。当循环衰竭时，心跳加快，血压下降，四肢厥冷，呈倦睡状态而渐入昏迷。

【治疗】

1. 治疗原则　调理脏腑，养阴清热，益气补肾。推拿适用于治疗轻中型糖尿病，对病情较重合并有并发症的患者，应配合其他疗法。

2. 基本操作

（1）让患者先仰卧于治疗床上，施术者站其身旁，先用手掌着力，做胸腹部的推、揉、按、摩，反复 3～5 遍。再用中指着力，按揉振颤膻中、鸠尾、中脘、梁门、期门、章门、神阙、气海、关元、天枢、中极等穴。对于烦渴多饮者，重点按揉左梁门、左章门；对于饮多食多者，重点按揉中脘、建里等穴，并自中脘向上推按至咽部，反复 3～5 遍（图 10－1）；对于多尿者，重点按揉水分、关元、中极、止尿等穴，反复 3～5 遍。然后让患者呈坐位，术者用手掌着力，自上向下反复推按腰背脊柱两侧华佗夹脊穴和足太阳膀胱经，反复 3～5 遍（图 10－2）。

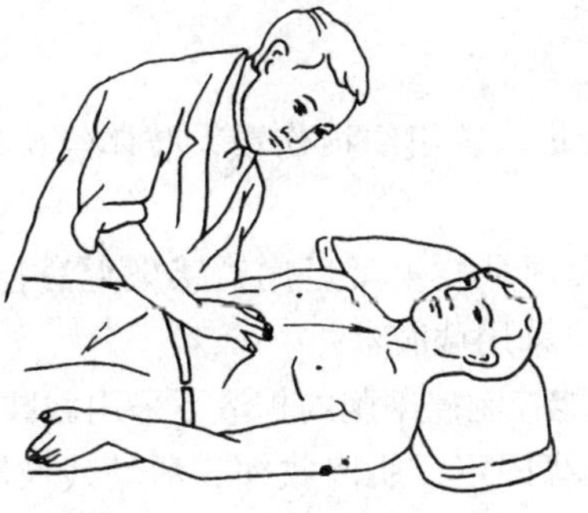

图 10－1　自中脘逆推至咽部

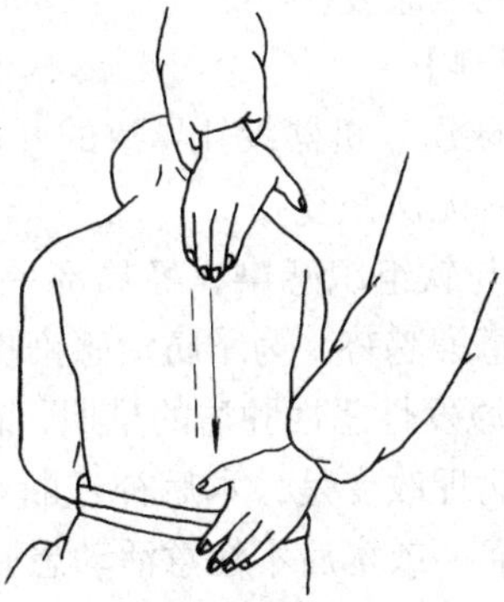

图 10－2　推按腰背脊柱两侧

（2）让患者俯卧，术者用双手拇指着力，反复点揉脊柱两侧华佗夹脊穴及膀胱经五脏六腑腧穴。烦渴多饮者，重点按揉肺俞、心俞、膈俞、肝俞、脾俞等穴，并配合点按下肢足三里、阳陵泉等穴。对多尿者，重点按揉肺俞、肝俞、肾俞、膀胱俞诸穴，并配合搓揉腰部、拿揉肩井、按揉百会。

（3）医者用指按揉法按揉曲池 1 分钟左右，用点法或按法点按足三里、三阴交，每穴约 2 分钟，最后擦涌泉穴，以透热为度。

3. 辅助疗法

（1）配合中、西医药物治疗。

（2）适当节制饮食，以蔬菜、豆类、鸡蛋等为宜，少食含糖丰富的食品。

（3）建立有规律的生活制度，参加适当的文娱活动、运动可促进糖的利用，减轻胰岛负担，为本病有效疗法之一。

（4）皮肤针疗法：主要叩刺胸椎 7～10 两侧部位，隔日或每日 1 次。

（5）足底按摩：选反射区、胃、十二指肠、胰腺、肾上腺、头、垂体等。

（6）水针疗法：按三消辨证取穴，或取夹脊胸 3、脾俞；或夹脊胸 10、肾俞。方法：用当归注射液，或小剂量胰岛素，每穴注射 0.5～2ml，隔日或每日 1 次。

第六节　截肢术后

截肢术是将已失去生命能力，危害患者生命和没有生理功能的肢体截除的手术。其目的是挽救患者的生命，并通过体疗训练和安装义肢，使该残肢发挥其应有的作用。改革开放后我国交通和工矿事业的不断发展，引发事故不断增多。在医疗水平发达的今天，但因创伤和疾病侵袭肢体，为了挽救生命，医务人员在局部处理无法控制疾病发展的情况下，采取截肢术，有增多趋势。截肢术后的假肢安装和心理康复，同手术部位和切口位置等有密切关系。有 10%～20% 的患者术后残端萎缩、疼痛，关节粘连功能障碍。给患者的康复过程，残肢重建，带来很多不利的因素。此种情况下积极采用中医推拿、针灸治疗，主动活动患肢。对促进残端血液循环，减轻疼痛，关节功能恢复，对假肢安装和使用均有非常重要的意义。同时肢体重建后，逐渐过正常人的工作和生活，使病人的心理和心态走出阴影，亦能完全康复。

【病因病理】

1. 车轮碾压、机器绞轧导致的开放严重粉碎性骨折，软组织损伤重，肢体经普通外科或显微外科无法修复。

2. 骨骼与软组织感染，经局部手术处理，全身大剂量抗生素运用，感染无法控制。有导致全身感染趋势，为了防治感染扩散，挽救生命，采用截肢术。

3. 肢体原发性恶性肿瘤的早期，在放疗、化疗不能控制癌细胞的扩散下采用截肢术。

其主要病理改变是，术后神经断端被瘢痕组织包绕固定，肌肉收缩，活动残肢时牵拉，产生疼痛。或术后不注意活动患肢，导致残端萎缩，关节粘连、挛缩，影响功能。

【诊断】

1. 各种原因的截肢术后。

2. 残端萎缩、疼痛。

3. 残端的关节术后功能障碍。

4. 残端有窦道，表皮擦伤。

有上述情况均适应采用针灸、推拿进行治疗。

【治疗】

1. 治疗原则 舒筋活血，消肿止痛，松解粘连。推拿手法宜轻柔，主要以点穴为主。

2. 基本操作

（1）上肢患者端坐，下肢患肢平卧。

（2）残端涂搽正红花油或按摩乳，然后拿、揉整个患肢，从上至下，往返3~5遍。

（3）用摩法、揉法残端，动作轻柔，不增加患者疼痛。重点点揉穴位，上肢肩井、肩髃、臂臑、曲池、手三里、尺泽等穴，下肢髀关、风市、伏兔、血海、梁丘、膝眼、环跳、承扶、殷门、委中等穴，时间5~10分钟。然后擦法残端疤痕，皮肤发红，透热为度。

（4）关节粘连、挛缩者，在拿法、揉法、㨰法的基础上，一手握患肢近端，一手握远端，用扳法屈伸关节，松解粘连，每次1~2分钟。最后搓、抖手法结束。

3. 辅助疗法

（1）针灸：穴位同推拿手法，隔日1次，10次为1疗程，最好采用电针疗法。

（2）中药熏洗：残端用伸筋草、透骨草、苏木、刘寄奴、羌活、桃仁、红花等药物，煎水熏洗，每日1次。

（3）平时安装假肢基础上，加强功能锻炼，增加残端皮肤坚韧性，逐渐重建残肢的功能。

第七节 烧 伤

因热力作用于人体而引起的损伤，称为烧伤，是日常生活、生产劳动以及战争中常见的损伤，烧伤不仅是皮肤损伤，可深达肌肉、骨骼，严重者能引起一系列的全身变化，如休克、感染。若处理不当，很容易造成死亡。

烧伤深度达真皮或超过皮肤全层以下者，由于皮肤结构几乎全部破坏，创面愈合后必有增生性瘢痕形成。发生在面、颈、手、足和关节等部位，瘢痕挛缩易造成畸形，影响功能活动和美观，应积极防治。在防治感染，早期切痂植皮的基础上，尽早推拿治疗，可以软化瘢痕组织，促进血液循环，结合被动、主动功能锻炼，对防止组织萎缩和关节僵直有着重要的临床意义。

烧伤由火焰、蒸汽、热水、钢水、电流、放射线或强酸、强碱等化学物质作用于人体所引起。局部病理改变Ⅰ度、浅Ⅱ度呈现红肿、水泡，愈合后不遗留任何瘢痕。深Ⅱ度和Ⅲ度呈现糜烂、焦痂，愈合后基底肉芽组织逐渐生长，结缔组织增生，形成瘢痕，导致畸形和功能障碍。

烧伤范围大、程度深，患者则有全身性反应，剧痛和大量水分丧失，血容量减少，可发生低血容量性休克。细菌在创面繁殖，进入血液循环，可引起全身感染。甚至发生急性肾衰竭，危及患者生命。

【诊断】

1. 烧伤经中西医治疗后创面愈合。

2. 遗留增生性瘢痕组织，隆起明显，呈暗红色硬块。

3. 关节处的瘢痕挛缩，轻度功能障碍。

4. 烧伤患肢肌肉萎缩，无力。

【治疗】

1. 治疗原则　舒筋活血，软化瘢痕，松解粘连。手法以轻揉为宜。

2. 基本操作

（1）早期在瘢痕增生部位涂搽肤轻松软膏或皮炎平软膏，有滋润保护和抑制瘢痕生长的作用。然后用摩法、抹法、轻度揉法三种手法交替运用，时间5~10分钟，局部有轻微瘙痒，发红为度。否则手法过重使新生肉芽组织起水泡，甚至破损，导致感染，隔日手法操作1次。

（2）后期增生性瘢痕逐渐老化坚韧，在摩法、抹法操作的基础上，加大手法力度，适当配合按揉法、提弹、拨络法，促进血液循环，软化瘢痕组织。

（3）关节因瘢痕挛缩，影响功能活动者，在上述手法操作后，然后运摇、屈伸关节10~20次，松解粘连。最后牵抖患肢。

3. 辅助疗法

（1）封闭疗法：去炎舒松加等量2%利多卡因作瘢痕组织内注射，疗效较好。7日1次，2~3次为1疗程。

（2）瘢痕组织颜色不红者，可用冷冻治疗，亦可选用X线照射治疗。面积较大者，试用音频电疗法。

（3）中药三七粉用食醋调成软膏外敷患处，每日2~3次。

（4）尽早进行患肢的功能锻炼，防止关节挛缩。

下篇 预防保健篇

第十二章 保健按摩

保健按摩从古至今均是推拿学的重要组成部分，是属于预防性推拿的范畴。其主要是指应用推拿手法进行养生、养体、养颜、促进发育、延缓衰老、预防疾病、提高生活质量的按摩方法。保健按摩方法随着社会的进步，人们生活水平的提高，越来越受到人们的喜爱，并进入人们的日常生活。

第一节 全身保健按摩

一、头面部按摩操作

受术者仰卧位，施术者坐于受术者头前。

1. 分抹前额　施术者用双手拇指罗纹面由受术者前额同时或分别向两侧分抹，力量不宜过重，施术 5~10 次。

2. 按压印堂百会穴　施术者双手拇指指端自受术者印堂穴起按压至百会穴，反复 3~5次，操作时双手拇指可同时也可交替进行。

3. 按压风池穴　施术者双手拇指指端或指腹按压于受术者风池穴处，其余四指固定于枕后，同时沉实有力地按压 30 秒，施术中随时询问受术者感觉，术后缓揉放下，如此反复操作 2~3 遍。

4. 分推坎宫穴　施术者用双手拇指罗纹面由受术者前额部的印堂穴开始，分别向两侧分推至太阳穴，力量不宜过重，反复施术 5~10 次，并顺势在太阳穴按揉数次。

5. 轻揉眼眶　施术者用双手拇指指甲轻掐受术者两眼目内眦处晴明穴半分钟，然后再以两拇指桡侧或指腹自晴明穴起，由内向外，由下至上轻揉眼眶3～5圈。

6. 推摩鼻翼至颧髎穴　施术者以两手拇指指腹点按受术者迎香穴30秒，然后自迎香起，经巨髎穴推至颧髎穴，反复3～5次。

7. 推抹水沟至地仓　施术者以两手拇指指腹自受术者水沟穴推抹至地仓穴，反复3～5次。

8. 轻摩下颌至颊车　施术者双手手指指腹轻摩受术者下颌至颊车，然后用中指揉按颊车穴30秒，反复3～5次。

9. 轻揉颊车至太阳　施术者双手拿食、中、无名三指并拢，以中指指腹为主，自受术者颊车穴轻揉至太阳穴，反复3～5次。

10. 点揉印堂至百会　施术者一手拇指指端自受术者印堂起，点揉至百会穴，反复3～5次。其中可重点点揉印堂、神庭、百会穴各30秒。双手拇指可交替进行。

11. 点揉攒竹至百会　施术者双手拇指指端自受术者攒竹穴起，点揉至百会穴，反复3～5次。其中可重点点揉攒竹、百会穴各30秒。

12. 按压风池、风府穴　施术者双手中指指端勾压受术者风池穴，单手中指指端勾压风府穴各1～2分钟，压后缓揉数下，反复操作2～3遍。

13. 指腹梳理头皮　施术者双手十指略分开，自然屈曲，以指端或指腹梳理受术者头部，并双手交叉搓动，如洗头状，反复操作数次，时间约2～3分钟。

14. 轻揉耳廓　施术者两手拇指与食指指腹捏揉受术者两侧耳廓1～2分钟，并向下方牵拉耳垂3～5次。

二、胸腹部按摩操作

受术者取仰卧位，施术者站其一侧。

1. 掌根按压双肩　施术者双手掌根同时按压受术者双肩6～8次，重点按压缺盆穴30秒。

2. 分推胸部至两肋　施术者双手虎口张开，拇指与余四指抱定受术者胸廓，以两手大鱼际自正中线两侧分推至两侧腋中线，由上至下3～5次；再以两手大拇指分置受术者胸骨柄两侧的俞府穴处，余四指抱定胸部两侧，沿肋间隙由内向外分推至腋中线止，由上至下，反复分推3～5次。

3. 全掌揉腹部　施术者叠掌轻揉受术者腹部，先揉脐周，然后顺时针揉全腹，时间约为2～3分钟。

4. 轻拿腹直肌　施术者以两手四指分别置于受术者腹部两侧，向内将腹直肌挤起；然后两手交叉，以双掌归拢扣合腹直肌；再双手拇指置于腹直肌一侧，余四指置于腹直肌另一侧，自上而下，提拿腹直肌30次。

5. 摩腹　施术者以掌心置于受术者脐部，以脐为中心，先顺时针后逆时针，各旋转轻摩脐周30次。

6. 点压上脘、中脘、下脘、天枢、气海穴　施术者以拇指指腹沿受术者腹正中线，由上至下点按上脘、中脘、下脘、天枢、气海穴1分钟，再点按天枢穴1分钟。上腹不适以点按上脘、中脘、下脘为主；下腹不适以点按气海为主；两侧不适以点按天枢为主。

三、上肢部按摩操作

1. 拿揉上肢　施术者一手托住受术者一侧腕部，另一手拇指与余四指相对，沿经脉路线或肌肉轮廓，拿揉上肢肌肉，由肩至臂，反复3～5遍。

2. 按揉腕关节　施术者一手握住受术者一手手指，另一手四指托住腕部，拇指轻揉腕关节1～2分钟，然后作腕关节摇法数次。亦可两手拇指同时对一侧腕关节施术。

3. 点按曲池、手三里、内关、神门、合谷、劳宫穴　施术者两手托起受术者一侧上肢，另一手拇指分别点按曲池、手三里、内关、神门、合谷、劳宫穴各30秒，点后轻揉，或点揉相结合。

4. 推按手掌并拔伸指关节　施术者一手托住受术者手背或手掌，另一手拇指在受术者掌骨间隙由下至上推摩，按揉手掌或手背各3～5次；然后施术者以食指与中指依次挟住受术者拇指、食指、中指、无名指、小指拔伸指关节，并急速滑脱，施术者两指相撞可发出响声。

5. 抖动上肢　施术者双手同时握住受术者一手大、小鱼际部，在稍用力拔伸的基础上，先左右、后上下交替抖动上肢1～2分钟。

6. 摇肩关节　施术者用一手握住受术者肩部，另一手握住腕部或托住肘部，先顺时针后逆时针，环转摇动关节各3～5次。

四、下肢前、内、外侧部按摩操作

受术者取仰卧位，施术者站其一侧。

1. 直推下肢前、内、外侧　施术者以手掌紧贴受术者大腿根部，分别自股内侧直推至足弓，自髀关推至足背，自环跳推至足外踝，各3～5次。

2. 拿揉下肢前、内、外侧　施术者以双手拇指与余四指分别着力于受术者下肢前、内、外侧，自上而下，拿揉3～5遍。

3. 按压足三里、血海、三阴交穴　施术者以拇指分别按压受术者足三里、血海、三阴交穴各1～2分钟。

4. 抱揉膝关节　施术者一手掌心置受术者髌骨上进行轻轻揉压，然后双手如抱球状抱住膝关节两侧，轻揉1～2分钟，两侧分别进行。

5. 拍打下肢前、内、外侧　施术者以手握空拳有节奏地自上而下分别扣击拍打受术者下肢前、内、外侧各3～5次。

6. 推摩足背　施术者以一手托受术者足底，以另一手拇指指腹、鱼际或掌根推摩足背10～20次。

7. 活动踝关节　施术者一手托住受术者足跟，另一手握住其足掌部，使踝关节背曲、背伸及环转摇动，先顺时针后逆时针，各5～8圈。

五、颈、肩部按摩操作

受术者取俯卧位，施术者站其一侧或头前。

1. 拿揉颈项部　施术者一手托受术者前额，另一手拇指指腹与食、中指指腹或余四指相对，用三指或五指拿揉颈项部肌肉2～3分钟。

2. 指压棘突两侧　施术者以双手拇指指端分别置受术者项部棘突两侧，自上而下按压2~3遍，按压同时或按压后可行轻揉法。

3. 拿揉肩部　施术者以双手拇指分别置于受术者两侧冈上窝，余四指放在肩前部，自内向外拿揉肩部2~3分钟。施术者亦可立于受术者头前，双手拇指分别置于受术者两侧肩前部，余四指置冈上窝，自内向外拿揉肩部2~3分钟。

4. 按压肩井、秉风、天宗穴　施术者以双手拇指指腹分置于受术者两侧秉风、天宗穴上，按揉各1~2分钟，然后立于受术者头前，双拇指置于受术者两侧肩井穴，余四指抱定肩后部，揉压肩井穴1~2分钟。亦可按压后再行揉法。

5. 㨰肩部　施术者立于受术者一侧，㨰揉肩部2~3分钟；然后双掌心对置，五指自然分开，以小指尺侧端有节奏地叩击肩部数下。

六、背腰部按摩操作

受术者俯卧位，施术者站其一侧。

1. 按揉背腰部　施术者以双手拇指指端置于受术者两侧肩胛内侧上缘肩中俞穴，自上而下同时或交替按揉肩胛骨内缘、夹脊穴和膀胱经第一、二侧线各3~5遍；然后用掌根同时或交替按揉脊柱两侧肌肉。需要增加力量、增强刺激，可双手重叠进行操作。

2. 弹拨足太阳膀胱经　施术者双手拇指指端相对，以双手拇指指腹同时自上而下弹拨受术者足太阳膀胱经3~5次，如需增加力量、增强刺激，可用一手拇指指腹压在另一手拇指指背，双拇指重叠弹拨。拨后应轻揉2遍。

3. 按压足太阳膀胱经　施术者以双手拇指指端或指腹置受术者背部膀胱经第一侧线上，自大杼穴起，自上而下，同时交替按压背俞穴3~5遍。可边按边揉或按揉交替或按后缓揉。

4. 㨰脊柱两侧　施术者沉肩、垂肘、悬腕，手握空拳，侧掌㨰或握拳㨰受术者脊柱两侧2~3分钟，注意腰部㨰法的力量、角度和方向。

5. 拍打背腰部　施术者以双手空拳或虚掌叩击、拍打受术者背腰部1~2分钟，注意腰部两侧叩击的力量。

6. 按揉肾俞穴　施术者以两手拇指指端（拇指伸直位）置于受术者双侧肾俞穴，同时着力对按、对揉或按揉交替，一般以每个动作连续3次为宜，时间约1~2分钟。施术者亦可以双手拇指重叠置一侧肾俞穴，双手食、中、无名指并拢重叠置对侧肾俞穴，同时着力拿揉1~2分钟。

7. 搓命门　施术者双手搓热，迅速以一手扶受术者背部，一手放置于命门穴，快速搓擦肾俞、命门至受术者腹部感到温热为止，时间约1~2分钟。搓擦后亦可缓揉，以增加热感的穿透力量。

8. 直推背腰部　施术者一手扶持受术者肩部，一手以掌根推脊柱两侧3~5次。

七、下肢后侧部按摩操作

受术者取俯卧位，施术者站其一侧或足侧。

1. 拿揉臀部及下肢后侧　施术者以两手拇指与四指相合，自上而下拿揉受术者臀部及下股后侧3~5分钟。以臀部、大腿后侧及小腿后侧肌群为重点。

2. 擦臀部及下肢后侧 施术者沉肩、垂肘、悬腕、手握空拳，以掌指关节擦受术者臀部及下肢后侧3~5分钟。其中臀部、大腿后侧及小腿后侧肌群应重点擦。

3. 按压环跳、承扶、殷门、委中、承山穴 施术者以拇指分别按压受术者环跳、承扶、殷门、委中、承山穴各30秒，环跳、承扶、殷门穴还可用肘尖按压。压后应缓揉。

4. 拿揉昆仑、太溪穴 施术者以拇、食指指腹分置受术者下肢两侧昆仑穴与太溪穴上，提拿揉捏1~2分钟。

5. 扣击臀部 施术者以一手空拳有节奏地扣击受术者臀部，力量稍重，时间1~2分钟。

6. 抱揉下肢后侧 施术者双手掌心对置受术者下肢后侧肌肉，稍用力抱紧，自上而下揉下肢后侧2~3遍，重点抱揉小腿后侧肌群。

7. 足部五脏反射区的按摩 受术者足背下垫一高枕或屈曲膝关节，以暴露足底。施术者一手托其足背，另一手用拇指推掌法，分轻、中、重三步，由足跟向足趾推按心反射区3次；用单食指扣拳法，自足跟向足趾外端压刮肝反射区3次；用单食指扣拳法向下按压脾反射区3次；用单食指扣拳法自外向内压刮肺、支气管反射区3次；用握足扣指法由足趾向足跟方向按摩肾反射区3~6次。

8. 拔伸趾关节 受术者屈膝，施术者一手托其足背，另一手拇指、食指依次捻揉拇趾及小趾，并拔伸趾关节，在沉缓拔伸的同时，急速滑脱，施术者两指可发出碰撞的声音。

9. 搓、推、揉、叩足底 受术者足背垫垫或膝关节屈曲暴露足底。施术者以单手鱼际、掌根或双手拇指推揉其足弓、足底各3~5遍；最后以空拳有节奏地叩击足底3~5遍，时间约2~3分钟。

第二节 减肥按摩术

肥胖症是指人体内脂肪堆积过多而引起体重超过正常人标准体重的20%以上。导致肥胖的原因，多数人认为与家族遗传、运动量少及膳食含高脂肪量大有关。多年来，肥胖症一直困绕着人们的生活，也是当今世界上谈论较多的一个热门话题。国内外许多医学家都在致力于研究肥胖的原因，以期能寻找到一种既有效又安全而无痛苦的减肥方法，但进展不大。近几年来，我国社会上各种各样的减肥方法也应运而生，如中西药物减肥、手术减肥、节食或断食减肥、气功减肥、运动减肥、针灸减肥、按摩减肥及意大利辣椒减肥等等。其中按摩减肥作为一种独特的减肥方法，既具有减肥的良好效果，又能舒通经脉、活血行气，对人体没有任何不良影响，已逐渐被人们所认识。

通过近几年实践证实，按摩能够大量消耗和祛除血管壁的脂类物质，扩张毛细血管，增加血液流量，改善微循环，不仅可减轻心脏负担，而且有利于增强机体的抗病能力。故按摩减肥术既能达到减肥目的，又能增强体质，是肥胖者为早日摆脱痛苦，恢复健美身材而选用的一种好方法。

一、各部位减肥按摩操作方法

（一）面部

1. 指掐穴位：以两手食指分别掐揉攒竹、鱼腰、晴明、承泣、四白、迎香、瞳子髎、下关、颊车、地仓、人中、承浆穴等各半分钟。

2. 搓掌浴面：先以两手掌搓热，自两侧面颊部由下向上经耳前至前额部，反复搓摩 10～15 次。

3. 屈指分额：用两手拇指桡侧面对置于前额正中线上，自内向外沿眉弓上方分推至鬓角发际处止，反复分推 20～30 次。

4. 切揉结合：①双手四指按压在前额部，由前额正中，向两侧太阳穴切揉；②双手四指由瞳子髎穴切揉至率谷穴；③双手四指由鼻根两侧起切揉至太阳穴；④双手四指由迎香穴起切揉至耳前；⑤双手四指由承浆穴起经地仓、颊车，切揉至下关穴。以上每项各做 3～5 次。

（二）颈部

1. 并指推颈：一手手指并拢，置于百会穴，沿头颈部正中线自上而下，经风府至大椎穴，往返推摩 10～15 次。

2. 交叉摩颈：以手指掌侧并置于颈部一侧风池穴处，着力摩向对侧颈部风池穴止，反复交叉摩动 20～30 次。

3. 提拿颈肌：以一手拇指、食指对置于对侧风池穴处，将颈部肌肉拿起，沿颈项肌自上而下提拿至肩井穴，两手交替操作 10～15 次。

4. 分推颈项：以两手拇指对置于风池穴处，自内向外经风池穴至耳后翳风，反复分推 10～15 次。

5. 推擦玉柱：以一手虎口轻卡在喉部，拇指与余四指贴附于颈两侧，轻用力自上而下往返推擦，以局部透热为度。

6. 掐揉颈穴：用右手拇指掐揉对侧的风池、翳风、肩井等穴 1～2 分钟，然后换左手同样操作。

7. 乌龙摆头：两脚平行站立，双手叉腰，身体挺直，作颈部的尽力后伸、前屈，左右侧屈及左右转动，使颈部有酸胀感为宜。

（三）腰背部

1. 搭背揉肩：一手置于对侧肩胛冈上方，经肩井穴向胸前上方揉动 20～30 次，左右相同。

2. 指摩背肌：以两手四指置于背部脊柱命门穴水平处。由内向外摩动至腋中线上，反复操作 30～50 次。

3. 搓擦腰骶：以两手掌心搓热，趁热置于两侧腰际上方，由上向下搓擦腰肌 30～50 次。

4. 按揉腰骶：以两手置于同侧髂嵴上方，呈横形按揉至对侧，两手交替操作 20～30 次。

5. 点按穴位：用指或掌指关节点按天宗、肩井、脾俞、肾俞、大肠俞、三焦俞等穴各 1 分钟，力量要由轻至重。

（四）胸腹部

1. 环摩脐周：以两手掌搓热，趁热以一手掌置于脐上，顺、逆时针，从小到大，从大到小，稍用力摩腹各2~3分钟。

2. 提拿腹肌：以一手提拿中脘穴处肌肉组织，另一手提拿气海穴处肌肉组织，提拿时宜面积大，力量深沉。拿起时可加捻压动作，放下时，动作应缓慢，反复操作20~30次。

3. 推擦腹部：双掌自胁下向腹部用力推擦，以透热为度。

4. 拿胁肋：双手从胁下拿胁肋部肌肉，一拿一放，拿起时亦应加力捻压，并由上向下操作，反复进行20~30次。

5. 分推腹阴阳：用两手四指分置于剑突下，自内向外下方沿季肋下缘分推20~30次。

6. 按揉穴位：以一手手指按揉上脘、中脘、神阙、气海、关元、天枢等穴各半分钟。

（五）臀部

1. 拳揉臀肌：以手握成虚拳或实拳置于两侧臀部，作顺时针、逆时针旋转揉动各20~30次。

2. 捏拿臀肌：用两手拇指与其余四指相对用力捏拿两侧臀肌，用力要稍重，捏拿时可用力捻压，然后再缓缓放下，反复操作20~30次。

3. 分拨股外侧：用拇指或其余四指于髂前上棘处，由上向下沿臀部向大腿后外侧作弹拨动作，反复10~15次，用力由轻到重，使局部有酸胀感。

4. 横擦腰骶：将手指平伸，掌及手指置于腰骶部，作左右横行擦动，以透热为度。

（六）下肢部

1. 提拿股内侧：以一手拇指及其余四指分开，置于大腿内侧，从上而下用力提拿内侧肌肉至膝部，往返10~15次，左右交替操作。

2. 推膀胱经：双手掌根用力自臀部沿膀胱经推至委中穴止，往返操作10~15次。

3. 掌击大腿：双手掌根用力自上而下击打大腿内外侧肌肉，往返操作8~12次。

4. 直推承山：掌根用力自委中向下经承山直推至跟腱部，重复操作10~15次。

5. 弹拨足三里、三阴交穴：用拇指指端先按揉足三里、三阴交各1分钟，然后稍用力弹拨8~12次。

6. 按揉承扶、殷门、丰隆、阴陵泉、血海、委中、承山、太溪、昆仑等穴各半分钟。

（七）上肢部

1. 提拿肩肌：以一手拇指及其余四指置于肩部三角肌开始提拿，并逐渐下降至上臂上部，将肌肉拿定后稍用力捻压组织，重复操作10~15次。

2. 捏拿上肢：以一手拇指及其余四指置于肩上方内侧，对合捏拿，由上而下沿上肢掌侧至腕部，反复10~15次，左右交替操作。

3. 指拨上肢：用一手拇指按于上肢尺侧上端其余四指辅助，稍用力作弹拨并下移至前臂部，重复8~12次，左右交替操作。

4. 按揉穴位：用拇指按揉两侧肩髃、臂臑、曲池、内关、外关等穴各1分钟。

5. 捏拿合谷穴1~2分钟。

二、全身减肥按摩操作方法

按摩减肥的原理是：通过局部减肥按摩，疏通经络、流通气血、促进脂肪的分解代谢与热能的消耗，从而达到减肥的目的。

1. 减肥按摩的基本手法　按摩减肥主要是在肥胖症患者的腹部、四肢、肩部、腰背部以及臀部等部位进行按摩。在掌握了腹部、四肢的减肥按摩手法后，这里主要介绍一套以肩、背、腰、臀部减肥为主的基本按摩手法。

按摩时，为了叙述方便，将施术者在进行按摩时的站立位约定如下：

（1）头位　施术者立于受术者俯（仰）卧的头部，面向受术者。

（2）左侧位　施术者立于受术者俯（仰）卧的左侧。左脚在前，右脚在后，面侧向于受术者头部。

（3）右侧位　姿势与左侧位相同，左右方向与左侧位相反。

准备工作：被施术者在按摩前进行热水浴，最好是桑拿浴；换穿专用一次性内裤、乳罩；卧于按摩床上，并将欲按摩部位遍涂按摩油、减肥精华素或减肥膏。

整体按摩

在对肩、背、腰、臀等部位进行按摩之前，应先做两节整体按摩，使之慢慢进入按摩状态。因此，这两节操作应从缓慢、轻柔入手，逐步加大力度与速度。

（1）左侧位　双手横位，两中指相对，全掌着力，从臀部沿着脊椎向上推按至颈部；双手指尖向上、向外旋转 180°，沿肩胛骨按摩至两腋窝内侧，手竖位向下推抹到臀部。如此反复 8～10 次。

（2）左侧位　双手拇指指尖相对，由尾骨两侧沿着脊椎骨两侧用力慢推至大椎；然后用食指、中指、无名指、小指分别勾住左、右肩胛提肌，迅速向下推；再以全掌着力，沿脊椎两侧背部用力推按至臀部。如此反复 8～10 次。

肩部按摩

（1）头位　双手拇指分别置于双肩背部，食、中、环、小四指放于双肩上，卡住两肩三角肌的部位，同时向内旋推至颈部；然后用力推抹回位至双肩三角肌部位。如此反复 10～12 次。

（2）头位　双手指尖向下扣于双肩三角肌处，沿肩胛骨从外侧向内侧用力旋推至颈部；然后分别沿双肩向两侧用力推按至三角肌。如此反复 10～12 次。

（3）头位　右手拇指、食指、中指分别从大椎沿颈椎脊柱两侧由颈椎向上旋推至风池穴；在风池穴点揉 6 次后，将拇指、食、中指迅速滑至大椎两侧。如此反复 6～8 次。

（4）头位　双手全掌着力扣于颈部两侧，从颈部向下推至肩胛骨下缘；再沿肩胛骨外缘从两侧用力拉抹回位至颈部。如此反复 10～12 次。

（5）头位　双手置于颈部两侧，拇指在上，食指至小指在下，用虎口卡住肩胛提肌，两手同时用力将肌肉拿起，再松开；自颈部两侧沿双肩、大臂至肘部拿按；然后依原线路返回原位。如此反复拿按 6～8 次。

（6）头位　双手微握拳，拇指、小指略伸直，呈马蹄状，以拇指、小指、大小鱼际外侧着力，抖腕用力暴发扣击双肩、两臂。如此反复扣击 6～8 次。

背部按摩

（1）左侧位 双手平扣于颈下，全掌着力，沿肩胛骨边缘由内而外旋推、拉按至原位。如此反复10～12次。

（2）左侧位与右侧位交替 双手虚握拳，扣于背部，前后交错搓按背部。如此反复搓按30～40次。

（3）左侧位 微握拳状，以手指指腹与大小鱼际对称着力，腕部放松，反复扣捏背部。如此双手交替反复扣捏30～40次。

（4）左侧位 双手虚握拳，腕部放松，两手交替用抖腕的瞬间扣击背部。如此反复扣击30～40次。

（5）左侧位 左手按在右手上扣于尾骨上侧，用力推至颈部；再从右臀推至右肩、左臀推至左肩。如此反复6～8次。

腰部按摩

（1）左侧位与右侧位交替 用双手大、小鱼际着力，分别交错地从腰部两侧向中央快速推按，反复5～10次。

（2）左侧位 屈肘，肘尖部着力于腰椎两侧，以肩部带动肘部做均匀的环行运动，并结合点压操作。其动作要柔和而有节奏，肘压揉20～30次。

（3）左侧位 双手握虚拳，交替扣击腰椎两侧部位，反复50～60次。

（4）左侧位 掌面紧贴于腰部皮肤作环状摩揉至皮肤发热。

臀部按摩

（1）左侧位 双手扣于骶尾椎两侧，全掌用力，沿臀大肌用力，做弧状运动推抹至腹股沟中部；再用大、小鱼际托住臀部，以暴发力快速用力向上推按至原位。反复16～20次。

（2）左侧位 双手分别向手背方向用力绷直，以V字型虎口扣于臀部，手掌和大鱼际着力，前后交替向上推按臀部。反复30～50次。

（3）左侧位 右手拇指、食指指腹，分别点按于尾骨两侧，同时旋按揉20～30次。

（4）左侧位 掌根部着力于臀部，腕部放松，以腕关节连同前臂做小幅度回旋按揉。力量要柔和深透。每侧30～40次。

（5）左侧位 手握空拳，腕部放松，交替扣击臀部50～60次。

收式按摩

收式按摩是前述按摩的结束动作，因此，在按摩时应注意力度越来越小，速度越来越慢，直至结束。

左手压在右手上拳掌着力，从臀部分别至肩颈部，依次分4线按压。反复6～8次。

2. 中式指按减肥法 穴位上集注着充足的气血，通过点穴按摩的方法刺激经络和穴位，调整气血运行，可改善内脏器官的功能状态，增强新陈代谢，从而达到防病治病，减肥健美的目的。

（1）拇指按压法要领：拇指指尖或指腹按压在穴位上，沉肩垂肘，肘关节伸直或微曲使力量经肩、肘、腕透达穴位；按处固定不移，用力由轻到重，持续深透；用力大小以患者感觉酸麻胀为佳，切勿用暴力。

（2）常用减肥穴位

腹部减肥穴位 中脘、天枢、大横、关元；

背部减肥穴位　肺俞、魄户、膈俞、膈关；

臀部减肥穴位　环跳、居髎、阳门；

大腿部减肥穴位　风市、伏兔；

小腿部减肥穴位　足三里、阳陵泉、阴陵泉、三阴交、委中、承山。

三、肥胖症自我推拿法

1. 脾胃俱旺证

症状：体质肥胖，上下匀称，按之结实，食欲亢进，面色红润，畏热多汗，腹胀便秘，舌质正常或偏红，苔薄黄，脉滑有力。重度肥胖者伴有疲乏少力。

自我推拿：

（1）按揉胃俞、脾俞、曲池、三阴交等穴各2~3分钟。

（2）拿合谷穴1~2分钟。

（3）掐按内庭穴1~2分钟。

（4）摩中脘、天枢穴各3~5分钟，逆时针方向操作。

（5）按揉支沟、梁丘、阴陵泉、太冲、丰隆等穴各1分钟。

2. 脾胃俱虚证

症状：体质肥胖，以面、颈部为甚，肌肉松弛，面色苍白，神疲乏力，四肢困倦，形寒怕冷，皮肤干燥，嗜睡健忘，纳呆腹胀，便秘，动则少气不足，或见尿少浮肿，舌淡苔薄白，脉沉细而迟。

自我推拿：

（1）按揉脾俞、胃俞、肾俞各1~2分钟。

（2）揉气海、关元、足三里穴各2~3分钟。

（3）摩中脘、脐各3~5分钟，顺时针方向操作。

（4）斜擦腹部：用双手掌自季肋部向脐下关元穴部同时用力斜擦，以局部发热为度。

（5）掐揉阴陵泉、百会穴各1分钟。

3. 真元不足证

症状：肥胖以臀、大腿为最明显，肌肉松弛，神疲乏力，喜静恶动，纳谷正常或偏少，稍动则少气不足，易畏寒，或伴尿少浮肿，色质淡有齿痕，苔薄白，脉沉细迟缓，以女性绝经期后或中年妇女长期服用避孕药后为多见。如果为男性，常伴第二性征发育不良，乳房肥大等。

自我推拿：

（1）按揉肾俞、脾俞、命门各2~3分钟。

（2）挤按三阴交、太溪穴各1~2分钟。

（3）擦腰骶：用两手掌自上而下从腰背部直擦到骶尾部，以局部透热为度。

（4）按揉关元、中极穴各1分钟。

（5）横擦小腹：用右手掌自脐向下横擦至耻骨联合，以透热为度。

（6）按揉阴陵泉1分钟。

四、减肥按摩术注意事项

1. 按摩减肥法必须持之以恒，不能中断。
2. 饭后1小时内不要按摩；过度饥饿，过度疲劳时禁做按摩。
3. 多参加各种体育活动，加强锻炼，可增加减肥效果。
4. 应自觉限制饮食，特别是高能量、高脂肪类食物。
5. 推拿治疗每日1次。

第三节　美容保健按摩

美容按摩是通过按摩手法美化面容。生命在于运动，按摩是刺激和滋养皮肤最积极的方法，既能使粗糙的皮肤恢复光滑柔细，又能延缓面部皱纹的出现，使已经出现的皱纹变浅、变少及防治面部色斑，延缓老年斑的出现。

美容按摩的基本操作手法：

1. 术者两手相搓至热，迅速将双手置于受术者颜面部，稍用力摩擦，使整个面部微热，反复操作3~5次。

2. 术者双手拇指置于受术者额头正中线，施螺旋形揉动至两侧太阳穴，并按压太阳穴，反复操作3~5次。

3. 顺着眉毛的生长方向，术者用中指指腹在眼部周围打圈按摩，再用双手食指指腹由眉的内侧向外侧施推法10~15次，接着由两眼外角向鬓角处掌推30~40次，然后分别向鼻根及外眼角侧左右移动手指，使眼眶上的皮肤跟着运动，如此反复操作数次。

4. 在鼻根两侧以手两指施上下摩擦5次，至鼻根两侧时用力宜稍重。

5. 术者以食指、中指、无名指三指指腹，由下颌至耳垂，再由口角至耳中，最后由鼻梁至太阳穴，各做5次滑动按摩。

6. 按揉印堂、攒竹、丝竹空、鱼腰、睛明、承泣、四白、瞳子髎、颊车、迎香、人中、地仓、听宫、翳风、合谷、足三里等穴。

7. 从承浆穴起，以双手单指沿口形按摩至人中穴，反复操作5~10次。

8. 用双手掌搓两耳部5~10次，指揉耳廓1分钟，再用双手拇指揉捏3~5次，点按风池穴1分钟，若油脂分泌旺盛加按揉上星穴。最后重复操作第一步的手法，力量稍重，以面部红润温热为度，作为结束手法。

第四节　小儿保健按摩

一、眼睛自我保健按摩

①以一手食指按揉印堂穴数次后，并将该处肌肉轻轻捏按揉眼周的攒竹、睛明、四白、鱼腰、瞳子髎诸穴数次。②以两手食指按揉两侧太阳穴数次。③以两手食、中指分置两眼上、下处，由内向外沿眼眶上、下摩动数次。

二、小儿近视眼保健按摩

近视眼又叫屈光不正，是指眼的屈光系统不能正常地把远处的光线聚焦在视网膜上，而是把焦点落在视网膜之前，形成近视。表现为看远处模糊，而看近物则不受影响，同时常伴有眼睛酸痛、发胀、头晕等症状。近视眼的发生与长期做近距离的工作或在光线暗弱的环境下，看字迹很小的书，读写距离太近，阅读时间过长等因素有关。以上因素使睫状肌痉挛性收缩，晶状体变凸。这样，当看远处时，眼的调节不能完全放松，晶状体屈光能力过强，而使远处的光线聚焦在视网膜之前。按摩时，通过手法对眼进行温柔刺激，可以增强眼的血液循环，改善神经营养，促进新陈代谢，有效地消除眼疲劳，防止近视。

操作：①幼儿仰卧，用双手拇指沿眼轮匝肌作环形揉法约 2 分钟。再用拇指尖沿眼眶周围作压法约 2 分钟，用拇食指拿眉弓。再点揉印堂、睛明、攒竹、瞳子髎、睛明、鱼腰、四白穴各 1 分钟。②小儿坐位：揉点风池、肝俞、合谷穴各半分钟。

三、小儿厌食保健按摩

厌食是指小儿较长时间食欲不振，不思纳食，甚至拒食的一种常见症状。小儿面色少泽，身体羸瘦，一般精神状态正常，大小便无异常；小儿时期，脾胃功能不强，有的父母片面强调高营养食品，给以肥甘厚味，或恣意投小儿所好，过食生冷；或进食时间长短不定，令小儿饥饱无度等，都可损伤脾胃，导致厌食症；按摩能够加强脾胃功能，使消化、吸收功能提高，从而取得较好的疗效。

操作：①用拇指旋转推揉小儿拇指端指纹面的穴位即脾经，左右各 100 ~ 500 次。②用拇指按揉小儿板门穴，左右各 100 ~ 300 次。③用拇指在小儿掌面食、中、无名、小指第一指间关节横纹处即四横纹上，从食指横纹处推向小指横纹处，左右各 100 ~ 500 次。④以小儿手掌心为中心，用拇指在中心周围的穴位内八卦穴像画圆似地摩迭推动，左右各 100 ~ 300 次。⑤用手掌根按揉小儿中脘穴，各 50 ~ 100 次。⑥用双手拇指沿小儿肋弓角边缘向两旁分推，100 ~ 200 次。⑦用食指和中指按揉天枢穴，各 50 ~ 100 次。⑧用拇指按揉膝盖斜下方的足三里穴，左右各 50 ~ 100 次。⑨用拇指和食指把小儿两侧的皮肤从下往上依次提拿 3 ~ 5 次。

四、增强小儿体质保健按摩

小儿的生理特点是脏腑娇嫩，各器官功能发育尚不完善。因此小儿对各种疾病的抗御能力比较薄弱，易患各种疾病，为了增强小儿体质，使其更好地发育和生长，保健按摩是一种行之有效的方法。

操作：①补脾土，术者一手将患儿手捏住，并同时用拇指及食指将患儿左手大拇指末节屈曲，另一手拇指以指腹蘸少许滑石粉在小儿屈曲的拇指上，由指尖向指根直推 300 ~ 500 次。②摩腹，以手掌伸平，用全掌置于小儿腹部做顺时针及逆时针运动 100 ~ 300 次，顺、逆各一半。③按揉足三里穴 100 ~ 200 次。④按揉涌泉穴 100 次。

五、婴幼儿营养不良保健按摩

本症是由于摄食不足，或食物不能充分利用，以致消耗自身组织，出现体重不增或下降，发育停滞，脂肪消失，消瘦，皮肤松弛。重者由于抵抗力极度减低，常有各种并发症，以低血色素性贫血及各种维生素（A、B、C、D）缺乏等症最为多见，影响患儿正常发育，中医称为“疳积”。食积或停食是本症的早期，积滞日久，耗伤正气，是本症的晚期。小儿脏腑娇嫩，脾胃功能较弱，喂养不当，营养不足，或进食过多，或过食肥甘厚味，或有虫积，或急病、久病消耗过多等均可致本症。表现为：纳差憔悴，面黄肌瘦，发育迟缓，二便不调。保健按摩对此有极佳的调整效果。

1. 操作：捏脊10次，分腹阴阳200次，摩腹3分钟，点揉中脘、天枢各1分钟，揉足三里1分钟。

2. 随症加减：①积滞伤脾：补脾经100次，揉板门200次，推四横纹300次，推三关100次。②气血两亏：补脾经300次，推三关100次，揉外劳宫100次，掐四横纹50次。

六、小儿健脑保健按摩

小儿健脑保健，除了要注意调整饮食结构，营养搭配等食疗保健外，按摩健脑保健手法尤能促使孩子更加聪明，更加健康成长。操作：①小儿俯卧：用手掌沿脊柱作搓法，以局部发热为宜。揉点肝俞、脾俞、肾俞各穴1分钟。②小儿仰卧：在头部两侧作轻拨法、拿揉法。沿眉弓作扫散法数遍，揉点太阳、头维、百会、风池、强间、天柱穴各半分钟。③小儿坐位：用手掌在枕后部施搓揉法，温热为宜。揉风府，肩部作拿揉法，点揉肩井、合谷、后溪穴各1分钟。

第五节 常见病自我推拿法

头痛

头痛可见于多种急慢性疾病过程中，推拿对偏头痛、神经性头痛、感冒头痛、高血压头痛均有较好效果。

其方法是：①抹前额30次；②按太阳30次；③拧眉心至局部发红；④用中指端按揉百会30次；⑤击头顶3～5次；⑥五指梳头30次；⑦按揉风池30次；⑧拿合谷30次。

失眠

失眠又称不寐，是指不能正常睡眠，有轻重之别。多因七情内伤、神志不宁所致，也可因劳倦过度、脾胃不和等引起。推拿具有镇静、安神宁志的作用。

其方法是：①摩面30次；②抹前额30次；③摩上关30次；④按神门30次；⑤擦胸30次；⑥揉胃脘300次；⑦摩腹300次；⑧按三阴交300次；⑨擦涌泉30次。手法宜轻而缓慢，取穴要准确，按时以有酸胀感为宜。

感冒

推拿对改善鼻粘膜血液循环，增强鼻粘膜上皮抵抗力，具有发散通窍、清脑明目的作用。

其方法是：①摩面30次；②按太阳30次；③擦鼻30次；④按迎香30次；⑤按揉风池30次；⑥摩颈项30次；⑦擦胸30次；⑧拿合谷30次。

胃病

胃病包括胃下垂、胃炎、胃溃疡、胃神经官能症等。推拿能促进肠胃蠕动，加强血液循环，解除肠胃痉挛，具有健脾和胃、消食止痛的功效。

其方法是：①摩季肋（自上而下）30次；②揉胃脘300次；③摩腹300次；④按腹用手掌按腹部，吸气时抬手、呼气时向下用力按压，反复进行3~5次；⑤按腰骶30次；⑥捶击腰背，沿膀胱经自上而下捶击，以压痛点为主；⑦按足三里30次。

功能锻炼：仰卧起坐30次。

腹痛

腹痛多因外邪客于肠胃之间、肝胃不和，饮食内伤、虫扰于内等原因而致。推拿对胃肠痉挛性疼痛镇痛效果好，具有镇痛和中的作用。

其方法是：①摩腹3分钟；②揉胃脘30次；③揉脐100次；④揉天枢100次；⑤按足三里30次。

便秘

便秘多因胃肠蠕动减慢，胃粘膜分泌功能下降，或老年腹肌收缩能力减弱，以及其他各种精神因素引起。推拿能促进胃肠蠕动，增加分泌，具有健脾消导通便的功效。

其方法是：①揉脐300次；②摩腹300次；③揉天枢200次；④摩长强30次；⑤按足三里30次。

痛经

推拿具有改善血液循环、温经散寒、理气行瘀止痛的功效。

其方法为：①摩丹田、关元、中极穴各30次；②擦少腹30次；③点冲门30次；④摩肾俞30次；⑤擦腰骶30次；⑥拿合谷15次；⑦按三阴交30次。

前列腺肥大

推拿能补肾固元，利尿通淋。

其方法是：①点中极穴30次；②摩少腹300次；③按腹5~10次，用力不要太大；④摩肾俞30次；⑤擦涌泉30次。前列腺肥大出现梗阻，影响正常生理功能者，应及早手术治疗。

肩周炎

推拿具有祛风散寒、行气活血、通经活络、滑利关节的作用。

其方法是：①按揉压痛点30次；②弹拨压痛点各3~5次；

功能锻炼：①双手前举32次；②左右侧举32次；③双手背伸32次；④甩手摸肩32次；⑤外展旋肩32次；⑥体后摸肩32次；⑦轮转手臂32次；⑧双手运转32次。

第十三章 健体按摩

健体按摩是指以强健身体、预防疾病为主要目的的推拿方法，与保健按摩有相似的治疗目的。健体主要是相对治疗而言，它不是治疗于已病，而是预防于未病之时；或更多的强调对身体机能状态的调理。这种推拿按摩手法已有几千年的悠久历史，最早可以追溯到春秋战国以前。《宋史·艺文志》中把《按摩要法一卷》列在“神仙类”，《宋以前医籍考》则将《按摩要法》列入“道书类”。由此可见，推拿治疗与健体按摩的关系是十分密切的。健体按摩的方法根据地区的不同，或流派的不同，其手法和操作程序也各有千秋。一般的推拿手法都可用于健体按摩中，只是在操作手法上更注重动作的美观大方、易于接受，更强调手法的舒适性、节律性、协调性和连贯性。

第一节 踩跻按摩

踩跻按摩是操作者以双足足趾、足掌、足跟为主，施力于被操作者的体表，同时配合双手的悬吊或支撑动作来调节自身的体重和重心，以达到保健强身、养生防病的目的。其特点是力量较大、技巧性强，适用于肌肉发达、体格健壮、耐受力强的人。要求操作者脚法娴熟、身体轻巧如燕、力量深透，重而不滞，轻而不浮。由于本法刺激力量大，操作者必须慎重，对年老体弱、脊柱强直、骨质疏松，或曾有过脊柱骨折、心血管疾病和高血压者不能应用。

一、踩跻准备工作

1. 被操作者应在饭后1小时进行，并应排空大小便。

2. 术者应告诉被操作者取出皮带、钥匙、手机及口袋里钱包等硬物。

3. 让被操作者俯卧在按摩床上，上肢外展90°与肩平，面部向下对准呼吸孔，双脚分开与肩同宽并内扣，在足背处垫一软枕。

4. 在被操作者身上铺盖按摩巾，按摩巾的上端应压在被操作者的肩前，下端应包裹其双足。

5. 操作者应穿上专用袜子或专用软底布鞋。

6. 操作前告诉被操作者放松，不可憋气，呼吸自然，操作时要循序渐进，切忌鲁莽从事，随时向操作者反馈力量的轻重以便调整用力。

7. 操作前应排除被操作者不宜用踩跻法的情况。如孕妇、经期、过饱、过饥、酒后等及骨结核、骨质疏松症、骨折病症、皮肤损伤、传染性皮肤病等都不宜用踩跻法。

二、踩跻基本方法

（一）基本手法

1. 足点按法　是用足大拇趾螺纹面或趾端为着力点，进行按压或点按穴位的一种方法。主要用于穴位，常与揉法配合，形成足大拇趾揉按或揉点复合手法。此法可单侧或双侧同时操作。

2. 足踩压法　用足前掌、足弓或足全掌踩压身体体表经穴或肌肉的一种方法。主要用于腰背及四肢。可单侧或双侧同时操作。

3. 足揉摩法　用足趾、足前掌或足全掌揉摩身体体表经穴的一种方法。主要用于腰背及四肢。可单侧或双侧同时操作。

4. 足滑推法　用足全掌或足掌心在体表进行滑推的一种方法。主要用于腰背及四肢。可单侧或双侧同时操作。

5. 足振颤法　用足趾、足前掌或足跟着力于穴位上进行颤抖的一种方法。主要用于腰背及四肢的穴位上。可单侧或双侧同时操作。

6. 足搓擦法　双足全掌交替往返快速地搓动，使其被操作部位发热的一种方法。主要用于腰背部。

7. 足踢打法　用跟部或足前掌处踢打足掌及足跟处的一种方法。主要用于腰背及臀部。

8. 足掌拍法　足背伸直，利用膝关节的屈伸，用足全掌来拍打腰背部的一种方法。

（二）成套常规手法

1. 点按涌泉穴　用足大拇趾螺纹面或趾端点按涌泉穴，两轻一重，使其有酸胀感，左右交替，反复操作3遍。

2. 踩压足掌　足跟或足弓横向踩踏足掌，从足跟至足趾，使其有发热感，两轻一重或连续操作，交替进行，反复操作3遍。

3. 按压、搓揉、滑推下肢后侧　足大拇趾点按太溪、昆仑、承山、委中、殷门、承扶；然后用足弓搓揉、滑推下肢，从足跟至臀部。左右交替，反复操作3遍。

4. 踩压大腿、臀及腰骶部　双足同时踩在大腿承扶穴处，呈“外八字”，缓慢上移至双足并拢，逐渐踩至臀部及腰骶部，左右交替操作1～2分钟。

5. 踩压、振颤臀部及腰眼　足大拇趾或足前掌踩压腰骶部及腰眼，足跟踩压臀部环跳穴，可前后交替踩压进行，然后足前掌踩在腰眼进行颤抖，反复操作3遍。

6. 双足滑推腰背部　双足成“外八字”分推腰背部，从骶部至肩背部，反复操作三遍。

7. 点按、揉摩背部督脉及两侧膀胱经　一足踩在大腿承扶穴处，一足大拇趾点按督脉及膀胱经上穴位，左右交替进行，反复操作3遍。

8. 推擦腰背部　一足踩在大腿承扶穴处或腰骶结合处，另一足由腰部沿脊柱向上至同侧肩背部，重心逐渐向前移，然后再回抹至腰部，回至起式位，左右交替进行，反复操作1~2分钟。

9. 踩压、弹拨膀胱经 一足踩在大腿承扶穴处或腰骶结合处，另一足全掌或前掌进行踩压、弹拨膀胱经上穴位，从大杼向下至八髎穴，左右交替进行，反复操作3遍。

10. 拍打肩背部 一足踩在大腿承扶穴处或腰骶结合处，另一足全掌拍打背部大杼穴、天宗穴处，两轻一重，左右交替进行，反复操作3遍。

11. 点按、踩压、滑推上肢 一足站在被操作者的肩前，另一足按踩、踩压肩胛冈上的肌肉及肩井、曲垣、秉风、天宗、肩贞等，再换足搓揉、滑推背肩、上臂至手指。

12. 点按手指 足大拇趾点按被操作者的手指及劳宫穴、大小鱼际、大陵、内关等穴。

13. 反向滑推腰背足部 双足掌踩踏在肩背部，呈八字形用双足掌沿脊柱两侧滑推到腰部，再沿下肢后侧滑推至足跟。

14. 踩压大腿承扶穴 一足踩压在大腿根部的承扶穴处1~2分钟，意在阻断下肢血流。然后缓慢将足放开，让被操作者有一股热流向下走。

15. 搓揉、屈膝压腿 双足横向踩在一侧大腿后侧，进行搓揉，再一足踩大腿中部，另一足用足面将被操作者的足部勾起，使其屈膝，并用足掌踩压其足背，偶尔可听到关节弹响声。左右交替操作。

三、踩跻法收式

1. 踩压足掌 用双足横踩、直踩被操作者双足底，两足交替进行。

2. 踢打足掌 用双足背或足前掌踢打被操作者的足底，两足交替进行。

3. 运动关节 被操作者盘坐，操作者可进行腰椎的旋转摇扳法、胸椎的后伸扳法、肩关节的摇扳法。

4. 放松理筋手法 双手捏拿颈项、肩井及肩周肌肉，然后，用拇指按膀胱经穴位及曲垣、天宗、秉风、巨骨、肩贞等穴，再进行击拍、搓揉结束。

第二节 足部按摩

足部按摩是传统推拿按摩术的一个分支，是中医推拿学的一个重要组成部分。该法是以现代生物全息学说和传统经络学说为理论依据，仅在人体足部反射区或穴位上，实施按摩手法，通过“全息反射”和经络的作用，可以调节相关脏腑、器官的机能，从而达到防治疾病的目的。

一、按摩手法与要领

足部按摩的特点是对足反射区给予足够的刺激，从而加强脏腑机能，起到治疗及保健的作用。由于足部面积小，按摩着力点也就小，所以，一般以手指着力操作为主，其他手法为辅。要求手法细腻，节奏感强，有独特的操作力度和方向，现将常用手法介绍如下：

（一）拇指按揉法

以拇指的指端或指腹为着力点，固定在足部的施力部位后，进行环旋的揉动，然后垂直按压，待达到所需力度时，逐渐减力，一般采用两揉一按，此法适用于足部各个反射区。

（二）指点法

以食指或中指的第一指间关节背侧面为着力点，将食指或中指屈曲，拇指靠在食指或中指末节上，给食指或中指以向前的推力，保持食指或中指第一指骨与着力面垂直，为加强力度，还可用另一手的拇指指腹推压在食指或中指第一指间关节屈曲面上，按压时，同时要缓缓加力，直至有酸胀为度，此法适用于足底部的反射区。

（三）指推法

用手指的指端、指腹或指间关节为着力点，做上下、左右单方向的直线推动，操作时用力要稳，始终保持一定的压力，推进速度缓慢而均匀，应沿着骨骼走向推动。一般多分为指端推、指腹推和屈指推。

1. *指端推*　用拇指的指端为着力点，要求拇指指间关节屈曲，远端指节垂直于接触面，用力推动。适用于足反射区细长的区域或跖骨间狭窄而深凹的部位。

2. *指腹推*　用拇指的指腹为着力点，要求拇指指间关节伸直，缓缓推动，适用于足反射区较宽大的部位。

3. *屈指推*　以食指或以食、中、无名、小指的第一指间关节为着力点，要求指间关节屈曲，拇指抵住食指末节，为加强力度，还可用另一手的拇指指腹推压在食指第一指间关节屈曲面上，适用于足底反射区，面积较大、软组织较丰厚的部位。

（四）擦法

用手指或手掌的大、小鱼际及掌根部紧贴在足部皮肤上，做直线来回摩擦，根据着力部位不同可分拇指擦法和掌擦法。

1. *拇指擦*　以拇指指腹为着力点，指腹紧贴皮肤，指端可微微下按，压力不宜太大，在足部上下来回地摩擦，以局部发热为度。此法适用于几个反射区相距很近，又都需要按摩者。

2. *掌擦*　将手掌伸展开，手指自然伸直，分别以掌根、大、小鱼际为着力点，以肩为支点，上臂带动手掌做长距离的直线往返运动，在足部上下来回地摩擦，以足部发热为度。此法适用于整个足部。

（五）叩击法

用手指指端、小指尺侧或小鱼际尺侧为着力点进行有节奏的叩击足部反射区，常采用两轻一重叩击方法。一般分为指端叩击、空拳叩击和实拳叩击。

1. *指端叩击*　以中指指端或五指指端合拢平齐，用腕部屈伸进行有节奏的叩打足部。此法适用于足部各反射区。

2. *空拳击*　手握空拳，手指间略微留有一定的空隙，以小指尺侧为着力点，做腕关节的旋转，有节奏地打足部，可单手操作，也可双手操作。此法适用于足部较大面积的部位。

3. *实拳叩击*　手用力握成实拳，以小鱼际尺侧为着力部位，有节奏地叩打。此法适用于足跟部。

（六）捏法

用拇指与食指或中指分别捏住两个对应的反射区上按揉，或者拇指在足底一个反射区上操作，而其他手指指腹在足背起固定作用。此法适用于反射区对应的部位。

二、足部反射区的位置及主治

（一）肾上腺（图 13－1）（图 13－2）

定位：双脚掌第 2、3 跖骨之间足底部“人”字形交叉点下凹陷处。

主治：肾上腺皮质功能不全，昏厥，过敏性哮喘，心律不齐，风湿性关节炎，各种炎症。

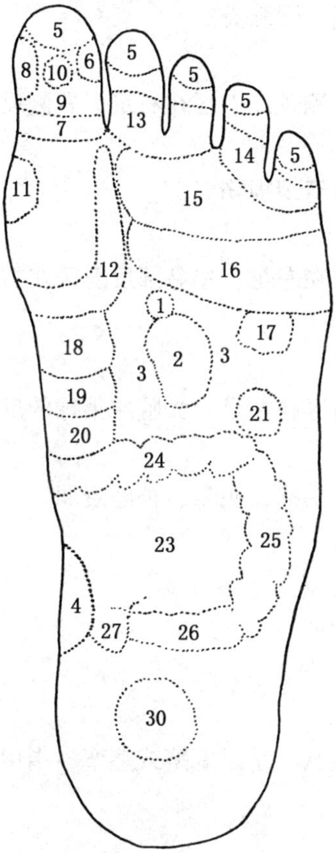

图 13－1　左足底反射区

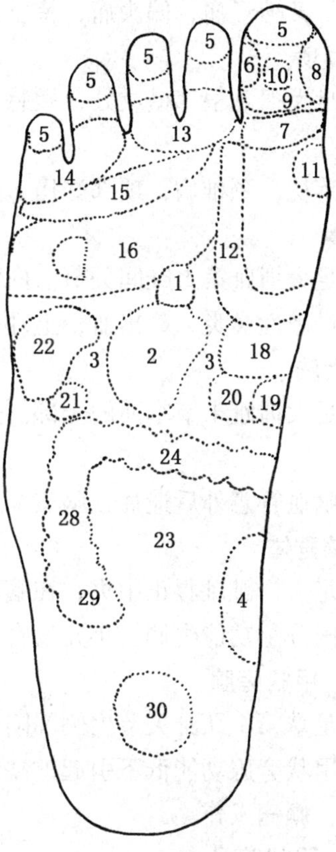

图 13－2　右足底反射区

（二）肾

定位：足掌第 2、3 跖骨近端，相当于足“人”字形交叉稍后方的凹陷处。

主治：急、慢性肾炎，肾功不全。

（三）腹腔神经丛

定位：足掌中心，肾反射区的两侧。

主治：神经性胃肠病症，腹胀，腹泻，胸闷，烦躁，神经衰弱。

（四）膀胱

定位：足掌内侧舟骨下方的稍突起处。

主治：输尿管结石，泌尿系统感染。

（五）额窦

定位：足趾尖端。右侧额窦反射区在左脚，左侧额窦反射区在右脚。

主治：鼻窦炎，脑震荡后遗症，脑血管意外后遗症，头痛，头晕，神经衰弱。

（六）三叉神经

定位：足大拇趾末节外侧上中段，在小脑反射区上前方。右侧三叉神经反射区在左足，左侧三叉神经反射区在右足。

主治：三叉神经痛，偏头痛，特发性周围性面神经炎，腮腺炎。

（七）颈项

定位：足大拇趾根部横纹处，敏感点在跖面外侧。左侧颈反射区在右足，右侧反射区在左足。

主治：落枕，颈椎病，项部酸痛，项部僵硬，项部软组织损伤。

（八）鼻

定位：足大拇趾第1趾间关节前内侧。右鼻部反射区在左足，左鼻部反射区在右足。

主治：过敏性鼻炎，鼻出血，上呼吸道感染。

（九）大脑

定位：足大拇趾末节掌面的全部。大脑右半球的反射区在左足，大脑左半球的反射区在右足。

主治：脑血管意外后遗症，脑震荡后遗症，高血压，头痛，头晕，神经衰弱。

（十）脑垂体

定位：足大拇趾趾腹正中央，在脑部反射区深部。

主治：内分泌功能失调，小儿发育不良，更年期综合征。

（十一）甲状旁腺

定位：足掌第1跖趾关节内侧凹陷处。

主治：甲状旁腺功能低下引起的缺钙症状，如筋骨酸软、手足麻痹或痉挛、指甲脆弱等，白内障，癫痫发作。

（十二）甲状腺

定位：足底第1跖骨的上1/2的跖骨头处至第1、2跖骨间，再向远端成弯带状。

主治：甲状腺功能亢进症，甲状腺功能低下症，单纯甲状腺肿。

（十三）眼

定位：足第2趾与第3趾根部，包括足底和足背两个位置。右眼反射区在左足，左眼反射区在右足。

主治：结膜炎，角膜炎，近视，青光眼，白内障等眼疾及眼出血等病症。

（十四）耳

定位：足第4、5趾双侧、掌面及根部。右耳反射区在左足，左耳反射区在右足。

主治：各种耳病。

（十五）斜方肌

定位：足底，位于眼、耳反射区后方，呈横带状。

主治：落枕，颈项强痛，背部酸痛，上肢疼痛，手指麻木无力。

（十六）肺

定位：斜方肌反射区后方，自甲状腺反射区向外呈扇形到足底外侧肩反射区处。肺反射区在同侧足上。

主治：肺炎，支气管炎，肺气肿，肺结核。

（十七）心

定位：足掌第 4、5 跖骨头之间，肺反射区后方。

主治：心绞痛，心肌梗死的恢复期，心力衰竭的恢复期，心律不齐，心脏功能不全及循环系统的疾病。

（十八）胃

定位：足掌第 1 跖趾关节后方，即第 1 跖骨体前段。

主治：胃痛呕吐，腹胀，胃酸分泌过多，消化不良。

（十九）胰

定位：足掌第 1 跖骨体中下段，在胃和十二指肠反射区之间。

主治：胃痛，消化不良，腹胀，泄泻，糖尿病，胰腺炎。

（二十）十二指肠

定位：在胰反射区后方，即足掌第 1 跖骨基底段。

主治：消化不良，十二指球部溃疡，食欲不振，食物中毒。

（二十一）脾

定位：左足足掌第 4、5 跖骨间基底部，心脏反射区下约 2 横指处，横向与十二指肠反射区相对。

主治：消化不良，贫血，免疫功能低下。

（二十二）肝胆

定位：右足掌第 4、5 跖骨上半部，前方与肺反射区重叠一小部分。

主治：肝炎，肝硬化，胆囊和胆管疾患。

（二十三）小肠

定位：足掌楔骨部位至跟骨间凹陷区域，被大肠反射区所包围。

主治：急慢性肠炎，消化不良，腹胀。

（二十四）横结肠

定位：足掌中间的跖跗关节处，横越足掌呈一条带状区。

主治：肠炎，腹胀，便秘。

（二十五）降结肠

定位：在左足掌中部，前接横结肠外侧端沿足外侧平行线成竖条状，和 4、5 跖骨间相对。

主治：肠炎，腹胀，腹痛，便秘等。

（二十六）乙状结肠和直肠

定位：左足掌跟骨前缘成一横带状。

主治：结肠炎，直肠粘膜脱垂，痔疮。

（二十七）肛门

定位：左足掌跟骨前缘，乙状结肠和直肠的末端。

主治：痔疮，肛门周围脓肿。

（二十八）升结肠

定位：右足掌小肠反射区外侧，与足外侧缘平行的带状区域，从足跟前缘外侧上行至第5跖骨底部。

主治：消化系统疾患，结肠炎，腹痛，便秘。

（二十九）盲肠和阑尾

定位：右足掌跟前缘靠近外侧，与小肠和升结肠的反射区连接。

主治：阑尾炎，腹痛。

（三十）生殖腺

定位：足跟中央及足外踝后下方。

主治：性功能低下，月经不调，更年期综合征等。

（三十一）颈椎（图13－3）

定位：双足大拇趾根部内侧横纹尽头处的凹陷区域。

主治：颈椎病，落枕，颈部肌肉酸痛。

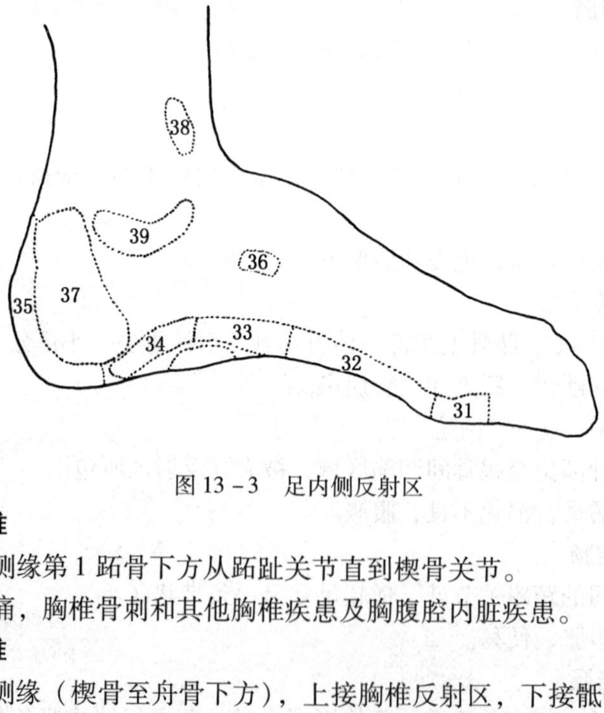

图13－3　足内侧反射区

（三十二）胸椎

定位：足弓内侧缘第1跖骨下方从跖趾关节直到楔骨关节。

主治：肩背酸痛，胸椎骨刺和其他胸椎疾患及胸腹腔内脏疾患。

（三十三）腰椎

定位：足弓内侧缘（楔骨至舟骨下方），上接胸椎反射区，下接骶骨反射区。

主治：腰背酸痛，腰椎间盘突出，腰椎骨质增生和腰椎其他疾患及腹腔脏器病症。

（三十四）骶骨

定位：足弓内缘（距骨后方到跟骨上），前接腰椎反射区，后连尾骨反射区。

主治：如骶骨骨质增生，骶髂关节损伤，坐骨神经痛及盆腔脏器疾患等。

（三十五）内尾骨

定位：足跟部之足掌内侧缘，沿跟结节向后呈带状区域。

主治：坐骨神经痛，尾骨损伤后遗症，阳痿，遗精，痛经，功能性子宫出血，盆腔炎，子宫内膜炎。

（三十六）内肋骨

定位：足背第1楔骨与舟骨间的凹陷处。

主治：胁肋疼痛，胸闷，肋软骨炎等。

（三十七）前列腺（子宫）

定位：足跟内侧，内踝后下方的三角形区域。前列腺敏感点在三角形直角顶点附近，子宫颈的敏感点在三角形斜边的上段，尿道及阴道的反射区在尽头处。

主治：前列腺肥大，前列腺炎，尿道炎，子宫肌瘤，子宫内膜炎，子宫下垂及其他子宫疾患等。

（三十八）腹股沟（图13－4）

定位：内踝正前方凹陷处。

主治：腹股沟斜疝，功能性子宫出血，子宫内膜炎，遗精，阳痿。

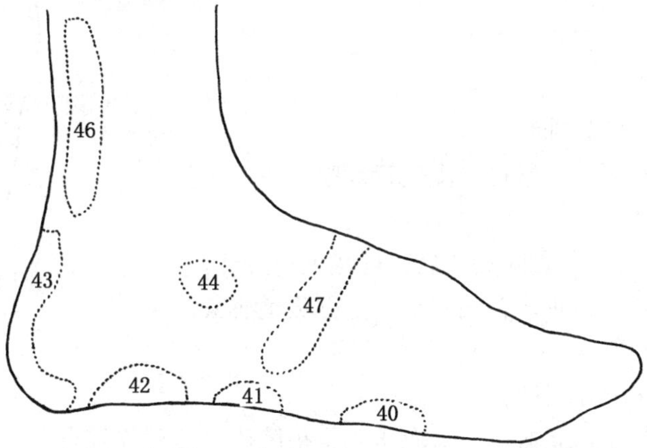

图13－4 足外侧反射区

（三十九）髋关节

定位：内外踝后下方和后方跟腱处。

主治：髋关节痛，坐骨神经痛，腰背痛等。

（四十）肩关节

定位：足掌外侧第5跖趾关节后方凹陷中。

主治：肩关节周围炎，斜方肌劳损，肩关节外伤后期疼痛。

（四十一）肘关节

定位：足掌外侧第5跖骨与楔骨之关节突起的前后两侧。

主治：肱骨外上髁炎，肘关节损伤后期疼痛。

（四十二）膝关节

定位：足掌外侧跖骨与跟骨间的凹陷处。

主治：髌韧带损伤，侧副韧带损伤，半月板损伤，膝关节疼痛。

（四十三）外尾骨

定位：足外侧足跟韧带，沿跟骨结节后方外侧一带区域。

主治：坐骨神经痛，骶椎裂及尾骨损伤而引起的疼痛。

（四十四）外肋骨

定位：足背第4楔骨与第3楔骨之间凹陷中。

主治：各种胸骨病痛，胸闷，胸膜炎，肩胛酸痛，肩关节活动障碍，肩关节周围炎。

（四十五）胸部淋巴腺（图13－5）

定位：足背第1跖骨与第2跖骨之间。

主治：各类炎症，发热，白细胞减少症，再生障碍性贫血。

（四十六）下腹部

定位：足腓骨外侧后方，自足外踝后方向上延伸4横指的一带状凹陷区域。

主治：盆腔炎，附件炎，卵巢囊肿，子宫内膜炎，痛经。

（四十七）横膈膜

定位：足背跖骨、楔骨关节处，横跨足背左右侧的一个带状区域。

主治：膈肌痉挛，胃痉挛性疼痛，恶心。

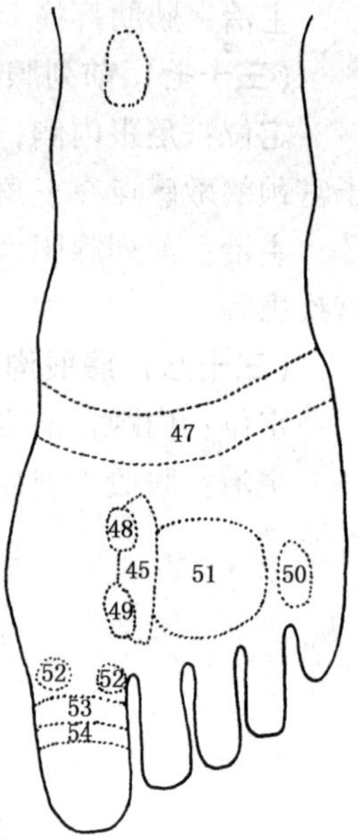

图13－5　足背反射区

（四十八）气管

定位：足背第1跖骨外缘。

主治：急性支气管炎，感冒，支气管哮喘。

（四十九）喉

定位：足背第1、2跖骨间关节处，近足大拇趾侧。

主治：咽喉肿痛，音哑，吞咽困难，上呼吸道感染。

（五十）内耳迷路

定位：足背第4、5趾骨间。

主治：晕车，晕船，高血压，低血压，平衡障碍，美尼埃综合征。

（五十一）胸部及乳房

定位：足背相当于第2、3、4跖骨背侧处。

主治：乳腺增生，乳腺癌，食管疾患。

（五十二）扁桃体

定位：足大拇趾第1趾骨背面，伸足大拇趾肌腱两侧。

主治：扁桃体炎等。

（五十三）下颌

定位：足大拇趾趾间关节横纹近侧呈带状区域。

主治：牙痛，口腔炎，下颚感染，咽部炎症等。

（五十四）上颌

定位：足大拇趾趾间关节横纹远方呈带状区域。

主治：牙痛，上颚感染，上颌关节炎，牙周炎。

三、常用操作方法

在一般情况下，被操作者取半仰卧位，先用药水或热水泡脚10～15分钟，然后进行足反射区推拿按摩，大致按下列顺序进行，即先左足排泄系统（肾、输尿管、膀胱反射区）→足底（从足趾到足跟）→足内侧→足外侧→足背→足排泄系统；然后是右足，顺序同左足；最后放松，运动双足及腿部。下面具体介绍一套手法：

1. 食指指间关节点按揉肾反射区，指推输尿管反射区后，再按揉膀胱反射区，反复操作3遍。

2. 拇指指端或指间关节按揉、点按额窦反射区，然后用大鱼际从小趾起向拇趾方向推额窦反射区。

3. 拇指按揉或点按大脑反射区，然后推擦鼻和三叉神经反射区，再拇指推颈项反射区，再用拇指按揉、推擦眼和耳反射区。

4. 拇指指间关节横推斜方肌和肺反射区。

5. 拇指或指间关节推食管、胃、胰、十二指肠反射区，然后用食指指间关节旋摩小肠反射区，再推横结肠、降结肠、乙状结肠、直肠反射区，最后点按肛门反射区。

6. 拇指按揉或指间关节点按心、脾、生殖腺、失眠点反射区。

7. 再用拇指指间关节从每个足趾趾根向下推至足跟，左右交替进行，再用拳面推足底至足跟。

8. 拇指按揉、推擦足内侧的颈椎、胸椎、腰椎、骶尾椎、按揉生殖器（前列腺或子宫）、内侧坐骨神经反射区，再用掌推擦足内侧至小腿内侧，以发热为度。

9. 拇指按揉、指推擦足外侧的肩、肘、膝反射区，然后按揉生殖器（睾丸或卵巢）、外侧坐骨神经反射区，再用掌推擦足外侧至小腿外侧，以发热为度。

10. 拇指按揉上下颌、扁桃体反射区，然后按揉、直推胸腔、腹腔反射区，分推膈肌反射区，再按揉解溪，推揉上、下身淋巴反射区。

11. 推擦足内外侧及背至发热，再击拍、搓足，牵抖足趾。

12. 最后再按肾反射区，推输尿管反射区后，再按揉膀胱反射区。

然后，操作右足，方法基本相同，所不同的是推盲肠、升结肠、横结肠反射区方向与左足不相同。再右侧是按揉肝、胆反射区。每只脚约做10～15分钟后，再配合下肢运用捏拿、击拍，运动髋、膝、踝关节结束。在操作过程中，嘱被操作者多喝温热开水，一般宜300～500ml。在操作时，还须注意手法的选择、操作的方向、力度轻重、次数和时间等。

四、辨证操作方法

（一）头痛

在足趾额窦、大脑反射区常出现颗粒状物质，并伴有明显压痛。足部按摩时以额窦、大脑、三叉神经、颈项反射区为重点。如高血压引起的头痛，加用肾上腺、肾、输尿管、膀胱、垂体、生殖腺反射区；妇女月经期间的头痛，加用垂体、生殖腺、子宫、卵巢等反射区；如紧张、劳累、用脑过度引起的头痛，加用肾上腺、肾、输尿管、膀胱反射区。

（二）失眠

在额窦、大脑、三叉神经、尾骨等反射区出现颗粒状物，并有明显压痛。足部按摩时除要按摩足大拇趾上的头部反射区外，还要注意按摩腹腔神经丛反射区，因为这个反射区对神经系统有镇静作用，可以使全身得到放松，应用时手法可以稍重些。以额窦、大脑、尾骨、腹腔神经丛反射区为重点。如心血不足者，加心脏、大肠、小肠、膈肌反射区；如胃气不和者，加胃、十二指肠反射区；如肾精亏虚者，加肾上腺、肾、输尿管、膀胱、性腺反射区；如有腰痛者加腰椎反射区；下肢无力者，加坐骨神经反射区；如肝气不舒者，加肝、胆、肾、输尿管、膀胱反射区，手法宜偏重。

（三）高血压

是不容易治好的病，须坚持治疗，以头部各反射区、颈项、心脏、腹腔神经丛、肾、肾上腺等反射区为重点。还要好好搓揉足趾，以改善末梢血管的血液循环。

（四）咳嗽

在肺及支气管、喉头、上身淋巴反射区有明显压痛。以肺、咽喉、上身淋巴、胸淋巴、上下颌反射区为重点。

（五）气管炎、支气管炎

在肺、喉、肾上腺、上下身淋巴反射区可能出现各种变化，特别是在气管、支气管的反射区有明显压痛和条索状物质，需要重点按揉。急性期以肾上腺、肺、喉、上下身淋巴为重点；缓解期需要整体治疗，以肺、肾、胃、大肠、小肠、脾、扁桃体、上下身淋巴反射区等为重点。

（六）慢性胆囊炎

在肝、胆反射区常有明显压痛、结节、颗粒状物等。足部按摩以肝、胆、上下身淋巴反射区为重点。

（七）糖尿病

在胰腺反射区常有结节和明显压痛，伴有心血管疾病者心脏反射区有明显压痛；伴有脑血管疾病者在头部反射区有明显压痛，或有的表现为足趾发紫；伴有肾脏功能疾病者，在肾、输尿管、膀胱反射区敏感；伴有眼部疾病者，在眼部反射区敏感。足部按摩以胰腺、胃、十二指肠、大肠、小肠、垂体、甲状腺、肾上腺等反射区为重点。伴有心血管病变者，加心脏反射区；伴有脑血管病变者，加额窦、大脑、小脑、颈项反射区；伴肾脏病变者，加肾、输尿管、膀胱反射区；伴有眼底病变者，加眼、肝反射区；伴有末梢神经炎者，应以全足为重点。

（八）老年性痴呆

在额窦、大脑、肾反射区有明显改变，有压痛或条索状物。足部按摩以肾上腺、肾、输尿管、膀胱、大脑、小脑、额窦等反射区为重点。

（九）甲亢

在甲状腺、颈项、颈椎、垂体等反射区有压痛。足部按摩以甲状腺、颈项、颈椎、垂体、肾上腺等反射区为重点。如失眠多梦者加额窦反射区；如心律失常明显者加心、小肠反射区；如消瘦明显者，加胃、大肠、小肠反射区；如眼突明显者，加眼反射区；如消化系统症状明显者，加胃、胰、十二指肠、大肠、小肠等反射区。

（十）老年骨质疏松症

以肾上腺、肾、输尿管、膀胱、垂体、甲状腺等反射区为操作重点。

（十一）颈椎病

以颈项、颈椎、肾上腺、肾脏、输尿管、膀胱等反射区为重点。如神经根型者，加肩、肘、膝关节；如椎动脉型者，加内耳迷路、内外尾骨反射区；脊髓型者加肩、肘、膝、脊椎反射区；如交感神经型者，可因其不同症状加相应的反射区。

第三节 运动按摩

运动按摩是指用于体育运动的按摩，有预防运动创伤、加强体能恢复、提高竞技成绩的作用。目前，体育运动按摩已经得到体育界的认可和广泛运用。实践证明，按摩在运动能力提高、比赛心理调整、比赛技能发挥等方面有良好的效果。而且，运动员经按摩手法操作后，运动损伤的发生率明显下降。

一、运动前按摩法

运动前的按摩可作为比赛前的热身方法。有防止运动损伤、调整运动状态和心理、提高运动效果和比赛成绩的作用。一般在比赛前半小时内进行，一次按摩的时间为 15～20 分钟。常用按摩方法如下：

1. 用按揉法、滚法、捏拿法、击拍法、搓抖法等在全身广泛应用，重点是颈项、腰背脊柱及四肢部。

2. 用摇扳法、拔伸法放松全身主要运动关节和牵拉运动四肢肌腱、韧带、肌肉等。

3. 对主要运动部位应针对性地进行按摩手法操作。如乒乓球、羽毛球运动员颈部及上肢操作是重点；柔道、摔跤运动员以腰背为重点；田径运动员以下肢为重点；足球运动员以腰部及下肢为重点；蓝球运动员等以上肢及腰背为重点。

二、赛前紧张运动按摩

影响运动能力的一个重要因素是运动前的心理状态，许多运动员在赛前出现过度紧张或精神不振，此时按摩可明显减轻或消除这些症状。对赛前精神过分紧张，主要采用下面的按摩方法：

1. 用拇指在前额部进行直推从印堂至上星，再分推前额至两侧的太阳穴部。

2. 用一指禅推法推眼眶七穴，然后再分抹眼眶至太阳穴。

3. 大鱼际按揉前额。

4. 一指禅推头部，从前向后，再扫散五经、五指拿顶。

5. 指按揉、指振风池穴，再捏拿颈项、击拍颈肩背部。

6. 指摩胸部膻中穴，再向下直推、分抹胸部。

7. 揉摩、捏拿、分推腹部。

8. 在四肢、腰背相应肌肉紧张的部位进行按揉、捏拿、击拍、搓抖、摇扳等手法操作。

三、赛前抑郁运动按摩

运动员精神不振，对比赛表情淡漠，则主要应用以下按摩方法，手法用力要沉稳：

1. 用指端叩击头项部，指掐百会穴、太阳穴。

2. 拇指按揉、弹拨曲池、手三里、合谷、背部膀胱经上的穴位、环跳、承扶、委中、承山、阳陵泉等。

3. 用击拍法叩击腰背及四肢。

四、比赛间歇期运动按摩

在比赛的间歇期按摩，可以最大限度地消除运动后的疲劳，放松肌肉，促进主要运动肌群的血液循环，增强组织血、氧、营养物质的供应，加快运动能力的恢复。比赛间歇期的运动按摩，一般按摩时间的长短是根据比赛间歇期的长短而定，按摩部位主要是运动肌群，常用的有：

（一）颈部

常用三指捏拿法、一指禅推法、㨰法、按揉法、弹拨法、摇扳法。

（二）上肢部

常用按揉、㨰法、一指禅推法、捏拿法、搓抖法、摇扳法。

（三）下肢部

常用按揉、㨰法、捏拿法、击拍法、搓抖法、掌推法、摇扳法。

（四）腰背部

按揉法、㨰法、弹拨法、掌推法、捏脊法、捏拿法、击拍法、摇扳法。

五、比赛后的运动按摩

比赛后应用按摩在于解除运动员的运动疲劳，加速主要运动部位代谢产物的清除，减轻运动性酸痛，更快地使运动员恢复体能，促进睡眠。运动员的头面部和主要运动部位为重点进行按摩。按摩时间一般为 30 分钟左右，常用按摩方法如下：

（一）上肢部按摩

按摩的重点为三角肌、肱二头肌、肱三头肌，按摩手法为按揉法、穴位的循经按揉，㨰法、一指禅推法、捏拿法、搓抖法、摇扳法等。

（二）腰背部按摩

按摩的重点部位为背阔肌、骶棘肌，常采用按揉法、㨰法、指按法、弹拨法、掌平推法、分推法、击拍法等。

（三）臀部及下肢按摩

重点是臀大肌、臀中肌、臀小肌、股四头肌、腓肠肌。常用手法是掌按揉法、㨰法、平推法、捏拿法、击拍法、搓抖法和运动关节类的摇扳法等。

（四）头面部按摩

重点是面部，常用手法是指推法、一指禅推法、指按揉法等，但应注意手法要轻柔，这样有镇静安神的作用，可以帮助运动员入睡。

对于运动员的运动疲劳不可忽视，运动疲劳具体地说是指在运动后，机体局部或全身工作能力暂时性下降的现象。一般来说，运动疲劳经过适当的休息多可恢复正常状态，运动疲劳会引起人体运动能力的减弱，日久，由于疲劳的长期积累又可导致运动损伤。多年来，人们一直运用按摩的方法来消除疲劳，对运动性疲劳中的肌肉、神经疲劳有良好的恢复作用。

另外，在体育运动中，在排除各种运动性损伤以外，其简单的按摩方法如下：

急性损伤时，在排除骨折、肌腱断裂、大血管、神经破裂等按摩禁忌症外，可根据经络循行，先患处远端取穴，随后在受伤处施以轻柔手法，有条件的话，可先做冷敷处理，以减轻痛苦，迅速恢复运动能力。

踝关节损伤在运动损伤中最为常见，占全身关节损伤的30%以上，其中又以外侧副韧带损伤比例较高。其简便方法是：急性期，应以冷敷为主，然后，在12小之后进行按摩，按摩方法原则上以向心操作为主，先在患处轻轻地用掌按揉，再用搽法施于踝关节及小腿外侧处。然后按揉足三里、阳陵泉、解溪、申脉、昆仑等穴，再用掌向上平推踝关节，可配合用活络油、红花油等介质，以及适当配合踝关节的活动。

第十四章 常用海外保健按摩

在社会主义市场经济体制下的中医职业技术教育应主要面向基层，面向社区服务。随着改革开放的不断深化，人们的物质生活和精神生活都发生了很大的变化，伴随着人们的生活水平的不断提高，已越来越注重自身保健。近十年来，随着国内各种休闲保健业的蓬勃发展，按摩这一古老的保健方法又多了一个与经济市场直接接轨的阵地，健身按摩得以异军突起，社会需求日益迫切，在市场因素作用下，除了传统的中式保健按摩外，一些海外健身按摩也迅速渗入市场，与中式按摩互相补充。由于社会体制原因，海外按摩种类繁多，良莠不齐。本着去粗取精，去伪存真的原则，本章介绍几种在国内保健市场使用较为广泛，又受消费者欢迎，且较为符合国情的海外健身按摩方法。

第一节 泰式按摩

泰式按摩是流行于泰国的一种按摩方法，是由我国的传统按摩手法演变而来。它以关节活动手法为主，其手法特点可在中式推拿手法和推拿诊法中找到踪影，但无穴位之说，手法简单而实用，是洗浴后保健按摩的较佳手法。

一、泰式按摩的要领

泰式按摩是跪式服务，左右手交替动作，用力柔和、均匀、速度适中、顺序进行。

操作顺序：

仰卧位：足部→下肢部→上肢部。

侧卧位：下肢部→背部→上肢部。

俯卧位：进行腰及下肢后侧操作。

特殊体位：反向背→同向背等需特殊体位的动作。

头部按摩：眶下点压→轮推印堂等至结束式。

全套动作约需 120 分钟也可根据具体情况酌情加减手法和时间。

二、泰式按摩基本操作方法

（一）仰卧位按摩

1. 足部按摩

预备式：受术者仰卧，双腿分开略宽于肩，施术者面向受术者两腿跪在受术者双下肢之间。

（1）足背下压法：施术者双手大拇指放于拇趾尖内侧缘，其余四指自然放在足背，手掌扇形扣住足五趾，左右手交替下压。

（2）点压足心法：施术者双手大拇指放于足心部，其余四指自然放在足背，虎口扣住足部内缘，大拇指用力点压足心，左右手交替动作。

（3）点揉足背法：施术者双手大拇指放于足背上端，其余四指自然下垂，左右手交替点揉足背并向足趾方向缓慢移动。

（4）牵拉足趾法：施术者双手大拇指和食指夹住足趾，从小趾依次牵拉到大趾，左右手交替进行牵拉动作。

（5）推扳足趾法：施术者双手五指扣住双足五趾，做往返的推、扳动作，左右手交替进行。

2. 下肢部按摩

预备式：受术者仰卧，双下肢分开略宽于肩，施术者面向受术者两腿跪在受术者双下肢之间。

（1）指压双侧小腿内侧法：施术者双手大拇指指腹作力于小腿内侧（靠胫骨后缘），其余四指自然下垂，从内踝向上至胫骨内侧髁，左右手交替按压。

（2）按揉膝部：施术者双手掌心作力于髌骨上，身体略前倾，用力做按、揉动作。

（3）掌按大腿前侧：施术者双手掌面作力于大腿前侧，从膝上部开始，逐渐按到大腿根部，左右手交替进行。

（4）指压单侧小腿内侧法：先将受术者的一条腿侧放，摆成膝关节约成90°角的姿势，施术者面对其弯曲的下肢而跪。然后用拇指指腹作力于小腿内侧胫骨内侧缘，另一手扶住膝部，从内踝至胫骨内侧髁做单侧按压。

（5）双手指压单侧大腿内侧法：施术者双手拇指反向并拢，从膝部至大腿根部按压大腿内侧肌肉。

（6）双手拿大腿内侧法：施术者双手拿住大腿内侧肌肉，从膝内侧依次操作至大腿根部。

（7）下肢单侧叩打法：施术者双掌相合，五指呈扇形分开，自然放松，以手尺侧缘叩打大腿、小腿内侧肌肉，从大腿根部至小腿下端，往返2次即可。

（8）前臂、肘点按大腿法：施术者将被按摩的一侧大腿放在自己的外侧下肢上，内侧下肢压住其小腿，从大腿内侧上端至大腿内侧下端用前臂、肘点按后，前臂外旋下压。

（9）前臂、肘点按小腿外侧法：施术者双膝跪在床上将被按摩的一侧小腿支起，放在自己的双下肢之间并夹住被按摩的小腿。用前臂、肘点按小腿外侧（在胫、腓骨之间），然后从小腿上端至小腿下端，小臂伸直下压。

（10）抹足背法：施术者背向受术者并跪坐其两腿之间，将其一侧小腿放在自己的大腿上双手扶住其足的两侧，两大拇指分别由内向外做倒“八”字抹的动作。

（11）向内扳足法：施术者背向受术者并跪坐其双下肢之间，将其一侧小腿放在自己的大腿上双手扣住其足的前端，向内用力做扳的动作。

（12）肘点按足心法：施术者一手托住受术者足部，面向受术者双膝而跪或双膝跪在足部一侧，然后肘臂、肘尖点按足心。

（13）蹬大腿内侧法：施术者双下肢伸直，坐在受术者双下肢之间双手握住其足部，将其大腿放成90°角。施术者双足蹬其大腿内侧，靠近腘窝处的足蹬住不动，另一足由大腿根部依次蹬至大腿内侧近腘窝处。

（14）指按小腿内侧法：施术者双下肢盘曲坐在受术者双下肢间，受术者的被按摩双下肢成90°屈曲。施术者一手扶住被按摩下肢的膝盖，另一手的拇指按压小腿内侧，从踝关节至小腿内侧近腘窝处。

（15）搂大腿外侧法：受术者的被按摩下肢成30°屈曲，放于床面上，施术者的双下肢盘曲，面向受术者。施术者一手扶住被按摩下肢的膝盖，另一手扣住被按摩大腿外侧肌肉，向内做搂的动作，依次由大腿根部至膝部。

（16）掌按大腿内侧法：施术者双膝跪在受术者双下肢之间，面向被按摩肢体一侧，外侧手扶住膝部。施术者内侧手掌面按于被按摩的大腿内侧，由大腿根部至大腿近腘窝处。

（17）叩打大腿内侧法：施术者盘腿坐于按摩床上，受术者大腿放于施术者的大腿上。施术者双手握空拳，叩打大腿内侧，由大腿根部至大腿近腘窝处。

（18）小腿外侧按法：受术者仰卧，蜷曲一腿，施术者双膝跪压在被按摩下肢的足面上。施术者以一手轻扶蜷腿的膝部，另一手以拇指指腹自下而上依次按压小腿胫骨、腓骨之间的骨缝。要领是：强调施术者一定用膝部压住受术者的足面，使其固定；用拇指指腹缓慢向上移动，用力均匀，柔和。

（19）大腿外侧按法：受术者仰卧，蜷曲一腿，施术者双膝跪压在被按摩下肢的足面上。施术者以一手轻扶被按摩下肢的膝部，另一手以拇指指腹自腘窝外侧部至大腿根部外侧按摩。要领是：用指腹按于肌缝间，用力要柔和，均匀，缓慢沿腿向上。

（20）大腿正侧夹法：施术者双膝跪在床上，双腿夹住受术者的足部，被按摩的下肢蜷曲。施术者双手十指交叉，夹住大腿正侧部肌肉，自下而上，依次由松到紧用力。要领：夹起肌肉时，不可用强力，要缓慢由松到紧地用力，力度使受术者能忍受为宜。

（21）搂小腿法：受术者仰卧，蜷曲一腿，施术者双膝跪压在被按摩下肢的足面上。施术者以一手扶住被按摩下肢的膝盖，另一手以手掌搂住小腿后部肌肉群，由里向外用力。要领是：用全掌和指腹着力，不可用指尖，以免划伤肌肤，用力不可过度，以受术者能忍受为宜。

（22）提足跟法：施术者取蹲跪式，受术者的下肢蜷曲；施术者用双膝固定受术者的足面。施术者十指交叉，以双手掌夹住足跟，用力向上提，使受术者足跟离开床面。

（23）拉蹬踩压法：术者仰卧，施术者取坐式。施术者双手握住受术者被按摩下肢的踝关节部，一脚蹬住被按摩下肢的腘窝部，另一脚自腘窝部至大腿根部进行踩压。

（24）提压股前肌肉法：施术者一下肢跪在床上，另一下肢屈膝呈弓步。受术者伸直小腿搭在施术者屈膝弓步的膝上方，施术者一手握住被按摩下肢的足踝部，另一手按压受术者大腿前部的肌肉群。

（25）屈膝、屈髋下压法：施术者双膝跪在受术者被按摩下肢的一侧，将被按摩下肢屈膝屈髋，使大腿向腹部靠近。施术者以一手压住受术者伸直的膝上部，另一手握住屈膝下肢的踝上部，并用前臂压住小腿，利用身体前倾重量下压。

(26) 弯腰双压膝法：施术者直立，面向受术者。施术者弯腰将受术者双下肢抬起，使受术者的双脚跟抵在术者的大腿跟部，施术者双手扶在受术者的双膝上，用力下压。

3. 上肢部按摩

(1) 肩部压法：施术者以一手轻扶受术者的腕部，另一手以手掌根部用力按压受术者的肩前凹陷部，受术者的上肢要自然放松。

(2) 手肩内侧按压法：受术者手臂伸平，自然放松，施术者以一手轻扶受术者的腕部，另一手用大拇指指腹由上肢根部内侧依次按压至腕部内侧。

(3) 掌心搓推法：受术者屈肘，后伸腕部，施术者并齐双手拇指指腹，自被按摩手的掌根部用力向掌心处搓推。

(4) 环摇叩击掌心法：施术者以五指分开，与受术者五指交叉，环绕摇腕，并向背侧扳压其手掌，用另一手握空拳叩击受术者掌心。

(5) 前臂背屈压法：受术者前臂背屈，施术者一手扶住受术者肘部，另一手以拇指自肘部至腋后部，依次按压上臂外侧。

(6) 肘部屈伸压法：施术者一手扶住受术者手掌部，另一手把持其肘部，用拇指点压肘窝，两手配合屈伸肘关节。

（二）侧位按摩

1. 下肢部按摩

(1) 腿部后侧压法：受术者侧卧位，被按摩下肢屈膝，施术者跪于受术者两双下肢之间。施术者双手拇指相对，按压小腿侧面两骨缝之间，自下而上，一直按到大腿侧后方至大腿根部最后压到臀部两骨之间。

(2) 足跟蹬压法：施术者坐于受术者双下肢之间，被按摩下肢屈膝。施术者一手握住被按摩腿的足踝部，另一手扶住另一侧小腿部；一脚抵于被按摩下肢的腘窝上方，另一脚自臀部踩压臀部肌肉和大腿后部肌肉。

2. 背部按摩

(1) 揉颈项部法：受术者侧卧位，施术者双膝跪在受术者的背面。施术者一手扶在受术者肩上，另一手拇指及其他四指揉捏受术者颈项部肌肉。

(2) 顶揉背部法：受术者侧卧，施术者双膝跪在受术者背部，自上而下；顶压完毕后，施术者用手掌放松揉摩背部。

(3) 侧摇髋法：受术者侧卧位，施术者跪于受术者的背后。施术者以一手扶住受术者肩部，一腿的膝盖顶住其腰骶部，另一手扶持受术者被按摩下肢的腘窝处，将腿抬起，摇动屈曲的大腿，活动髋关节。

3. 上肢部按摩

拉臂法：受术者侧卧，施术者站立于受术者的背后。施术者以一脚踩踏在受术者的髋部，双手握住受术者下方手指，向上牵拉。

（三）俯卧位按摩

(1) 压腰法：受术者俯卧，施术者蹲跪其臀部上方。施术者以双手掌根相对，从腰正中开始同时向两侧用力按压分推，往返几次。

（2）牵拉脚踩压法（单侧）：受术者俯卧，施术者站其一侧。施术者一手牵拉住受术者一侧手腕，另一手握住同侧脚掌，用脚掌踩压其背部肌群。

（3）牵拉脚踩法（双脚）：受术者俯卧，施术者站其双下肢之间。施术者用双手握住受术者的双脚踝部，然后将大腿拉起，用单脚掌踩压受术者的背腰部，自上而下，依次踩压。

（4）后伸坐扳腰法：受术者俯卧，屈膝，两脚掌并起，并且双手十指交叉置于脑后；施术者坐于受术者并起的两脚掌上，双腿置于受术者身体两侧。然后，施术者双手握住受术者的两肘部，重心后移，四肢用力，使受术者腰部后伸。

（5）后伸站扳腰法：受术者俯卧，双下肢伸直呈“八"字形，施术者双脚踩于受术者的臀根部。施术者双手握住受术者两手腕，受术者双手反手握住术者两手腕，术者身体重心向后移动，使受术者腰部大幅度后伸。

（6）顶压小腿法：受术者俯卧位，施术者背向坐于受术者腰骶部。施术者以两手扶受术者两足踝部，使其两小腿直立，施术者以双膝顶压小腿后部肌群，自上而下。

（7）倒提腿后伸腰法：受术者俯卧位，施术者直立，背向受术者。施术者以双手扶持受术者双膝部，使其双腿后伸，被倒提的双下肢置于术者两侧肋部，使腰后伸。

（8）提腿敲击法：受术者俯卧位，施术者直立，背向受术者。施术者屈腰，以一手托起受术者膝部，另一手握空拳自膝部外侧至大腿根部外侧，依次叩击肌肉。

（四）其他体位按摩

（1）反向背法［1］：施术者取跪位，受术者取仰卧位，施术者抬起受术者的双下肢和腰臀部，使术者双膝抵于受术者腰部，双手扶持受术者其双膝两侧。

（2）反向背法［2］：接上一动作，施术者缓慢将自身重心后移，用自身的仰卧，来带动受术者的身体由倒立式变成仰卧腰后伸式，受术者双下肢自然分开置于术者头的两侧，同时，施术者双手自然握受术者双手，双膝顶住受术者的腰部，形成一个稳定的弓形。

（3）同向背法［1］：受术者取坐位，双手交叉置于脑后；施术者取蹲位，双膝抵住受术者的腰部，双手自受术者的腋下穿过，越其后头部，握住其同侧腕部。

（4）同向背法［2］：接上一动作，施术者重心后移，以臀部先着床，然后整个肩背着床，带动受术者屈膝仰卧后伸腰部，同时施术者将手从受术者的臂弯中撤出，扶持受术者后头部，并且双膝顶住受术者的后腰部。

（5）腰前屈牵拉法［1］：受术者取仰卧位，双下肢屈曲交叉，施术者取坐位，面向受术者而坐，同时施术者以双脚跟抵于受术者两侧臀根部，双手交叉拉受术者双手。

（7）腰前屈牵拉法［2］：接上一动作，施术者重心慢慢后移，带动受术者被动前屈弯腰，并直立坐起。此动作俗称“划小船”。

（8）坐位斜扳腰法：受术者取坐位，双腿盘曲，双手十指交叉抱住后头部，施术者单腿跪其背后，另一腿呈弓步跨于其身前。施术者一手自对侧腋下穿过握住受术者的腕部，另一手扶持其同侧肩部，两手配合向一侧用力使其腰部斜向扳动，听到“喀嚓”声响，动作马上停止。

（9）倒拉踩背法：受术者取坐位，两手后伸，施术者在其后取坐位，互相握住对方的手腕；施术者以一足抵受术者腰骶部，另一足掌自其背部至腰部依次踩压。

（五）头部按摩

预备式：施术者坐于床上，双下肢呈“八”字形展开。双下肢上垫一枕头，受术者仰卧位，头位于枕上。

（1）眶下点压法：施术者以两手拇指指腹自受术者眼眶内缘开始（相当于攒竹穴），依次沿眼眶下缘点压眉梢处（相当于丝竹空穴），最后至太阳穴处。

（2）轮推印堂法：施术者以双手拇指指腹交替自受术者两眉心（即印堂穴）处，推抹至前发际处。

（3）分抹额头法：施术者以双手拇指指腹由受术者额部正中，分别向两侧太阳穴推抹。

（4）搓擦鼻法：施术者以食指、中指轻夹受术者鼻头，上下反复搓擦。

（5）唇周推抹法：施术者以双手拇指指腹先从受术者人中穴开始，沿唇周环口推抹至唇下部（即承浆穴）。

（6）搓耳揉面法：施术者以双手拇指、食指搓捻受术者整个耳廓，然后用双手食指、中指夹住其双耳廓，做上下搓擦两耳的动作；最后以双手掌根放于两侧颧骨部，做回旋揉搓面部的动作。

（7）头部按压法：施术者以双手拇指指腹并拢，先沿受术者头前正中线发际处开始向后按压至百会穴处；再沿前正中线两侧发际处，向后按压此侧至耳尖上方。

（8）头部叩打法：施术者双手合并，五指相对应，略成扇形张开，用小手指和无名指叩打受术者头部，顺序由左到右，由上到下。

第二节　日式保健按摩

一、日式保健按摩简介

日本式保健按摩简称日式保健按摩。日本的按摩分为三大类，一是日本传统的指压疗法；二是与中国医学相结合的整体疗法按摩术；三是和西洋医学相结合的整脊疗法。

据说，中国的秦王朝，由秦王朝派出的徐福去海外求仙和找长生不老药时，带出去八千童男童女，其中亦带走了医务人员及书籍，并首先传入日本。东汉时期，中日两国已有正式外交往来，同时也有医学方面的交流。以后从隋唐到宋、元、明、清历代王朝，日本均派出大批留学生来中国学习中医知识及技术。其中较为著名的扬州鉴真和尚率弟子经过多次磨难，才到达日本国土，把医学技术及书籍也传播到日本。

明朝，日本人竹田昌庆来中国学习中医技术及针灸，学成回国，带回大批书籍及针灸铜人。这些医学书籍和技术，经过日本医生的整理和继承，形成了现在日本所特有的医学——汉方医学。

日本汉方医学中的整体疗法按摩术，就是根据中医的整体观念，结合日本传统的指压疗法创立的，即通过对全身的按摩指压，来达到防病治病，保健强身的目的。

日式保健按摩是日本整体疗法按摩方法之一，本套按摩方法共需做45～65分钟，如果身体某一部位有病或不舒服，可有针对性地增加手法或重复做一遍。

二、日式保键按摩顺序及操作手法

（一）俯卧位按摩

1. 头颈部按摩

（1）按压百会穴：施术者用中指指腹，在受术者百会穴上作向右旋转的按压，共做7次；再做向左旋转的按压7次。然后将五指分开，每指间隔一指宽左右，从前发际压至后发际，反复按压3次。

（2）按压曲鬓穴：施术者用两手的中指指腹，按揉受术者头部两侧的曲鬓穴，向前旋转揉压10次。再将食指、中指、无名指和小指并列，沿发际向哑门穴处按压3次。

（3）按压哑门穴至第7颈椎：施术者用单手拇指指腹按压受术者哑门穴7次。再由哑门穴按压至第7颈椎，由上至下反复5次。

（4）按压风池穴至第7颈椎侧：施术者用单手拇指和食指中指指腹相合，揉按受术者风池穴10次。然后，沿颈椎向第7颈椎两侧揉按，由上至下反复5次。

（5）按压翳风穴：施术者用两手的中指指腹，同时在受术者翳风穴上作揉动按压手法7次。

2. 肩背部按摩

（1）按压锁骨上窝部：施术者位于受术者背后，用中指指腹在受术者两锁骨上窝，作揉按手法7次。

（2）揉拿肩部：施术者用拇指指根部放在受术者背部肩侧，其他四指放在受术者前面锁骨上部，用两手五指同时作揉拿手法，从侧部揉拿至颈部，反复五次。

（3）按压肩部诸经穴：施术者用两手的中指和食指相重叠，同时在受术者肩部的肩中俞穴、天宗穴、肩井穴、秉风穴、巨骨穴、肩髎穴各揉按5次。

（4）按压脊柱两侧：施术者跨坐在腰部，或站在其一侧床边，将两手拇指指腹分别按压在受术者脊柱两侧的足太阳膀胱经循行内侧线上，同时由上至下按压5次。

（5）叠掌上推脊柱：施术者位于床边一侧，左右手重叠，轻轻揉摩受术者脊柱两侧肌肉。然后，掌根再向上用力推按1次，再向下移动，逐节推按1次。

（6）叠掌推按背部：施术者两手掌重叠，放在受术者一侧背部肌肉隆起处。作向外侧推按，由第1胸椎按至第12胸椎，沿左右肋骨间隙进行，各1次。

（7）侧掌按揉腰部：施术者用侧掌在受术者第11胸椎至腰骶部及两侧肌肉，边揉按边移动，由上至下反复3次。

（8）双掌分推脊椎：施术者用两手掌根部同时按压在受术者脊柱上。同时向两边用力推按，边移动边按压，从第7胸椎按压至腰骶部，两手交替按摩各1次。

（9）双掌拉长背肌：施术者用一手掌放在受术者骶骨处，另一手掌放在第1胸椎处。同时做反方向的推压，使其脊柱和肌肉伸展拉长。左右手交替，各做3次。

（10）按压肩胛骨中部：让受术者被按摩的上肢屈曲，施术者将一手放在其胸5椎体部，另一手放在其前面肩头，固定肩部，用掌根部揉按肩胛骨中间凹陷的天宗穴，反复5～10次。

（11）按压肩胛骨内侧［1］：施术者沿受术者肩胛骨内上缘，脊椎外侧缘，用一手侧掌按压至肩胛骨内下端，反复3～5次。用另一只手抬起肩胛骨，使肩胛骨内侧缘出现凹陷。

（12）按压肩胛骨内侧［2］：接上势。施术者改用拇指指腹，沿受术者肩胛骨内侧缘，从肩胛骨内上缘，揉按至肩胛骨内下缘，反复3～5次。

3. 腰及下肢部按摩

（1）指按腰骶部：施术者用双手拇指指腹在受术者肾俞穴处揉按7次。然后，从大肠俞穴揉按至尾骨两侧，由上至下反复3～5次。

（2）掌按腰骶部：施术者用两手掌相重叠，在受术者腰骶部进行揉按手法，由上至下，反复5～7次。

（3）双掌挤压腰骶部：施术者用双手五指交叉，以掌根部挤压受术者下腰部至尾骨处，反复3次。

（4）下肢部屈曲按摩［1］：施术者用手掌根部沿受术者下肢外侧（足太阳胆经）循行路线，做掌压5次。

（5）下肢部屈曲按摩［2］：接上势。施术者用手掌根部从受术者膝下向下按压至小腿足踝部，反复5～7次。

（6）下肢后面经穴按压：施术者用双手拇指指腹，同时在受术者双下肢后面足太阳膀胱经按压诸穴（承扶穴、殷门穴、委中穴、委阳穴、阴谷穴、承山穴），每个穴位各揉按5～7次。

（7）按压委中穴：施术者用双手拇指指腹，在受术者腘窝委中穴处做按压揉动手法。时间为30秒左右。

（8）按压三阴交穴：施术者用拇指指腹在受术者三阴交穴处，做揉按手法，其余四指亦可助力相握，约30秒左右。

（9）握拳按压足底：施术者用握拳的拳面，在受术者足底部做从足跟按压至足尖部的手法，反复3～5次。

（10）按压足的两侧：施术者用拇指和食指、中指相合，从受术者三阴交穴合力按压至足踝两侧及侧面，反复3次。

（11）脚踩足底部［1］：施术者用双脚掌前部，从受术者足尖踩踏至足跟部，反复3次。

（12）脚踩足底部［2］：接上势。施术者站于床上，改用足跟部从受术者足跟踩踏至足尖部，反复3次。

（13）脚踩足底部［3］：接上势。施术者用一脚固定受术者一只脚底，用另一只脚踩其另一足跟部，并来回搓摇数次。

（14）踝与膝关节的旋转：施术者用一手从受术者足底握住脚掌部，另一手放在膝后，将膝关节屈曲向外回旋7次，再向内回旋5次。

（15）小腿完全屈曲按压：施术者用有力的一侧手握住受术者脚掌，另一只手放在膝后腘窝，用握脚之手用力向臀部下压，反复3次。两腿交替进行。

（16）两小腿交叉屈曲按压：受术者两膝屈曲位，两足尖交叉，紧靠近臀部，施术者握住受术者两脚掌，用力向下按压；然后，再交换两脚的位置，同样向臀部按压。

（17）分开脚屈膝按压：受术者双膝并拢，把脚分开，同时靠在大腿侧面，施术者握住其足掌部，同时用力向下按压。

（18）髋关节回转拉举运动：施术者站于受术者骶椎部一侧，用双手握住其膝关节，做外旋5次，内旋3次，左右腿各施术1次。然后拉举上提下肢，感觉到拉紧时，再用力上提1次。

（19）跪压腰背部：施术者屈膝，两膝相并拢，以膝部从受术者脊椎的大杼穴缓缓跪压至腰骶部的会阴穴附近，由上至下，反复1~3次。

（二）仰卧位按摩

1. 下肢部按摩

（1）按压足趾部：施术者坐于按摩床一侧，一手扶握受术者足踝部，用另一手的拇指、食指、中指，从其足趾根部向足尖部一点一点地按压、拉伸、拔长，1~3次。

（2）按压外侧足掌部：施术者一手扶握受术者足踝部，而另一手的拇指、食指和中指，从其足小趾和无名指间向足踝部外侧按压，反复3次。

（3）回转运动足踝部：施术者一手握住受术者足踝部，另一手握住其足掌部，做回转运动，左右各5次。

（4）屈曲足踝部：施术者一手握住受术者足踝部，另一手握住其足掌部，做足踝部的屈曲、伸直扳按，反复3~5次。

（5）按压小腿：施术者站受术者足底侧，用两手掌根夹住其小腿两侧，从足踝部向膝部按压，再从此部向足踝部按压，反复3次。

（6）按压小腿及膝部主要经穴：施术者用拇指和食指指腹，在受术者小腿及膝部上，按压三阴交、悬钟、丰隆、足三里、阴陵泉、阳陵泉、内膝眼、外膝眼、血海、梁丘等穴位，每穴揉按5次。

（7）揉按膝部：施术者用一手扶按膝上，另一手在受术者膝周围用拇指及食指指腹进行揉按。然后，改用手掌心盖住膝盖，内旋和外旋各5次。

（8）揉按脾经、胃经：施术者一手扶按在受术者髂骨前，用另一手的拇指和其他四指指腹在其大腿部的脾经、胃经部位进行持续揉按，反复3次。

（9）揉压腹股沟部：施术者双手相互重叠，在受术者腹股沟处轻轻地揉动、按压，左右各压5次。

（10）按压下肢内侧肝经：受术者一侧膝关节屈曲，脚底紧贴另一侧膝关节。施术者用一手固定其足踝部以固定下肢，用另一手掌根部从膝内侧向上，揉压肝经循行路线，反复3次。

（11）按压下肢内侧肾经：接上势。施术者用一手握住受术者的足踝部，用另一手掌从其膝部内侧向上按压肾经循行路线，反复3~5次。

（12）按压小腿内侧肾经：接上势。施术者改用一手从其膝上部固定受术者下肢，用另一手从足踝部内侧向上按压至膝部之足少阴肾经循行路线，反复3~5次。

（13）调整按压髋关节：施术者把受术者的脚掌靠近大腿上部内侧，用一手按压其髂前上棘，用另一手按压膝部，用力要缓慢，不可用暴力，反复按压3次。

（14）按压下肢外侧胆经：让受术者的膝关节屈曲，小腿直立，术者用一手扶按受术者膝部，施术者用另一手掌从其大腿根部向膝部方向沿足少阳胆经循行路线按压，反复3次。

（15）回转膝部运动：受术者两膝屈曲，施术者用双手抱住其膝部，使两膝贴近前胸，做左右方向回转各5次。

（16）捻拉调整足趾关节：施术者用左右手拇指和食指、中指同时捏住受术者两足上相同的足趾，做捻动牵拉手法，从小趾开始，逐个做至拇趾，每趾作1～3次。

（17）振动下肢运动：施术者把受术者的两足握住，抬举至与施术者心脏同高处，做上下振动数十次。

（18）调整足踝部：施术者两手握住受术者的两足掌前1/3处，缓缓用劲将足跟向内侧翻，然后再向内合拢，使足尖内翻，反复3～5次。

2. 前胸及上肢部按摩

（1）指压胸肌：施术者用食指、中指和无名指指腹部，从受术者锁骨按压至肋胸肌沟处，反复按压数次。

（2）指压锁骨上部：施术者四指呈钩状按在受术者锁骨上部的凹陷处，一边按压，一边从内侧向外侧加压移动，往返施术数次。

（3）旋压肩部：施术者把一手放在受术者肩前部，另一手放在肩胛骨下部固定，肩前之手作大幅度外旋按压，旋压10余次。

（4）抚按侧颈部：受术者的脸偏向一侧，施术者用小指根部沿其侧颈部（颈动脉处），做抚摸按法，反复数次，再做另一侧。

（5）按压侧体部［1］：施术者一手持受术者肘部，另一手手指按压京门穴3次。用整个手掌根部按压至肩胛骨外侧，反复3次。再用手指按压极泉穴3次。

（6）按压侧体部［2］：施术者一手握住受术者手腕，另一手拇指指节和其余四指相合，从受术者极泉穴抓握到肘部，反复3次。

（7）按压上臂经穴［1］：施术者一手握住受术者手腕，另一手的拇指指腹和其余四指相握，从其肩髃穴按压到臂臑穴、曲池穴（手阳明大肠经），从中府穴、肩髃穴、臑俞穴按压至侠白穴、消泺穴、尺泽穴、天井穴、小海穴（手太阴肺经、手少阳三焦经、手太阳小肠经），反复按压3次。

（8）按压上臂经穴［2］：施术者换手握住受术者手腕部，用另一手拇指、食指、中指指腹从曲池穴、小海穴按压到温溜穴、支沟穴（手阳明大肠经、手太阳小肠经），反复3次。

（9）按压前臂经穴：施术者一手握住受术者手腕部，另一手的指腹按压其手三阳经的天井穴、支沟穴、外关穴、阳池穴、阳溪穴、阳谷穴；按压手太阴经和手少阴经的太渊穴、神门穴、孔最穴、尺泽穴、少海穴；按压手厥阴经的大陵穴、内关穴、曲泽穴，反复3次。

（10）按压掌骨间隙：施术者一手扶握住受术者掌侧，另一手的拇指指腹按压其手掌及各掌骨的间隙至根部，反复按压3次。

（11）按压手指：施术者一手扶握住受术者手掌侧，另一手的拇指和中指相合，由受术者手指根部捏至指尖部，先由小指捏起，最后捏拇指，每节捏3次，逐个手指按压1～3次。

（12）按压手掌部：施术者一手握住受术者手掌侧，而另一手的拇指和食指、中指相合，按压受术者整个手掌及手指，反复3次。同时按压鱼际穴、少商穴、劳宫穴，按压3～5次。

（13）回转手腕运动：施术者一手与受术者一手交叉，再用另一手握住手腕，做顺时针或逆时针的回转运动，各7次。

（14）捻指拔伸：施术者一手扶握受术者手腕部，用另一手的拇指和食指相合，先做捻转手指动作，然后再拔伸牵拉手指，从小指开始，反复3次。

（15）振动上肢运动：施术者将受术者食指、中指及无名指、小指分开，用两手分别握住，嘱受术者上肢伸展，做上下振动法，10余次。

3. 腹部及颜面部按摩

（1）按推腹正中线：施术者把右手指尖平放在受术者鸠尾穴上，左手重叠按压在右手上，随受术者呼吸推按至耻骨联合处，初按较轻，逐渐加重，反复7次。

（2）轮状掌压腹：施术者两手稍重叠，呈碗状，右手在下，掌压受术者腹部用力的顺序是两手的掌根、左手的小指侧、两手的四指、右手的小指侧。旋转按压全腹50～100次，左右方向交替。

（3）按压前头部：施术者用双手拇指或中指指腹按压受术者的主要经穴是攒竹穴、迎香穴、太阳穴、四白穴、晴明穴、人中穴、下关穴、听宫穴，各穴按压5次。

（4）按压眼窝周边：施术者用双手中指指腹在受术者眼窝周围的攒竹穴、丝竹空穴各按压5次。

（5）按压上颚部：施术者用双手中指指腹在受术者上颚部按压迎香穴、下关穴各5次。

（6）按压口唇周围：施术者用双手中指指腹在受术者口唇周围按压人中穴、地仓穴各5次。

（7）按压耳部周围：施术者用双手中指或拇指指腹在受术者耳周围按压听宫穴、耳门穴各5次。

第三节 港式保健按摩

一、港式保健按摩简介

港式保健按摩法，是在我国南方沿海地区澡塘搓背、掏耳等基础上，随着香港地区六七十年代经济的迅猛发展，生活水平的提高，而逐步形成的一种按摩手法。它主要是用于浴后的一种按摩手法，具有不同于其他按摩手法的特点，手法简单实用，是浴后保健按摩的较佳手法。

80年代末，随着我国改革开放的进一步发展，经济生活的不断提高，人们吃、穿、住、行上不仅追求高档化、现代化，而且在洗澡、搓背，浴后的保健按摩已必不可少。各种高雅、舒适的洗浴中心在我国沿海地区的广洲、福建等地应运而生。这种洗浴中心的装饰高贵、典雅、舒适，设备先进，备有桑拿房、蒸汽房（或称芬兰浴）、休息大厅、按摩房等，是人们浴后保健按摩的最佳场所。港式按摩手法在我国悄然兴起，并且逐渐为人们所接受。

90年代初，港式按摩手法传入内地，并且很快在大中城市流传，它之所以能够这么迅速普及，一方面，因为港式按摩从手法、力度以及施以人身按摩部位来讲，都可以说是恰到好处，按摩方法简单，好学易懂；另一方面，它迎合了人们浴后的身体需要，它能够解除疲劳，同时还有促进机体新陈代谢、强身健体、健美、美容等作用。港式按摩经几十年而不衰，这说明了它的独特效果。

二、港式指压按摩的顺序与手法操作

（一）俯卧位

1. 起式

起式动作主要在于松弛骨骼、肌肉，为整套手法进行做好准备。时间在1~2分钟左右。

（1）肩臀反向分推法：施术者以双手掌面，自受术者背腰部正中处，反向分推至一侧肩部及对侧臀部。

（2）压足、骶法：施术者以左手抵住受术者骶骨，以右手按压住一侧足跟（脚尖朝内，足跟朝外），用力下压。

（3）双掌叠压上背法：施术者站于受术者头部的正前方，双掌叠压其上背部，用力后弹起。

2. 颈肩部

颈肩部按摩在于松弛上背，两侧颈肩之肌肉、韧带，能止痛、缓解疲劳。时间为2~3分钟。

（1）上背定位指压法：以双手拇指首先在肩胛骨上角平胸椎处，依次沿着胸椎双侧与肩胛骨内侧缘之间上下相距离1寸按压，最后双手拇指按压至肩胛骨上角与椎骨间隙处。

（2）点按肩三角法：以双手拇指由内向外双侧点按三点，即锁骨与肩胛骨、颈项根部所围成的锁骨上方凹陷的三角形的三个顶点，并依次点压。

（3）按颈三点法：以施术者之右手拇指指腹自上而下按压受术者之左侧颈部三点（三点即项韧带交斜方肌点与项韧带入发际点连线之起、中、终点）。同样以左手按压其右侧颈部。

3. 后头部

后头部以点按、搓抓、叩击手法为主，可健脑、益智、缓解中枢神经疲劳。时间为3~4分钟。

（1）后发际一线三点法：双手拇指靠拢，并压后发际中点，即枕外隆凸下凹陷处，及枕外隆突与乳突连线中点下方凹陷处。

（2）指压头后正中线法：双手拇指并拢，自下而上，沿后正中线，从枕外隆突上方开始，依次按压，每个按压点大约相距一寸左右，按至头顶处。

（3）指压双侧线法：双手拇指，沿着平行头后正中线外2寸的地方，自下而上，从后发际处至耳尖上部，依次按压，每个按压点相距1寸左右。头的两侧手法取点一致，各按一次。

（4）十指耕梳法：以双手十指的伸屈动作，类似于耕种或梳头样，搓擦头后部皮层及头发。

（5）悬发刺骨法：以双手十指抓住头后部头发，迅速向上提拉，并瞬间松开，自下而上依次进行。

（6）头部叩击法：三指叩，即将两手的小指与无名指交叉握好，并拢两手的中指和食指，指间分开，在双手大拇指叠压的配合下，向头后部沿正中线旁侧线叩击。

4. 肩胛及上肢部

肩胛及上肢按摩在于松弛肩胛骨周边韧带，缓解疲劳，促进上肢的血液循环等。时间为5~6分钟。

（1）压肩胛骨缝法：将受术者的一侧手臂背至腰部，以施术者靠近床尾的一侧腿屈膝抬至床上，抵住后背上肢的肘部，双手拇指压肩胛骨内侧缘与脊柱之间隙。取正中点，两拇指合压，取两侧点，分压；再取两侧点，再分压。

（2）点按冈下窝法：将上一动作恢复原位，以拇指点压肩胛冈冈下窝。

（3）揉按肩胛法：以手掌接触肩胛部，用整个手掌，以掌根为主，揉按肩胛部，松弛肩胛周边肌肉群。

（4）点按上臂内侧法：以双手拇指并拢按压上臂内侧，自上而下。此时使被按者两臂内收靠拢身体。点压从腋下至肘部，约分5等分，取点为受力点。

（5）前臂压筋法：施术者面朝床尾，以双手拇指自肘部至腕部依次交替按压受术者前臂屈肌肌腱，使其肘曲为好。

（6）推压掌法：双手拇指并拢压在掌根部，即大、小鱼际之间，用力推压至掌心处。

5. 背、腰、骶部

背腰骶部按摩，对背腰部肌肉劳损、疼痛等都有一定效果。时间为6~8分钟。

（1）压背法：施术者弓步跨在受术者身上，左腿屈腿跪在床边，右腿弓形下压。双手虎口开张，以两拇指沿脊柱两侧，自肩胛骨下角平脊柱处开始，向下依次按压，每个按压点间距2寸左右。

（2）压腿法：在压背法三个动作完成后，施术者需向下移位，整体姿势保持不变，在腰部依次分三点按压。

（3）压骶法：以双手拇指分别点压髂后上棘下方凹陷处，然后双手拇指叠压骶管裂孔处，即近尾骨部。

6. 臀及下肢外侧、后侧部

臀及下肢外、后侧按摩对坐骨神经痛、肌肉劳损、肌肉萎缩、软组织疾病都有作用，时间为8~10分钟。

（1）按压“臀三角”法：“臀三角”由臀大肌下缘，髂骨翼后凹陷中三个陷窝组成，施术者站在被按摩者下肢一侧，用指依次按压三点。

（2）大腿外侧按法：将受术者被按一侧下肢屈膝斜向外侧，在大腿外侧均匀取5个点，双手拇指并拢，自上而下，依次按压。

（3）小腿外侧按压法：在小腿外侧，胫、腓骨之间，骨缝中自上而下，两拇指用力按压。

（4）大腿后侧按压法：将大腿后侧从臀横纹至腘窝处分成四份，双手拇指相对按压每份点，自上而下依次进行。

（5）点揉腘窝法：在腘窝正中，以拇指单独点压，然后缓缓揉动。

（6）小腿后侧按压法：将小腿后侧正中线划分5点，以双手拇指相对用力按压每处。

（7）掐捏跟腱法：以拇食指相对用力，掐捏跟腱。

（8）搓足跟法：双手十指交叉，扣在足跟上方，夹住足跟，往返搓擦运动。

（9）指压足底法：以双手拇指按压足底上部正中之凹陷处，并下移按压足掌心部。

（10）屈膝按压足趾法：使受术者屈膝，小腿屈起垂直床面，一手扶住足跟，另一手用拇指将受术者的足趾由小到大，依次向下按压至一定限度，常可听到“咔咔”之响声。

（11）肘压足心法：受术者体位同上，施术者以肘尖顶压屈起的足心，并同时以另一手扶住脚趾。

（12）空拳捶足法：施术者以手握空拳，有节奏地捶击足掌中后部。

（13）摇踝法：受术者体位同上，施术者以一手扶住足跟，另一手握住足趾及足背上部，由慢到快，摇动足踝关节沿顺、反方向运动。

（14）搬弹小腿法：接上一动作体位，施术者以近床尾侧手掌握住踝关节，另一手在其膝内伸进，托在受术者膝上方并快速向上用力托起，而同时握踝关节手臂用力下压，两手配合使受术者关节伸直。

（15）卧位捶、叩法：此法为身体背部、腰部、骶部、腿部的各种手法作用后整体放松的整理动作。捶法主要是两手握空心拳，叩击法主要是两手五指相对，指间关节放开。捶打、叩击背腰腿的各处肌肉组织，最好能发出捶击声或叩打声，并有节奏地产生各种舒适感。

（二）仰卧位

1. 肩及上肢部

肩及上肢按摩能促进肩关节、上肢的血液循环、新陈代谢等。

（1）掌根压肩法：以一手扶住受术者上肢前臂部，另一手掌根压住受术者肩关节内侧部，身体略前倾，以重心前移，重力传给掌根，作用给肩部。

（2）指压肩关节法：以大拇指点按肩关节内侧三点凹陷处。

（3）松弛肩部法：施术者一手握住受术者之手腕，另一手五指揉捏肩关节周围肌组织——三角肌区域。

（4）松弛上臂、前臂肌肉法：动作连贯地以手五指及手掌抓揉上臂肱三头肌、前臂各伸肌，自上而下。

（5）推抹掌心法：受术者手臂屈曲成90°角与床面垂直，施术者两手拇指在受术者掌心处，分别向手掌两侧推抹“倒八字”。

（6）叉手摇腕法：以一手握住受术者之臂腕部，另一手五指与受术者五指交叉环绕，并向后方压腕关节，然后摇动，并迅速向前牵拉。

（7）牵拉上肢法：将受术者上肢举过头部，施术者站其头上方，以双手握住其手指，向上方用力牵拉。

（8）捏揉虎口法：以手拇指点压受术者“虎口”处，然后捏揉。

（9）拔伸手指关节法：一手托腕，另一手以食指、中指指节夹住受术者的手指指节末端，迅速向上拔伸，顺序由拇指至小指依次操作。

（10）抖臂法：以双手握住被按摩者的指掌，以自己手腕的抖动，带动受术者的臂部做上下传导性抖动。

2. 下肢部

下肢部按摩可松弛大腿前部肌群、小腿外侧肌群的疲劳，促进下肢血液的循环。时间为6～8分钟。

（1）指压下肢外侧法：以双手拇指并拢，按压大腿及小腿的外侧部，大腿外侧均匀分4点按压，小腿均匀分5点按压。

（2）指压大腿前部法：以双手拇指相对，手掌分开，以两拇指按压大腿前部肌肉组织，均分4点按压。

（3）揉膑骨法：以手掌掌根扣于膑骨之上，前后推移、揉动膑骨。

（4）屈膝外展按压腿后侧和内侧法：受术者采取屈膝外展位，施术者坐于床前，以近床侧下肢屈膝置于受术者之膝下方，以双手拇指从两侧伸入大腿后部，按压后侧肌群，然后以双手按压大腿内侧的肌群，并以单手捏拿内侧肌肉，双手拇指按压小腿内侧肌肉，双手十指交叉，夹压小腿后侧肌肉。

（5）捏提足趾法：以拇指、食指捏住足趾向上提拉，带动下肢上抬，从拇趾至小趾依次进行。

（6）扳筋法：以一手手掌抵住受术者足跟，五指包住足跟及跟腱部，使手臂抵住被按摩者前脚掌，另一手按住其膝部。下方之手臂发力抵住被按摩者之前脚掌，五指紧抓住足跟，形成力扳足趾之式，以牵压下肢后部大筋。

（7）曲蹬法：一手扶住膝部，另一手握住踝部，使受术者屈膝屈髋，然后握踝之手迅速向下拉，绷直其下肢部。

3. 头面部

头面部按摩以点、按、搓、揉、抹手法为主，对健脑、明目、安神、美容都有作用，时间为3～4分钟。

（1）眶下点压法：施术者坐在受术者头前进行按摩，双手拇指指尖分别点压双侧眼眶上缘，由内向外，即眉头、眉中、眉梢三点。

（2）眼外侧三点法：以双手拇指分别点按双侧目外三点，即太阳、眉梢、眼角梢三处。

（3）轮推印堂法：以双手拇指交替自两眉心到印堂穴处，推抹至前发际处。

（4）分抹额头法：以双手拇指指腹由额正中，分别向两侧太阳穴推抹。

（5）搓擦鼻法：以食中两指轻夹鼻部，上下搓擦。

（6）鼻旁点压推抹法：双手拇指在鼻根两侧点压，然后从鼻翼两侧抹“倒八字”至鼻翼旁。

（7）唇周推抹法：是上一动作的延续，双手拇指自鼻翼旁先推抹至“人中”处，然后从“人中”处推抹至嘴角，再由嘴角抹至唇下中央处。

（8）搓擦双耳法：以双手拇指、食指搓捻整个耳廓，然后用双手食、中指夹住双耳根部，做上下搓擦两耳及耳根的往返动作。

（9）擦面法：以双手掌根夹压在双侧颧骨部，用双手十指轮替自面颊下方依次向上擦抹，做回旋擦面法。

（10）头部按压法：以双手拇指并拢合压头部正中线，自前发际处向上至头顶，然后两侧按压距正中线2寸平行于正中线的侧线。每个按压点约距2寸左右。

4. 结束式

时间为1~2分钟。

（1）托头起身法：以双手前臂交叉，置于受术者头下，施术者左手搭其右肩，右手搭其左肩，两臂用力将受术者头部及上半身抬起，并使受术者处于坐位。

（2）拿肩整理法：受术者坐位，施术者跪其身后床上，以双手捏拿肩部肌肉，再用叩击法、拍打法作用于双侧肩、颈、上背部。

三、踩背法

踩背法是施术者以双脚脚趾、脚掌、足跟，用点压、搓擦、滑行、抖颤、踢打等动作施用于被按摩者，并以双手的悬吊、牵拉吊杠为配合，使重心不断地移动，来调整足部下压的力度及促使足部技巧发挥的按摩法。

踩背法力度强劲，技巧性高，要求施术者的身法熟练、轻巧如燕、力度深厚、重而不涩。反之，态度不认真，力度掌握不好深浅，极易造成受术者的损伤。此法禁忌用于年龄偏大、体质虚弱、有心脑血管疾病的人。适用于肌肉发达、体格健壮、耐受力强的人，或在局部疼痛，手法力度不够的情况下施用。在做踩背过程中，要经常询问受术者的感觉及耐受情况。全套踩背的作用时间为25~35分钟左右。

踩背的过程是：起式→踩背部→踩腰臀部→踩背肩臀部→倒滑背腰足部→踩下肢部→结束式（参阅第十三章）。